实用影像诊断学

晋佳丽　安艳荣　钱若涵　编著

U0285831

 中国纺织出版社有限公司

图书在版编目（CIP）数据

实用影像诊断学／晋佳丽，安艳荣，钱若涵编著
. -- 北京：中国纺织出版社有限公司，2024.4
　　ISBN　978-7-5229-1666-8

　　Ⅰ．①实…　Ⅱ．①晋… ②安… ③钱… 　Ⅲ．①影像诊
断—继续教育—教材　Ⅳ．①R445

　　中国国家版本馆CIP数据核字（2024）第073967号

责任编辑：傅保娣　　责任校对：寇晨晨　　责任印制：王艳丽

中国纺织出版社有限公司出版发行
地址：北京市朝阳区百子湾东里A407号楼　邮政编码：100124
销售电话：010—67004422　传真：010—87155801
http://www.c-textilep.com
中国纺织出版社天猫旗舰店
官方微博http://weibo.com/2119887771
三河市宏盛印务有限公司印刷　各地新华书店经销
2024年4月第1版第1次印刷
开本：787×1092　1/16　印张：26.25
字数：615千字　定价：138.00元

作 者 简 介

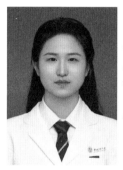

晋佳丽，女，1990年出生，毕业于山西医科大学（汾阳学院）临床医学专业，医学学士学位。晋城市人民医院医学影像科主治医师。从事医学影像科诊疗工作10余年。临床上，对普通放射、CT、MRI等影像诊断有丰富经验，擅长颅脑疾病、肝脏占位的定性、宫颈癌、前列腺癌分期鉴定等。曾多次荣获晋城市人民医院先进工作者称号。

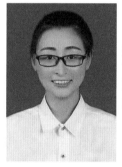

安艳荣，女，1990年出生，毕业于长治医学院临床医学专业，医学学士学位。晋城市人民医院超声医学科主治医师。从事超声诊断工作10余年，曾于郑州大学第一附属医院进修超声医学专业。临床上，对腹部、四肢血管及小器官等各个亚专业的超声诊断有丰富经验，擅长妇产科各种疾病的超声诊断。

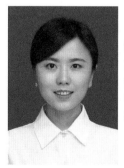

钱若涵，女，1990年出生，毕业于山西医科大学临床医学专业，医学学士学位。晋城市人民医院超声医学科主治医师。从事超声诊断工作10余年。临床上，对腹部、妇产、心脏、血管及浅表器官等各个亚专业常见病及多发病的超声检查和诊断有丰富经验，对超声造影、介入超声、超声弹性成像等新技术有着独到见解，擅长对特殊疾病和疑难病例的超声诊断。

编　委　会

前　　言

近年来，随着科学技术的不断进步，医学影像诊断的新方法、新技术也不断发展，呈现出百家争鸣的局面。影像学检查具有无创性以及操作简便、快捷、经济、重复性好等特点，并且诊断正确率高，可做全身各部位的检查，因此深受临床医师的重视，已成为疾病检查及诊断不可或缺的部分。

《实用影像诊断学》以临床实用为特点，对各种临床常见疾病的影像特点进行了重点的介绍，并精选了临床典型案例的影像图片，图文结合，重点剖析了医学影像学的表现特征。本教材在编写过程中，坚持学术性与实用性相结合，基础性与创新性相结合，力求全面、准确地阐述现代影像学的基本理论、知识和技能，实现了科学性和实践性的有机统一。本教材内容实用、语句精炼、文字简洁、条理清晰，适用于医学院校师生、临床医生阅读参考。

本教材编写具体分工如下：第一编著者晋佳丽（第一章至第四章），共计20万余字；第二编著者安艳荣（第五章，第六章，第七章第一节至第六节），共计20万余字；第三编著者钱若涵（第七章第七节，第八章至第十一章），共计20万余字。

本教材编写时间有限，对于教材中存在的疏漏之处，恳请各位专家、医学界同仁批评指正，以便今后再版时修正完善。

编著者

2024 年 1 月

目　　录

第一篇　影像诊断篇

第一章　头颈部影像检查

第一节　正常影像学表现

一、眼部

(一)CT表现

1.横断面

眼球位于眼眶的前部,呈球形结构,成人眼球前后径约24mm,两侧眼球的形态、大小对称。球壁巩膜呈均匀高密度环,又称眼环,厚约1mm。晶状体是人体密度最高的软组织,呈梭形均匀高密度,CT值为120~140HU,它将眼球分为两部分,前部充满房水,后部为玻璃体。玻璃体密度略低,眶内脂肪呈低密度。球后脂肪为球后锥形低密度区,密度均一,其内可见视神经及血管等结构。视神经自球后极中央至眶锥中央,粗细均匀,直径为3~4mm,眼动脉主干绕于其后段。

眼球外肌包括上直肌、内直肌、下直肌、外直肌,以内直肌最粗,直径约4mm。内、外直肌在眶内脂肪间隙衬托下显影清晰。眶尖区可见眶上裂、眶下裂及视神经管。

2.冠状面

分为眼球层面和球后层面。

眼球层面可见眼环位于眼眶中部,环的大小随层面深度而不同。该层面主要对上直肌及其上方的提睑肌、下直肌及其下方的下斜肌以及眼眶外上方的泪腺显示清晰。内直肌之上可见上斜肌,眼上静脉在其下,呈小圆形影。此外,对眶骨四周的轮廓结构也可清晰显示。有利于对眶内外病变有无通过骨壁相互侵犯作出肯定诊断。泪腺位于眼球外上方眼眶的泪腺窝内。

球后层面中可清晰显示视神经的位置、形态、大小和密度,同时可见眼动脉和眼上静脉的正常影像。4条眼直肌在此层面显示最清楚。

(二)MRI表现

眶骨皮质无信号,呈黑色,骨松质因含脂肪呈高信号。前房及玻璃体T_1WI呈低信号,T_2WI呈高信号。眼环呈中等信号。眼球外肌与视神经也呈中等信号。脂肪呈高信号,脂肪抑制后信号降低。

二、耳部

(一)CT 表现

常规应用 HRCT 多平面重建,层厚 1mm,间距 1mm。以横断面和冠状面为主,横断面以平行于外半规管为基线,冠状面垂直于外半规管,可见到以下结构。

1.骨性外耳道

骨性外耳道为宽大管状低密度影,管壁光滑,略有起伏,中耳和外耳骨壁的联合部可见骨嵴,其间的线样软组织密度影为鼓膜。鼓室盾板为外耳道上壁内侧与上鼓室外壁交界处的骨嵴,是上鼓室胆脂瘤首先破坏之处,冠状面 CT 显示清楚。

2.鼓室

鼓室形状不规则,大致呈具有 6 个壁的立方形腔隙。外壁由鼓膜及上鼓室的外壁构成,将鼓室与外耳道隔开;内壁又称迷路壁,主要由鼓岬构成;上壁即鼓室盖,借此与颅中窝相隔;下壁又称颈静脉壁,前下方为颈动脉管,有颈动脉通过;下方为颈静脉窝,容纳颈静脉球;前壁又称咽鼓管颈动脉壁,上部有鼓膜张肌半管及位于其内的鼓膜张肌,下方为咽鼓管的鼓室口;后壁又称乳突壁,上宽下窄,凹凸不平。

3.听小骨

CT 上锤骨、砧骨及镫骨(底板除外)均能清楚显示。冠状面上锤骨与砧骨均呈由外上向内下斜行,锤骨在前,砧骨在后。横断面上鼓室层面锤骨头与砧骨体形似"冰激凌蛋卷",其间横行透亮线为锤砧关节。砧骨体向后变细、变尖,为砧骨短脚,砧骨长脚斜向内后下,末端为豆状突,与内侧的镫骨头形成砧镫关节。

4.乳突窦入口及乳突窦

乳突窦入口是上鼓室向后延伸的含气管道,自窦入口向后膨大的含气腔为乳突窦。横断面上可显示上鼓室、乳突窦入口、乳突窦 3 个含气腔自前向后连通,上鼓室中心有听小骨。

5.面神经管

面神经自内耳道底镰状嵴前上出内耳道,进入颞骨岩部的面神经管迷路段,于耳蜗内上缘上方膝状神经节(第一膝)换元后进入面神经管鼓室段;然后自面神经管鼓室段沿鼓室内壁上缘前庭窗之上向后外行,达外半规管前脚下缘,横断面 CT 显示沿鼓室内壁前后走行的管道,此段骨壁可不完整,为正常变异;面神经继而向下屈曲 90°~125°(第二膝),沿鼓室后外壁下行,为乳突段,最后出茎乳孔进入腮腺,横断面上此段在面神经隐窝外后,在冠状面上面神经管乳突段在后半规管之下。

6.前庭

前庭呈类圆形或椭圆形含液腔,最大径 3.2mm,有骨壁包绕,骨壁上有前庭窗和半规管的开口。

7.半规管

3 个半规管均位于前庭后方,为 2/3 环的骨管,各有一端膨大为壶腹,前半规管与后半规管的非壶腹端合并成一总脚,故有 5 个开口与前庭相通。

8.耳蜗

骨迷路呈蜗牛状,正常有 2.50~2.75 周,骨质致密,横断面上可见其中央的蜗轴。

9.蜗水管

蜗水管为自耳蜗向内后行的管道,开口于岩骨内后缘。

10.前庭水管

前庭水管是前庭后似一个倒转 J 形的管道,开口呈喇叭状,其中点直径(总脚至开口之间中点宽度)正常不超过 1.5mm,外口位于岩骨后缘、后半规管内侧,不与总脚相通。

11.内耳道

内耳道呈管形、壶腹形或喇叭形,两侧通常对称,前后径及垂直径多在 4～6mm,冠状面可见底部的镰状嵴,横断面可见垂直嵴。

12.颈动脉管、颈静脉孔及颈静脉窝

(二)MRI 表现

鼓室骨壁、听小骨及其中气体均无信号,T_2WI 显示鼓室表面黏膜呈稍高信号的线状影,借此可勾画出中耳腔轮廓;同样,乳突气房也可由黏膜勾画出泡状结构。乳突骨内的骨髓,T_1WI 显示为高信号,内耳骨迷路无信号,其中的膜迷路于 T_2WI 呈高信号。内耳水成像可清晰显示膜性耳蜗、前庭、半规管及内耳道内的神经等结构(图 1-1-1)。

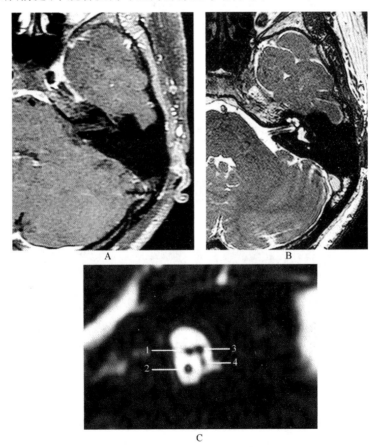

图 1-1-1 正常耳部 MRI 表现

注 A.横断位 T_1WI 抑脂增强;B.横断位 T_2WI;C.斜矢状位重建水成像。A 和 B 显示外耳道、鼓室及乳突气房含气呈低信号,内耳膜迷路及内耳道呈长 T_1、长 T_2 信号,T_2WI 内耳道内可见神经呈条带状低信号;C 显示内耳道 4 条神经:1—面神经,2—蜗神经,3—前庭上神经,4—前庭下神经。

面神经和前庭蜗神经在 T_1WI、T_2WI 均为中等信号,与脑灰质信号强度相似。脑脊液在 T_1WI 为低信号,T_2WI 为高信号,内耳道段脑神经由于脑脊液的衬托,可显示其各自分支,联合横断面水成像的源图像和垂直于内耳道底斜矢状面的重建图像对此结构显示最佳。在内耳道上部层面,面神经居前,前庭上神经在后,两者平行,直达内耳道底;内耳道下部层面,蜗神经居前,直至耳蜗底部,前庭下神经居后,外侧与前庭相接。

三、鼻和鼻窦

(一)CT 表现

鼻窦是颅骨不规则骨内的气腔,额窦、筛窦、蝶窦、上颌窦分别位于额骨、筛骨、蝶骨和上颌骨内,筛窦分前、后两组。蝶窦被内板隔为左右两腔,多不对称,向前开口于蝶窦隐窝。窦口鼻道复合体的概念:指以筛窦为中心,包括上颌窦自然开口、筛漏斗、钩突、半月裂孔、中鼻道、中鼻甲、基板、筛泡和额窦开口等结构。

鼻和鼻窦的 CT 影像见图 1-1-2。

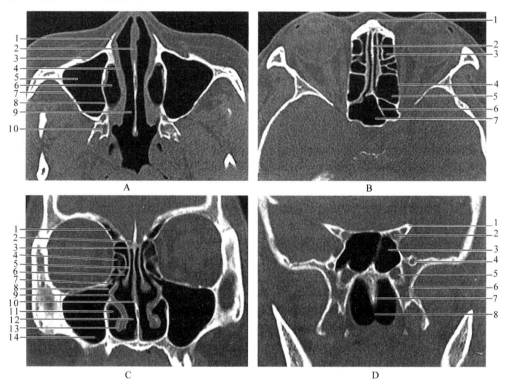

图 1-1-2 鼻窦 CT 横断、冠状典型层面

注 A.鼻窦 CT 横断位上颌窦层面:1—上颌窦额突,2—鼻中隔软骨部,3—上颌窦前壁,4—下鼻甲,5—上颌窦,6—下鼻道,7—上颌窦内侧壁,8—上颌窦内侧壁,9—总鼻道,10—翼突。B.鼻窦 CT 横断位蝶筛层面:1—鼻骨,2—骨性鼻中隔,3—前组筛窦,4—筛骨纸板,5—后组筛窦,6—蝶窦骨性间隔,7—蝶窦。C.鼻窦 CT 冠状位窦口鼻道复合体层面:1—额窦,2—嗅窝,3—筛板,4—筛泡,5—中鼻甲,6—中鼻道,7—筛漏斗,8—上颌窦开口,9—钩突,10—鼻中隔,11—下鼻道,12—总鼻道,13—下鼻甲,14—上颌窦。D.鼻窦 CT 冠状位鼻后孔层面:1—前床突,2—视神经管,3—蝶窦,4—圆孔,5—翼腭窝,6—翼突,7—鼻中隔,8—鼻后孔。

（二）MRI 表现

正常鼻黏膜和鼻甲 T_1WI 为低信号，T_2WI 为高信号。鼻窦骨壁和窦腔内气体在各种序列上均不产生信号，表现为黑色无信号区，中间因有高信号的黏膜层分隔衬托而显示骨和窦腔气体的界线。较厚的窦壁骨质内因含骨髓脂肪组织而表现为高信号。正常鼻黏膜厚度不超过 3mm，超过 4mm 有病理意义，但部分有症状的患者鼻黏膜厚度也可大于 3mm。

四、咽部

（一）CT 表现

CT 为常用的咽部影像学检查方法，采用横断面 1～2mm 层厚扫描，软组织窗和骨窗联合观察，重建间隔小于或等于扫描层厚的 50%。对肿瘤患者应行增强 CT 检查以提高诊断的准确性，并利用 MPR 技术观察病变范围及其与周围重要组织结构的关系。

在不同层面中鼻咽腔的形态各异，咽鼓管圆枕层面是较典型的横断面，两侧壁半圆形隆起为咽鼓管圆枕，其前方含气凹陷为咽鼓管咽口，后方较宽的斜行裂隙为咽隐窝。后壁由双侧头长肌构成，其正中为咽缝，为 3 对咽缩肌附着处，头长肌前方黏膜下为咽后间隙所在。

口咽横断面前界为软腭和舌根部，两侧壁由扁桃体和咽缩肌构成，二者密度相仿，CT 无法区分，侧壁外侧为咽旁间隙。后壁为头长肌和颈椎椎体，其后方为咽后间隙。咽旁与咽后间隙内均含脂肪组织，CT 表现为低密度。

喉咽环绕在喉腔外，包括梨状窝、环后隙和咽后壁。在会厌谷底横断面，双侧杓会厌襞将喉腔与梨状窝分隔开，正常梨状窝为类圆形，大小和形态基本对称。在真声带横断面，环后隙的厚度不超过 1cm，其后方有一含气腔隙，腔隙的后方为咽后壁，咽后壁的后方为咽后间隙。

（二）MRI 表现

MRI 所见与 CT 相似，软组织分辨力优于 CT，有助于观察病变侵犯范围，利于肿瘤分期。MRI 能直接显示黏膜、肌肉、间隙、血管、神经等结构。T_1WI 上黏膜、肌肉为等信号，筋膜为低信号，脂肪为高信号；T_2WI 上黏膜、脂肪为高信号，肌肉为较低信号。

五、喉部

（一）CT 表现

CT 平扫即可识别会厌、喉前庭、杓会厌皱襞、梨状窝、喉室、室带、声带、声门下区的形态结构，显示舌骨、甲状软骨、杓状软骨、环状软骨的位置、形态及其关系，评价喉旁间隙和喉周肌肉的形态与密度。CT 增强扫描，正常喉黏膜发生强化。

（二）MRI 表现

喉软骨未钙化前在 T_1WI、T_2WI 上均呈等信号，钙化后呈不均匀低信号；喉周肌肉 T_1WI 和 T_2WI 均呈略低信号；喉黏膜 T_1WI 呈等信号，T_2WI 呈明显高信号；喉旁间隙在 T_1WI 和 T_2WI 上均呈高信号影；喉前庭、喉室和声门下区则均呈极低信号。

六、口腔颌面部

（一）CT 表现

1.腮腺

腮腺位于下颌骨后、胸锁乳突肌前，上平颧弓，位于乳突尖和颞颌关节之间，下至下颌角，是茎突前咽旁间隙内的重要器官。腮腺是脂肪性腺体组织，CT 图像上呈低密度，低于周围的肌肉密度，但高于皮下、颞下窝及咽旁间隙内的脂肪。在腮腺实质内的血管能清楚显示，尤其在增强后 CT 图像上显示更为清楚（图 1-1-3）。腮腺导管造影后 CT 扫描能清楚地勾画出导管的解剖结构，显示其粗细、走行及变异。

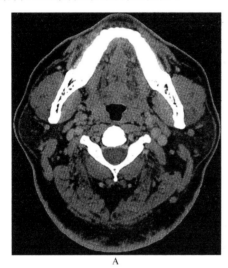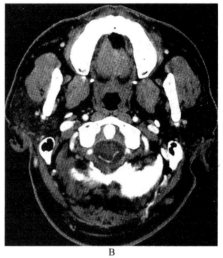

A   B

图 1-1-3 正常腮腺 CT 表现

注 A.CT 平扫显示腮腺位于下颌骨和咬肌后方，密度较肌肉低；B.CT 增强扫描显示下颌后静脉在下颌支后的腮腺实质内。

2.颌下腺

颌下腺位于舌骨的外上，较腮腺小而致密，一般不含脂肪，密度与肌肉相近或略低（图 1-1-4）。

3.颞颌关节

颞颌关节由颞骨的关节窝与下颌骨的髁突构成，CT 可显示关节的骨性结构和周围组织。三维 CT 可以直接观察颞颌关节的空间关系，并可对其形态进行线性和体积测量。

4.牙及颌骨

HRCT 可以清楚地显示牙及颌骨的骨质结构，特别是牙根与牙槽骨、牙根与上颌窦的关系。通过颌骨曲面重建技术可以整体观察颌骨和牙的结构及相互关系，其临床应用价值正逐步取代传统 X 线检查。

（二）MRI 表现

腮腺富含脂肪，T_1WI 及 T_2WI 图像上均呈高信号，明显高于肌肉组织。下颌后静脉腮腺内的部分呈圆点状的无信号区，面神经则呈相对低信号，MRI 图像上有时能分辨。腮腺导管在正常情况下不能显示（图 1-1-5）。

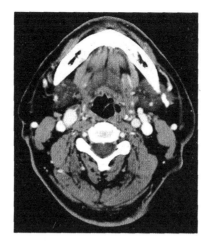

图 1-1-4　正常颌下腺 CT 表现

注　颌下腺位于下颌角的内下方,密度较肌肉低。

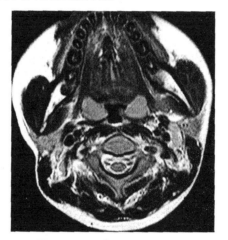

图 1-1-5　正常腮腺 MRI 表现

注　T_2WI 上腮腺信号较皮下脂肪低,较肌肉高。

七、颈部

(一)CT 表现

1.舌骨层面

可显示舌骨多呈半环形;颌下腺位于舌骨前外侧;舌骨后方可显示会厌、会厌软骨、梨状窝;舌骨后外侧可显示颈内、外动、静脉及胸锁乳突肌,最前缘是舌骨下带状肌。

2.甲状软骨板层面

甲状软骨呈三角形或弓形。颈血管鞘位于甲状软骨后外侧,喉前庭位于双侧甲状软骨板之间,梨状窝位于双侧甲状软骨体后内侧。

3.环状软骨层面

是颈部完整的环状结构软骨,后方为软骨板,较宽,前方为软骨弓,较窄。甲状软骨下角位于环状软骨板后外侧,此水平可显示甲状腺上极。环状软骨位于甲状腺内侧,颈内动静脉位于甲状腺外侧及后外侧。

4.甲状腺体部层面

可显示甲状腺,颈动、静脉,气管,增强后甲状腺明显强化。

5.甲状腺下层面

两侧颈静脉不对称。

6.颈部淋巴结

正常短径小于 5mm,分为 7 个区。Ⅰ区:颏下及颌下淋巴结;Ⅱ区:颈内静脉链上组淋巴结;Ⅲ区:颈内静脉链中组淋巴结;Ⅳ区:颈内静脉链下组淋巴结;Ⅴ区:颈后三角区淋巴结;Ⅵ区:中央区淋巴结;Ⅶ区:上纵隔淋巴结。

(二)MRI 表现

喉部、气管、食管等含气管道部分无信号。甲状腺在 T_1WI 信号较周围肌肉信号稍高,T_2WI 呈较高信号。颈外侧部含有颈动脉鞘,由于血管流空效应而呈低信号。颈淋巴结 T_1WI 呈等信号,T_2WI 呈稍高信号。

(晋佳丽)

第二节 眼部疾病诊断

一、神经纤维瘤病

(一)病理与临床表现

神经纤维瘤病为外胚层和中胚层发育异常,累及皮肤、骨骼和中枢神经系统的病变,具有遗传倾向。患者常伴有颅内胶质瘤、脑膜瘤和视神经胶质瘤、视神经脑膜瘤等,眼部可见眼睑和眶部大小不一的蔓状咖啡色神经纤维瘤。瘤组织侵及部位广泛,可累及眶周颞肌以及面部肌肉等。

本病可表现为眼睑水肿或上睑下垂、眼球突出、眼外肌麻痹等,眶外后壁骨质缺损者可见搏动性眼球突出。

(二)影像学表现

1.CT 表现

(1)丛状神经纤维瘤表现为周界不清、形状不规则的软组织肿块,增强扫描后肿瘤明显强化。

(2)眶骨发育不全常表现为蝶骨大翼和蝶骨小翼骨质缺损、眼眶扩大等。眶骨骨质缺损严重者则可继发脑膜膨出或脑膜脑膨出伴眼球突出。

(3)眼眶内肿瘤。神经纤维瘤病最常伴发的眼眶肿瘤有视神经胶质瘤、脑膜瘤、神经鞘瘤、神经纤维瘤等。

(4)眼球内积水表现为巨眼球。

2.MRI 表现

神经纤维瘤病表现为较长 T_1 和较长 T_2 信号,增强扫描后明显强化。

（三）诊断与鉴别诊断

1.诊断

（1）胸背等皮肤有典型的咖啡斑和（或）神经纤维瘤。

（2）眼睑及颞部有不规则软组织肿瘤。

（3）眶骨骨质缺损并可继发脑膜膨出或脑膜脑膨出。

（4）视神经胶质瘤。

2.鉴别诊断

单发的丛状神经纤维瘤在影像上需与毛细血管瘤或淋巴管瘤相鉴别,典型的皮肤色素斑或皮肤神经纤维瘤有助于鉴别诊断。

二、眼眶蜂窝织炎和脓肿

（一）病理与临床表现

眼眶蜂窝织炎和脓肿是发生于眶内软组织或骨膜下的急性化脓性炎症。眼眶蜂窝织炎大多继发于鼻窦炎,常见眶内侧肌锥外肿胀、增厚,继而可形成眶骨膜下脓肿。

炎症初期表现为发热、疼痛、水肿,继而发生眼球突出、眼球运动障碍、视神经盘水肿、充血,晚期可发生视神经盘萎缩。

（二）影像学表现

1.CT 表现

眼眶蜂窝织炎表现为眼睑软组织肿胀,边界不清,眼外肌肿胀、肥厚,泪腺增大,眼眶间隙局限密度升高。眶内骨膜下脓肿表现为紧贴眶壁半月形隆起,密度不均匀,低于眼外肌密度;脓肿壁明显强化,脓液无强化(图 1-2-1)。

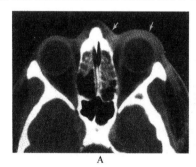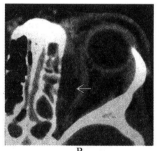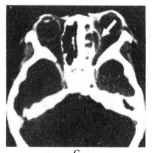

图 1-2-1　CT 横断面

注　A.左眼眶蜂窝织炎:左侧眼睑及内眦软组织增厚、密度增高(箭头);B.左眶骨膜下脓肿:左眶壁梭性低密度灶(箭头),内直肌受压内移,左侧筛窦炎症;C.左眶内壁骨膜下脓肿:脓肿壁明显强化(箭头)。

2.MRI 表现

炎症部位 T_1WI 呈低信号,T_2WI 呈高信号,增强扫描可见病变明显且呈不均质强化。脓液坏死区 T_1WI 上呈更低信号,增强后仅脓肿壁强化。

（三）诊断与鉴别诊断

根据临床表现和影像学表现不难诊断该病。骨膜下脓肿需与骨膜下血肿相鉴别,主要根据病史,骨膜下血肿多伴有骨折,早期血肿呈高密度,晚期呈混杂或低密度;MRI 表现为急性

期 T_1WI 呈等信号，T_2WI 呈低信号，亚急性期 T_1WI 和 T_2WI 均呈高信号。

三、眼部炎性假瘤

(一)病理与临床表现

眼部炎性假瘤病因不清，可能与免疫功能异常有关。根据病变累及的范围，炎性假瘤可分为7型，包括眶隔前型(眶隔为一纤维膜，其前方为眼睑，后方为眼眶)、肌炎型、泪腺炎型、巩膜周围炎型、视神经束膜炎型、肿块型及弥漫型。急性期：病理改变主要为水肿和轻度炎性浸润，浸润细胞包括淋巴细胞、浆细胞和嗜酸性粒细胞；临床起病急，表现为眼周不适或疼痛、眼球转动受限、眼球突出、球结膜充血水肿、眼睑皮肤红肿、复视和视力下降等，症状与炎症累及的眼眶结构有关。亚急性期和慢性期：病理改变为大量纤维血管基质形成，并逐渐发生纤维化；症状和体征可于数周至数月内缓慢发生，持续数月或数年。本病激素治疗有效，但容易复发。

(二)影像学表现

1.CT 表现

①眶隔前型表现为眼睑肿胀增厚。②肌炎型显示眼外肌增粗，典型表现为肌腹和肌腱同时增粗，以上直肌和内直肌最易受累。③巩膜周围炎型表现为眼环增厚。④视神经束膜炎型表现为视神经增粗，边缘模糊。⑤肿块型表现为眶内软组织肿块，多以广基连于一侧眶壁，随诊观察病变变化明显。⑥泪腺炎型表现为泪腺增大，一般为单侧，也可为双侧。⑦弥漫型表现为患侧眶内弥漫软组织影，可累及眶隔前软组织、肌锥内外间隙、眼外肌、泪腺及视神经等，眼外肌与病变无明确分界，视神经可被病变包绕。CT 增强扫描表现为病变强化，呈高密度，而视神经不强化，呈低密度。

2.MRI 表现

病变在急性期，T_1WI 呈略低信号，T_2WI 呈高信号；慢性期 T_1WI 呈等信号，T_2WI 呈低信号；增强后为中度至明显强化。可累及眶周结构。

(三)诊断与鉴别诊断

炎性假瘤需与以下病变鉴别。①淋巴组织增生性病变：可为多结构受累，部分包绕眼球生长，信号较均匀，与脑白质相比呈等或略低信号，需与弥漫型炎性假瘤鉴别，治疗后短期复查有助于其间鉴别，明确诊断需活检。②转移瘤：表现为眼外肌结节状增粗，表现不典型时需与肌炎型炎性假瘤鉴别。③结节病：眼部表现为葡萄膜炎，需与巩膜周围炎型炎性假瘤相鉴别，结节病多为双侧性，此外尚可见肺门、纵隔内增大淋巴结。④急性蜂窝织炎：与弥漫型炎性假瘤影像学表现类似，但临床症状比较严重，病情发展较快，可眶内外多结构受累。

四、眼部肿瘤

眼部肿瘤可原发于眼部各种组织结构，也可为邻近部位肿瘤直接蔓延，还可以是经血行而来的转移瘤。目前分类尚不统一，根据肿瘤来源及发病部位简要归为眼球肿瘤、泪腺肿瘤、视神经肿瘤、眶壁肿瘤、眶内肿瘤、眼眶继发性肿瘤。

（一）泪腺良性混合瘤

1.病理与临床表现

泪腺良性混合瘤又称良性多形性腺瘤，见于成人，平均发病年龄 41 岁，无明显性别差异。肿瘤多发生于泪腺眶部，呈类圆形，有包膜，生长缓慢，可发生恶变。临床表现为眼眶前外上方相对固定、无压痛的肿块，眼球向前下方突出，肿瘤较大时可引起继发性视力下降等。

2.影像学表现

（1）CT 表现：平扫表现为泪腺区软组织肿块，密度均匀，边界光整；钙化少见；泪腺窝扩大，骨皮质受压，无骨质破坏征象；常合并有眼球、眼外肌及视神经受压移位改变；增强扫描，肿块明显强化。

（2）MRI 表现：肿块于 T_1WI 上呈略低信号，T_2WI 上呈高信号，信号多不均匀；部分病例可显示肿瘤包膜；增强检查，肿块有明显强化。

3.诊断与鉴别诊断

泪腺良性混合瘤需与以下病变鉴别：泪腺恶性上皮性肿瘤，边缘多不规则，常伴有泪腺窝区骨质破坏表现；泪腺淋巴瘤，形态不规则，常包绕眼球生长。

（二）视神经胶质瘤

1.病理与临床表现

视神经胶质瘤是来源于视神经胶质细胞的肿瘤，儿童多见，发生在成人则具有恶变倾向，女性多于男性。本病伴有神经纤维瘤病者达 15% ～50%。临床上最初症状为视野盲点，但因患者多为儿童而被忽视；95%患者以视力减退就诊，还可有眼球突出、视神经盘水肿或萎缩。

2.影像学表现

（1）CT 表现：平扫表现为视神经呈条状或梭形增粗，边界光整，密度均匀，CT 值在 40～60HU；侵及视神经管内段引起视神经管扩大；增强扫描，病变呈轻度强化。

（2）MRI 表现：肿瘤在增强前 T_1WI 上为等或略低信号，T_2WI 上呈高信号；部分肿瘤周围蛛网膜下腔明显增宽，其信号强度与脑脊液相同；增强后检查肿瘤明显强化。

MRI 检查易于确定肿瘤累及视神经的球壁段、管内段或颅内段，并有利于区别肿瘤与蛛网膜下腔增宽，为首选影像检查方法。

3.诊断与鉴别诊断

（1）视神经鞘脑膜瘤：其主要见于成年人，CT 表现为等或略高密度，可见钙化，边界光整；MRI 表现为 T_1WI 和 T_2WI 上呈等信号，肿瘤强化明显，而视神经无强化，形成较具特征的"轨道征"。

（2）视神经炎：主要指视神经的炎性病变，有时与视神经胶质瘤不易鉴别。

（3）视神经蛛网膜下腔增宽：见于颅内压增高，一般有颅内原发病变。

（三）海绵状血管瘤

1.病理与临床表现

海绵状血管瘤是成人眶内最常见的良性肿瘤。发病年龄平均 38 岁，女性占 52%～70%；多单侧发病，生长缓慢，视力一般不受影响。临床常表现为轴性眼球突出，呈渐进性，肿瘤较大时可引起眼球运动障碍。

2.影像学表现

(1)CT 表现:平扫检查,肿瘤呈圆形、椭圆形或梨形,边界光整,密度均匀,CT 值平均55HU;可有眼外肌、视神经、眼球受压移位及眶腔扩大等表现;增强扫描显示特征性"扩散性强化",即肿瘤内首先出现小点状强化,逐渐扩大,随时间延长形成均匀的显著强化;强化出现时间早、持续时间长也是本病的强化特点。因此,增强扫描对本病诊断有重要意义。

(2)MRI 表现:肿瘤在 T_1WI 上呈等或略低信号;T_2WI 上呈高信号,且于多回波序列中,随回波时间延长,肿瘤信号强度也随之增高;增强检查,同样显示"扩散性强化"特征(图 1-2-2)。

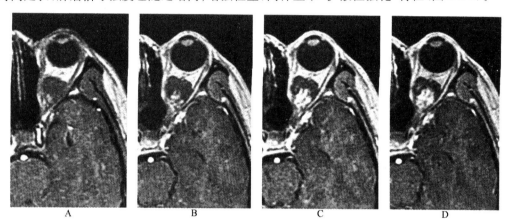

图 1-2-2 左眼眶海绵状血管瘤

注 A～D.MRI 动态增强检查,注射对比剂后左眼眶肿瘤内小片状强化,随时间延长,小片状强化影逐渐扩大,最终整个肿瘤趋于明显均匀强化,呈扩散性强化特点。

3.诊断与鉴别诊断

神经鞘瘤:典型者在 CT 上呈较低密度且不均匀,增强后为轻、中度快速强化;神经鞘瘤发生在眶尖时,还可经眶上裂形成眶颅沟通性肿瘤。MRI 检查更有利于显示神经鞘瘤的病理特征。

(四)皮样囊肿和表皮样囊肿

1.病理与临床表现

眼眶皮样囊肿和表皮样囊肿由未萎缩退化的胚胎表皮陷于眶骨间隙内形成,儿童多见。临床表现为缓慢生长的无痛性肿物,较大时伴眼球突出和眼球运动障碍等。

2.影像学表现

(1)CT 表现:平扫表现为均匀低密度或混杂密度肿块,其内含有脂肪性低密度灶;可伴邻近骨壁局限性受压或缺损;眼球、眼外肌、视神经常受压移位;增强扫描,肿瘤的囊壁强化而囊内无强化。

(2)MRI 表现:表现为含有脂肪性高信号的肿块,应用脂肪抑制技术后,脂肪性高信号明显减低;非脂肪性部分在 T_1WI 上呈低信号,T_2WI 上呈高信号。

3.诊断与鉴别诊断

该肿瘤含有脂肪组织为其特征,也是与泪腺肿瘤、朗格汉斯细胞组织细胞增生症等病变相鉴别的要点。

五、眼部外伤与异物

(一)眼部异物

1.病理与临床表现

眼部异物临床上常见,并可产生严重后果。按异物性质可分为金属和非金属异物:前者包括钢、铁、铜、铅及其合金颗粒物等,后者包括玻璃、塑料、橡胶、沙石、骨质和木质碎片等。眼部异物可产生多种并发症,如眼球破裂、晶状体脱位、出血及血肿、视神经挫伤、眼眶骨折、颈动脉海绵窦瘘及感染等。根据异物进入眼部的路径、异物存留的部位、异物对眼部结构的损伤及程度而有不同的临床表现。眼球内异物主要表现视力障碍,眶内异物若伤及视神经,也可表现为视力障碍,若伤及眼外肌,则出现复视、斜视和眼球运动障碍等。

2.影像学表现

(1)CT表现:CT可显示异物的种类、大小、数目及位置;确定异物与眼球、眼外肌、视神经等眶内重要结构的关系,有助于减少异物取出时对眶内重要结构的损伤。金属异物表现为高密度影,周围有明显的放射状伪影(图1-2-3)。非金属异物又分为高密度或低密度异物:前者包括沙石、玻璃和骨片等,CT值多在300HU以上,一般无伪影;后者包括植物类、塑料类等物,CT值在-199~50HU。

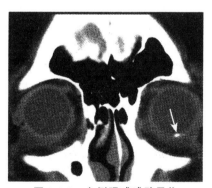

图1-2-3　左侧眼球球壁异物

注　CT平扫,冠状位软组织窗观察显示,左侧眼球壁6点钟方位斑片状高密度影(箭头),周围可见放射状伪影,为金属异物。

CT检查不仅能准确显示金属异物和高密度非金属异物,还可显示少数较大的低密度非金属异物,如木质异物,但对于较小的木质异物或其他低密度非金属异物常难以显示。

(2)MRI表现:应特别指出,铁磁性异物在强磁场内会发生移位而导致眼部结构再度损伤,故为MRI检查的禁忌证。非金属异物含氢质子少,在T_1WI、T_2WI和质子密度像上均为低信号,可清楚显示。

3.诊断与鉴别诊断

详细询问有无外伤史是诊断的关键。鉴别诊断包括:①眼球钙斑:多见于视网膜母细胞瘤、脉络膜骨瘤等,也可见于创伤后改变,如晶状体钙化、出血后钙化等;②眶内钙化:常见于肿瘤,如脑膜瘤,一般同时可见明确肿块影,容易鉴别;③人工晶体及义眼:询问病史有助于确诊;④眶内气肿:有时木质异物与气肿CT值相近,异物具有固定形状有助于鉴别。

（二）眼眶骨折和视神经管骨折

1.病理与临床表现

眼眶骨折和视神经管骨折属于眼科常见病,表现为复视、眼球运动障碍、失明等,早期、全面、准确诊断对治疗和预后有重要意义。眼眶骨折分为爆裂骨折、直接骨折和复合型骨折。眼眶爆裂骨折是指外力作用于眼部,使眶内压力骤然增高,致眶壁发生骨折而眶缘无骨折,故其并非为外力直接作用于眶壁的结果,以眶内壁和下壁较常发生。

2.影像学表现

CT 表现:①骨折直接征象,为眶壁或视神经管的骨质连续性中断、粉碎及移位等改变;②骨折间接征象,为骨折邻近软组织改变,包括血肿形成,眼肌增粗、移位及嵌顿,眶内容通过骨折处疝入邻近鼻窦内(图 1-2-4)。

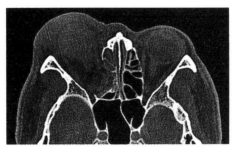

图 1-2-4 右侧眼眶内壁爆裂骨折

注 高分辨力 CT 平扫,横断位骨窗观察,显示右侧眼眶内壁骨质连续性中断,向筛窦方向移位,眶内容疝入右侧筛窦内。

3.诊断与鉴别诊断

CT 是诊断眼眶和视神经管骨折的主要检查技术。注意诊断时不要将正常结构如眶下孔、筛前、后动脉走行通道以及眶壁的正常弯曲处误认为骨折;还必须注意周围结构有无骨折或其他损伤。诊断眶部骨折时较少应用超声和 MRI 检查。

（晋佳丽）

第三节　耳部疾病诊断

一、中耳乳突炎

（一）病理与临床表现

中耳乳突炎为最常见的耳部感染性疾病,临床表现为耳部疼痛、耳道分泌物及传导性耳聋,基本病理分型包括单纯型、肉芽肿型、胆脂瘤型。

（二）影像学表现

1.CT 表现

典型表现为鼓室和乳突气房内无气,并可见软组织密度影填充。少数可见骨质破坏或增生硬化。累及周围结构时出现相应并发症改变:若显示鼓室内软组织影合并钙化,提示鼓室硬化症；若显示鼓室内软组织肿块并有强化，伴周围骨质侵蚀及听小骨破坏，提示胆固醇肉芽肿，无强化者则提示胆脂瘤形成（图 1-3-1）。

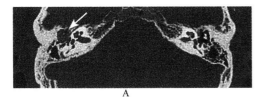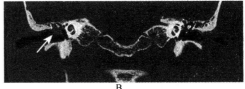

图 1-3-1　右侧鼓室腔内胆脂瘤

注　高分辨力 CT 平扫，横断位（A）和冠状位（B）显示右侧鼓室腔内软组织密度影（箭头），鼓室腔扩大，边缘骨质光整，听小骨仅部分显示，鼓室盾板变钝。

2.MRI 表现

MRI 已经成为常规检查技术。增强前，炎性渗出 T_1WI 为低信号，T_2WI 呈高信号，增强后黏膜线性强化；伴肉芽组织形成，肉芽组织 T_1WI 为等低信号，T_2WI 呈高信号，明显强化；伴胆脂瘤形成，胆脂瘤 T_1WI 为等低信号，T_2WI 呈高信号，增强后无强化，常伴有周围不规则环形强化，DWI 为高信号；炎症侵及颅内，可发生脑膜炎、脑实质受累、乙状窦血栓等并发症，MRI 检查能更好地显示病变的侵及范围。当怀疑病变累及面神经、内耳、颅脑时，更推荐进行 MRI 增强检查。

二、外伤

（一）病理与临床表现

颞骨外伤包括颞骨骨折和听小骨骨折、脱位，可引起传导性聋和（或）感音神经性聋。

（二）影像学表现

CT 表现如下。

（1）岩部骨折：分为纵行（平行于岩骨长轴，约占 80％）（图 1-3-2）、横行（垂直于岩骨长轴，占 10％～20％）及混合性骨折，好发于上鼓室外侧，常累及上鼓室及面神经膝部。

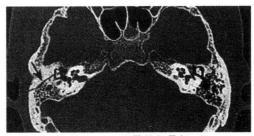

图 1-3-2　颞骨纵行骨折

注　高分辨力 CT 平扫，横断位显示右侧颞骨纵行透亮线影（↑），向内累及锤砧关节，鼓室及乳突气房内可见软组织密度影，代表出血。

（2）迷路骨折：多见于横行骨折，但纵行骨折亦可累及迷路，均可致感音神经性聋；迷路出血机化少见，表现为迷路密度增高。

（3）听小骨骨折或脱位：表现为听骨链中断，但因结构细小，容易漏诊，三维显示技术对观察听小骨有独特优势，锤砧、砧镫关节脱位较常见。

三、先天性畸形

（一）病理与临床表现

先天性畸形包括外耳、中耳及内耳畸形。常见者有外耳道骨性狭窄、闭锁、鼓室狭小、听小骨畸形、Michel 畸形、Mondini 畸形、大前庭水管综合征、内耳道畸形等。

（二）影像学表现

CT 是诊断耳先天性畸形的主要影像检查技术。高分辨力 CT 检查：①外耳道骨性闭锁表现为无外耳道影像，狭窄表现为外耳道前后径或垂直径小于 4mm；②锤、砧骨融合并与闭锁板相连或镫骨缺如，提示听小骨畸形；③内耳畸形大多表现为耳蜗未发育或耳蜗周数不全，前庭与外半规管部分融合，前庭水管扩大等；④内耳道横径小于 3mm 为狭窄，内耳道底板骨质缺损是先天性脑脊液耳漏的主要原因。

四、搏动性耳鸣

（一）病理与临床表现

搏动性耳鸣约占全部耳鸣的 4%，主要与头颈部异常血流被内耳所感知有关。病因多样，影像检查的目的在于检出可治疗的病变。

（二）影像学表现

1.CT 表现

针对搏动性耳鸣，应用双期增强高分辨 CT，可"一站式"较好地检出病变，常见病变包括乙状窦或颈内静脉憩室、乙状窦沟或颈静脉窝骨壁缺损、硬脑膜动静脉瘘（患侧颈内静脉或乙状窦提前显影，回流至硬脑膜窦的小静脉迂曲、扩张并提前显影）、颈内动脉粥样硬化；也是耳镜检查发现鼓膜后肿块后的首选检查方法，以副神经节瘤最常见，增强后可见肿块明显强化。

2.MRI 表现

MRI 常用于诊断前庭蜗神经压迫综合征（水成像显示内耳道内有迂曲血管，压迫前庭蜗神经）、良性颅内压增高（无明确占位，可见空蝶鞍或部分空蝶鞍和视神经周围蛛网膜下腔增宽）、颅内血管畸形（局部异常血管团流空影）。

3.DSA 表现

脑膜动静脉瘘在 CT、MRI 上不易显示，需经 DSA 检查以发现病变，表现为动、静脉间有异常沟通。

五、肿瘤

（一）球瘤

1.病理与临床表现

球瘤又称化学感受器瘤、非嗜铬性副神经节瘤，是源于微小的球形化学感受器的良性肿瘤,这些小的化学感受器主要存在于中耳岬部或颈静脉窝内。

临床表现根据肿瘤的部位、大小而不同。肿瘤位于颈静脉窝称为颈静脉球瘤,可压迫、侵蚀相邻的脑神经,造成神经瘫痪。肿瘤通常累及中耳,侵蚀听骨链,导致传导性聋。肿瘤继续增大,累及乳突和外耳道。如果累及迷路神经,可引起耳鸣、神经性耳聋和眩晕。鼓室球瘤是源于岬部鼓室神经上小的化学感受球体。早期病变局限于中耳腔,并且侵犯听小骨。

2.影像学表现

(1)鼓室球瘤:在 CT 图像上,鼓室球瘤表现为大小不同的软组织肿块,多位于鼓室腔的下部。大的鼓室球瘤占据整个中耳鼓室腔,鼓膜向外侧膨胀,内侧壁岬的骨质受侵凹陷。肿瘤也可向后侵入乳突,向下累及下鼓室。增强扫描肿块信号明显强化。MRI 图像显示 T_1WI 呈等信号,T_2WI 呈高信号。

(2)颈静脉球瘤:颈静脉球瘤的 CT 表现如下。①静脉窝扩大,窝周围骨质破坏。②大小不等、可强化的软组织肿块从颈静脉窝向中耳腔延伸。当肿瘤逐渐增大时,相邻的枕骨常受侵犯,肿瘤进一步向内下侵犯舌下神经管,甚至到达枕骨大孔。③大肿瘤侵犯岩锥尖并且向颅中窝或颅后窝的硬膜外间隙生长。④肿瘤向下沿着颈静脉走行扩散,这种改变在冠状位上显示最清楚(图 1-3-3)。

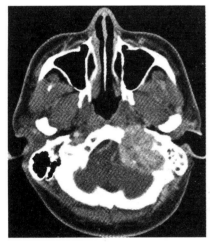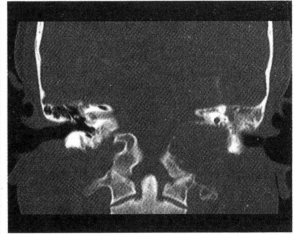

图 1-3-3　颈静脉球瘤 CT 表现

注　左侧颈静脉窝扩大,强化见软组织肿块,周围见骨质破坏。

MRI 能够清晰地显示颈静脉球瘤的颞骨外侵犯范围。肿瘤在 T_1WI、T_2WI 上表现为中等信号的不均质肿块。肿瘤内可见散在的由病变内的高流速血管产生的流空信号,信号强度与其他的颅内颅外肿瘤明显不同。静脉注入对比剂后,肿瘤由中等程度到明显强化。

3.诊断与鉴别诊断

根据部位及肿瘤的特征性表现,一般较易作出 CT 及 MRI 诊断。球瘤虽为良性肿瘤,但生长较大时侵犯较为广泛,鼓室球瘤病变时颈静脉球和颈静脉一般都是正常的,如果肿瘤侵及颈静脉窝,则很难与颈静脉球瘤相鉴别。鼓室球瘤还应与胆脂瘤、中耳癌相鉴别,CT 增强扫描及 MRI 检查对于鉴别诊断是有帮助的。

（二）恶性肿瘤

耳部的恶性肿瘤常见的是外耳道及中耳乳突的鳞癌,比较少见的有肉瘤及转移瘤等,在此仅介绍较常见的中耳乳突部鳞癌。

1.病理与临床表现

颞骨的原发恶性肿瘤主要是外耳道及中耳乳突的鳞癌,病变主要起自于外耳道,源自中耳腔的罕见,所谓的中耳癌实际上起自于外耳道的环部,并且向中耳浸润而来。

主要临床表现是疼痛和外耳道溢液。由于外耳道的皮肤和骨膜之间缺乏皮下组织,肿瘤很早便侵犯骨膜,导致剧痛。外耳道癌向前可侵犯颞下颌关节,向后可侵犯乳突和面神经,向下累及颈部。向内侧累及中耳,继续向内可累及静脉窝和岩锥。

2.影像学表现

CT 检查有两方面的作用:一是显示癌肿对颞骨特征性的骨侵蚀;二是显示病变的范围。病变早期,CT 表现为外耳道内不规则的软组织肿块以及相应部位的骨壁侵蚀。如果肿瘤进一步向前下发展,会导致颞下颌关节窝的侵蚀、下颌骨髁突的移位。肿瘤向乳突发展,表现为典型的虫蚀样破坏,也常常累及面神经垂直段。

肿瘤向内侧发展,表现为中耳内的软组织肿块。其后,肿瘤经常向下发展,侵蚀颈静脉窝,或向内发展侵蚀岩锥。最后,颞骨可被完全破坏掉并累及邻近的骨结构。当病变范围超出颞骨外时,MRI 对于病变颅内、颅外的显示优于 CT。

3.诊断与鉴别诊断

结合临床表现,影像学表现为虫蚀样骨质破坏,CT 增强扫描见不规则肿块增强,可初步作出诊断。恶性肿瘤需要和球瘤及其他恶性肿瘤相鉴别,影像学表现有时不易鉴别,须依赖病理进行鉴别。

（晋佳丽）

第四节　鼻部疾病诊断

一、鼻窦炎

（一）病理与临床表现

鼻窦炎多继发于急性鼻炎或上呼吸道感染,也可为变态反应的继发感染或邻近器官炎症的扩散等。上颌窦发病率最高,其次为筛窦,常为多发,若一侧或双侧各鼻窦均发病者,称为全鼻窦炎。慢性鼻窦炎是由于急性鼻窦炎治疗不及时或不彻底、反复发作、迁延而导致的。病理改变主要为急性期黏膜充血、水肿,慢性期黏膜肥厚、增生,可形成黏膜下囊肿,可有窦壁骨质增生、硬化。

临床表现主要为鼻塞、流脓涕、头痛和感染鼻窦的压痛及全身症状。

（二）影像学表现

1.CT 表现

（1）CT 平扫:急性和慢性鼻窦炎 CT 平扫表现如下。①急性鼻窦炎:可见鼻甲肥大,鼻窦黏膜增厚,增厚的黏膜多与窦壁平行,如黏膜水肿显著,则可呈息肉状肥厚。窦内分泌物潴留,呈低密度或与黏膜密度类似,也可呈现气—液平面(图1-4-1),可随体位变动。②慢性鼻窦炎:主要表现为鼻窦黏膜增厚,2～5mm为轻度增厚,5～10mm为中度增厚,＞10mm为重度增厚。可伴有窦腔积液。慢性鼻窦炎由于病程较长,窦壁可有骨质硬化增厚,但无骨质破坏。部分病例可并发鼻窦囊肿或炎性息肉。

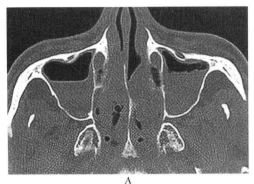 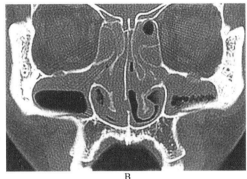

图1-4-1　急性鼻窦炎CT平扫

注　A.横断面;B.冠状面。CT平扫显示窦内分泌物潴留,呈现气—液平面,鼻窦黏膜增厚。

(2)CT增强扫描:增强后黏膜明显强化,可与低密度分泌液区别。

2.MRI表现

(1)MRI平扫:①T_1WI上增厚的黏膜为等信号;②T_2WI上增厚的黏膜为高信号。急性期窦腔内渗出液为浆液,含蛋白等有形成分较少,T_1WI低信号,T_2WI高信号;若蛋白含量较高,则T_1WI为等或高信号,T_2WI为高信号。

(2)MRI增强扫描:可见黏膜明显强化,窦腔内液体不强化。

(三)诊断与鉴别诊断

影像学上发现鼻窦黏膜增厚、窦腔积液即可诊断为鼻窦炎。当伴有钙化时,要考虑到真菌性鼻窦炎的可能。

二、鼻窦囊肿

(一)病理与临床表现

鼻窦囊肿可分为黏液囊肿及黏膜囊肿。黏液囊肿多发生于单个窦腔,最好发于额窦和筛窦,蝶窦和上颌窦相对少见。黏膜囊肿包括黏液潴留囊肿(又称黏液腺囊肿)及黏膜下囊肿(浆液囊肿)。

黏液囊肿以往认为由于窦口堵塞、分泌物在窦腔内大量潴留所致,近年来有学者报道,无窦口堵塞也可发生,是因为黏膜分泌物中蛋白含量过高引起的一系列生化、免疫反应所致。黏液大量潴留,压迫窦壁,致窦腔膨胀,窦壁变薄。

黏液潴留囊肿因黏膜腺体导管开口阻塞、黏液潴留、腺管扩大而形成。可发生于任何鼻窦内,但以上颌窦最常见。

黏膜下囊肿为鼻窦慢性炎症或过敏反应,使黏膜下毛细血管通透性增加,毛细血管内渗出的浆液潴留于黏膜下层结缔组织内,逐渐膨大而形成。只发生于上颌窦,囊肿生长到一定程度会自行停止发展或破裂。临床上以黏膜下囊肿多见,常见于上颌窦底部和内壁,呈圆形或半球形,大小不一,直径多在 2cm 以下。

临床表现为黏液囊肿,早期无任何不适,随着囊肿增大,可引起头痛、复视、流泪、视力障碍等。额窦黏液囊肿好发于中年或老年人,眉间旁出现隆起,眼球突出和向外下方移位,眶内上方可扪及表面光滑、富有弹性的肿块。筛窦囊肿多见于中青年,可引起眼球向外移位,多有鼻根旁或内眦部隆起,且常在眼眶内侧缘触及弹性肿块。黏膜囊肿平时无症状,常意外发现,偶有头痛,有时囊肿自行破溃,从鼻腔中流出黄色液体。

(二)影像学表现

1.CT 表现

(1)CT 平扫:黏液囊肿平扫早期无特异性,与一般鼻窦炎难以鉴别。随着窦腔分泌物增多,囊内压力不断提高,使窦腔膨胀性扩大,呈气球样改变,整个窦腔呈现为均匀一致的密度增高影,其内一般没有小房分隔,窦壁外膨、变薄、光滑、连续,有时薄弱的窦壁呈细线状甚至消失。黏液囊肿密度均匀,局限于窦壁或窦壁轮廓线以内,边缘光滑。

黏膜囊肿平扫表现为基底位于上颌窦下壁附近向窦腔内突出的半圆形、球形结节影或肿块状影,密度均匀(图 1-4-2),呈液性 CT 值,直径多小于 2cm,边缘光滑锐利,窦壁骨质一般无变化。

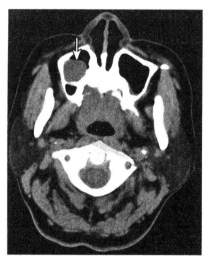

图 1-4-2 右侧上颌窦黏膜囊肿 CT 表现

注 CT 平扫显示右侧上颌窦窦腔内有类圆形密度增高影,呈液性 CT 值,密度均匀,边缘光滑,窦壁骨质完整。

(2)CT 增强扫描:增强扫描可见囊液无强化,表面黏膜可有轻度增强。若合并化脓性感染形成脓囊肿,则窦壁下可有增厚的黏膜环形强化。

2.MRI 表现

T_1WI 和 T_2WI 上囊内液体信号取决于囊液中的蛋白含量,黏蛋白不多、水分多则 T_1WI 为中低信号,T_2WI 为高信号;黏蛋白较多时 T_1WI 和 T_2WI 均为中等或高信号;当水分吸收而囊内分泌物十分黏稠时,T_1WI 和 T_2WI 均为低信号。

(三)诊断与鉴别诊断

影像学上发现窦腔内圆形、半圆形液性密度或信号肿块,无强化,即可诊断。

三、上颌窦癌

(一)病因与临床表现

鼻窦癌多见于中老年,肉瘤则多发生于青年,以男性多见。上颌窦恶性肿瘤是最常见的鼻窦恶性肿瘤,占鼻窦恶性肿瘤的 4/5,其次是筛窦,原发于蝶窦和额窦的恶性肿瘤少见。上颌窦癌病理上多为原发性,以鳞状细胞癌最多,其次为腺癌、乳头状瘤、淋巴上皮癌,肉瘤少见。

临床表现:由于鼻窦部位隐蔽,早期症状不典型,偶尔可以出现间断性涕中带血,随着肿瘤的生长,可逐渐出现持续性脓血涕,从单侧鼻腔排出;有的表现为一侧进行性鼻塞、分泌物增多。上颌窦顶部肿瘤侵犯眶下神经可引起面颊部疼痛和麻木;上颌窦底部肿瘤侵犯牙槽骨可出现牙痛和牙齿松动。晚期肿瘤破坏窦壁,可引起鼻、面部畸形,导致眼球突出、移位、牙槽骨变形、张口困难、耳鸣、耳聋、头痛等症状。

(二)影像学表现

1.CT 表现

(1)CT 平扫:可见鼻腔及鼻窦内不规则等密度软组织肿块,密度较为均匀,边缘模糊,肿瘤较大时可有不规整的斑点状低密度坏死区,肿块中有时见有残存骨片。90%以上的患者有不同程度的骨质破坏(图 1-4-3),上颌窦癌最常见为破坏内侧壁并伴鼻腔外侧壁或鼻腔内软组织肿块。肿瘤向周围浸润,表现为局限或广泛性骨质破坏和软组织肿块,肿块呈侵袭性生长,直接侵犯眼眶、翼腭窝、面部软组织等邻近结构。若上颌窦后方脂肪被肿瘤占据,则表明癌肿侵入颞下窝和翼腭窝。

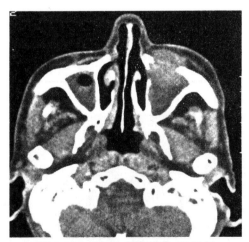

图 1-4-3　左侧上颌窦鳞癌 CT 平扫

注　左侧上颌窦内软组织肿块伴骨质破坏。

(2)CT 增强扫描:可见肿块轻、中度强化。

2.MRI 表现

肿块 T_1WI 上为等信号,T_2WI 高信号,信号可均匀或不均匀,增强扫描后肿块呈轻到中等度强化。

(三)诊断与鉴别诊断

影像学上发现上颌窦内不规则软组织肿块,伴有窦壁骨质破坏时即可诊断为上颌窦癌。

需要与鼻窦炎和鼻息肉相鉴别。

1.鼻窦炎

窦腔内有积液、黏膜增厚,但无骨质破坏。

2.鼻息肉

鼻腔和鼻窦内软组织肿块影,但无骨质破坏。

四、外伤性病变

(一)病理与临床表现

鼻部外伤性病变常见,病因以打架、交通事故、坠落多见,往往造成复合多发骨折,部分可合并脑脊液鼻漏,急诊及时、准确、全面的诊断是选择治疗方法及评估预后的依据。根据受伤部位及程度不同,症状有所不同,主要包括面部青紫肿胀、鼻出血、鼻塞、鼻部变形及鼻腔流清水样液体。脑脊液鼻漏是脑脊液由颅底骨折或者缺损及相应破裂的硬脑膜流出颅内,进入鼻窦或鼻腔,以外伤引起最多见,因其可诱发颅内感染、颅内积气等严重并发症,危害性较大。

(二)影像学表现

1.CT表现

HRCT能客观地显示外伤后骨质细微改变,为临床首选检查方法。三维重建技术有助于显示骨折及移位情况。

(1)鼻骨区骨折:CT表现为鼻骨、上颌骨额突、骨性鼻中隔骨质中断和(或)移位,以鼻骨骨折最多见,泪骨骨折常累及泪囊窝。骨缝分离增宽和(或)错位。软组织肿胀、增厚。可伴发额骨、筛骨、上颌骨及眼眶等处骨折。

(2)上颌窦骨折:CT表现为窦壁骨质中断、移位,上颌窦内积血,黏膜肿胀、增厚等改变。上颌窦上壁骨质菲薄,又有眶下管、眶下沟走行,为骨质薄弱区,最易骨折;上颌窦前、外侧壁位于表浅部位,为外伤着力点,骨折也不少见(图1-4-4)。单纯上颌窦骨折少见,多伴有鼻骨、筛骨或颧骨骨折。诊断上颌窦骨折时,需与眶下沟、眶下管,后齿槽神经沟等正常解剖结构相区别。

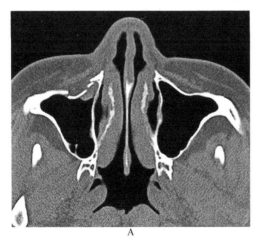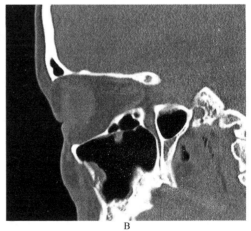

图1-4-4　右侧上颌窦前壁骨折CT表现

注　A.CT横断面;B.CT矢状面MPR重组:右侧上颌窦前壁多处骨质中断,并可见游离骨片,右侧眶下管受累,邻近窦腔黏膜增厚。

（3）额窦骨折：多发生在额窦前壁。骨折分为单纯性及复杂性骨折。单纯性骨折指额窦前壁线性骨折，复杂性骨折指前壁、后壁和（或）底壁多处骨折并陷入窦腔内，可同时累及筛板和硬脑膜，发生硬脑膜撕裂时，形成脑脊液鼻漏。诊断额窦骨折时注意与眶上切迹变异鉴别。

（4）筛窦骨折：常见骨折部位在筛骨纸板或筛板处，筛骨纸板多呈向中心线弧形凹陷，使筛房变形，筛板骨折实际为颅前窝底的骨折，常伴有额叶损伤或形成脑脊液鼻漏。

（5）蝶窦骨折：蝶窦与垂体、视交叉、脑桥、海绵窦、颈内动脉、展神经、上颌神经、视神经管、眶上裂等结构毗邻，骨折易引起严重的临床表现，预后不良。X 线平片不易发现骨折，CT 使蝶窦骨折发现率明显提高。蝶窦骨折多伴有蝶窦内密度增高或黏膜增厚。蝶窦骨折损伤颈内动脉时可致颈内动脉海绵窦瘘，除骨折征象外，还表现为海绵窦扩大、眼上静脉扩张。

（6）脑脊液鼻漏：CT 横断面及冠状面可显示筛板、额窦、蝶窦骨折情况，并可显示颅内积气。脑池造影 CT 扫描可以显示漏口位置。

2.MRI 表现

MRI 难以显示骨折线，但能清楚地显示窦腔内黏膜反应性肿胀和积液、积血，T_1WI 呈中等信号，T_2WI 呈高信号，窦腔内出血则信号混杂。水成像技术结合 CT 骨折情况可发现脑脊液鼻漏漏口位置。一般表现为脑组织或脑膜疝入骨缺损或脑脊液信号沟通颅内外。

（三）诊断与鉴别诊断

结合外伤史，CT 易于明确诊断骨折，MRI 可以显示脑脊液鼻漏漏口位置。鼻窦壁骨折线诊断时须注意与神经血管沟和骨缝等相鉴别。

五、先天性后鼻孔闭锁

（一）病理与临床表现

先天性后鼻孔闭锁（CCA）是导致新生儿鼻部阻塞最常见的原因之一，在新生儿中的发生率为 1/8 000～1/6 000。可分为完全和不完全闭锁。单侧是双侧发病的 2 倍，双侧者常合并有其他发育异常。后鼻孔的骨性闭锁型占 80％～90％，膜性闭锁型占 10％～15％，混合型很少。新生儿出现阵发性发绀、呼吸困难、哺乳困难、鼻饲管不能通过时，应考虑 CCA 可能，双侧闭锁可因窒息而死亡；临床可见成人或儿童自幼鼻塞、张口呼吸、嗅觉减退、鼻黏膜肿胀、鼻道大量分泌物以及打鼾、反复鼻窦炎等。

（二）影像学表现

CT 为首选检查方法，后鼻孔区与鼻咽腔之间可见骨性或膜性（软组织密度）分隔，骨性闭锁板通常位于鼻中隔后端与鼻外侧壁之间，呈一横行或斜行骨片，此骨片将后鼻孔与鼻咽腔分离。后鼻孔闭锁通常伴有同侧的犁骨骨质增厚，后鼻孔、鼻腔、鼻孔狭小、闭锁及同侧的中鼻甲和下鼻甲发育小等改变。

（三）诊断与鉴别诊断

新生儿及儿童多见，常有呼吸困难、鼻塞、鼻道内分泌物增多；CT 平扫显示骨性密度间隔、软组织密度间隔或混合性间隔。需与鼻部脑膜脑膨出相鉴别，后者 CT 显示颅底骨质缺损，软组织影经缺损区膨出，MRI 显示膨出组织内为脑脊液信号或脑脊液与脑实质信号。

（晋佳丽）

第五节　咽部疾病诊断

一、咽部脓肿

咽部脓肿主要包括扁桃体周围脓肿、咽后脓肿及咽旁间隙脓肿。急性脓肿多见于儿童,常因咽壁损伤、异物刺入、耳部感染、化脓性淋巴结炎等引起;慢性脓肿多见于颈椎结核、淋巴结结核。

(一)扁桃体周围脓肿

1.病理与临床表现

(1)病理:扁桃体周围脓肿大多数为急性化脓性扁桃体炎的并发症,由于扁桃体隐窝特别是上隐窝引流不畅或深部滤泡化脓,感染向深层发展,穿透扁桃体被膜,进入扁桃体周围间隙,形成脓肿,脓肿多位于扁桃体前上方,即舌腭弓上方与舌扁桃体之间,常发生于一侧,其致病菌为金黄色葡萄球菌、乙型溶血性链球菌、甲型草绿色链球菌及厌氧性链球菌(恶臭味)。

(2)临床表现:局部症状为一侧明显咽痛,全身症状为高热、全身酸痛等。体格检查:扁桃体、舌腭弓、软腭红肿,脓肿形成后有局部软组织肿胀,可有波动感,继之破溃、流脓。

2.影像学表现

(1)X线表现:一般不作为首选和主要检查方法,可见咽后壁软组织影增厚。

(2)CT表现:为评价扁桃体周围脓肿常用的影像检查方法,尤其适用于不合作而需要用镇静剂的婴幼儿。

1)CT平扫:扁桃体区软组织广泛肿胀,密度欠均匀,边界不清。脓肿形成后,肿胀软组织内出现低密度区,脓肿可超过扁桃体窝进入咽后间隙、咽旁间隙及颌下间隙。

2)CT增强扫描:增强表现为边缘环状强化,中央为无强化低密度坏死区。

(3)MRI表现。

1)MRI平扫:病变在 T_1WI 上呈低信号,边缘可见环形中等信号,在 T_2WI 上呈高信号,脓肿壁呈等或稍低信号。

2)MRI增强扫描:脓肿壁呈环形强化。

3.诊断与鉴别诊断

X线平片对该病的诊断价值不大,已被CT和MRI检查所取代。CT和MRI可明确病变部位、范围以及与周围结构的关系等。

(二)咽后间隙脓肿

1.病理与临床表现

(1)病理:咽后壁红肿,黏膜充血,脓肿形成后可有波动感,常伴有颌下及颈部深组淋巴结肿大。

(2)临床表现:起病急,与咽扁桃体周围脓肿临床表现相似,以发热、畏寒、咽痛和吞咽困难起病,进而颈部僵硬,头部向脓肿侧倾斜。

2.影像学表现

咽后间隙脓肿的主要检查方法为 CT、MRI。颈部 X 线检查作用有限,不能明确定位及确定感染的范围;CT 和 MRI 检查能明确病变的部位及感染的范围,也可用于鉴别诊断。

(1)X 线表现:颈椎正常生理曲度消失。椎前软组织肿胀,软组织内可出现蜂巢状低密度区。

(2)CT 表现:咽后间隙低密度病变,增强扫描脓肿壁呈环形强化,可有明显占位效应,咽后壁可明显向前移位。咽后脓肿常引起相邻椎间盘炎和邻近椎体的侵蚀破坏。

(3)MRI 表现:咽后软组织内病变在 T_1WI 上呈低信号,在 T_2WI 上呈高信号,脓腔壁呈等或稍低信号,并可见病变周围软组织水肿。

3.诊断与鉴别诊断

X 线平片对该病的诊断价值不大,已被 CT 和 MRI 检查所取代。CT 和 MRI 可明确病变部位、范围以及与周围结构的关系等。

(三)咽旁间隙脓肿

1.病理与临床表现

(1)病理:咽侧壁红肿、充血,并常一侧隆起,脓肿形成后触之柔软,有波动感,可合并颌下淋巴结增大。

(2)临床表现:主要症状为发热、畏寒、咽痛、吞咽困难等。

2.影像学表现

颈部侧位 X 线检查价值不大。CT 和 MRI 检查能明确病变的部位及感染扩散的范围。

(1)X 线表现:颈部侧位见急性者颈椎变直,生理弯曲消失,无骨质破坏。咽后壁椎前及咽旁软组织弥漫性增厚,表面光滑、清晰。如脓肿与咽腔相通,则可显示有气—液平面。

(2)CT 表现。

1)CT 平扫:咽旁间隙内正常脂肪组织减少或消失,咽旁软组织弥漫性增厚伴脂肪间隙消失,提示蜂窝织炎;若肿胀软组织内出现边界不清的低密度区,为脓肿形成(图 1-5-1)。若椎前脓肿由结核所致,则可伴有钙化,且可伴有骨结核表现,如颈椎骨质破坏、椎间隙变窄等。

2)CT 增强扫描:蜂窝织炎表现为增厚的软组织影较明显强化;脓肿形成后可见脓肿壁呈环形强化,中央低密度区无强化。

(3)MRI 表现:蜂窝织炎 T_1WI 上呈低信号,T_2WI 上呈高信号;脓肿 T_1WI 上呈中低信号,T_2WI 上呈等或略高信号,脓腔壁在 T_1WI 上呈中等信号,在 T_2WI 上呈略低信号,增强扫描脓肿壁环形强化。

3.诊断与鉴别诊断

X 线平片对该病的诊断价值不大,已被 CT 和 MRI 检查所取代。CT 和 MRI 可明确病变部位、范围以及与周围结构的关系等。

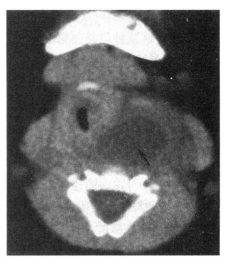

图 1-5-1　左侧咽旁脓肿 CT 表现

注　CT 平扫示左侧咽旁间隙见类圆形低密度区(箭头),气管受压,向右移位变形,边缘见环形等密度影为脓壁,周围软组织肿胀。

二、鼻咽部纤维血管瘤

鼻咽部纤维血管瘤发病原因不明,好发于 10～25 岁的男性青少年,瘤内血管丰富,易出血,故又称男性青春期出血性鼻咽血管纤维瘤。本病多起源于鼻咽顶部枕骨结节及蝶骨翼突内板的骨膜部,向下突入鼻咽并向前生长,经后鼻孔进入同侧鼻腔。本病为良性,但可侵袭性生长,且范围较广泛,术后易复发。

(一)病理与临床表现

镜下示肿瘤由血管和纤维组织基质构成,无包膜,纤维组织丰富,纤维呈波纹状,血管散在于纤维组织内,血管壁薄,血管腔隙衬覆内皮细胞,缺乏弹力纤维。在间质中可看到血红蛋白,间质有黏液水肿,并可见到星芒状细胞。

进行性鼻塞、鼻出血为主要症状,可有相邻结构畸形与功能障碍,如耳堵、耳鸣、听力减退、颊部畸形、眼球移位等。

(二)影像学表现

CT、MRI 检查对肿瘤部位、范围、形态及颅内侵犯显示十分明确,增强扫描可明确肿瘤血供情况,这对于肿瘤分期、术前诊断以及术后随访、显示早期的复发病灶意义重大。

1.X 线表现

X 线检查较少应用。

(1)鼻咽侧位:肿瘤较小时,仅见鼻咽顶后壁软组织呈局限性膨隆,较大者见软组织团块突入咽腔,轮廓光滑,与正常咽后壁软组织边界清楚,肿瘤生长可与后鼻孔相接,堵塞口咽上部,肿瘤侵犯蝶窦时,可见蝶窦密度增高,颅底片示蝶骨翼受压、变形。

(2)DSA 检查:见肿瘤为富血供肿物,可发现供血动脉及引流静脉。

2.CT 表现

CT 轴位图像可显示肿瘤大小及其侵入邻近结构的情况。

（1）CT 平扫：鼻咽顶部的软组织肿块（图 1-5-2A），可充满鼻咽腔，并经后鼻孔长入，充满同侧鼻咽腔，边界清楚。

（2）CT 增强扫描：明显强化并延迟强化为其特征，肿块可侵及邻近结构，致邻近结构受压、移位，颅底骨质破坏（图 1-5-2B）。

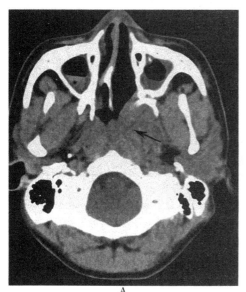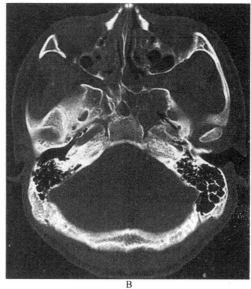

图 1-5-2　左侧鼻咽部纤维血管瘤 CT 表现

注　A.CT 平扫鼻咽部左侧见不规则软组织密度肿块（箭头），鼻咽腔狭窄；B.骨窗示左侧中颅底骨质破坏（箭头）。

3.MRI 表现

（1）MRI 平扫：肿瘤在 T_1WI 呈均匀等或稍高信号（图 1-5-3A），T_2WI 呈稍高信号或略低信号（图 1-5-3B），瘤内可见血管流空信号，可呈"胡椒盐样"改变。

（2）MRI 增强扫描：呈明显不均匀强化（图 1-5-3C、D）。

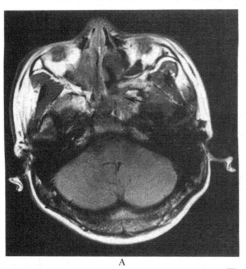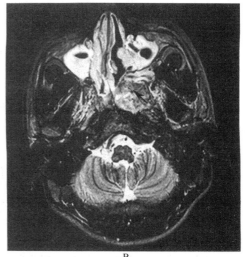

图 1-5-3

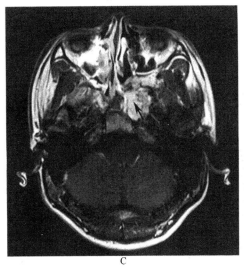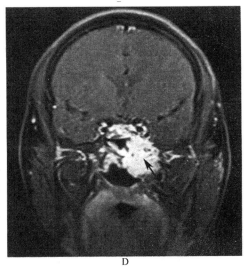

C   D

图 1-5-3　鼻咽部纤维血管瘤 MRI 表现

　　注　A.MRI 平扫：T_1WI 鼻咽部左侧、鼻后孔、翼腭区见不规则肿块呈等或稍高信号，左侧咽隐窝、咽鼓管咽口消失；鼻咽腔变形、狭窄；B.T_2WI 抑脂像肿块呈高信号；C.轴位增强扫描：肿块明显不均匀强化；D.冠状位增强扫描：明显不均匀强化，鼻咽腔狭窄（箭头）。

（三）诊断与鉴别诊断

　　本病临床诊断不难，影像学检查的目的主要为明确肿瘤侵犯范围等。注意与该部位常见的其他病变相鉴别，主要包括鼻咽癌、淋巴瘤和鼻息肉等。

三、鼻咽癌

（一）病理与临床表现

　　鼻咽癌是源于鼻咽部黏膜上皮的癌肿，病因不明，近年来发现与遗传、环境和 EB 病毒感染等多种因素相关。鼻咽癌最常见于鼻咽腔顶壁，其次为侧壁，前壁和底壁极少。

　　本病早期症状隐蔽，多数可出现涕血或痰中带血，是鼻咽癌最常见的早期症状之一，若出现大量出血，提示可能进入晚期。部分患者以颈部淋巴结肿大为首发症状。

（二）影像学表现

1.CT 表现

（1）CT 平扫：鼻咽癌最好发于咽隐窝，肿瘤向黏膜下浸润生长，致黏膜增厚及软组织肿块，肿块平扫为等密度，鼻咽腔变形、不对称，邻近颅底可见骨质破坏（图 1-5-4），可有颈部淋巴结肿大。

（2）CT 增强扫描：可见肿块不同程度的强化，多为轻、中度强化，密度不均匀。

2.MRI 表现

肿瘤 T_1WI 呈中、低信号，T_2WI 呈中、高信号，增强扫描呈轻、中度强化，信号不均匀。

（三）诊断与鉴别诊断

　　中老年患者影像学发现鼻咽部不规则软组织肿块，要首先考虑本病，若发现颅底骨质破坏、颈部淋巴结肿大等可明确诊断。早期鼻咽癌需要与鼻咽部炎症鉴别，一般炎症范围较弥漫,通常双侧受累,黏膜广泛、均匀增厚。

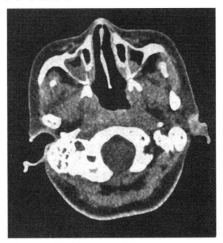

图 1-5-4　鼻咽癌 CT 表现

注　CT 平扫示鼻咽腔内可见软组织团块影,密度欠均匀,边界欠清。

四、喉癌

(一)病理与临床表现

喉癌是我国最常见的喉部恶性肿瘤,30～60 岁多见,男性发病率远高于女性。该病多与嗜烟、嗜酒、声带过度疲劳、慢性喉炎及过多接触粉尘、石棉相关。根据肿瘤发病位置,按癌肿所在部位分成 4 个基本类型:①声门上型,发生于会厌、喉室及杓状会厌襞;②声门型,发生于声带的喉室面;③声门下型,发生于声带下缘至环状软骨下缘之间;④贯声门型(混合型),累及声门及声门上区,甲状软骨板不规则变形。其中声门型约占 60%,组织学上以鳞癌多见,约占 90%,而腺癌、肉瘤及未分化癌少见。

主要临床症状为声音嘶哑、呼吸困难、咽喉疼痛不适,发生溃烂者可出现痰中带血,临床症状多与发病部位相关。

(二)影像学表现

1.CT 表现

(1)声门上型癌:①CT 平扫可见会厌和杓状会厌襞不规则增厚、隆起,呈软组织团块影,相应喉室变窄;②CT 增强扫描可见肿块不同程度强化。

(2)声门型癌:①CT 平扫可见声带毛糙、增厚或局限性软组织结节影,肿瘤易累及前联合,受累前联合多超过 2mm,肿瘤也可累及甲状软骨,表现为骨质破坏、增生、硬化,喉腔变窄、消失;②CT 增强扫描可见肿块不同程度强化(图 1-5-5)。

(3)声门下型癌:较少见,表现为声带下区软组织肿块。

(4)贯门型(混合型):累及声门及声门上区,甲状软骨板不规则变形。多伴有颈部淋巴结转移。

2.MRI 表现

(1)MRI 平扫:肿瘤组织 T_1WI 的信号与肌肉相等或稍低,坏死区表现为更低信号;T_2WI 为稍高信号,坏死区信号更高。喉软骨受侵时,T_1WI 表现为低信号,T_2WI 为中、高信号。

（2）MRI 增强扫描：肿瘤不同程度强化。

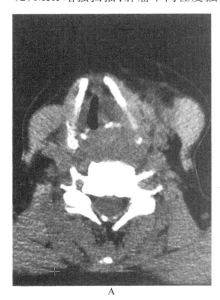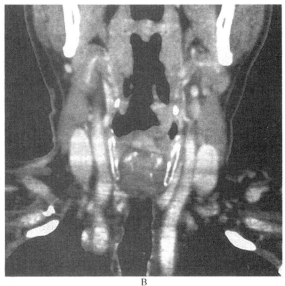

图 1-5-5　喉癌 CT 表现

注　A.CT 平扫：左侧甲状软骨后方可见软组织肿块影，前联合增厚；B.CT 增强扫描：冠状位示肿块明显强化。

（三）诊断与鉴别诊断

中老年患者影像学检查发现声门或声门上区或声门下区肿块，首先要考虑到本病，若上下区同时累及，则基本可明确诊断。

（晋佳丽）

第六节　口腔颌面部疾病诊断

一、炎性病变

（一）颌骨骨髓炎

1.病理与临床表现

根据感染途径不同分为牙源性、鼻源性和血源性感染，牙源性较为多见，主要为金黄色葡萄球菌感染，多发生于青壮年，男性多于女性。急性期表现为发热、面颊部软组织肿胀、局部跳痛、牙痛等；慢性期主要表现为口腔黏膜或面颊部皮肤出现瘘管溢脓、张口受限等。

2.影像学表现

（1）CT 表现：急性期骨内见不规则低密度区，边界清楚或不清楚，破坏区内密度均匀，周围可有骨膜反应，周围软组织肿胀。慢性骨髓炎表现为颌骨骨皮质增厚，髓腔密度增高，边界不清楚，死骨形成。

（2）MRI 表现：早期骨髓炎表现为骨髓水肿，T_1WI 骨髓信号减低，脂肪抑制 T_2WI 呈略高信号，边界不清，形态不规则；慢性骨髓炎表现为骨皮质增厚，骨髓腔 T_1WI 和 T_2WI 信号均减低。

3.诊断与鉴别诊断

有病源牙病史,颌面部软组织红肿,颌骨骨质破坏伴骨质增生硬化、死骨形成和骨膜反应为其典型表现。MRI对早期骨髓炎显示更为敏感。需与颌骨结核及颌骨骨肉瘤相鉴别。

(二)颌面部间隙感染

1.病理与临床表现

颌面部间隙组织结构较疏松,淋巴组织极为丰富,感染易向邻近结构和间隙蔓延,引起蜂窝织炎,如果处理不当,可引起严重并发症,甚至危及生命。牙源性感染为常见病因。临床表现为颌面部肿痛,可有张口受限。

2.影像学表现

(1)CT表现:CT平扫表现为颌面部软组织肿胀、增厚,其内脂肪间隙模糊不清,可见气体密度影及较小液性低密度影;CT增强扫描显示累及范围内肌肉和肌肉间组织不均匀强化,边缘毛糙。

(2)MRI表现:颌面部软组织肿胀,T_1WI呈等或低信号,边缘模糊,T_2WI呈稍高信号,增强扫描呈不均匀强化,内部可见小灶状不强化区,对病变在颌面间隙内蔓延范围显示更为清晰。

3.诊断与鉴别诊断

局部脓肿形成需与神经鞘瘤伴囊性变相鉴别。

二、外伤性病变

颌面部外伤较常见,多由直接打击或撞击所致,且颌面部骨质形态不规则、骨块较多、解剖关系复杂,毗邻眶、鼻、口腔,外伤后极易造成多骨骨折。下面重点介绍临床较为常见的颌面骨骨折。

(一)病理与临床表现

上颌骨骨壁结构薄弱,受撞击时易发生骨折,多出现在牙槽突、上颌窦、骨缝等处;下颌骨位置较为突出,外伤后骨折较上颌骨和面部其他部位常见,好发于颏孔区、正中联合部、下颌角及髁突等。骨折累及下颌管可见下齿槽神经和血管受损。颌面骨骨折临床常见症状包括鼻腔出血、面部形态改变、皮下淤血、眼球移位、眶下神经分布区麻木等,累及眼眶下壁可伴复视,累及鼻腔及口腔可引起呼吸障碍,累及颅底骨质可伴有颅脑损伤及脑脊液漏等。

(二)影像学表现

CT表现:上、下颌骨为颌面部外伤骨折好发部位,CT可清晰显示骨折部位、骨折线及骨折移位,并能显示软组织损伤,还能显示眶下管、下颌管等骨质结构,从而判断神经受累情况。CT三维重建能多方位、多角度、立体、直观地显示骨折特征,可为颌面外科提供更多的信息。

(三)诊断与鉴别诊断

需与血管沟及骨缝相鉴别。一般骨折线边缘比较锐利,可伴有骨质移位。

三、唇腭裂畸形

（一）病理与临床表现

唇腭裂是指唇裂合并腭裂同时发生，是口腔颌面部最常见的先天畸形，表现为新生儿外观唇裂并喂养困难、容易呛咳，影响吞咽、语音功能及牙齿萌出和排列。唇腭裂的发生与遗传因素及孕期接触的环境因素相关，儿童唇腭裂畸形往往伴随不同程度的鼻畸形。唇腭裂表现为唇部和腭部皮肤、肌肉无法完全闭合，导致局部出现裂缝，同时伴有上颌骨局部骨质缺损、鼻部畸形。

（二）影像学表现

CT可显示腭裂处上颌骨骨质缺损及外鼻畸形，CT检查价值在于其三维重建图像及测量技术可以全面地显示与评估畸形形态，从而为颅颌面畸形整形外科手术及口腔正畸提供依据，同时可对二期牙槽突植骨手术进行疗效评价。

（三）诊断与鉴别诊断

外观唇裂及腭裂经常同时伴发，常合并外鼻畸形，影像学检查为其手术校正提供依据。

四、成釉细胞瘤

（一）病理与临床表现

成釉细胞瘤又称造釉细胞瘤或齿釉细胞瘤，是最常见的牙源性良性肿瘤，由成釉器上皮层细胞或齿源性囊肿上皮形成，病理分为实质型、囊肿型和混合型。

成釉细胞瘤多见于青壮年男性，下颌角磨牙区及下颌支多见，生长缓慢，可恶变；增大时引起颌面部变形，合并感染时出现疼痛。

（二）影像学表现

1.X线表现

病变区颌骨呈囊状膨胀性改变，骨皮质变薄，单房或多房，后者多见。单房型呈不规则密度减低区，边缘呈分叶状切迹。多房型呈大小不等的类圆形蜂窝状影，分界清楚，囊腔内缘呈分叶状，常有分隔（图1-6-1A）。

2.CT表现

膨胀性多房或单房及蜂窝状低或混杂密度区，囊壁边缘常不规整及硬化，呈半月形切迹。肿瘤边缘或瘤内有骨质增生，增强扫描病灶实性部分强化（图1-6-1B）。

3.MRI表现

肿瘤信号不均，T_1WI呈低信号，T_2WI呈高低混杂信号，增强扫描病灶实性部分强化。

（三）诊断与鉴别诊断

含牙的单房成釉细胞瘤需要与含牙囊肿鉴别，前者呈分叶状，边缘有切迹。多囊的成釉细胞瘤与多囊的牙源性囊肿较难鉴别。

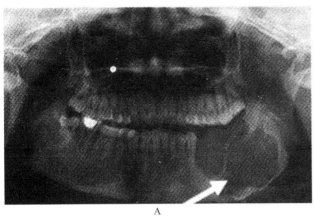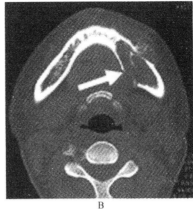

图 1-6-1 左下颌成釉细胞瘤影像学表现

注 A.X 线平片示左侧下颌角处见多房样囊状骨质破坏区,骨壁菲薄、部分缺失,内见分隔,牙脱落;B.CT 轴位图像示左下颌骨囊性病灶,内有分隔,骨质破坏(箭头),病灶向外生长。

五、牙龈癌

(一)病理与临床表现

牙龈癌是颌骨最常见的恶性肿瘤,多为分化较高的鳞状细胞癌,生长较慢。

牙龈癌多见于中老年患者,男性多于女性。肿瘤以下颌磨牙区多见,呈菜花样,早期浸润牙槽突及颌骨,引起疼痛,常有颈部淋巴结转移。

(二)影像学表现

1.CT 表现

牙周见不规则软组织肿块,向牙槽突浸润,早期呈边界不清的骨质吸收,进一步出现骨质破坏(图 1-6-2),常呈扇形或虫蚀状,自牙槽突向深部进展。分化较好者,边界较整齐。下颌牙龈癌可侵及口底和颊部软组织,上颌牙龈癌破坏硬腭或上颌窦。

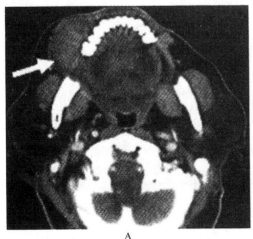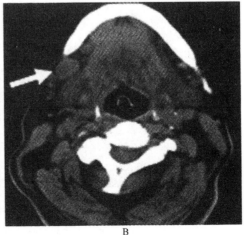

图 1-6-2 右侧牙龈癌并颌下淋巴结转移 CT 表现

注 A.右侧下颌牙龈局部见一软组织肿块;B.右侧颌下淋巴结增大。

2.MRI 表现

肿块在 T_1WI 呈低信号，T_2WI 呈高信号。低信号的骨皮质信号被长 T_1WI、长 T_2WI 肿瘤组织代替。

（三）诊断与鉴别诊断

牙龈癌患者早期牙龈局限性增厚，且无骨质破坏，易与牙龈良性病变混淆，影像学鉴别较困难，必要时需要进行病理学检查。

六、涎腺肿瘤

腮腺良性肿瘤多见，约占 75%，其中以良性混合瘤最常见，其次为淋巴瘤性乳头状囊腺瘤（俗称腺淋巴瘤，Warthin 瘤），淋巴瘤、脂肪瘤少见。

（一）腮腺混合瘤

1.病理与临床表现

腮腺混合瘤又称多形性腺瘤，是源于上皮的常见良性肿瘤，多为类圆形肿块，包膜完整，边界清晰，其内见软骨样组织、黏液样组织和角化物，可囊变。少数可恶变。

腮腺混合瘤多见于青壮年患者，生长缓慢，常无意发现，表面光滑，界限清楚。

2.影像学表现

（1）超声表现：类圆形肿块，边界回声清楚，内部回声有 3 种表现，即均质实性低回声、均质实性低回声伴蜂窝样结构、囊实性回声。

（2）CT 表现：CT 平扫示圆形或椭圆形软组织密度肿块，较正常腺体密度略高，密度均匀，边界清晰，均匀强化，增强扫描后囊变区不强化（图 1-6-3）。

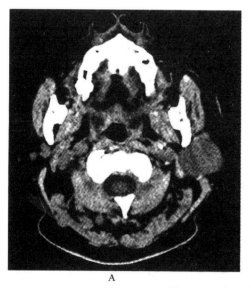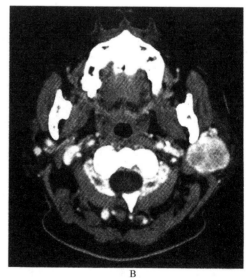

图 1-6-3　左腮腺混合瘤 CT 表现

注　A.CT 平扫示左侧腮腺区见一边界清晰的类圆形等密度肿块；B.CT 强化扫描示肿块明显强化。

（3）MRI 表现：信号均匀，T_1WI 呈等信号，T_2WI 呈略高信号。发生囊变时，其内信号不均匀。

3.诊断与鉴别诊断

涎腺肿瘤主要与Warthin瘤相鉴别,后者多见于中老年人,通常多发或双侧发病,为光滑无痛性肿块。其影像表现为分叶和多发小囊样改变,其内蛋白成分较多,T_1WI、T_2WI呈高信号。

(二)涎腺恶性肿瘤

1.病理与临床表现

常见疾病有恶性混合瘤、黏液表皮样癌、腺癌等。

恶性肿瘤少见。本病多发生于中老年患者,表现为质地较硬的肿块,边界不清,活动度差,因侵犯面神经等结构出现疼痛、面肌痉挛。患者多有病变肿块突然生长、增大的病史。

2.影像学表现

(1)超声表现:肿瘤形态不规则,边界不清,内部回声不均匀。肿瘤中心发生变性、坏死时呈靶样回声。

(2)CT表现:边界不清的不规则软组织肿块,浸润性生长,增强后不均质强化。病灶周围脂肪间隙消失,中心坏死时出现低密度区。患者颈部及颌下区域多有增大的淋巴结(图1-6-4)。

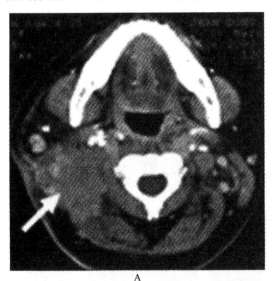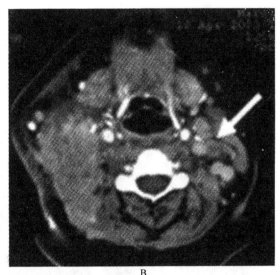

图1-6-4 右侧腮腺癌伴左侧颈部淋巴结转移CT表现

注 A.CT强化示右腮腺区一强化的软组织肿块,形态不规则;B.CT示左颈部血管间隙内多个淋巴结,呈囊性和实性。

(3)MRI表现:肿块T_1WI呈略低信号、T_2WI呈略高的混杂信号。MRI较CT能更好地显示病变范围及面神经受累情况。

3.诊断与鉴别诊断

恶性肿瘤需要与良性肿瘤相鉴别,良性肿瘤一般形态规则,边界清晰、光滑,肿瘤密度或信号较均匀。恶性肿瘤影像表现正好相反。二者难鉴别时可行活检。

(晋佳丽)

第七节　颈部疾病诊断

一、颈动脉体瘤

(一)病理与临床表现

颈动脉体位于颈动脉分叉部后上方,椭圆形,纵径5mm。颈动脉体瘤为副神经节瘤,好发于中年女性,临床上较为少见。主要临床表现为颈部肿块、头晕、头痛,可合并迷走神经压迫症状,如声嘶、呛咳,也可有交感神经压迫症状,如霍纳综合征或舌下神经功能障碍。

(二)影像学表现

1.X线表现

(1)DSA检查,见颈动脉分叉加宽,呈"高脚杯样"表现,分叉处见血供丰富的肿块。

(2)CT平扫,表现为颈动脉分叉处边界清楚的圆形软组织密度肿块。CT增强检查,肿块明显强化(图1-7-1A、B);CTA上颈动、静脉受压、移位,颈内、外动脉分叉角度增大。

2.MRI表现

(1)T_1WI上呈等或略低信号,T_2WI为高信号,肿瘤较大时信号不均,其内可见多发流空信号影,称为"椒盐征",具有一定特征性。

(2)增强T_1WI,肿瘤强化明显。MRA检查可见颈动脉分叉开大,颈内、外动脉分离,同样可见"高脚杯样"表现(图1-7-1C)。

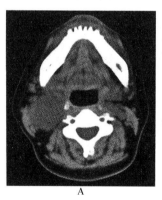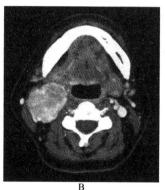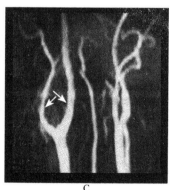

A　　　　　　　　　　　B　　　　　　　　　　　C

图1-7-1　颈动脉体瘤影像学表现

注　A.CT平扫,横断位示右侧颌下腺后方、颈动脉鞘间隙内类圆形软组织肿块影;B.CT增强扫描,横断位示肿块明显强化;C.MRA,示颈动脉分叉扩大,呈"高脚杯样"表现(箭头)。

(三)诊断与鉴别诊断

该肿瘤需鉴别的疾病包括神经纤维瘤、神经鞘瘤、淋巴结增大等。

二、甲状腺肿瘤

甲状腺肿瘤占人类肿瘤的1%,是内分泌系统最常见的肿瘤,良性肿瘤以甲状腺腺瘤最常见,恶性肿瘤多为甲状腺癌。甲状腺癌多见于中青年,病因与环境、基因和激素有关。近几年,超声引导下细针穿刺活检临床应用提高了甲状腺癌的诊断率。

(一)病理与临床表现

1.病理

甲状腺良性肿瘤以甲状腺腺瘤最常见,起源于甲状腺滤泡细胞,并形成大小不等的滤泡或囊腔,甲状腺腺瘤具有完整包膜。恶性肿瘤多为甲状腺癌,病理分为乳头状腺癌、滤泡状腺癌、髓样癌和未分化癌,其中乳头状腺癌最常见,肿瘤生长缓慢,易发生淋巴结转移。甲状腺腺瘤、甲状腺肿有恶变倾向。甲状腺良、恶性肿瘤均易发生囊变和钙化,良性肿瘤囊变率高于恶性肿瘤,钙化率低于恶性肿瘤。

2.临床表现

好发于 20～40 岁女性,表现为颈前区肿块,随吞咽活动,可引起声嘶、呼吸困难等症状。良性肿瘤一般生长较慢,恶性肿瘤生长较快,易发生颈部淋巴结转移。

(二)影像学表现

1.CT 表现

(1)腺瘤:CT 平扫为圆形或类圆形低密度结节,可伴有囊变和钙化,瘤体边界清楚,增强检查腺瘤不强化或轻度强化,周边可见强化包膜(图 1-7-2)。

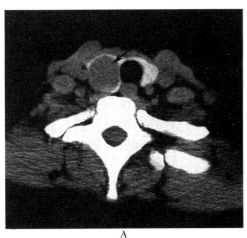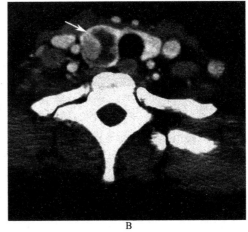

图 1-7-2　甲状腺腺瘤 CT 表现

注　A.CT 平扫右侧甲状腺低密度结节,边缘光滑(箭头);B.增强扫描结节边界清楚,实性壁结节中度强化(箭头),囊变区无强化。

(2)甲状腺癌:CT 平扫为不规则低密度肿块,与周围组织分界不清,内可伴有更低密度坏死灶、细小钙化,增强扫描表现为明显不均匀强化(图 1-7-3)。甲状腺癌可侵犯喉、气管、食管等周围结构,并可发生颈部淋巴结转移,如淋巴结内发现钙化,即可诊断为甲状腺癌。

2.MRI 表现

(1)甲状腺腺瘤 T_1WI 呈低、等或高信号结节,边界清楚。

(2)腺癌呈不规则低、等混杂信号,边界不清。在 T_2WI 上腺瘤和腺癌均呈高信号。对甲状腺癌周围侵犯及淋巴结转移的显示优于CT,对钙化显示不如CT。

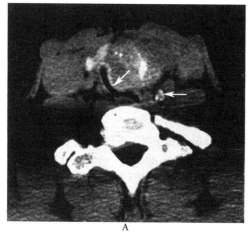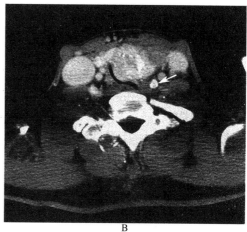

图 1-7-3　甲状腺癌 CT 表现

　　注　A.CT 平扫左侧甲状腺稍低密度肿块,边界不清,内见多发钙化,气管受侵、变窄(箭头);B.增强扫描结节明显强化,边界不清,气管左侧见钙化淋巴结(箭头)。

　　3.超声表现

　　(1)甲状腺腺瘤单发较常见,表现为囊实性、实性或囊性回声结节,其中囊实性混杂结节最常见,一般边界清楚,多有完整包膜并伴有声晕,瘤内血运不丰富。

　　(2)甲状腺癌形态不规则,边界不清,血流信号丰富,可伴有颈静脉周围淋巴结肿大。

　　(三)诊断与鉴别诊断

　　目前,影像学检查不易鉴别甲状腺良、恶性肿瘤,如发生喉、气管、喉返神经侵犯或所属颈部淋巴结肿大等表现,有利于甲状腺恶性肿瘤的诊断。

三、甲状腺肿

(一)病理与临床表现

　　甲状腺肿是甲状腺激素合成不足,引起垂体促甲状腺激素增多,刺激甲状腺滤泡上皮增生,滤泡肥大所致。本病多见于缺碘地区,即为地方性甲状腺肿,但也可为散发性甲状腺肿;好发于中老年女性;一般不伴有明显甲状腺功能异常症状,明显肿大时可有气道压迫症状。

(二)影像学表现

　　1.超声表现

　　表现为甲状腺增大,其内回声不均,可见单发或多发中低回声结节;CDFI 见结节周边绕行的血流信号。

　　2.CT 表现

　　①甲状腺弥漫性肿大,其内有低密度结节,较小时密度均匀,较大时密度不均。②多结节性甲状腺肿常向下延伸至前纵隔内,其内有多发低密度区,有时边缘可见钙化。③腺瘤样增生结节可有轻度强化,一般不侵犯邻近器官或结构。

3.MRI 表现

肿大的甲状腺在 T_2WI 上表现为不均匀高信号，T_1WI 信号强度则根据其内胶体蛋白的含量而定，由低信号到高信号不等。

四、甲状旁腺腺瘤

（一）病理与临床表现

甲状旁腺腺瘤是引起原发性甲状旁腺功能亢进最常见的病因。病理上，腺瘤包膜完整，瘤内见腺样结构，间质中血管丰富。临床常以全身骨关节痛、轻微外伤后骨折、泌尿系统结石和食欲下降、腹胀、便秘等为首发症状。实验室特征性指标为甲状旁腺素增高以及血钙、尿钙、尿磷增高和血磷减低。

（二）影像学表现

1.X 线表现

骨骼系统 X 线平片，表现不同类型的骨吸收，有时可见纤维性囊性骨炎所致的局灶性透光区，常合并有病理性骨折，且可为多发性；尿路平片，常显示双肾多发结石。CT 平扫，甲状旁腺腺瘤多位于甲状腺下极附近的气管—食管旁沟内，常表现为直径 1～3cm、边缘光整、密度均匀的软组织结节；少数腺瘤密度不均匀，内有单发或多发低密度灶，甚至呈壁厚不一的囊性表现，代表瘤内坏死或陈旧性出血灶；增强检查，结节呈明显均匀强化或环状强化。

2.MRI 表现

①增强前，T_1WI 腺瘤信号低于或等于甲状腺，T_2WI 上多为高信号；少数腺瘤内有出血、囊变或坏死而致信号不均。②增强后，表现类似 CT 增强检查所见。

3.超声表现

颈部超声，甲状旁腺腺瘤呈回声均匀、边缘规则、有包膜的结节，其回声低于正常甲状腺；腺瘤内可有囊变及出血，使回声发生改变。

（晋佳丽）

第二章　胸部影像检查

第一节　正常影像学表现

一、肺部

（一）X线表现

1.肺野

正常充气的两肺在胸部 X 线检查表现为均匀一致、较为透明的区域,称为肺野。在正位片上,两侧肺野透明度基本相同,其透明度与肺内所含气体量成正比。为便于描述病变的部位,通常人为地将两侧肺野划分为上、中、下野及内、中、外带:①横向划分为野,分别在第 2、第 4 肋骨前端下缘引一水平线,即将每侧肺划分为上、中、下 3 野;②纵向划分为带,分别将两侧肺纵行分为 3 等分,即将肺分为内、中、外 3 带。此外,第 1 肋骨圈外缘以内的部分称为肺尖区,锁骨以下至第 2 肋骨圈外缘以内的部分称为锁骨下区。

2.肺门

肺门影主要由肺动脉、肺叶动脉、肺段动脉、伴行支气管及肺静脉构成。在正位片上,肺门影位于两肺中野内带,左侧比右侧高 1～2cm;两侧肺门可分上、下两部,右肺门上、下部相交形成一钝角,称为肺门角。在侧位片上,两侧肺门影大部重叠,右肺门略偏前;肺门影表现似一尾部拖长的"逗号",其前缘为上肺静脉干,后上缘为左肺动脉弓,拖长的"逗号"尾部由两下肺动脉干构成。

3.肺纹理

在正常充气的肺野上,可见自肺门向外呈放射分布的树枝状影,称为肺纹理。肺纹理由肺动脉、肺静脉等组成,其中主要是肺动脉分支,支气管、淋巴管及少量间质组织也参与肺纹理的形成。在正位片上,肺纹理表现为自肺门向肺野中、外带延伸,逐渐变细至肺野外围。

4.肺叶和肺段

肺叶由叶间胸膜分隔而成,右肺包括上、中、下 3 个肺叶,左肺包括上、下两个肺叶。肺叶由 2～5 个肺段组成,每个肺段有单独的段支气管。肺段常呈圆锥形,尖端指向肺门,底部朝向肺的外围,肺段间没有明确的边界。各肺段的名称与其相应的段支气管名称一致。

(1)肺叶:在正、侧位片上,有时借助显影的叶间胸膜可分辨相应的肺叶和推断各肺叶大致的位置。

1)右肺叶:①上叶位于右肺前上部,上缘达肺尖,下缘以横裂与中叶分隔,后缘以斜裂与下叶为界;②中叶位于右肺前下部,上缘以横裂与上叶为界,后下缘以斜裂与下叶分隔,呈三角形;③下叶位于右肺后下部,以斜裂与上叶及中叶分界。

2)左肺叶:①上叶相当于右肺上叶和中叶所占据的范围;②下叶相当于右肺下叶所占据的范围。

3)副叶:属正常变异,副叶是由副裂深入肺叶内形成,常见者为奇叶,其次为下副叶。当副裂与 X 线投照方向一致时,表现为致密线状影。副裂和副叶有其固定的位置,不要误为病变。

正位片上,上叶下部与下叶上部重叠,中叶与下叶下部重叠;侧位片上,上叶位于前上部,中叶位于前下部,下叶位于后下部,彼此不重叠。

(2)肺段:各肺段之间无明确的分界,但在胸片上仍可根据相应的段支气管确定其大致的位置。

5.气管、支气管

气管在第 5～6 胸椎平面分为左、右主支气管。气管分叉部下壁形成隆突,分叉角为 60°～85°。两侧主支气管逐级分出叶、肺段、亚肺段、小支气管、细支气管、呼吸细支气管直至肺泡管和肺泡囊。

两侧肺支气管的分支形式不完全相同,有以下差异。①右主支气管分为上、中、下 3 支肺叶支气管,左主支气管分为上、下两支肺叶支气管。②右上叶支气管直接分为肺段支气管;而左上叶支气管先分为上部及下(舌)部支气管,然后分别分出肺段支气管。③右上叶支气管分为尖、后、前 3 支肺段支气管,左上叶的上部支气管分为尖后支及前支两支肺段支气管。④右主支气管分出上叶支气管后至中叶支气管开口前的一段称为中间支气管,左侧无中间支气管。⑤右下叶支气管共分出背、内、前、外、后 5 支肺段支气管,左下叶支气管则分为背、内前、外、后 4 支肺段支气管。

(二)CT 表现

1.肺野

常规 CT 只能在各横轴位图像上分别观察各自显示的肺野和(或)肺门。两肺野内含气而呈极低密度影,在其衬托下,可见由中心向外围走行的肺血管分支,由粗渐细,上下走行或斜行的血管则表现为圆形或椭圆形的断面影。有时中老年人两肺下叶后部近胸膜下区血管纹理较多,为仰卧位 CT 扫描时肺血的坠积效应所致,不要误为异常,改为俯卧位 CT 扫描可以鉴别。肺叶及肺段支气管与相应肺动脉分支血管的相对位置、伴行关系及管径的大小较为恒定,肺动脉分支的管径与伴行的支气管管径相近(图 2-1-1)。

2.肺门

CT 对两侧肺门结构的显示要优于胸部 X 线检查,尤其是 CT 增强检查。

(1)右肺门:右肺动脉在纵隔内分为上、下肺动脉。上肺动脉常很快分支并分别与右上叶的尖、后、前段支气管伴行。下肺动脉在中间段支气管前外侧下行中,先分出回归动脉参与供应右上叶后段;然后分出右中叶动脉、右下叶背段动脉,最后分出多支基底动脉供应相应的基底段。右肺静脉为两支静脉干,即引流右上叶及右中叶的右上肺静脉干和引流右下叶的右下肺静脉干。

（2）左肺门：左上肺动脉通常分为尖后动脉和前动脉，分别供应相应的肺段。左肺动脉跨过左主支气管后即延续为左下肺动脉，左下肺动脉先分出左下叶背段动脉和舌段动脉，然后分出多支基底动脉供应相应的基底段。左肺静脉也为两支静脉干，即引流左上叶的静脉与左中肺静脉汇合形成的左上肺静脉干和引流左下叶的左下肺静脉干。

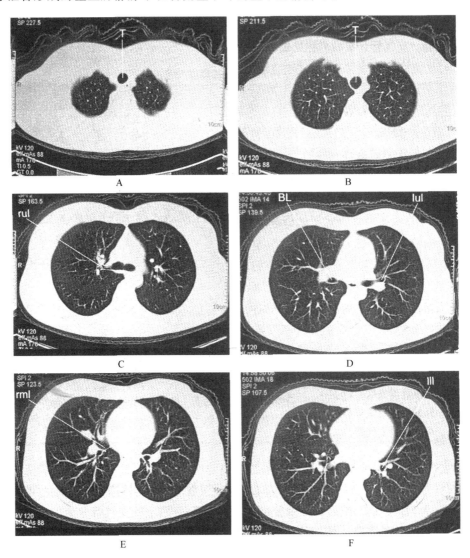

图 2-1-1　正常肺窗 CT

注　A、B.气管（T）；C.右上叶支气管（rul）；D.右中间段支气管（BL），左上叶支气管（lul）；E.右中叶支气管（rml）；F.左下叶支气管（lll）。

3.叶间裂

叶间裂处实际是其两侧相邻肺叶的边缘部分，在常规 5mm 层厚 CT 图像上，叶裂边缘部的微细血管、支气管等结构已不能显示，所以在肺窗上表现为透明带，而叶裂本身由于部分容积效应影响，多难以显示（图 2-1-2A）。在横轴位 CT 上，斜裂位置在第 4 胸椎平面以下的层面，表现为自纵隔至侧胸壁的横行透明带影；水平叶间裂因其与扫描平面平行，可表现为三角形或椭圆形无血管透明区。当叶间裂走行与扫描平面接近垂直或略倾斜时,则可显示为细线状影。在薄层高分辨力 CT 图像上,叶间裂可清楚地显示为高密度线状影(图 2-1-2B)。

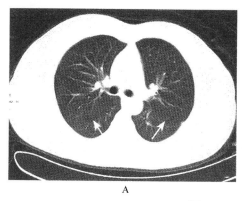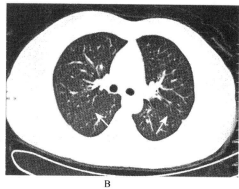

图 2-1-2 正常叶间裂

注 A.普通 5mm 层厚 CT 扫描,斜裂显示欠佳,相当于斜裂处表现为带状透亮区(箭头);B.薄层高分辨力 CT 图像上,斜裂显示清晰,表现为线样致密影(箭头)。

4.肺叶、肺段和次级肺小叶

CT 图像上能够明确肺叶并可大致判断肺段的位置,尤其是薄层高分辨力 CT 图像上能够显示次级肺小叶结构。

(1)肺叶:叶间裂是识别肺叶的标志,左侧斜裂前方为上叶,后方为下叶。右侧者在水平裂以上层面,斜裂前方为上叶,后方为下叶;在水平裂以下层面,斜裂前方为中叶,后方为下叶。

(2)肺段:肺段的基本形态为尖端指向肺门的锥体状。CT 图像上不能显示肺段间的界限,但可根据肺段支气管及血管的走行大致定位。

(3)次级肺小叶:常简称为肺小叶,是肺的基本解剖单位。肺小叶呈圆锥形,直径为 10~25mm,主要包括以下 3 部分。

1)小叶核心,主要是由小叶肺动脉和细支气管组成。

2)小叶实质,为小叶核心的外围结构,主要为肺腺泡结构。

3)小叶间隔,由疏松结缔组织组成,内有小叶静脉及淋巴管走行。在 5mm 层厚 CT 上难以显示肺小叶结构,但在 1mm 薄层高分辨力 CT 图像上,肺小叶由于其边缘有小叶间隔的勾画而得以识别,常见于肺的周边部,呈不规则多边形或截头锥形,底朝向胸膜,尖指向肺门;构成小叶核心的小叶肺动脉呈细点状,直径约 1mm,而细支气管难以显示;小叶实质通常表现为无结构的低密度区,偶可见斑点状微小血管断面影;小叶间隔有时可见,表现为长 10~25mm 的均匀细线状致密影,易见于胸膜下,且与胸膜垂直(图 2-1-3)。

(三)MRI 表现

在常规 MRI 图像上,无论是肺野还是肺纹理的显示均远不及 CT。由于肺血管的流空效应,较大的肺动、静脉均呈管状的无信号影,而肺门部的支气管也呈无信号影,所以两者只能根据其解剖学关系进行分辨;但应用快速梯度回波序列,肺动、静脉均呈高信号,则可鉴别。在肺血管与支气管之间,由脂肪、结缔组织及淋巴组织融合而成的小结节状或条片状高信号影,其直径一般不超过 5mm。

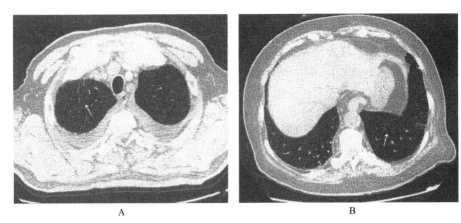

图 2-1-3　肺小叶薄层 CT 表现

注　A、B.分别为肺尖和肺底水平薄层高分辨力 CT 图像,显示肺小叶呈多边形(箭头),其周边线状致密影代表小叶间隔,中心点状致密影为小叶核心(为清楚显示肺小叶结构,此两幅图像并非完全正常肺小叶,而是有小叶间隔的轻度增厚)。

二、心脏和心包

(一)X 线检查

1.正常投影

心脏的 4 个心腔和大血管在 X 线投影下彼此重叠,平片上仅能显示各房、室和大血管的轮廓,不能显示心内结构和分界。心脏表面有脏层和壁层心包膜覆盖,正常情况下,心包缺乏对比,不会显影(图 2-1-4)。

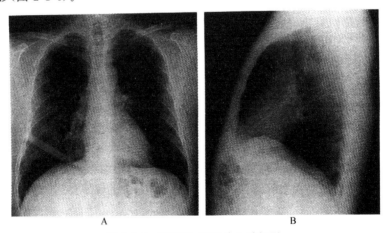

图 2-1-4　胸部正、侧位片心脏投影

注　A.正位片;B.侧位片。

2.心脏大血管的形态

在后前位上,正常心脏大血管形态可分为横位心、斜位心和垂位心。

横位心见于短胖体形,胸廓宽短,膈位置高,心膈接触面大,心胸比略大于 0.5,主动脉结明显,心腰部凹陷。

斜位心见于适中体形,胸廓介于另外两型之间,心膈接触面适中,心胸比 0.5,心腰平直。

垂位心见于瘦长体形,胸廓狭长,膈位置低,心膈接触面小,心胸比小于 0.5。

3.心胸比

测量心胸比是确定心脏有无增大最简单的方法。心胸比是心影最大横径与胸廓最大横径之比。心影最大横径是心影左右缘最突一点至胸廓中线垂直距离之和。胸廓最大横径是在右膈顶平面两侧胸廓肋骨内缘间连线的长度。正常成人心胸比小于 0.5。正常心脏大血管影像的形态和大小受年龄、呼吸、体位等诸多因素的影响。婴幼儿心影接近球形,横径较大,左、右半心大致对称。由于胸腺较大,心底部较宽,心胸比可达 0.55,7～12 岁为 0.5。

(二)CT 检查

1.横轴位

横轴位是常用的标准体位。它可以清楚地显示心脏和大血管的结构,各房室间的解剖关系及心脏房室的大小。

2.短轴位

主要用于观察左室壁心肌,特别是结合电影可动态了解心肌收缩运动和各心室壁增厚、变薄情况。左室体部层面是心短轴位一个重要层面,左室占据纵隔左缘大部,呈椭圆形,可显示左室前间隔壁、侧壁、侧后壁、后壁及室间隔。左室腔内类圆形充盈缺损为前、后乳头肌影。

3.长轴位

主要用于观察瓣膜(主动脉瓣及二尖瓣),左室流出道及心尖部。左室流出道层面可清楚地显示左室流出道、主动脉瓣及升主动脉根部。左室腔内可见乳头肌影,并可见左房、室间的二尖瓣。左室前缘相当接近于心尖部,常借助此层面了解心尖部病变(图 2-1-5)。

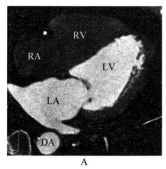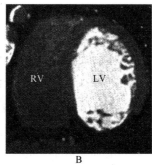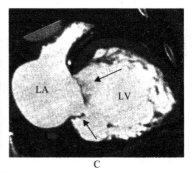

图 2-1-5 心脏正常 CT 表现

注 RA:右心房;LA:左心房;RV:右心室;LV:左心室;DA:降主动脉。A.横轴位;B.短轴位;C.长轴位(箭头示二尖瓣)。

(三)MRI 检查

横轴位、长轴位、短轴位上心房、心室和大血管解剖所见与 CT 正常所见相同。

三、大血管

(一)X 线检查

X 线平片可观察大血管的轮廓、位置、走行、粗细等,一般情况下,心脏正、侧位像可观察主动脉及肺动脉的表现。此法观察肺门及肺血管较其他检查方法简单、清楚。

（二）超声检查

动脉的横断面呈圆形，纵行扫查时呈两条平行光带。血管壁可见 3 层回声反射。内膜回声较低，纤细光滑，连续性好，呈线状光带，中层为暗带，外层回声呈明亮的光带。内膜和中膜有时难以区分，故统称为内中膜复合体。颈总动脉的内中膜复合体厚度不超过 1mm。正常动脉中的血流为层流。

（三）CT 检查

采用注射对比剂后的 CTA 可清楚地显示血管腔结构和大小，在不同的层面可分别观察主动脉、肺动脉及其分支，以及上、下腔静脉的位置、走行及连接情况。

（四）MRI 检查

MRI 在各方位上扫描均可以清楚地显示主动脉升部、弓部、降部、肺动脉及其与心室的连接关系。在磁共振肺动脉成像上，甚至可以观察到段或亚段一级分支，位于纵隔内的肺静脉和腔静脉也显示得很清楚。

（晋佳丽）

第二节　肺与纵隔疾病诊断

一、先天性肺疾病

（一）先天性支气管囊肿

1.病理与临床表现

先天性支气管囊肿多见于儿童和青年人，系胚胎时期气管支气管树分支发育异常的一种畸形，因不能形成贯通的管状结构，远端支气管内的分泌物不能排出而聚集增多，形成囊肿。囊肿为单房或多房，壁薄，内覆假复层纤毛上皮，囊壁可含黏液腺、软骨和平滑肌。囊内充满黏液样物质，感染后可充满脓液或空气，一般不与支气管相通。囊肿约 85% 位于纵隔内，约 15% 位于肺内，即肺囊肿。

婴幼儿囊肿较小时多无症状，较大时可有压迫症状，如呼吸困难或喘鸣，甚至出现上腔静脉综合征。囊内出血或感染时，肿块可突然增大，出现压迫或感染症状。

2.影像表现

(1)X 线表现：为纵隔增宽、变形或肺部肿块影，不具有特异性。纵隔支气管囊肿多位于气管旁、气管隆嵴下偏右侧，肺囊肿多位于下叶。

(2)CT 表现：囊肿呈圆形或椭圆形，边缘锐利，张力较高，与气管、支气管关系密切。平扫 CT 值变化较大，典型者呈水样密度，部分呈软组织密度，甚至高于软组织密度，提示有出血或蛋白含量较高，少数囊壁有钙化。增强扫描后信号无强化。合并感染时可与支气管相通，出现气—液平面，囊壁可出现强化。

(3)MRI 表现：T_1WI 呈低信号，T_2WI 呈高信号，随回波时间延长，信号逐渐增强。当有出血或蛋白含量较高时,T_1WI 可呈高信号。感染性囊肿 T_1WI 和 T_2WI 均呈中等信号。

3.诊断与鉴别诊断

囊肿若位于气管、支气管与食管之间,与食管囊肿较难鉴别。表现为软组织密度者需与淋巴结和实体肿瘤相鉴别。合并感染时与肺脓肿鉴别困难。

(二)肺隔离症

1.病理与临床表现

肺隔离症为起源于原始前肠的肺芽远端副肺芽发育异常所致,系胚胎时期部分肺组织得不到肺动脉系统供血,转而由主动脉分支供血,丧失了正常的气体交换功能,而与正常肺组织隔离。根据隔离肺组织有无单独的脏胸膜包被,肺隔离症可分为肺叶外型与肺叶内型。隔离肺与正常肺在同一脏胸膜内者为肺叶内型,占 75%～86%,其中约 75% 由胸主动脉分支供血,并引流至肺静脉。病理上隔离肺多为大小不等的囊状结构,囊内充满黏液,囊壁为扩张的支气管或囊性退行性病变,也有少数表现为实性肿块。叶外型占 13%～25%,多为实性改变,较少为囊性,多由腹主动脉供血,通过奇静脉回流。

患者临床表现为慢性咳嗽、喘息、反复肺部感染病史,如反复发热、咳嗽、咳痰、胸闷或咯血等,也可无任何症状。

2.影像学表现

(1)X 线表现:肺叶内型好发于两肺下叶后基底段,肺叶外型好发于肺底脊柱旁或与膈肌之间,均多见于左侧。病灶可呈圆形、椭圆形肿块或囊状影,边缘多光滑,合并感染时边缘可变模糊,反复感染可致周围支气管扩张,密度均匀;囊性病变可为单房或多房,或为蜂窝状,可见液平;偶可见病灶后方有条带状影,系异常供血血管的影像,此征称"尾征",为诊断本病重要的特征征象。

(2)CT 表现:病灶显示为实性肿块影、囊性或囊实性病灶,增强扫描可见实性部分明显强化,增强扫描可显示异常供血动脉,表现为病灶内侧与主动脉密度相似且强化峰值时间接近的血管影(图 2-2-1)。CTA 可立体、直观地显示异常血管的起源和走行。

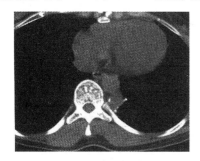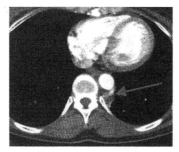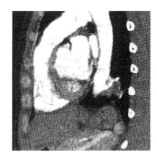

图 2-2-1　肺隔离症

注　左肺下叶脊柱旁软组织密度肿块影,其内可见血管样强钙化,增强扫描可见主动脉分支进入,MPR 图像清晰显示主动脉分支供血。

(3)MRI 表现:实性部分和囊性分隔呈中等信号,囊液可呈长 T_1、长 T_2 信号,蛋白渗出也可呈短 T_1 信号。血管流空和对比增强磁共振血管成像有助于显示异常供血血管。

（4）血管造影：主动脉造影对于显示异常的供血动脉和引流静脉最佳。

3.诊断与鉴别诊断

青年无症状或反复发作的肺炎,胸部 X 线检查示左下肺脊柱旁囊性或实性阴影应考虑本病。本病需与肺炎、肺部肿瘤、支气管囊肿相鉴别,结合临床表现,明确发现肺外供血血管可确诊。主动脉造影对本病确诊有价值,但胸部 X 线检查结合强化 CT/CTA 检查一般可明确诊断。

（三）肺动静脉瘘

1.病理与临床表现

肺动静脉瘘系肺内动、静脉之间的异常交通,可分为先天性肺动静脉瘘与后天性肺动静脉瘘。其病理类型多见于肺循环动、静脉之间的直接交通,少数可见肺循环与体循环之间的交通。先天性肺动静脉瘘主要分为 3 型:Ⅰ型也称单纯型,为单支短路,一条供血动脉和一条引流静脉,最为常见;Ⅱ型也称复杂型,多个供血动脉和引流静脉,分流量较大;Ⅲ型为非毛细血管扩张型或弥漫性肺小动静脉瘘型,为肺内多发弥漫性细小动静脉瘘,右向左分流量最大,此型可为遗传性出血性毛细血管扩张症(Rendu-Olser-Weber 综合征)的肺部表现,可同时伴发肺外毛细血管扩张。

肺动静脉瘘的临床表现取决于其右向左分流量的大小,分流量小可无症状,分流量大可出现呼吸困难、发绀、杵状指、心悸和咯血等症状。胸部听诊于病变区可闻及连续性杂音。

2.影像学检查

（1）X 线表现:病灶为单发或多发的结节状影,大小不等,多数为单发,下叶多见。密度均匀,边缘光滑或可见分叶,较大者形态可不规则。常可见 1 支或数支粗大扭曲的条带状影引向肺门。透视下暂停呼吸可见搏动,Mueller 或 Valsalva 试验可见病灶大小发生变化。弥漫性动静脉瘘可见多发、多个叶段的葡萄状或粟粒状影,或仅为肺纹理扭曲、增粗。

（2）CT 表现:病灶呈圆形结节或分叶形、匍行状肿块影,多近肺门,与血管相连,密度均匀,边缘光滑,增强扫描呈血管性强化,持续时间较短,与肺动脉保持一致。CTA 可显示供血动脉和引流静脉的形态和走向,具有确诊价值,并可细致评价畸形结构(图 2-2-2)。

（3）血管造影表现:肺动脉造影可显示病灶及供血动脉和引流静脉,弥漫性表现为双肺多发迂曲扩张的血管影。

3.诊断与鉴别诊断

胸部 X 线检查发现肺部结节伴条带状影与肺门相连应考虑本病的可能,需与肺肿瘤、结核球相鉴别。病灶的血管性强化与供血动脉和引流静脉显示是诊断的要点。目前 CT 增强扫描或 CTA 作为确诊本病的检查方法已基本取代造影检查。本病为穿刺活检的禁忌证。

二、肺部炎症

（一）大叶性肺炎

大叶性肺炎为细菌引起的急性肺部炎症,主要致病菌为肺炎链球菌。

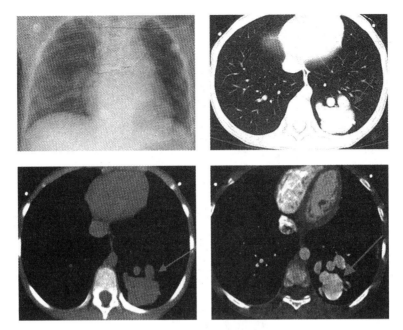

图 2-2-2　肺动静脉瘘

注　胸部 X 线检查示左肺门肿块影,边缘光滑;CT 为软组织密度,周围可见粗大、迁曲的血管;增强扫描病灶血管样强化。

1.病理与临床表现

多见于青壮年,起病急,以突发高热、胸痛、咳铁锈色痰为临床特征。可出现叩诊浊音、语颤增强、呼吸音减弱等临床体征,有些可出现上腹痛。白细胞总数及中性粒细胞数明显增高。

炎性渗出主要在肺泡,而支气管及间质很少有改变。大叶性肺炎的病理改变可分为 4 期。①充血期:发病后 12～24 小时为充血期,肺泡内有浆液性渗出液。渗出液中细胞不多,肺泡内仍可含气体。炎性渗液及细菌经细支气管及肺泡壁上的肺泡孔扩展到邻近肺泡而使炎症区扩大。②红色肝样变期:2～3 天后肺泡内充满大量纤维蛋白及红细胞等渗出物,使肺组织变硬,切面呈红色肝样。③灰色肝样变期:再经过 2～3 天,肺泡内红细胞减少而代之以大量的白细胞,肺组织切面呈灰色肝样。④消散期:在发病 1 周后肺泡内的纤维渗出物开始溶解而被吸收、消失,肺泡重新充气。

2.影像学表现

(1)X 线表现:X 线表现与病理分期密切相关,通常 X 线征象较临床症状出现要晚。①充血期:由于很多肺泡尚充气,往往无明显异常的 X 线征象。②实变期(红色及灰色肝样变期):表现为大片状均匀的致密阴影,形态与肺叶的轮廓相符合。实变肺组织内可见透亮的含气支气管影,称为空气支气管征。叶间裂一侧的病变界限清楚,其他部分的边缘模糊不清。病变多局限在肺叶的一部分或某个肺段(图 2-2-3)。③消散期:表现为实变影密度降低,病变呈散在、大小不一的斑片状影。最后肺组织逐渐恢复正常,少数病变可因长期不吸收而演变为机化性肺炎。

(2)CT 表现:实变呈大叶性或肺段性分布,其内可见空气支气管征,邻近胸膜的病变边缘平直,其余模糊;实变的肺叶体积通常无变化。消散期病变呈散在、大小不一的斑片状影,进一步吸收后仅见条索状阴影或病灶完全消失。

3.诊断与鉴别诊断

大叶性肺炎临床症状较典型,实变期的影像学表现亦较具特征性,所以诊断一般不难。胸部 X 线片上,上叶大叶性肺炎应与干酪性肺炎等鉴别,中叶大叶性肺炎应与中叶肺不张等鉴别,下叶大叶性肺炎应与胸膜炎等鉴别。

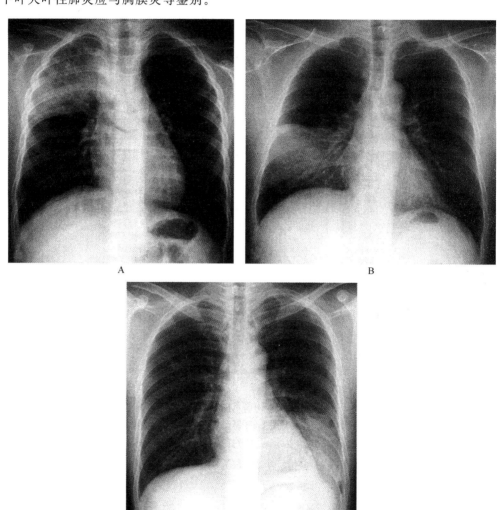

图 2-2-3　大叶性肺炎

注　A～C.胸部正位片。A.右上叶大叶性肺炎,可见空气支气管征;B.右中叶大叶性肺炎,水平裂清晰,心影右侧缘模糊;C.左下叶大叶性肺炎,左下肺大片状高密度影,边缘模糊,左心缘显示清晰。

（二）支气管肺炎

支气管肺炎又称小叶性肺炎。病原体可为细菌或病毒,以细菌较常见。常见的致病菌为肺炎链球菌、葡萄球菌等。多见于婴幼儿及老年人。

1.病理与临床表现

该病临床表现较重,多有高热、咳嗽、咳痰,并伴有呼吸困难、发绀及胸痛等;肺部听诊有中、小水泡音。发生于极度衰竭的老年人时,因机体反应性低,体温可不升高,血白细胞计数也可不增多。

病变以小叶支气管为中心,经过终末支气管延及肺泡,在支气管和肺泡内产生炎性渗出物。病变范围为小叶性,呈散在性分布于两侧,也可融合成片状。细支气管炎性充血、水肿及渗出,易导致细支气管不同程度的阻塞,可出现小叶性肺气肿、小叶性或节段性不张。

2.影像学表现

(1)X线表现:病变多见于两下肺内、中带。病灶沿支气管分布,呈斑点状或斑片状密度增高影,边缘较淡且模糊不清(图2-2-4),病变可融合成片状或大片状。支气管炎性阻塞时可见三角形肺不张致密影,相邻肺野有代偿性肺气肿表现。经治疗后炎症可完全吸收、消散,肺部恢复正常。久不消散者可引起支气管扩张,融合成片的炎症长期不吸收可演变为机化性肺炎。

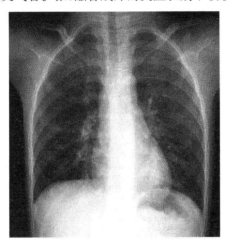

图 2-2-4 支气管肺炎(胸部正位片)

注 两肺野中、内带沿肺纹理分布多发小斑片状模糊影,两下肺为著。

(2)CT表现:病灶呈弥漫散在的斑片影,典型者呈腺泡样形态,边缘模糊,或呈分散的小片状实变影(图2-2-5),或融合成大片状。小片状实变影的周围常伴阻塞性肺气肿或肺不张,阻塞性肺不张的邻近肺野可见代偿性肺气肿。由于支气管炎及支气管周围炎,肺纹理显示增粗且模糊。

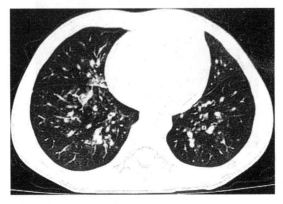

图 2-2-5 支气管肺炎(CT 肺窗)

注 两下肺可见散在小片状密度增高影,两肺纹理模糊不清。

3.诊断与鉴别诊断

支气管肺炎好发于两下肺的内、中带,病灶沿支气管分布,呈多发、散在、小的斑片状影,常合并阻塞性小叶性肺气肿或小叶肺不张,是本病较典型的表现。结合临床多见于婴幼儿及年老体弱者,有相应的临床症状和体征,多可作出诊断。细菌、病毒及真菌等均可引起支气管肺炎,仅根据影像学表现难以鉴别支气管肺炎的病原体性质。

(三)支原体肺炎

支原体肺炎是支原体引起的以间质改变为主的肺炎。支原体由口、鼻的分泌物经空气传播,引起散发性甚或流行性的呼吸道感染,多发生于冬春及夏秋之交。

1.病理与临床表现

多数患者症状较轻,有疲乏感,低热、咳嗽,有时咳少量白色黏液痰。部分患者体温可达38℃以上,有胸痛。少数重症患者有高热及呼吸困难。5 岁以下儿童症状多轻微。实验室检查支原体抗体呈阳性,发病后 2～3 周血冷凝集试验比值升高(可达 1∶64)。

支原体侵入肺内可引起支气管、细支气管黏膜及其周围间质充血、水肿,多核细胞浸润,侵入肺泡可产生浆液性渗出性炎症。病变范围可从小叶、肺段到大叶。严重的感染可引起肺实质的广泛出血和渗出。

2.影像学表现

(1)X 线表现:病变多见于两下肺,早期主要是肺间质性炎症改变,表现为肺纹理增多及网状影。当肺泡内渗出较多时,则出现斑点状模糊影。多数呈节段性分布,少数为小斑片状影或大叶性实变影(图 2-2-6)。典型的表现为自肺门向肺野外围伸展的大片状扇形影,其外缘逐渐变淡而消失。若病变区支气管内分泌物阻塞,可有区域性肺不张,表现宽或窄的带状影。少数患者的病灶可呈分散的多发斑片状模糊影。病变多在 2～3 周内消失,少数治疗不及时者可发展成肺脓肿。

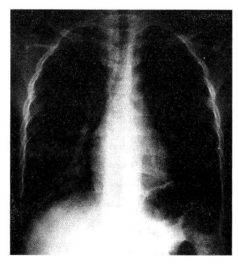

图 2-2-6　支原体肺炎(胸部正位片)

注　两下肺可见斑片状实变影,边缘模糊,以右下肺为著。

(2)CT 表现:早期主要表现为肺间质炎症,病变区的肺纹理增粗而模糊。由于支原体肺炎渗出性实变影较淡,CT 可较清晰地显示其内的肺纹理(图 2-2-7)。

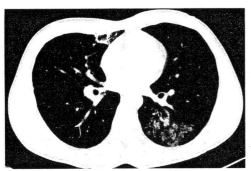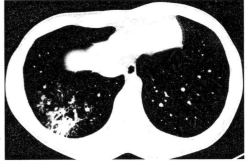

图 2-2-7　支原体肺炎（CT 肺窗）

注　两下肺、右中肺内侧段散在分布小片状密度增高影，边缘模糊不清。

3.诊断与鉴别诊断

根据影像学表现，结合临床症状轻、肺部体征少、白细胞计数不高和支原体抗体阳性等，诊断多不难。需与细菌性肺炎、过敏性肺炎、病毒性肺炎及继发性肺结核等相鉴别。鉴别困难时，可行冷凝集试验或支原体抗体检查。

（四）间质性肺炎

间质性肺炎系肺间质的炎症，病因有感染性与非感染性之分。感染性间质性肺炎可由细菌或病毒感染所致，以病毒感染多见。

1.病理与临床表现

病理特征为炎症主要累及支气管和血管周围、肺泡间隔、肺泡壁、小叶间隔等肺间质，肺泡则很少或不被累及。肺间质内有水肿和淋巴细胞的浸润，同时炎症沿间质内的淋巴管蔓延，可引起局限性淋巴管炎和淋巴结炎。终末细支气管炎可引起细支气管部分或完全性阻塞，导致局限性肺气肿或肺不张。慢性者除炎症浸润外，多有不同程度的纤维结缔组织增生。

除原发的急性传染病症状外，常同时出现气急、发绀、咳嗽等，体征较少。在婴幼儿，由于肺间质组织发育良好，血供丰富，肺泡弹力组织不发达，故当间质发生炎症时，呼吸急促等缺氧症状比较显著。

2.影像学表现

（1）X 线表现：病变好发于两肺门区附近及肺下野。累及支气管及血管周围的间质时，可见纤细条纹状密度增高影，边界清楚或略模糊，走行僵直，可数条相互交错或两条平行；累及终末细支气管以下肺间质时，显示为短条状，相互交织成网状的密度增高影，其内可见间质增厚所构成的大小均匀而分布不均匀的小结节状密度增高影。有时肺野内可见广泛的细小结节状影，大小一致，分布不均。由于肺门周围间质炎症浸润以及肺门淋巴结炎，可引起肺门影增大，密度增高，结构不清。间质性肺炎的吸收、消散较肺泡炎症缓慢，在消散过程中，肺内粟粒状影先消失，然后紊乱的条纹状影逐渐减少、消失。少数病例可导致慢性肺间质纤维化或并发支气管扩张等。

（2）CT 表现：可见两侧肺野弥漫分布的网状影，以下肺野明显。HRCT 可见小叶间隔增厚。部分患者可见多发、弥漫分布的小片状或结节状影，边缘模糊。部分患者可见小叶肺气肿或肺不张征象。在急性间质性肺炎早期阶段，由于肺泡腔内炎症细胞浸润伴少量渗出液，肺泡内尚有一定的气体，可见磨玻璃样密度影（图 2-2-8）。肺门和气管旁淋巴结可肿大。

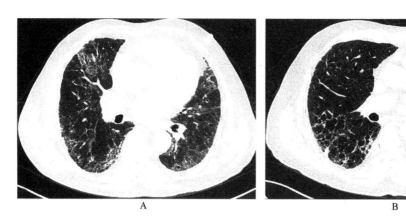

图 2-2-8　间质性肺炎（CT 肺窗）

注　A.早期可见斑片状磨玻璃样密度增高影,部分呈网格状;B.后期呈蜂窝状改变,以两下肺及肺外带明显。

3.诊断与鉴别诊断

间质性肺炎主要表现为肺纹理增多,网状及小结节状影,肺气肿,且多呈对称性,易诊断。但由于其病因很多(如结缔组织疾病、尘肺、结节病等),影像学表现相似,应注意鉴别。

(五)严重急性呼吸综合征

严重急性呼吸综合征(SARS)又称传染性非典型肺炎,是由 SARS 冠状病毒引起,主要通过近距离空气飞沫和密切接触传播的一种急性呼吸道传染病。

1.病理与临床表现

SARS 引起急性肺部损害的机制复杂。病理学上除有水肿、炎症细胞浸润等非特异性炎症表现外,还主要表现为肺泡上皮的大量脱落,肺泡间隔明显增宽和破坏以及肺泡腔内渗出物的显著机化;并可见透明膜形成,间质单核细胞浸润,肺毛细血管高度扩张、充血及通透性明显增加。肺泡间隔炎症细胞浸润、肺泡腔广泛水肿积液,临床上易引起急性呼吸窘迫综合征(ARDS)。

首发症状多为发热,可伴胸痛和全身关节、肌肉酸痛,多有咳嗽,为干咳少痰,肺部体征不明显。

2.影像学表现

(1)X 线表现:病变初期多为局灶性,表现为小片状或较大的片状磨玻璃样密度影。病灶多为单发,也可多发。进展期病变加重,早期的小片状影变为大片状、多发或弥漫性,病变由单侧肺发展为双侧,由单个肺野发展到多个肺野。病灶相当于肺叶或肺段的形态,或呈大小不一的类圆形。病灶常多发且多变,各种形态的病灶可同时存在。一般在发病 2～3 周后为恢复期,病变吸收、缩小,密度逐渐减低或消失。在肺内病变吸收过程中可合并肺间质增生,部分可发展为肺间质纤维化。成人 SARS 的肺部病灶变化很快,且新旧病灶可交替及反复。

(2)CT 表现:可显示磨玻璃影中较细的肺血管分支、小叶间隔及小叶内间质增厚,表现为胸膜下的细线影和网状结构。磨玻璃影中如果出现较为广泛的网状影则形成"铺路石征"。密度较高的磨玻璃样密度影中则仅能显示或隐约见有较大的血管分支及明显增厚的小叶间隔。少数可见病变内有空气支气管征。

3.诊断与鉴别诊断

SARS表现为肺野外带的小片状磨玻璃影,早期单发多见,迅速发展为多叶或两肺的弥漫性磨玻璃影或实变影,结合临床有高热、病情重、进展快等表现,实验室检查白细胞总数不增高或降低,有SARS患者密切接触史以及血清学和病原学检查,多可诊断。由于SARS的影像学表现与肺部其他炎性病变表现有相似之处,尚需与细菌性肺炎、其他病毒性肺炎、支原体肺炎等相鉴别。

(六)肺脓肿

肺脓肿是多种化脓性细菌所引起的破坏性疾病。早期肺实质呈化脓性肺炎,继之发生液化、坏死,形成脓肿。按病程及病变演变的不同分为急性肺脓肿与慢性肺脓肿。

1.病理与临床表现

急性肺脓肿发病急剧,有高热、寒战、咳嗽、胸痛等症状。发病后1周左右可有大量脓痰咳出,有腥臭味,有时痰中带血。全身中毒症状较明显,有多汗或虚汗。白细胞总数显著增多。由厌氧菌引起的肺脓肿起病比较隐匿,呈亚急性或慢性发展过程,多数患者仅有低热、咳痰。慢性肺脓肿临床上以咳嗽、脓痰或脓血痰、胸痛、消瘦为主要表现,白细胞总数可无明显变化。

感染途径可为吸入性、血源性或直接蔓延,吸入性最常见。带有化脓性细菌的分泌物或异物进入终末细支气管或呼吸性支气管,细菌在其内生长和繁殖,引起炎症和坏死,然后坏死物质开始液化并穿破细支气管,进入肺实质,引起肺组织坏死及反应性渗出。如坏死与支气管相通,则坏死液化物可排出,有空气进入其内而形成空洞,其周围常有较厚的炎性浸润。肺脓肿多靠近胸膜,可因肺部炎症的刺激而有少量无菌性渗液或局部胸膜受累。若急性期经有效的抗感染治疗,脓液顺利排出,空洞逐渐缩小而闭塞,周围炎症吸收、消退,则可留有少许纤维索条影或薄壁空洞。若脓肿引流不畅,治疗不及时,可迁延不愈,洞壁有大量肉芽组织和纤维组织增生,当洞壁发生纤维化增生时则形成慢性肺脓肿。

2.影像学表现

(1)X线表现:急性化脓性炎症阶段,可见较大的片状致密影,密度较均匀,边缘模糊。实变中如有坏死、液化,则局部密度减低。坏死物排出后可形成空洞,空洞内壁多光滑,可见气—液平面(图2-2-9)。病变好转表现为空洞内容物及气—液平面逐渐减少、消失,痊愈后可以不留痕迹,或有少量的纤维索条影。若坏死的肺组织多,肺脓肿愈合后可见患侧肺体积缩小。还可伴邻近胸膜增厚或少量胸腔积液,也可因脓肿破入胸腔而引起脓胸或脓气胸。当急性肺脓肿逐渐向慢性过渡时,空洞外缘逐渐变清楚。少数空洞的引流支气管完全阻塞,致液化物滞留、干涸,表现为团状致密影,其内没有或只有很小的空洞。

(2)CT表现:病变早期表现为较大的片状高密度影,多累及一个肺段或两个肺段的相邻部分。肺窗上病灶胸膜侧密度高而均匀,肺门侧密度多较淡且不均匀,病灶邻近叶间胸膜处可边缘清楚、锐利。其内可见空气支气管征。病灶坏死、液化,呈低密度影,有空洞者其内可见气—液平面。新形成的空洞内壁多不规则,慢性肺脓肿洞壁增厚,内壁清楚。增强扫描可显示病灶内未坏死部分有不同程度的强化,脓肿壁可见明显的环形强化(图2-2-10)。慢性肺脓肿周围可有纤维索条影和胸膜增厚,可有支气管扩张及肺气肿表现。部分可见肺门和(或)纵隔淋巴结肿大。血源性肺脓肿多为两肺多发结节状或斑片状密度增高影,边缘模糊,其内液化、坏死,呈低密度或出现空洞。

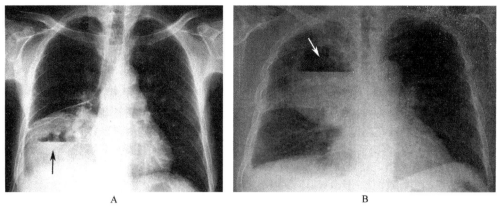

图 2-2-9　肺脓肿(胸部正位片)

注　A.右下肺见一团片状密度增高影,厚壁,下缘模糊,其内可见一宽大气—液平面(箭头);B.右上肺见团片状密度增高影,上壁薄,边缘尚清,其内可见一宽大气—液平面(箭头)。

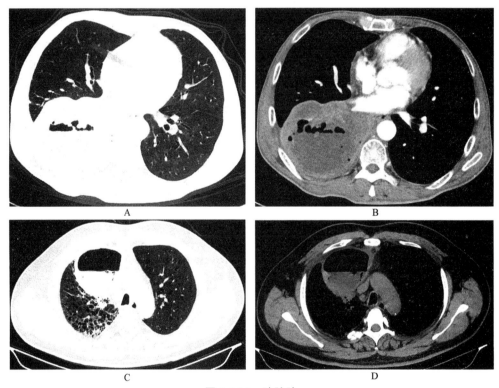

图 2-2-10　肺脓肿

注　A.CT(肺窗);B.CT 增强(纵隔窗),右下叶可见团块状影,壁厚,边界尚清晰,其内可见多个气—液平面,团块边缘可见强化,液化坏死区无强化;C、D.另一例患者 CT 肺窗(C)和纵隔窗(D)示右上肺团块影,边界尚清晰,壁薄,其内可见宽大气—液平面。

3.诊断与鉴别诊断

在肺脓肿形成空洞之前,需与大叶性肺炎进行鉴别。后者按肺叶分布,肺脓肿则可跨叶分布,CT 增强时显示中央相对低密度和强化明显的脓肿壁,有助于肺脓肿诊断。慢性肺脓肿应与肺结核空洞、肺癌空洞鉴别。前者多无气—液平面,周围常有卫星灶,同侧和(或)对侧伴有结核灶;后者洞壁厚薄不均,内壁呈结节状凹凸不平,外缘可呈分叶状,常见毛刺征。多发性肺脓肿需与转移瘤相鉴别。

三、肺肿瘤

(一)肺癌

1.病理与临床表现

肺癌是最常见的肺原发恶性肿瘤,确切病因还不明确。肺癌大多起源于支气管黏膜上皮,包括细支气管和肺泡上皮,少数起源于大支气管的腺体上皮。病理学可分为鳞状细胞癌、腺癌、小细胞癌和大细胞癌。

(1)鳞状细胞癌:鳞状细胞癌占肺癌的 1/3 以上,与吸烟关系密切。长期烟雾刺激可导致支气管黏膜上皮鳞状化生,细胞极性消失,异常分裂,形成原位癌,并逐渐破坏基底膜,发展成为侵犯性癌。多数肺浸润性鳞癌为中到低分化,高分化者不常见,多起源于段支气管或亚段支气管分叉部。50%以上的鳞状细胞癌发生于大支气管,肿瘤在管腔内生长并向支气管周围肺实质和附近淋巴结浸润性生长。

(2)腺癌:腺癌占肺癌的 25%～30%,男女比例约为 2∶1。就诊患者年龄普遍低于鳞状细胞癌。病因尚不完全清楚,有小部分来自黏膜或黏膜下的支气管黏液腺,也有学者认为与 K-ras 突变有关。病灶多发生于肺周围部,镜下可见滤泡样或腺管样结构,可有腔内乳头状结构或见黏液分泌,基质纤维组织增生,多数源于周围肺组织,少数来源于支气管黏膜或其下方的黏膜腺。低分化性腺癌常穿透胸膜,引起胸腔积液,肺内转移是各型肺癌中最高的。

(3)大细胞癌:此型占肺癌的 15%,发病男女比例介于腺癌与鳞状细胞癌之间,为(4～5)∶1。大细胞癌好发于肺周围部分。

(4)小细胞癌:目前认为癌细胞来源于支气管黏膜的基底细胞或储备细胞。长期大量吸烟亦与本病有关。此型占肺癌的 20%～30%,男女比例为(3～5)∶1。大支气管及肺周边部均可发生,主要为主支气管和叶、段支气管。小细胞癌生长快,转移发生早。

肺癌早期多无症状。症状与肿瘤的部位、类型、大小、病程阶段、有无并发症或转移等密切相关。局部症状有咳嗽、咳血或血痰、胸闷、喘鸣、胸痛及气急等。全身症状可有发热、消瘦和恶病质。胸膜侵犯或转移表现为胸痛,伴有或不伴胸腔积液,胸腔积液常为血性。

2.影像学表现

影像学无法确定肺癌的病理类型,仅按病变的部位分为中央型肺癌和周围型肺癌。

(1)中央型肺癌。

1)X 线表现:肺门增大、肿块影或肺门结构不清,远端肺不张或阻塞性肺炎、肺气肿。

2)CT 表现:支气管改变表现为管壁增厚,管腔狭窄或闭塞,管壁破坏或管腔内软组织密度影(图 2-2-11)。肺门肿块表现为肺门部软组织密度肿块,边缘不规则,可有分叶;增强扫描可有强化,强化后观察肿块密度一般较实变高,而较肺不张低(图 2-2-12)。

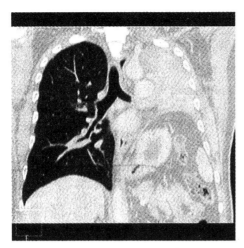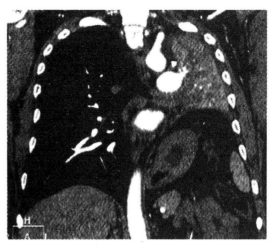

图 2-2-11　左侧中央型肺癌支气管改变

注　左肺不张,MPR 示左主支气管阻塞,内结节状肿物向腔内凸出。

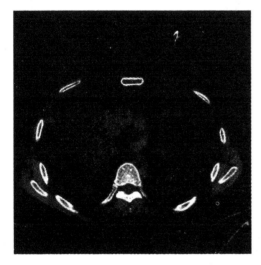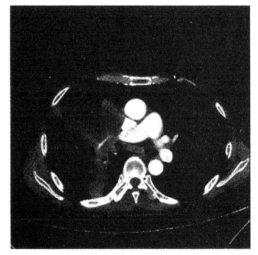

图 2-2-12　中央型肺癌

注　右肺门肿块,包绕肺动脉,右肺动脉变形。

受累支气管阻塞可伴有远端肺组织的继发改变,如阻塞性肺炎、阻塞性肺不张、阻塞性肺气肿、阻塞性支气管扩张等。淋巴转移可见纵隔内肿大的淋巴结;血行转移可见肺内及远隔部位的病灶;胸膜转移可有胸腔积液。

(2)周围型肺癌。

1)X 线表现:肺周围部肿块影,分叶状,可有坏死空洞形成,肿块周围有短细的毛刺。

2)CT 表现:肺周边部位可见结节或肿块影,边界清晰,常有分叶,密度均匀。较大者可发生坏死、液化,经支气管引流后形成空洞,空洞壁厚薄不均,有壁结节(图 2-2-13)。瘤内可见钙化,多呈细沙砾状。增强扫描有强化(坏死区无强化)。病变及与肺实质交界部的一些征象有助于周围型肺癌的诊断。比较重要的有棘突征、毛刺征、胸膜凹陷征、空泡征、脐凹征、血管集束征等(图 2-2-14)。

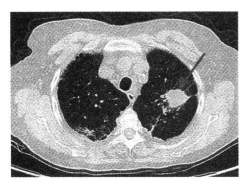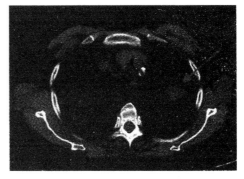

图 2-2-13　左肺上叶周围型肺癌

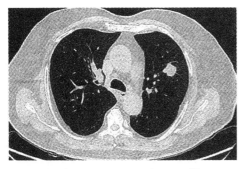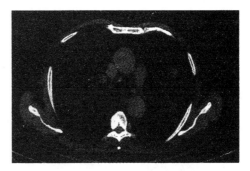

图 2-2-14　周围型肺癌

3.诊断与鉴别诊断

以往强调的分叶征、毛刺征、胸膜凹陷征等在诊断肺癌上无绝对特异性,而空气支气管征等也并非仅见于良性病变,需根据各方面的表现综合判断。

(1)肺门型肺癌应与发生于大支气管的良性肿瘤相鉴别。良性肿瘤一般无管壁破坏、浸润性生长和转移。

(2)空洞型肺癌应与空洞性肺结核、肺脓肿、肺曲球菌病相鉴别。良性肺空洞一般壁薄、均匀;空洞性肺结核一般壁薄、光滑,可单发或多发,可有钙化,病灶周围可见卫星灶;新月形空洞、薄层状钙化有助于肺曲球菌病的诊断。

(3)与结核球相鉴别。结核球常发生于上叶尖后段或下叶背段,轮廓光滑、整齐,密度均匀,内有钙化,病灶附近常有散在卫星灶,局部胸膜多增厚。

(4)与炎性假瘤相鉴别。炎性假瘤呈圆形、椭圆形肿块,边缘光滑,密度均匀,轮廓清楚,周围多有假性包膜和炎性渗出。

(二)转移瘤

1.病理与临床表现

肺是恶性肿瘤最常见的转移部位之一,主要由于:①肺是体循环血流必经的脏器;②肺循环是低压系统,血流比较缓慢;③肺血的凝固纤维溶解活性高,利于瘤细胞停滞和着床;④肺血来源丰富,接受肺动脉和支气管动脉的双重血液供应。

原发于消化系统和女性生殖器官恶性肿瘤的转移概率最高,可占 50% 以上。其次为呼吸系统本身恶性肿瘤、原发于骨关节及软组织的恶性肿瘤、男性泌尿生殖系统恶性肿瘤和内分泌系统恶性肿瘤。转移途径有血行转移、淋巴转移、支气管播散和直接蔓延。

大部分肺转移病灶常不引起明显的临床表现,一般表现为咳嗽、咳痰、咳血和胸痛等症状。绝大多数患者有原发肿瘤病史,极少数以肺转移癌为首发。

2.影像学表现

(1)X线表现:肺周边部单发或多发结节影或肿块影,边缘光滑,密度均匀。

(2)CT表现:血行转移表现为肺内单发或多发的软组织密度结节或肿块影。结节或肿块多为多发,以中、下肺野常见,大小不等,多为球形,边缘光滑,呈棉团状。有时可见"晕轮征",其表现为略高密度影环绕结节,使病变边缘模糊,由肿瘤出血或浸润所致(图2-2-15)。淋巴转移表现为两肺弥漫分布或局限性支气管血管束增粗,并有结节,小叶间隔呈串珠状改变,小叶中心结节灶,并有胸膜下结节。局限型以中下肺多见。常合并胸腔积液,可伴有纵隔及肺门淋巴结肿大。

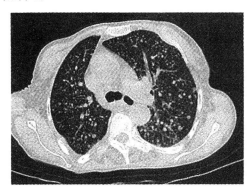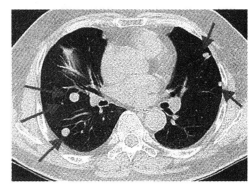

图2-2-15　肺癌肺转移和肝癌肺转移

注　双肺多发弥漫性结节。

3.诊断与鉴别诊断

有明确病史的多发血行转移和淋巴转移一般容易诊断,对于单发或先于原发病灶发现的转移瘤,诊断较困难,需与肺原发良性及恶性肿瘤、肺结核等相鉴别,必要时应进行穿刺活检。

(三)肺良性肿瘤——肺错构瘤

1.病理与临床表现

肺错构瘤的发病率在肺部良性肿瘤中占第一位。一般为单发,多发者极为罕见。肺错构瘤多呈圆形或椭圆形肿块,有完整的薄层纤维包膜,边界清楚,有时可见浅分叶,直径以2~4cm居多。肿块常位于肺的周边部近胸膜或叶间胸膜处。肿瘤成分以软骨为主,此外可以含有腺腔、脂肪、平滑肌、纤维及上皮组织,钙化和骨化也较常见。

患者多无症状,常在体检时偶然发现。若肿瘤位于支气管或气管内,可引起阻塞症状。

2.影像学表现

(1)X线表现:肺内孤立结节影,圆形或椭圆形,病灶直径多数小于2.5cm,边界清晰,轮廓光滑,分叶少见,爆米花样钙化为特征性征象。

(2)CT表现:中央型错构瘤CT表现为主支气管或叶支气管内软组织样密度结节,边缘光滑,结节附着处的支气管壁无增厚,肺段支气管的错构瘤仅表现为支气管截断。病变支气管远端肺组织内有阻塞性肺炎或肺不张形成的肺组织实变影。周围型多位于段以下支气管,肺内孤立结节,肿块呈圆形或椭圆形,病灶直径多数小于 2.5cm。病灶边界清晰,轮廓光滑,很少分叶,也可有轻度凹凸不平状或不规则状。瘤内可见点状、斑片状钙化和(或)脂肪密度(图 2-2-16)。

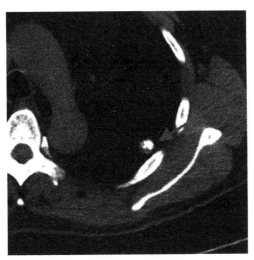

图 2-2-16　肺错构瘤

注　CT 示左肺上叶类圆形结节,边缘较为光滑整齐,邻近胸膜无明显改变,其内可见多发斑片状钙化。

3.诊断与鉴别诊断

错构瘤的特征表现为单发肿块,边缘光滑,以软骨成分为主,多种组织成分并存。对于既无钙化又无脂肪组织的错构瘤,鉴别诊断较为困难。

四、纵隔原发肿瘤和瘤样病变

纵隔内组织器官较多,胚胎发育来源复杂,因而纵隔原发肿瘤和瘤样病变的种类繁多。一般而言,纵隔肿瘤和瘤样病变有特定的好发部位。①胸腔入口区:成年人多为甲状腺肿块,儿童常为淋巴管瘤;②前纵隔:常见为胸腺瘤和畸胎瘤,心膈角区肿物多为心包囊肿和脂肪瘤,尤以右前心膈角多见;③中纵隔:由于淋巴组织丰富,故以淋巴瘤和纵隔淋巴结转移最常见,其次为支气管囊肿;④后纵隔:由于神经组织丰富,故以神经源性肿瘤多见,主要有神经纤维瘤、神经鞘瘤或节细胞神经瘤等,可伴有局部脊椎骨质的异常改变。因此,明确纵隔各区的解剖结构及其组织成分,有助于病变的准确定位和定性诊断。

(一)病理与临床表现

纵隔肿瘤和瘤样病变临床表现与其大小、部位、性质和生长方式等密切相关,早期多无明显症状和阳性体征。①良性肿瘤和瘤样病变:由于生长缓慢,常长至很大时才出现相应压迫症状,如上腔静脉受压可出现颈静脉增粗、头颈面部及上肢水肿;气管受压可出现刺激性干咳、气急;膈神经受压可出现呃逆及膈麻痹;交感神经受压可出现霍纳综合征;迷走神经受压可出现心率慢,恶心、呕吐;喉返神经受侵可出现声音嘶哑;食管受压可出现吞咽困难。②恶性肿瘤:进展迅速,侵袭程度高,肿瘤较小时即可出现临床症状。部分纵隔内肿瘤和瘤样病变具有较特征性的临床表现:约 1/3 胸腺瘤患者有重症肌无力;少数胸骨后甲状腺肿患者可有甲状腺功能亢进等症状;皮样囊肿或畸胎瘤破入支气管时可咳出毛发及皮脂样物。

(二)影像学表现

1.胸内甲状腺肿

胸内甲状腺肿位于纵隔入口处并常向一侧前上纵隔延伸。CT 上由于肿物含碘量较高,故其密度常高于周围软组织。MRI 常表现为稍长 T_1 和长 T_2 信号。肿物内常出现囊变或钙化,此时其密度或信号强度可不均匀。另外,需注意的是,胸内甲状腺肿也可发生甲状腺瘤和腺癌,从而在 CT 和 MRI 上出现相应表现。

2.胸腺瘤

胸腺瘤常位于前纵隔中上部,常发生于 30 岁以上;组织学上依肿瘤内淋巴细胞和上皮细胞的比例分为不同亚型,传统上则分为侵袭性和非侵袭性,其中 10%~15% 为侵袭性胸腺瘤。CT 表现为均匀软组织密度肿块影(图 2-2-17);当肿瘤内发生囊变时则密度不均匀。MRI 上表现为不均匀的稍长 T_1 和长 T_2 信号。侵袭性胸腺瘤肿块边缘不清,密度不均,邻近结构常受累,可伴有胸膜转移。增强检查,肿瘤呈均匀或不均匀强化。

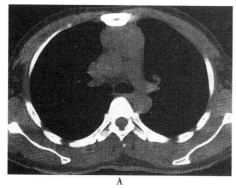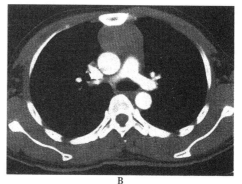

图 2-2-17　胸腺瘤

注　A.CT 平扫,可见前纵隔软组织密度肿块影,边缘光整;B.CT 增强,可见肿块呈略不均匀强化。

3.畸胎类肿瘤

畸胎类肿瘤常位于前纵隔中部,包括囊性和实性畸胎瘤,囊性畸胎瘤又称皮样囊肿,含外胚层和中胚层组织,CT 上可呈囊样密度。实性畸胎瘤包含 3 个胚层的组织,CT 上呈混杂密度,若其内见有脂—液平面、骨骼及牙齿等特征性表现,则有助于定性诊断(图 2-2-18)。由于肿块成分复杂,MRI 上常表现为混杂信号。

4.淋巴瘤与淋巴结转移瘤

淋巴瘤常位于前、中纵隔。胸部 X 线片上表现为纵隔向两侧增宽,边缘呈波浪状;CT 检查可见多个淋巴结增大,可融合呈肿块状,呈均匀软组织密度(图 2-2-19);MRI 上多为稍长 T_1 和长 T_2 信号。CT 和 MRI 增强扫描肿块均呈中度强化,肿块易包绕血管。全身多部位淋巴结肿大有助于提示诊断。淋巴结转移瘤常表现为纵隔内多发淋巴结肿大,以 4 区和 7 区淋巴结多见,边界不清,可融合,增强扫描呈不均匀强化,常在肺内及其他部位发现肿块,有助于诊断。

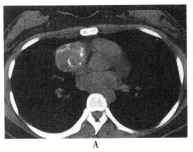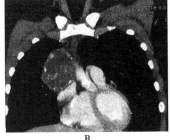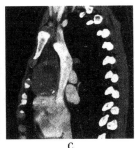

图 2-2-18　畸胎瘤

注　A.CT 平扫,可见前纵隔偏右侧肿块影,密度不均匀,内见不规则钙化灶;B、C.增强 CT 冠、矢状位重组图像,可见肿块内强化不明显,内有无强化的低密度脂肪性区(C),邻近血管受压。

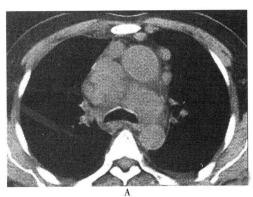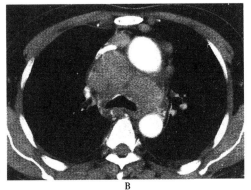

图 2-2-19　淋巴瘤

注　A.CT 平扫,可见前、中纵隔内多个大小不等的肿大淋巴结影,部分融合;B.CT 增强扫描,可见肿大的淋巴结呈均匀性强化。

5.神经源性肿瘤

神经源性肿瘤多位于后纵隔,常为神经纤维瘤、神经鞘瘤或节细胞神经瘤。CT 和 MRI 检查多数肿块呈类圆形,如肿块部分位于椎管内,部分位于脊椎旁,则呈"哑铃状",常伴相应椎间孔扩大;肿块多呈均匀软组织密度或均匀信号影,边缘光整;可伴有钙化、囊变等征象;恶性肿瘤如神经母细胞瘤可伴有大量钙化、椎体骨质破坏及邻近软组织受累等改变。

6.囊性肿块

纵隔内囊性肿块常见有淋巴管囊肿、支气管囊肿和心包囊肿。囊肿与起源器官关系密切,定位多较明确。CT 检查,病变多呈水样密度,CT 值常为 0～20HU;但当囊液内富含蛋白成分或囊内出血时,CT 值可高达 30～40HU,表现为软组织密度影,平扫不易区分,需增强扫描或 MRI 检查,实性肿瘤有不同程度的强化,而高密度囊肿则无强化;MRI 检查囊肿常为 T_2WI 明显高信号,类似于水样信号。一般来说,MRI 检查对纵隔内囊肿性肿块的诊断要优于 CT,并对发现囊内出血有较高的敏感性。

(三)诊断与鉴别诊断

在纵隔肿瘤和肿瘤样病变的影像诊断和鉴别诊断时,需注意以下几点。①病变的部位:由于不同的病变有不同的好发部位,因此,根据病变的部位,多可推断其来源;②病变的密度或信号：由于密度或信号多可反映病变的实性、囊性或囊实性，甚或脂肪性，因此，根据病变的密度或信号，也可推断其性质；③病变的边缘及邻近结构的改变：纵隔病变与心脏大血管等关系密切，因此，根据病变是否侵及邻近结构，对鉴别其良、恶性很有帮助。

CT 和 MRI 属断层影像，不存在 X 线胸片上影像重叠和盲区的限度，同时密度和软组织分辨力高，因而可分辨纵隔肿瘤内的组织成分，并可判断肿瘤与周围结构的空间关系，因而不但有助于肿瘤的定位及定性诊断，而且能为治疗方案的制订提供帮助。

（晋佳丽）

第三节　心脏与大血管疾病诊断

一、先天畸形

（一）房间隔缺损

1.病理与临床表现

除先天性的原因外，目前认为遗传和环境等复杂因素相互作用也可致房间隔缺损。房间隔缺损存在时，血液自左向右分流，右心血容量增加，发生右心房、右心室扩大，室壁增厚，肺动脉不同程度扩张，肺循环血量增多，肺动脉压升高。随病情发展，肺小动脉壁发生内膜增生、中层增厚、管腔变窄。病程晚期右房压力超过左房，出现右至左的分流，出现严重症状。

临床表现出现的迟早和轻重决定于缺损的大小。缺损小者终身可无症状，缺损较大者症状出现早，活动后可出现心悸、气短、乏力，并可有咳嗽、咯血，易患呼吸道感染等，晚期因肺动脉高压加重出现右向左分流时，可出现发绀、晕厥等症状。

2.影像学表现

（1）X 线表现：婴幼儿患者心脏可正常或稍有增大，肺血增多不明显，缺损较大的患者可表现为右房、右室、肺动脉干及其分支均扩张。

超声表现直观显示房间隔连续性中断，彩色多普勒显示通过房缺的异常血流。

（2）CT 表现：增强 CT 可清晰地显示房间隔缺损部位、大小及扩张的右房、右室、肺动脉干及其分支等。此外，还可明确或排除肺动静脉、主动脉、腔静脉等的合并畸形。

（3）MRI 表现：房间隔的连续性中断，左、右心房间有对比剂连通，可以显示缺损部位及大小，可出现右心房、右心室增大，肺动脉扩张。

（二）室间隔缺损

1.病理与临床表现

室间隔缺损是由于胚胎期心脏发育不全造成两个心室之间的异常交通。室缺致左向右分流，致肺循环流量增加，而体循环流量不足，左心室因肺循环增多而血容量增加，致左心室心肌肥厚，左室舒张末压升高。左室舒张末压升高使左房充盈、左室受限，因此导致肺淤血及肺动脉高压，晚期可引起左心衰竭。

缺损口径较小、分流量较少者,一般无明显症状。缺损较大、分流量较多者,可有发育障碍,活动后心悸、气急,反复出现肺部感染。严重时可出现呼吸窘迫和左心衰竭等症状。

2.影像学表现

(1)X线表现:室缺较小时,X线可无异常;室间隔缺损较大时,左心扩大,肺动脉圆锥隆突,肺血管纹理增粗,肺充血;大型室缺时,双心室增大,肺门血管粗大,但血管远端变细,呈"鼠尾状",而肺野血管纹理稀疏,肺血减少。

(2)超声表现:M型超声可间接显示室间隔连续中断,左房、左室内径扩大等。彩色多普勒可显示通过室缺的异常血流及室缺的部位、大小等。

(3)CT和MRI表现:增强CT及MRI可清晰地显示室间隔缺损部位、大小及扩张的左房、右室、肺动脉干及其分支等,此外还可明确或排除肺动静脉、主动脉、腔静脉等的合并畸形。

3.诊断与鉴别诊断

室间隔缺损是最常见的先天性心脏畸形,常合并其他类型畸形,根据缺损的部位可分为膜周部缺损、漏斗部缺损和肌部缺损。膜周部缺损最常见,漏斗部缺损次之,肌部缺损最少见。主要体征为胸骨左缘第3、第4肋间响亮的收缩期杂音,影像学上以左心房、左心室增大为主。超声心动图是诊断该病的首选方法。

(三)动脉导管未闭

1.病理与临床表现

动脉导管未闭具体病因不明,目前认为与早产和缺氧、感染和遗传及高原环境有关。动脉导管未闭导致左向右分流,使肺循环回流增多;左房左室容量增大,使左室肥厚;由于分流使脉压增宽,引起一系列周围血管体征;左心室扩大,使舒张末压增高,致左心房扩大,且引起肺淤血,出现肺水肿等。

患者多属瘦长体型,平素可无症状,于体检时发现响亮的杂音,并伴震颤,脉压增宽;自幼分流量大者心力衰竭缓解后可留有鸡胸、心前区凸出和郝氏沟;偶有患儿有乏力或胸痛。

2.影像学表现

CT和MRI表现:轴位显示左肺动脉与降主动脉间相连通的管道。矢状位MPR及三维重组可更清晰、立体地显示肺动脉与主动脉间的异常交通;可显示合并的心脏大血管畸形,如室间隔缺损、主动脉缩窄、主动脉弓离断等(图2-3-1)。

心血管造影表现:右心导管由右室出肺动脉,通过导管入降主动脉证明未闭动脉导管的存在;对比剂注射至降主动脉的导管口稍下方,舒张期对比剂可回入导管内。

3.诊断与鉴别诊断

动脉导管为胎儿肺动脉与主动脉之间的正常通道,出生后即自行关闭。动脉导管未闭是指降主动脉在锁骨下动脉的下段与左肺动脉间相交通,最突出的体征为胸骨左缘第2~3肋间可闻及双期连续性杂音,未闭的动脉导管常分为漏斗型、管型及窗型等。影像学上以左心房、左心室增大为主,降主动脉与左肺动脉间由管道结构相连,CT和MRI可清晰显示动脉导管未闭的部位、形状及心脏、肺血管的变化情况。

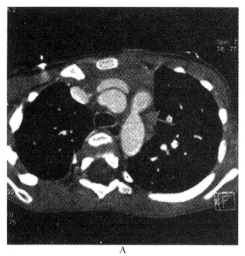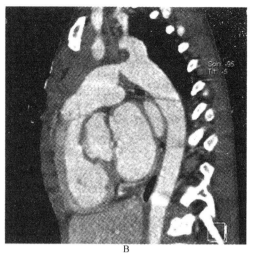

图 2-3-1　动脉导管未闭

注　A、B 分别是轴位及斜冠状位,CT 示降主动脉起始处与肺动脉主干间管样结构相连。

(四)法洛四联症

1.病理与临床表现

其基本的病理解剖表现为肺动脉狭窄、主动脉骑跨、室间隔缺损和右心室肥厚。常伴发其他心血管畸形。肺动脉狭窄程度决定通过室间隔血流的流量及方向,随着肺动脉狭窄程度增加,肺阻力增大,分流逐渐由左向右变为右向左,肺循环量减少,而骑跨的主动脉血大都来自右心室,故造成较明显青紫。

患者均有不同程度的发绀、缺氧发作及活动耐力降低,发绀常表现在唇、指(趾)甲、耳垂、口腔黏膜等毛细血管丰富的部位。患儿发育迟缓,喜欢蹲踞,常有杵状指(趾)。

2.影像学表现

(1)X 线表现:典型者一般心影正常,右房可增大,左房、左室不增大,上纵隔血管影增宽,少数可见右位主动脉弓,肺门阴影小,搏动不明显,肺野清晰,中、外侧带肺血管影较细小,中度及重度患者由于右心室肥厚,使心尖上翘、圆钝,而肺动脉段内凹,使心影呈靴形轮廓。

(2)超声表现:左室长轴切面:主动脉根部增宽,骑跨于室间隔上,室间隔与主动脉前壁连续中断。心底大血管短轴切面:右室流出道狭窄的部位、程度及肺动脉主干及其左、右分支的发育情况。四腔位切面:可显示左、右心室大小及室壁厚度。胸骨上切面:可显示扩张的主动脉根部及弓降部和异常血管。

(3)CT 表现:不同疾病表现如下。肺动脉狭窄:肺动脉瓣水平可显示瓣环发育、瓣叶数目、增厚及狭窄程度;肺动脉水平可观察主肺动脉、左肺动脉及右肺动脉发育情况及有无狭窄。室间隔缺损:室间隔的连续性中断,左、右心室间有对比剂连通。主动脉骑跨:主动脉根部骑跨在室间隔之上。右室肥厚:右室增大,右室壁增厚,右室内的肌小梁明显增粗。其他合并畸形:CT 可发现合并的其他畸形。

(4)MRI 表现:自旋回波序列 TWI 横断面、矢状面和冠状面可显示室间隔缺损、肺动脉狭窄、右心室肥厚及主动脉骑跨等。心脏电影成像可显示快速血流通过狭窄漏斗部及肺动脉瓣口而在肺动脉根部产生无信号影。造影增强 MRI 血管造影可同时显示肺动脉、主动脉等外周血管的发育情况。

（5）心血管造影表现：左室造影显示室间隔位置、大小及有无多发缺损，左室发育情况，主动脉骑跨程度，主动脉、冠状动脉有无变异等；右室造影显示肺动脉及其周围肺动脉和右室流出道的解剖形态及狭窄程度。

3.诊断与鉴别诊断

诊断：法洛四联症是一种最常见的发绀型先天性心脏病，法洛四联症患者均伴有不同程度的发绀，常伴杵状指；基本的病理解剖表现为肺动脉狭窄、主动脉骑跨、室间隔缺损和右心室肥厚；影像学上超声可清晰显示心内畸形结构，而 CT 或 MRI 能同时显示心内、外畸形结构。

鉴别诊断：室间隔缺损，单纯室间隔缺损通常伴有左房、左室增大，临床上无发绀、蹲踞及杵状指等体征；肺动脉狭窄，影像学上右心室肥厚及心室腔变小，肺动脉狭窄特征为狭窄后肺动脉总干扩张。

二、冠状动脉粥样硬化性心脏病

冠状动脉粥样硬化性心脏病是指冠状动脉发生粥样硬化，引起管腔狭窄或闭塞，导致心肌缺血、缺氧或坏死而引起的心脏病，简称冠心病（CAD）。

（一）病理与临床表现

冠状动脉粥样硬化的病理改变可分为 5 个阶段。①脂质浸润前期：血管内膜改变，常有内皮细胞损伤。②脂纹：是肉眼可见的最早病变，为点状或条状黄色不隆起或微隆起于内膜的病灶。③纤维斑块：由脂纹发展而来，内膜面散在不规则表面隆起的斑块，斑块表面为薄厚不一的纤维帽。④粥样斑块：肉眼可见内膜表面隆起的灰黄色斑块，纤维帽变硬，斑块内部脂质坏死，钙盐沉积。⑤继发性病变：常见有斑块内出血、斑块破裂、血栓形成、钙化、动脉瘤形成及血管腔狭窄。

目前，临床上主要依据发病特点及治疗原则分为两大类。①急性冠状动脉综合征（ACS）：包括不稳定型心绞痛（UA）、非 ST 段抬高性心肌梗死（NSTEMI）和 ST 段抬高性心肌梗死（STEMI）。②慢性冠状动脉疾病：包括稳定型心绞痛、缺血性心肌病、隐匿性冠心病。

典型临床表现。①心绞痛：典型的稳定型心绞痛表现为心前区、胸骨体上段或胸骨后压迫、发闷、紧缩感或烧灼感，伴濒死感、恐惧感，常由体力劳动或情绪激动、饱食、寒冷等诱发，疼痛可放射至左肩、左上肢内侧或颈咽、下颌部，通常停止活动后或舌下含服硝酸甘油 3～5 分钟逐渐消失。不稳定型心绞痛表现为胸部不适症状与稳定型心绞痛相似，可无明显规律或诱因，发作时间不规律、持续时间更长且程度更重。②心肌梗死及其并发症：急性心肌梗死最常见的表现是剧烈胸痛，可向胸部其他部位和肩部、颈部放射。还常有胸闷和呼吸困难以及出冷汗、脸色苍白等。随着病情的加重，患者会出现呼吸困难、端坐呼吸、咳粉红色泡沫痰等急性左心功能不全的表现。并发症是心律失常、心力衰竭、心源性休克，严重者出现心脏破裂、猝死等。

（二）影像学表现

1.X 线检查

（1）X 线胸片：冠心病在不合并其他异常时，胸片上无异常表现；陈旧性心肌梗死或室壁瘤形成的患者可表现为左心室增大;当出现左心功能不全时,可表现为肺淤血、肺水肿。急性肺水肿的特点是来去迅速,治疗后短时间内迅速缓解。

(2)冠状动脉造影:目前仍为冠心病诊断的参照标准(仅在诊断管腔的狭窄程度方面)。可见病变段有狭窄或闭塞,管腔不规则或有瘤样扩张。侧支循环形成发生于较大分支的严重狭窄或阻塞。狭窄近端血流缓慢,狭窄远端显影和廓清时间延迟;闭塞近端管腔增粗、侧支血管形成,闭塞远端出现空白区和(或)逆行充盈的侧支循环血管。

2.冠状动脉 CTA

(1)冠状动脉钙化:此为动脉粥样硬化的特异性标志。通常采用前置门控的平扫并采用半定量测量获得。常用于临床的钙化评分测量方法是 Agatston 积分,还有体积评分及质量评分。钙化评分只代表冠脉整体粥样斑块负荷的程度,与严重狭窄病变并无一一对应关系,且随着年龄增加,其基线值有所提升。

(2)冠状动脉粥样斑块的 CT 征象:根据 CT 密度值大致将斑块划分为钙化斑块、非钙化斑块和混合斑块(图 2-3-2)。此外,更值得关注的是易损斑块的 CT 征象,主要包括 4 类:①低衰减斑块:斑块 CT 值<30HU;②血管正性重构:狭窄部位与参照部位的整个血管面积的比值(血管重构指数)≥1.1;③点状钙化:斑块近管腔侧<3mm 的小钙化;④餐巾环征(NRS):冠脉非钙化斑块的低密度斑块核心周围包绕以较高 CT 值的"强化斑块"。通常具有上述特征数量≥2 可认定为易损斑块。

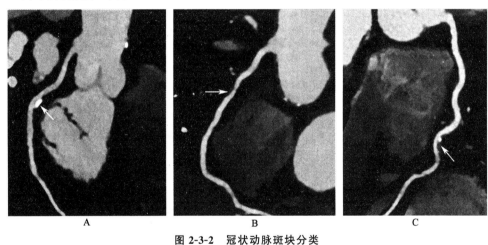

图 2-3-2 冠状动脉斑块分类

注 A.回旋支近段见钙化斑块(箭头);B.右冠状动脉中段见非钙化斑块(箭头);C.前降支中段见混合斑块(箭头)。

(3)冠状动脉狭窄及闭塞的 CT 征象:CT 能够对管腔狭窄程度、形态特征、病变范围进行定量或半定量分析(图 2-3-3)。根据 2016 年国际心血管 CT 协会指南,将狭窄分为 5 级:轻微狭窄(<25%)、轻度狭窄(25%~49%)、中度狭窄(50%~69%)、重度狭窄(70%~99%)、闭塞(100%)。根据狭窄的形态特征可分为向心性狭窄、偏心性狭窄、局限性狭窄、管状狭窄、弥漫性狭窄、不规则狭窄。对于闭塞的血管,CT 表现为无对比剂充盈。如果是急性闭塞性病变,多伴有血栓形成,其 CT 值较低,约 20HU。如果是陈旧性或慢性闭塞性病变,则表现为闭塞血管内组织 CT 值更高,血管萎缩,可有钙化形成。对于慢性闭塞性病变,应评估闭塞段 CT 值、累及范围、钙化多少、闭塞远段血管的显影情况等,以便为临床治疗方案的选择提供更多信息。

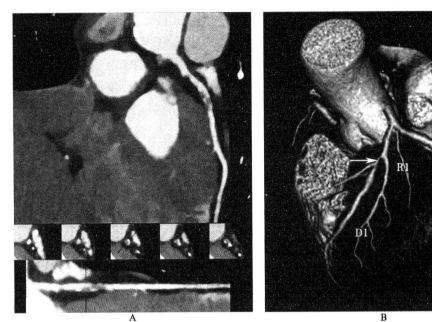

图 2-3-3 冠状动脉重度狭窄 CTA 表现

注 A.曲面重组显示左前降支(LAD)中段见局限性混合斑块,估计管腔狭窄程度大于 70％;B.VR 图像显示左前降支中段局限性重度狭窄(箭头)。

(4)心肌缺血和心肌梗死的 CT 征象:单纯采用冠脉 CTA 图像评价心肌缺血存在较大限度。心肌梗死较易诊断,表现为被病变冠脉血管支配的心肌密度减低,部分患者可见室壁瘤或伴有血栓形成(图 2-3-4)。心肌灌注成像(CT-MPI)是判定心肌缺血程度的较好方法,可用于定量评价心肌微循环和判断疾病预后。

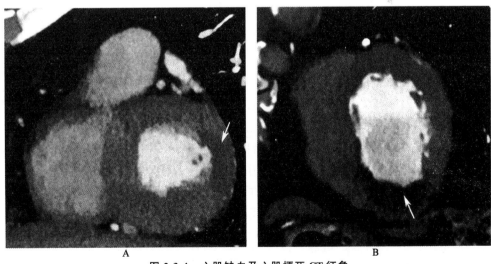

图 2-3-4 心肌缺血及心肌梗死 CT 征象

注 A.左心室短轴位显示左心室侧壁心肌密度减低(箭头),提示心肌缺血改变;B.左心室短轴位显示左室下壁变薄、膨隆,局部心腔内见附壁低密度未强化灶(箭头),提示左心室下壁梗死伴附壁血栓形成。

(5)CT 血流储备分数(CT-FFR):采用冠脉 CTA 一次采集的数据进行狭窄病变处血流动力学的模拟,用于评价该病变是否为具有血流动力学意义的狭窄。可使 CTA 实现形态学——

功能学—体化评估。

3.MRI 表现

(1)MRI 可以显示冠状动脉,因其检查时间长、图像空间分辨率不如 CTA,临床尚未广泛应用。

(2)急性缺血期,病变心肌 T_2WI 信号增高,室壁运动减弱。心肌梗死后,病变心肌变薄、室腔扩大或室壁瘤形成、室壁运动减弱甚至消失。坏死心肌出现延迟强化,而顿抑心肌或冬眠心肌无延迟强化,多巴酚丁胺负荷试验时心肌功能障碍可短暂恢复,可据此判断心肌活性。

(3)MRI 电影可同时评价心功能变化。

(三)诊断与鉴别诊断

冠状动脉造影是诊断冠心病管腔狭窄的"金标准",通过造影显示冠状动脉存在＞50％的狭窄,即可明确冠心病的诊断。但该方法不能显示粥样硬化斑块及其类型,不利于评价冠状动脉炎性病变、冠状动脉血管的纤维结构发育不良等疾病。同时,冠状动脉造影是有创性检查,不能常规用于门诊可疑冠心病患者的检查。CT 操作相对简便、无创,使其成为冠心病的首选检查方法,结合 CT-MPI 或 CT-FFR 可以从解剖到功能两个方面评估狭窄。MRI 能良好地显示心室壁的形态、厚度、信号特征及运动状态,但对冠状动脉的评价价值有限。冠心病的鉴别诊断主要是各种累及冠状动脉的疾病,如血管炎性疾病、累及血管的免疫性疾病等,临床相对少见。

三、肺循环病变

(一)肺动脉高压

肺动脉高压(PAH)是各种病因导致肺循环血流受阻、肺血管阻力增加,从而引起一系列病理生理学改变,最终导致右心衰竭的综合征。血流动力学定义为静息状态下,右心导管检查测得的肺动脉平均压≥25mmHg,肺毛细血管楔压、左房压或左室舒张末压≤15mmHg,肺血管阻力＞3Wood 单位。

1.病理与临床表现

导致肺动脉高压的原因很多,2008 年 WHO 第 4 届肺动脉高压会议发布了 PAH 的分类(表 2-3-1)。肺高血压包括肺动脉高压(毛细血管前肺高压,pre-capillary PH,即 PAH)、肺静脉高压(毛细血管后肺高压,post-capillary,PH)和混合性肺高压。整个肺循环任何系统或局部病变引起肺循环血压增高均可称为肺高血压。

表 2-3-1　2008 年 WHO 关于肺动脉高压(PAH)的临床分类

1.动脉性肺动脉高压(PAH)

　1.1　特发性 PAH

　1.2　家族性 PAH

　1.3　药物和毒物所致的 PAH

　1.4　疾病相关性 PAH

　　1.4.1　结缔组织疾病

  1.4.2 HIV 感染

  1.4.3 门静脉高压

  1.4.4 先天性心脏病

 1.5 新生儿持续性 PAH

  肺静脉闭塞和(或)肺毛细血管瘤样增生症

2.左心疾病所致肺动脉高压

3.肺部疾病和(或)低氧所致肺动脉高压

 3.1 慢性阻塞性肺疾病(COPD)

 3.2 间质性肺病

 3.3 其他限制性与阻塞性通气障碍并存的肺部疾病

 3.4 睡眠呼吸紊乱

 3.5 肺泡低通气疾病

 3.6 慢性高原缺氧

 3.7 肺发育异常

4.慢性血栓栓塞性肺动脉高压

5.其他不明原因和(或)多因素机制导致的 PAH

6.结节病,组织细胞增多症,淋巴管瘤,肺血管受压

  2.影像学表现

  (1)X 线胸片:肺动脉段凸出,中心肺动脉扩张,外周肺动脉纤细、稀疏,右心增大。

  (2)CT:可见肺动脉增粗、外围分支纤细,右心房、室扩大。

  3.诊断与鉴别诊断

  本病的诊断核心是肺动脉高压的病因学诊断,找到导致 PAH 的病因即是该病鉴别诊断的内容。超声的优势是能够间接测量肺动脉压力;MRI 有类似的能力,但是因其对肺部病变的显示不佳而较少应用;CT 的优势是能够明确导致 PAH 的多数病变。

(二)肺动脉血栓栓塞

  肺动脉血栓栓塞(PE)简称肺栓塞,是肺动脉分支被外源性血栓或栓子堵塞后引起的相应肺组织供血障碍。大多数肺栓塞患者的栓子源自下肢深静脉血栓(DVT),久病卧床、妊娠、外科手术后、心肌梗死、心功能不全和抗血栓因子Ⅲ缺乏者可发生深静脉血栓,是发生肺栓塞的主要病因。原发于肺动脉的血栓称为肺动脉血栓形成。

  1.病理与临床表现

  肺栓塞患者可无明显临床症状,或仅有轻微的不适。急性肺栓塞典型的临床表现为呼吸困难、胸痛,少见咯血。肺动脉大分支或主干栓塞或广泛的肺动脉小分支栓塞可出现严重的呼吸困难、发绀、休克或死亡。较大的栓子堵塞肺动脉大分支或主干,可引起急性右心衰竭而死亡。实验室检查,肺栓塞患者血浆 D-二聚体(交联纤维蛋白降解产物)明显增高。D-二聚体对肺栓塞诊断的敏感性达 90% 以上,但特异性较低,心肌梗死、脓毒血症或术后等 D-二聚体也可

增高。

少于 10％的 PE 患者可发生肺梗死,可在肺栓塞后立即发生或 2～3 天后发生。肺梗死是指肺动脉栓塞后引起相应肺组织的缺血、坏死。多累及肺段,单发或多发,偶可累及肺叶。肺梗死的组织学特征为肺泡出血和肺泡壁坏死,梗死灶的周围部分有水肿和不张。肺梗死在疾病后期可形成纤维化,局部胸膜皱缩。

2.影像学表现

(1)X 线胸片。

1)PE:较小动脉分支栓塞 X 线表现可正常。较大分支栓塞或多发性小分支栓塞表现如下。①肺缺血:又称韦斯特马克征,表现为纹理减少或消失,透亮度增加。多发性肺小动脉栓塞可引起广泛性肺缺血,肺纹理普遍减少,肺野透亮度增加。②肺动脉改变:阻塞远端因血流减少而变细。③肺体积缩小:肺栓塞多发生在下叶,且以右下叶多见,表现为下叶体积缩小,膈肌升高、叶间裂下移,可合并盘状肺不张。④心影增大:慢性 PE 可引起肺动脉高压、右心室增大。

2)肺梗死:发生肺梗死时,表现为与受累肺动脉供血区相匹配的肺内实变影,边界不清;若为肺段实变,则边界清楚,呈楔形,基底部较宽、紧连胸膜,顶端指向肺门。可合并少量胸腔积液。约半数患者的病灶在 3 周内可完全消散。病变吸收后梗死部位残留条索状纤维化,并有局限性胸膜增厚及粘连。

(2)CT 表现:肺栓塞可经 CT 肺血管成像(CTPA)检查而确诊。①急性肺栓塞:直接征象是血管内部分附壁的充盈缺损,肺动脉管腔狭窄,严重时肺动脉完全阻塞,管腔截断。间接征象包括肺血减少或韦斯特马克征等。②慢性肺栓塞:直接征象是血管腔内完全附壁的充盈缺损,如血管完全阻塞且栓子机化,则肺动脉萎缩变细。间接征象包括肺血分布极不均匀、肺动脉呈残根状,即中心肺动脉增宽与外围动脉不相称。③发生肺梗死时,改变同 X 线检查中的表现。

(3)MRI 表现:可以显示肺动脉内血栓。肺叶及叶以上的肺栓塞通过 MRI 较易诊断,血栓在 SE 序列上呈中高信号,MRA 或 CE-MRA 显示肺动脉血管与肺栓塞更好。

3.诊断与鉴别诊断

对有下肢静脉栓子脱落高危因素的患者,临床表现为起病急、胸闷、憋气或呼吸困难、剧烈胸痛,相应心电图和 D-二聚体阳性,可疑诊此病。CTPA 可明确诊断。急性期需与急性冠脉综合征、急性主动脉综合征相鉴别;影像学方面,慢性肺栓塞需要与各种病因导致的肺动脉高压合并肺动脉内血栓形成相鉴别。并发肺梗死时,需与肺炎、肺不张等相鉴别。

(晋佳丽)

第三章　腹部影像检查

第一节　正常影像学表现

一、肝胆胰脾

（一）X线表现

1.肝脏

X线平片显示肝脏的价值不高。肝动脉造影：动脉期可见自肝门向外围延伸的由粗到细的树枝状血管影（图 3-1-1）；毛细血管期肝实质的密度增高；至静脉期，门静脉显影，其走行和分布与肝动脉一致，管径较肝动脉粗。

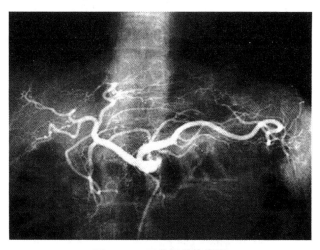

图 3-1-1　正常肝动脉造影

注　动脉期清晰显示肝固有动脉，左、右肝动脉及其分支，血管密度均匀，走行自然。

2.胆系

常用的 X 线造影检查包括经皮经肝胆管造影（PTC）和经内镜逆行胆胰管造影（ERCP）。造影显示正常胆囊为卵圆形或梨形，轮廓光滑，大小为长 7～10cm、宽 3～5cm，分为底部、体部、颈部和胆囊管。正常肝内胆管呈树枝状分布，由细到粗，分别形成左、右肝管，再汇合成长 3～4cm、内径 0.4～0.6cm 的肝总管，与胆囊管汇合后向下延伸成为胆总管，其内径 0.6～0.8cm（图 3-1-2）。

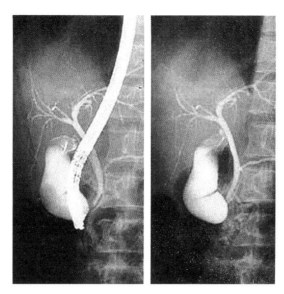

图 3-1-2 正常 ERCP

注 经内镜从十二指肠乳头逆行注入对比剂,显示胆管、胰管,胆管呈树枝状分布。

3.胰腺和脾脏

X 线平片上胰腺和脾脏与周围脏器缺乏自然对比,不能显示。

(二)CT 表现

1.肝脏

CT 上肝脏的分叶是以胆囊后壁与下腔静脉左后缘的连线为界,分为肝左、右叶,通过肝纵裂或者肝圆韧带将肝左叶分为内、外侧段,门静脉与下腔静脉之间向内突出的肝组织为尾叶。临床上依据肝血管解剖将肝分为 8 段,包括尾叶(Ⅰ段)、左外叶上段(Ⅱ段)、左外叶下段(Ⅲ段)、左内叶(Ⅳ段)、右前叶下段(Ⅴ段)、右后叶下段(Ⅵ段)、右后叶上段(Ⅶ段)和右前叶上段(Ⅷ段)(图 3-1-3)。

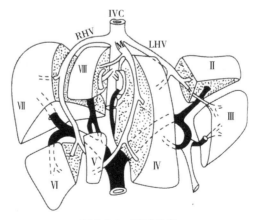

图 3-1-3 肝脏分段

肝脏为肝动脉和门静脉双重供血器官,前者血供约占 25%,后者约占 75%。肝动脉与门静脉由肝门进入肝内并分支到各段。肝左、中、右 3 支静脉在肝顶第二肝门处汇入下腔静脉。正常肝脏 CT 表现为轮廓光滑、整齐,其形状和显示的结构依扫描层面不同而有差异(图 3-1-4)。肝实质平扫显示为均匀一致的软组织密度影,CT 值 50~70HU,密度高于脾脏和胰腺,肝内血管显示为管状或者圆形低密度影。增强后肝实质和肝内血管在扫描的不同时相表现不同。①动脉期:肝实质密度与 CT 平扫相似,肝动脉密度显著增高,门静脉密度可轻度增高,肝静脉无强化。②门静脉期:肝实质和门静脉明显强化,肝内门静脉密度高于肝实质,肝静脉也可强化。③平衡期:肝实质仍然明显强化。

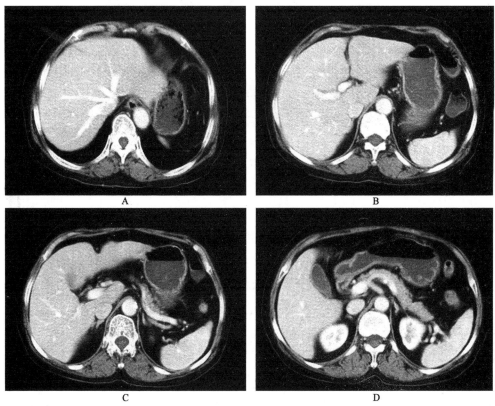

图 3-1-4　正常肝 CT 表现(增强检查)

注　A.肝脏第二肝门层面,左、中、右肝静脉汇入下腔静脉;B.门静脉左右支层面;C.第一肝门层面;D.肝脏下部层面,胆囊窝内胆囊显示清晰。

2.胆系

胆囊的位置、大小和形态变异很大,一般位于肝脏左叶内侧段胆囊窝内。壁厚度 1~2mm,胆汁密度接近水。左、右肝管汇合成肝总管,直径 3~5mm,位于门静脉主干的前外侧。自肝门向下,肝总管与胆囊管汇合成胆总管。胆总管下段位于胰头内及十二指肠降段内侧,横断面直径 3~6mm。注射对比剂后,胰头实质和血管强化,胆总管显示为低密度。

3.胰腺

胰腺呈横"S"形软组织密度,胰头部膨大,包绕于十二指肠环内,胰头向下延伸的部分为钩突;胰头部和体部位于肾前间隙内,胰尾部抵达脾门;脾静脉伴行于胰腺体部后方,与肠系膜上静脉在胰头体交界部后方汇合成门静脉;胰腺主导管直径≤2mm,一般情况下不显示,但增强检查薄层面上多可显示。CT平扫胰腺实质密度与脾脏相近,胰腺边缘呈锯齿状,动脉期胰腺实质明显强化,容易检出胰腺内病灶;门静脉期胰腺实质强化幅度降低,胰管一般不显示(图3-1-5)。

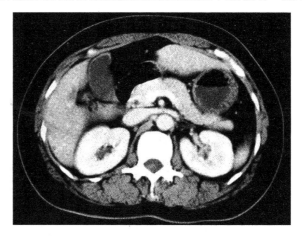

图 3-1-5　CT横断面胰腺正常解剖(增强检查)

注　胰腺呈带状并弓形向前突出,横行于肠系膜上动脉起始部的前方;脾静脉紧贴胰腺后方并行;胰头后方可见左肾静脉汇入下腔静脉;胰尾位于左肾前方;胰尾前方为胃体、胃底。

4.脾脏

脾脏位于左上腹的后部,上方为横膈,内侧为胃底,外邻胸壁。脾的膈面及胸壁侧光滑、圆隆,而脏侧面凹陷,为脾门。平扫脾的密度均匀并低于肝脏。动脉期不均匀强化,呈花斑状,门静脉期密度趋向均匀。脾动、静脉分别在动脉期和门静脉期明显强化。脾脏大小个体差异较大,CT横断面脾外缘通常不超过5个对应的肋单元。

(三)MRI表现

1.肝脏

横断面肝脏MRI图像显示的解剖结构与CT扫描所见相同。平扫T_1WI肝实质呈灰白信号,略高于脾脏信号;T_2WI呈灰黑信号,低于脾脏信号(图3-1-6A、B)。肝内血管在T_1WI上呈低信号,T_2WI受血流速度和采集参数不同的影响可呈高、等、低信号。MRI强化方式与CT增强扫描相似(图3-1-6C)。

2.胆系

常规MRI的SE序列T_1WI胆管呈低信号,T_2WI则表现为高信号。胆囊一般显示为T_1WI低信号、T_2WI高信号;若含有浓缩的胆汁,常表现为T_1WI上高、低信号分层或T_1WI、T_2WI均显示为高信号。磁共振胰胆管成像(MRCP)显示胆胰管与ERCP所见一致(图3-1-6D),且具有无创和多方位观察等优点,其诊断价值可取代ERCP。

3.胰腺

胰腺的MRI信号强度与肝脏相似。判断胰腺的解剖标志:一是脾静脉与胰腺体尾部伴行;二是肠系膜上动脉起始部总是指向胰腺体部。这两支血管在SE序列均表现为流空的无信号或混杂信号。MRCP可清晰显示主胰管(图3-1-6D)。

4.脾脏

正常脾脏 MRI 平扫信号均匀,T_1WI 信号低于肝脏,T_2WI 则高于肝脏(图 3-1-6A、B);多期增强 MRI 表现与 CT 相似,其大小的判断同 CT 表现。

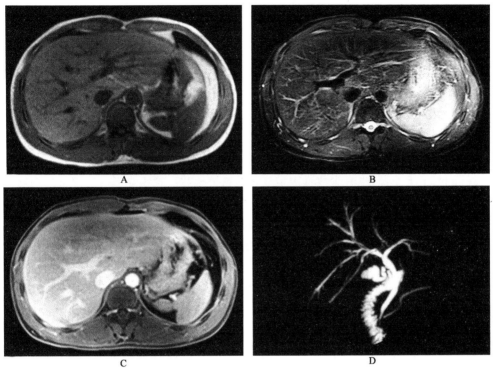

图 3-1-6　正常肝脏 MRI 表现

注　A.T_1WI,肝实质为均匀的中等信号,并高于脾;B.T_2WI,肝脏信号低于脾信号;C.增强扫描门静脉,肝实质均匀强化,肝内静脉血管明显强化;D.正常 MRCP,清楚显示正常的胆囊、胆管和主胰管。

二、腹膜及腹膜腔

(一)X 线表现

在 X 线检查中,腹膜、网膜和系膜均不能显示。

(二)CT 表现

CT 扫描,壁腹膜贴于腹壁和盆腔壁,脏腹膜贴于脏器表面,也不能显示。网膜和肠系膜在宽窗观察时,表现为脂肪密度,其内可见血管走行,增强扫描时血管强化较明显。

(三)MRI 表现

MRI 扫描腹膜也不能显示,网膜和肠系膜表现为短 T_1、长 T_2 信号。

三、泌尿系统

(一)X 线表现

1.KUB

KUB 上双侧肾影清晰可见,均呈蚕豆形,似"八"字状,位于脊柱两侧。正常肾脏密度均匀,外缘光整,内缘内凹形成肾门。成人肾影长 12~13cm,宽 5~6cm,位于 T_{12} 至 L_3 水平,右肾略低于左肾 1~2cm。肾的长轴自内上斜向外下,其延长线与脊柱纵轴相交,形成锐角,称为肾脊角,正常为 15°~25°。输尿管和膀胱不能显示。

2.尿路造影

(1)静脉肾盂造影:能显示肾实质、肾盏、肾盂、输尿管和膀胱内腔。

1)肾实质:正常肾实质于注入对比剂后 1 分钟显影,密度均匀,不能区分皮质与髓质。

2)肾盏:正常肾盏于注入对比剂后 2~3 分钟开始显影,15~30 分钟显影最浓。单侧肾脏肾盏包括肾小盏(6~14 个)和肾大盏(2~4 个)。肾小盏分体部和穹隆部:体部呈短管状,与肾大盏相连;体部远端为穹隆部,呈向内凹陷之杯口状。2~3 个肾小盏汇合形成肾大盏,呈边缘光整之长管状,最终汇入肾盂。

3)肾盂:正常肾盂于注入对比剂后 15~30 分钟显影最佳。肾盂形态差异较大,多数呈三角形,上缘隆起,下缘略凹,也有少数肾盂呈壶腹状或分枝状。肾盂显影后内部密度均匀,边缘光整。

4)输尿管:静脉注入对比剂后 30 分钟,待肾盏、肾盂显影满意后去除腹部压迫带,双侧输尿管腔即可充盈显影。正常输尿管显影呈细长条高密度影,长 25~30cm,上端与肾盂相连,下端与膀胱相连,可分为腹段、盆段、壁内段 3 部分。输尿管有 3 个生理狭窄:输尿管与肾盂相连处、跨越髂血管处和进入膀胱处。正常输尿管边缘光滑、柔和,走行自然,有时可有折曲,也可因蠕动呈不连续的分段显示,宽度也常发生变化。

5)膀胱:去除腹部压迫带后膀胱即可逐渐充盈,其大小、形态取决于充盈程度及相邻结构的推压。正位片上膀胱充盈较满时呈类圆形或椭圆形,横置于耻骨联合上方,边缘光整,密度均匀;膀胱充盈不全时,其粗大的黏膜皱襞导致边缘不整齐而呈波浪状。侧位片膀胱呈纺锤状或直立卵圆形,长轴几乎平行于耻骨联合。

(2)逆行性肾盂造影:不能显示肾实质。肾盏、肾盂、输尿管和膀胱内腔的显影情况同静脉肾盂造影基本相似。注射对比剂时若压力过高,会造成对比剂逆行进入肾盏、肾盂以外的区域,称为肾盂肾回流。

3.肾动脉造影

(1)肾动脉期:注入对比剂后 1~3 秒,肾动脉主干及分支显影,自主干至分支逐渐变细,走行自然,边缘光滑。

(2)肾实质期:注入对比剂后 2~3 秒,肾实质显影,5~7 秒最浓,之后逐渐变淡。

(3)肾静脉期:注入对比剂后 4~12 秒,肾静脉即可显影,18~20 秒显影最佳。肾静脉属支通常与肾动脉分支伴行,但节段性分布不明显。

(二)CT 表现

1.肾脏

(1)CT 平扫:两侧肾脏在周围低密度脂肪组织的对比下,表现为圆形或卵圆形软组织密度影,边缘光滑、锐利,肾实质密度均匀,不能分辨皮质和髓质,CT 值平均为 30HU。肾窦内含有脂肪,呈较低密度,肾盂为水样密度。肾的中部层面见肾门内凹,指向前内。肾动脉和静脉呈窄带状软组织影,自肾门向腹主动脉和下腔静脉走行(图 3-1-7)。

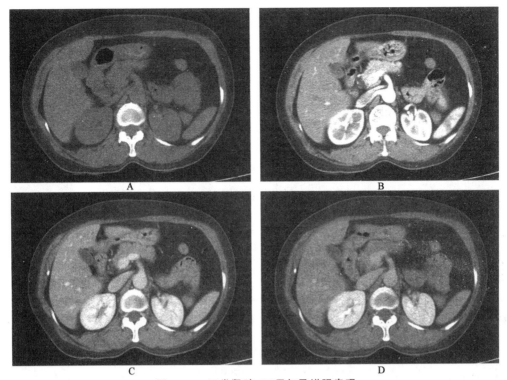

图 3-1-7　正常肾脏 CT 平扫及增强表现

　　注　A.CT 轴位平扫:肾实质密度均匀,肾窦脂肪为低密度;B.增强扫描皮质期:肾皮质明显强化,可识别强化的肾柱;C.实质期:髓质明显强化,与皮质不能分辨;D.排泄期:肾盏、肾盂明显强化,肾实质强化程度降低。

　　(2)CT 增强扫描:皮质期,肾血管和肾皮质明显强化,部分强化之皮质伸入肾实质内称肾柱,肾髓质强化不明显,故此期可区分皮、髓质;实质期,髓质强化程度类似或略高于皮质,皮、髓质分界不清;排泄期,肾实质强化程度下降,肾盏、肾盂明显强化。

　　2.输尿管

　　(1)CT 平扫:易显示中、上段输尿管,为腰大肌前缘小点状软组织密度影,中央可呈低密度,盆段输尿管较难显示。

　　(2)CT 增强扫描:注入对比剂 10 分钟后扫描,输尿管管腔充盈,为腰大肌前缘小点状致密影,输尿管全段皆可显示。

　　3.膀胱

　　(1)CT 平扫:膀胱大小、形状与充盈程度有关。充盈较满的膀胱呈圆形、卵圆形或类方形。膀胱腔内尿液呈均匀水样密度。膀胱壁呈厚度均匀的薄壁软组织密度,内外缘光滑,厚度一般不超过 3mm。

　　(2)CT 增强扫描:早期显示膀胱壁强化,10～30 分钟扫描,膀胱内充盈含对比剂的尿液,呈均匀高密度。如对比剂与尿液混合不均匀,可表现为下部密度高、上部密度低的液—液平面。

（三）MRI 表现

1.肾

T_1WI 上,由于皮质与髓质含水量不同,皮质信号稍高于髓质,T_2WI 上,皮、髓质均呈相似的较高信号。肾窦脂肪组织在 T_1WI 和 T_2WI 上分别呈高信号和中等信号。正常肾盏难以显示,肾盂呈长 T_1、长 T_2 水样信号改变。肾动脉和静脉由于流空效应,均呈低信号。Gd-DTPA 增强检查,肾实质强化形式取决于检查时间和成像速度,表现与 CT 相似(图 3-1-8)。

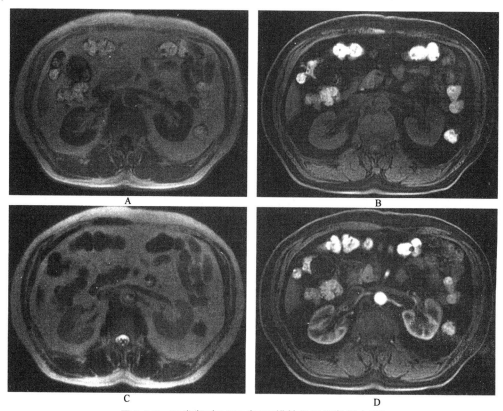

A

B

C

D

图 3-1-8　正常肾脏 MRI 表现（横轴位双侧肾门水平）

注　A.T_1WI:肾皮质信号强度略高于髓质,在双肾后缘和左侧缘可见低信号的化学位移伪影;B.预饱和脂肪抑制 T_1WI:皮、髓质信号强度差异更加明显;C.T_2WI:皮髓质信号强度相似,分辨不清;D.增强后预饱和脂肪抑制 T_1WI:皮质期可见肾皮质明显强化。

2.输尿管

常规扫描不易显示输尿管,如输尿管内恰好含有尿液时,T_1WI 上表现为低信号,T_2WI 上为高信号。MRU 可较好地显示肾盏、肾盂及输尿管的全程,类似于 X 线尿路造影表现。

3.膀胱

如膀胱腔内充盈尿液,呈均匀长 T_1、长 T_2 水样信号;膀胱壁的信号与肌肉相似,T_1WI 上比尿液高,T_2WI 上比尿液和周围脂肪信号低;膀胱周围脂肪在 T_1WI 呈高信号,T_2WI 上呈中等信号。

（晋佳丽）

第二节　肝、胆、胰、脾疾病诊断

一、肝脏疾病

(一)原发性肝癌

原发性肝癌包括来源于肝细胞的肝细胞癌(HCC)和来源于肝内胆管上皮细胞的胆管细胞癌(CC),同时包括两种成分者称为混合性肝癌。我国是肝炎大国,慢性乙型肝炎病毒感染合并肝硬化患者属于肝细胞癌的高危人群,应定期进行超声及血清甲胎蛋白(AFP)检查。

1.病理与临床表现

(1)病理:原发性肝癌中绝大部分为肝细胞癌,大体上可分为 3 种形态。①巨块型:常见,呈大块状,直径≥5cm,可以是单发巨大肿块,也可是多发结节融合而成,病灶周围常有多发子灶,常合并门脉癌栓。②结节型:肿瘤结节直径< 5cm,单个或多个,大小不等,也可为多个结节融合成一较大结节。③弥漫型:少见,小癌结节弥漫分布于整个肝脏,常合并门脉癌栓。小肝癌是指单个癌结节直径≤3cm 或 2 个结节直径之和≤3cm。

癌细胞呈条索状排列,粗细不一;条索之间有血窦和发育程度不一的肿瘤新生血管。癌细胞浸润性生长,易侵犯血管或胆管,形成癌栓。较大的肿瘤病灶中心常常出现液化坏死区,可有出血、脂肪变性等病理改变。常可见假包膜。

(2)临床表现:肝细胞癌好发于 30～60 岁男性,常在慢性乙型肝炎和肝硬化基础上发生。早期多无明显症状,中晚期可有肝区疼痛、腹胀、食欲减退、乏力、消瘦、发热等。晚期可有肝脾大、腹腔积液、黄疸、上消化道出血、恶病质。血清甲胎蛋白常呈阳性。早期发现和诊断可以提高疗效。血清甲胎蛋白检测和影像学检查是肝细胞癌的重要诊断手段。

2.影像学表现

(1)X 线表现。

1)X 线平片:一般不用于诊断肝细胞癌,对于评估肿瘤碘油栓塞效果有一定价值。

2)X 线钡剂造影:可用于观察合并门静脉高压的肝细胞癌,显示食管及胃底静脉曲张情况。

3)DSA:肝细胞癌的异常表现如下。①肿瘤供血动脉扩张,动脉分支变形、移位、扭曲及包绕;②肿瘤新生血管增多;③肿瘤染色明显;④动静脉瘘、血管湖或血管池;⑤门静脉癌栓,表现为门静脉内充盈缺损;⑥肝静脉及下腔静脉癌栓。

(2)CT 表现(图 3-2-1～图 3-2-4)。

1)CT 平扫:①绝大多数肝细胞癌呈稍低密度,也可为等密度或混合密度;②较大肿瘤密度常不均匀,坏死、囊变及脂肪变性等呈低密度,合并出血为稍高密度。

2)CT 增强扫描:具体如下。①呈典型"快进快出"表现。肝动脉期肿瘤病灶强化显著,均匀或不均匀。肿瘤较大时可见供血血管影。门静脉期由于对比剂廓清较快,呈相对稍低密度。

实质期以稍低密度为主要表现。②巨块型肝细胞癌可出现"包膜征"。肝细胞癌常合并门静脉癌栓,门静脉癌栓在动脉期强化,门静脉期呈低密度。③肿瘤供血动脉在 CTA 上呈粗细不均的不规则形态,一般来源于肝固有动脉,也可全部或部分源于变异的副肝动脉。④门静脉肝内分支受压、移位、中断等改变。门静脉癌栓形成表现为门静脉主干或分支内的充盈缺损影。⑤肝脏三期增强可明确肿瘤血供等微循环状态,有助于肝占位性病变的定位、定性诊断。

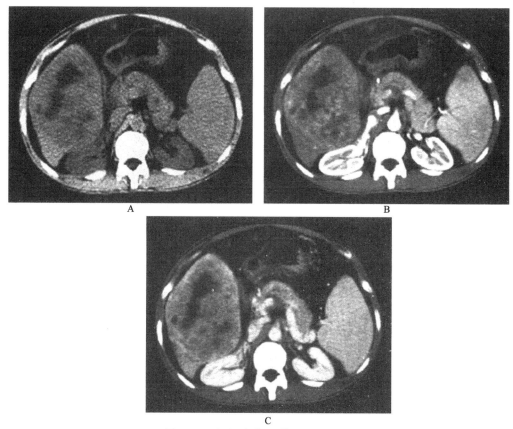

图 3-2-1　肝细胞癌(巨块型)CT 表现

注　A.CT 平扫显示肝右叶巨大肿块,以稍低密度为主,其内见多发不均匀更低密度区;B.CT 增强扫描动脉期肿瘤病灶呈不均匀强化;C.门静脉期肿瘤病灶对比剂廓清快,呈稍低密度,坏死区不强化,显示更清楚。

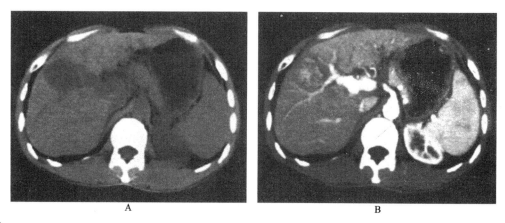

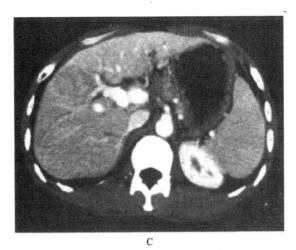

图 3-2-2 肝细胞癌(结节型)CT 表现

注 A.CT 平扫显示肝右叶结节状肿块,以稍低密度为主,边界稍模糊;B.CT 增强扫描动脉期肿瘤病灶呈不均匀强化;C.门静脉期肿瘤病灶对比剂廓清快,呈稍低密度,周边隐约见不完整的环形强化。

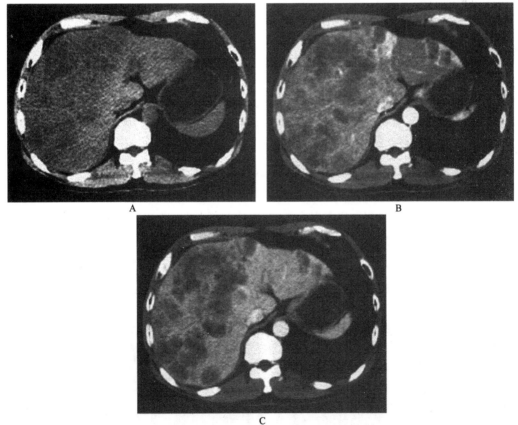

图 3-2-3 肝细胞癌(弥漫型)CT 表现

注 A.CT 平扫显示肝脏弥漫分布的稍低密度病灶,边界模糊不清;B.CT 增强扫描动脉期大多数肿瘤病灶呈轻度不均匀强化;C.门静脉期肿瘤病灶对比剂廓清快,呈稍低密度,边界显示更清楚。

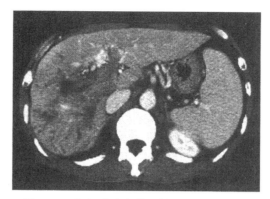

图 3-2-4 肝细胞癌合并门静脉癌栓 CT 表现

注 CT 增强扫描门静脉期显示门静脉主干及左右分支扩张,均为充盈缺损,周围见杂乱的侧支循环影。

3)CT 功能成像:①对于富血供的肝细胞癌,CT 灌注成像和 CT 能量成像将功能性及形态学有机结合,可反映肿瘤的生理功能变化;②表现为实性部分的血流量、血容量及肝动脉灌注指数、动脉期碘基值等均高于正常肝组织,在肿瘤的性质判定以及疗效评估等方面有一定的优势。

(3)MRI 表现(图 3-2-5)。

1)MRI 平扫:①肝细胞癌在 T_1WI 上以稍低信号为主,含脂质成分则表现为稍高信号;T_2WI 以稍高信号为主;②坏死、囊变以及出血等可导致信号不均匀,T_1WI 表现为低信号,T_2WI 表现为高低混杂信号,呈"马赛克征"或"镶嵌征";③假包膜呈环形的低信号,称为"包膜征",部分肿瘤浸润性生长,可致边缘不清。

2)MRI 增强扫描:①与 CT 增强表现类似,动脉期肿瘤明显强化,呈均匀或不均匀稍高信号;门静脉期强化消退呈稍低信号;实质期及延迟期肿瘤强化继续消退;②"包膜征"在门静脉期、实质期或延迟期表现为肿瘤周围的环形强化,可能是受压肝组织所致。

MRI 对小肝癌的诊断更具敏感性和特异性,特别是合并肝硬化的病例,常合并再生结节或不典型增生结节。小肝癌 T_1WI 表现为稍高、等或稍低信号,T_2WI 表现为稍高信号。动脉期可见强化,实质期和延迟期呈低信号,常伴环形"包膜征"。

3)MRI 功能成像:①DWI 上肿瘤由于弥散受限,常表现为高信号;②PWI 主要反映组织微观血流动力学变化,通过测量灌注参数可评价肿瘤的血流灌注情况;③MRS 通过检测瘤区胆碱/脂质比值、胆碱含量等,可进一步反映肿瘤细胞的代谢情况。

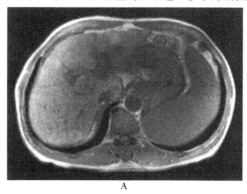

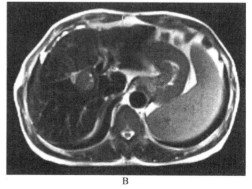

A

B

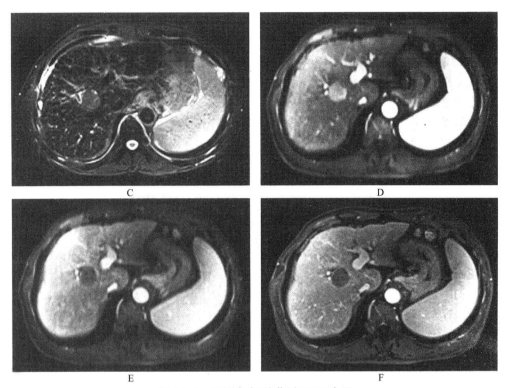

图 3-2-5　肝细胞癌（结节型）MRI 表现

注　A.MRI 平扫 T_1WI 上显示肝右叶结节，呈等信号，见低信号环；B.T_2WI 上显示肿瘤病灶呈稍高信号；C.脂肪抑制 T_2WI 肿瘤病灶仍为稍高信号；D.增强扫描动脉期肿瘤病灶呈较均匀强化；E.门静脉期肿瘤病灶对比剂廓清快，呈稍低信号；F.实质期肝实质进一步强化，肿瘤病灶呈低信号，见环形强化的"包膜征"，边界显示更清楚。

3.诊断与鉴别诊断

直径较小的肝细胞癌，特别是在肝硬化基础上发生的直径约 1cm 肝细胞癌，常缺乏典型影像征象，需要与肝硬化再生结节、肝血管瘤、单发性肝转移癌、炎性假瘤等鉴别。MRI 多序列成像和多期增强扫描以及以 EOB 为主的肝细胞特异性 MRI 对比剂的使用，对于发现和诊断肝内小肝细胞癌有重要价值。肝血管瘤边界清楚，具有"快进慢出"的强化特点；炎性假瘤常边界不清，不具有"快进快出"的强化特点；肝转移癌常常为多发病灶，因中心坏死出现"牛眼征"；肝硬化再生结节一般无肝动脉血供；肝腺瘤女性好发，常有口服避孕药史，有"包膜征"，瘤内出血有鉴别诊断意义。

（二）肝转移癌

肝脏是恶性肿瘤最易转移的器官之一。其他部位恶性肿瘤可经肝动脉、门静脉及淋巴管途径转移至肝脏，肝脏邻近器官的肿瘤也可直接侵犯肝脏。消化系统血液绝大部分回流入肝脏，其肿瘤细胞易随门静脉转移至肝脏。肠系膜上静脉的血液汇入门静脉后，主要进入肝右叶，因此转移癌至肝右叶的概率多于左叶。

1.病理与临床表现

（1）病理：肝转移癌的大小、数目和形态多变，常表现为散在、多发、大小不等的结节，也可单发或形成巨块状。病灶内可有坏死、囊变、出血或钙化等。肝转移癌按血供丰富程度可分为3类：①血供丰富，如源于甲状腺癌、肾癌、恶性胰岛细胞瘤等；②血供中等，如源于乳腺癌、结肠癌、精原细胞瘤、黑色素瘤等；③血供稀少，如源于胃癌、胰腺癌、肺癌、食管癌等。

（2）临床表现：肝转移癌早期常以原发肿瘤临床表现为主，无明显肝脏局部症状和体征。少数以肝转移为首发表现。个别者可能无法发现原发肿瘤。中、晚期可出现肝区疼痛、肝大、黄疸、腹腔积液等。

2.影像学表现

（1）CT表现（图3-2-6）。

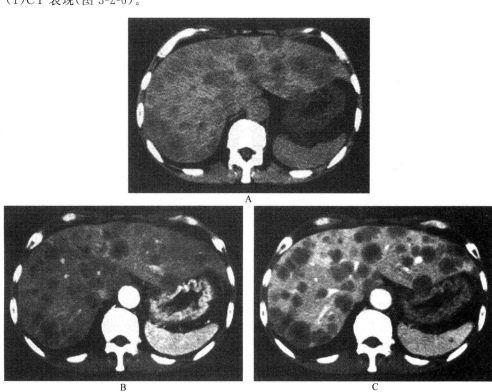

图3-2-6 肝转移癌CT表现

注 A.CT平扫显示肝脏弥漫分布的稍低密度病灶，边界模糊，病灶内中心区见更低密度区；B.CT增强扫描动脉期肿瘤病灶呈周围轻度不均匀环形强化；C.门静脉期肝实质强化，肿瘤病灶边界清晰，中心坏死区始终不强化，显示更清楚，呈"牛眼征"。

1）CT平扫：①一般表现为多发、大小不等的圆形、类圆形低密度影，边缘清楚或不清楚；②病灶内常见坏死，呈更低密度区，而出血、钙化可呈高密度；③少数单发。

2）CT增强扫描：①血供丰富的肝转移癌在肝动脉期呈环形强化，中心坏死区不强化，表现为"牛眼征""靶征"，具有特征性；②瘤周环形强化的病理基础是与正常肝组织交界处的肿瘤浸润、生长最活跃，动脉性供血较丰富，门静脉期呈稍低密度；③血供不丰富者常中心坏死明显，动脉期环形强化轻微；④少数坏死明显者可呈囊样改变。

（2）MRI表现。

1）MRI平扫：①一般表现为T_2WI稍低信号，T_1WI稍高信号；②病灶周围可有水肿，呈高信号的"晕征";③中心坏死区呈 T_2WI 高信号,形成"牛眼征"或"靶征"。

2)MRI 增强扫描:病灶周围常呈不同程度环形强化。

3.诊断与鉴别诊断

肝内多发性病灶,表现出"牛眼征"或"靶征",边缘环状强化、AFP 阴性,结合原发恶性肿瘤病史,一般可以诊断肝转移癌。

肝转移癌可有富血供或少血供类型,影像学表现可类似于肝细胞癌、肝血管瘤、肝囊肿等。CT 和 MRI 的多期增强扫描可全面显示病灶形态、信号/密度以及强化方式的特点,有助于鉴别。肝多发转移癌病灶表现不典型时还需要与肝脓肿、肝寄生虫病以及肝结核等相鉴别。

(三)肝脓肿

肝脓肿是肝组织的局限性化脓性炎症。根据致病微生物的不同分为细菌性肝脓肿、阿米巴性肝脓肿、真菌性肝脓肿、结核性肝脓肿等,以细菌性肝脓肿多见。患者可出现肝和全身的炎症反应。CT 和 MRI 是诊断肝脓肿常用的检查手段,还可通过 CT、超声引导进行经皮经肝穿刺引流的介入治疗。

1.细菌性肝脓肿

全身或肝邻近器官化脓感染的细菌及其脓毒栓子,通过门静脉、肝动脉、胆道或直接蔓延等途径到达肝脏,引起局限性化脓性炎症,形成化脓性肝脓肿。

(1)病理与临床表现:常见的致病菌有大肠杆菌和金黄色葡萄球菌。肝脓肿多见于肝右叶。起初可为多发的小脓肿,最后融合形成大脓肿。急性期局部肝组织充血、水肿,大量白细胞浸润,进一步组织液化、坏死,形成脓腔。周围肉芽组织增生,形成脓肿壁。脓肿周围的肝组织伴有水肿。如炎症反应停止,脓肿吸收而痊愈;病变发展,则脓肿不断扩大,甚至侵犯周围组织器官,引起继发性膈下脓肿、脓胸、肺脓肿等。脓肿常为单发,也可为多发;多为单房,少数为多房,为脓肿内纤维肉芽组织分隔而成。临床表现为肝大、肝区疼痛、触痛以及发热、白细胞升高等。

(2)影像学表现。

1)X 线表现:X 线平片价值不大,有时可见肝区含气或液平的脓腔影。

2)CT 表现:平扫显示肝实质圆形或类圆形低密度病灶,中央为脓腔,密度均匀或不均匀,CT 值高于水而低于肝。20% 的脓肿内出现小气泡,有时可见液平面。环绕脓腔可见密度低于肝而高于脓腔的环状影,为脓肿壁。急性期脓肿壁外周可出现环状水肿带,边缘模糊。增强 CT 表现为动脉期脓肿壁呈环形强化,脓肿壁周围的水肿带无强化;门静脉期及延迟期扫描,脓肿壁仍持续强化,周围水肿带也逐渐强化(图 3-2-7A～D)。脓腔在各期均无强化。在动脉期,环形强化的脓肿壁和周围无强化的低密度水肿带构成了"环征",90% 的脓肿出现环征。一般多见双环征(水肿带＋脓肿壁),周围没有水肿则呈单环。如果脓肿壁的内层由坏死组织构成而无强化,外层由纤维肉芽组织构成呈明显增强,则可见脓腔壁内层的低密度环和周围低密度的水肿带之间有一强化的脓肿壁外层环,即"三环征"。环征和脓肿内的小气泡为肝脓肿的特征性表现。有时在脓肿早期液化未形成,脓肿可呈软组织肿块,与肿瘤不易区别。

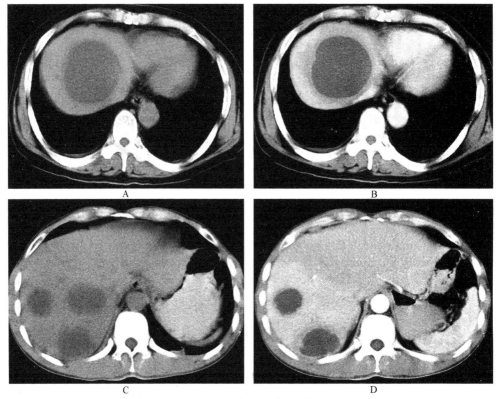

图 3-2-7 肝右叶脓肿 CT 表现

注 A、B.肝右叶单发肝脓肿，CT平扫（A），脓肿呈类圆形均匀低密度肿块；CT对比增强（B），脓肿壁有较明显强化，周围可见无强化水肿带，形成典型双环征。C、D.肝右叶多发肝脓肿，CT平扫（C），肝右叶可见多发类圆形低密度肿块；CT增强动脉期（D），低于C层面，可见无强化低密度脓腔，周围肝实质明显均匀片状强化。

3）MRI表现：肝脓肿MRI表现为圆形或类圆形的病灶，脓腔在 T_1WI 呈均匀或不均匀的低信号，T_2WI 表现高信号，弥散加权成像（DWI）呈高信号，ADC图呈低信号，该征象有助于与肝肿瘤相鉴别。环绕周围的脓肿壁，在 T_1WI 上信号强度高于脓腔而低于肝实质，T_2WI 上表现为中等信号。脓肿壁外侧的水肿带 T_1WI 呈低信号、T_2WI 呈明显高信号。Gd-DTPA对比多期增强检查，脓肿的强化表现类似增强CT所见。

（3）诊断与鉴别诊断：细菌性肝脓肿一般都有肝大、肝区疼痛以及全身感染的表现，CT发现厚壁的囊性病灶，特别是出现典型的环征和脓肿内的小气泡时则可诊断。MRI能反映脓肿各个时期的病理改变，对诊断和治疗效果观察也有较高价值。早期肝脓肿未出现液化时需与肝癌相鉴别，结合临床是否有炎症表现或抗感染治疗后复查脓肿有无吸收可以鉴别，必要时可行穿刺活检以确诊。多发性脓肿还需与囊性转移瘤相鉴别，两者均可为多发，但转移瘤壁厚薄多不均，周围常无水肿带，且有原发肿瘤病史。肝囊肿壁薄，无增强，周围无水肿带等，容易与肝脓肿相鉴别。

2.真菌性肝脓肿

真菌致病力较弱，只有当机体抵抗力下降时，真菌进入血液循环，到达肝脏，引起感染，才可形成真菌性肝脓肿。

（1）病理与临床表现：真菌性肝脓肿主要是真菌在肝组织内产生变态反应，引起肝组织损伤、坏死，形成多发、大小不等的脓肿。脓肿壁因有组织细胞、淋巴细胞浸润，一般都较厚。有时感染可形成真菌性肉芽肿。临床表现为肝大、发热以及肝功能损害。

（2）影像学表现：CT平扫显示肝实质多发、散在分布小的低密度灶。有时脓肿中心可见点状高密度影，可能是菌丝积聚影，称为靶征。肉芽肿愈合可出现钙化，则CT可见点状高密度影。增强扫描，脓肿壁无强化或少数边缘轻度强化。

（3）诊断与鉴别诊断：本病的影像学诊断主要依赖CT扫描。在抵抗力低下患者中，发现肝多发小低密度灶内有点状高密度影和散在的点状钙化影，尤其是脾和（或）双肾发现同样表现的多发小病灶时，则应考虑本病。与囊性转移瘤鉴别有一定的困难，抗真菌治疗后脓肿缩小，数目减少，或穿刺活检涂片查出念珠菌等可资鉴别。

（四）肝囊肿

肝囊肿是常见的肝脏良性疾病，通常所说的肝囊肿为先天性肝囊肿，不包括创伤性、炎症性、寄生虫性和肿瘤性肝囊肿。先天性肝囊肿病因不清楚，临床上分为单纯性肝囊肿和多囊肝，前者包括单发、多发性肝囊肿，后者为常染色体显性遗传性病变，常合并多囊肾。

1.病理与临床表现

囊肿大小不等，囊壁很薄，囊内充满澄清液体。单纯性肝囊肿和多囊肝的囊肿病理学改变无法区别。临床多见于30～50岁者，症状轻微。偶有囊肿破裂出血、合并感染等并发症。

2.影像学表现

（1）X线表现：X线检查应用价值有限。大的囊肿如行肝动脉造影，可于动脉期显示血管受压、移位。实质期可出现边缘光滑的无血管区，边缘可显示菲薄染色的囊壁。

（2）CT表现：平扫检查显示肝实质内圆形低密度区，边缘锐利，边界清楚，囊内密度均匀，CT值为0～20HU（图3-2-8A）。增强检查囊肿无强化，在强化的肝实质的衬托下，囊肿边界更加清楚。囊壁菲薄，一般不能显示。发现弥漫分布的多发肝囊肿时，应注意有无多囊肾同时存在。囊内有出血，则囊肿密度增高，CT值超过20HU。合并感染则囊壁发生强化。

（3）MRI表现：边缘光滑、锐利，T_1WI呈低信号，T_2WI呈均匀高信号的圆形病灶，对比增强扫描病灶无强化，边界更清楚（图3-2-8B～D）。

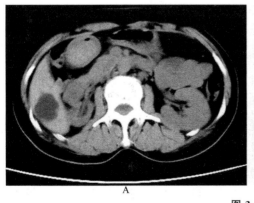
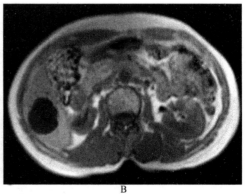

A B

图3-2-8

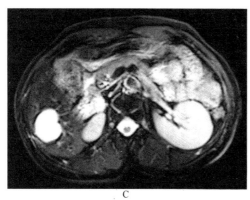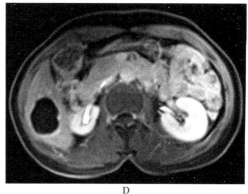

图 3-2-8 肝囊肿影像学表现

注 A.CT 平扫,肝右叶可见类圆形低密度影,边界清楚;B.MRI 平扫 T_1WI 病变表现为边界清楚的低信号影;C.T_2WI 上病灶呈明显高信号;D.MRI 增强扫描显示病灶无强化。

3.诊断与鉴别诊断

CT 对肝囊肿的检出比较敏感,MRI 显示囊肿也有较高价值。典型的肝囊肿,CT 容易诊断。有时要与囊性转移瘤、肝脓肿、肝棘球蚴病等鉴别。这些病变常有较厚的囊壁,且厚薄不均,边缘不整。

(五)肝硬化

肝硬化是由一种或多种病因长期或反复作用导致的弥漫性、不可逆性肝损害。主要病因是病毒性肝炎和酒精中毒,其他病因包括慢性胆系疾病、代谢性疾病、药物中毒、寄生虫感染等。在我国以病毒性肝炎(乙型肝炎和丙型肝炎)所致的肝硬化最为常见。

1.病理与临床表现

(1)病理:肝硬化早期,肝体积可稍增大;晚期则明显缩小,质地变硬,表面呈结节状。按形态可分为小结节性、大结节性和混合性肝硬化 3 类。特征性表现是肝细胞变性、坏死、再生,伴纤维组织增生。原有的正常肝小叶结构被破坏,大量肝细胞再生而形成不具正常结构的假小叶。

(2)临床表现:肝硬化早期可无明显症状,仅有引起肝硬化的基础疾病的临床表现,如慢性肝炎、慢性胆管炎、血吸虫感染、心功能不全等。失代偿期以肝功能损害和门静脉高压为主要表现,可出现腹腔积液、脾大、食管胃底静脉曲张。晚期或终末期出现黄疸、上消化道出血、肝性脑病等,预后不良。

2.影像学表现

(1)CT 表现(图 3-2-9)。

1)CT 平扫:①早期肝脏形态可无明显变化,仅表现为肝裂、胆囊窝增宽;②进展期肝脏表面呈结节状,肝叶比例失调,肝右叶和左叶内侧段萎缩,尾状叶和左叶外侧段代偿性肥大;③肝脏实质密度不均匀,由于再生结节、纤维化及变性坏死等所致;④铁质和脂肪沉积可分别引起结节的密度增高、降低。

2)CT 增强扫描:①肝实质包括再生结节的强化方式相同,呈均匀强化;②部分再生结节周围可见低密度的晕环,多个结节可融合成较大结节;③继发性改变:包括脾大、腹腔积液、门静脉扩张、侧支循环形成等。

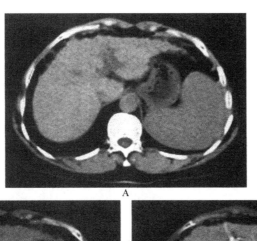

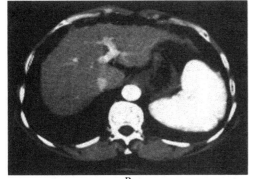
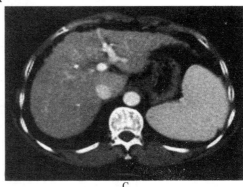

图 3-2-9　肝硬化 CT 表现

　　注　A.CT 平扫显示肝脏体积缩小,轮廓不规则,呈结节状,肝实质密度尚均匀;B.CT 增强扫描动脉期肝实质呈均匀等密度;C.门静脉期肝实质均匀强化,呈等密度。

　　(2)MRI 表现(图 3-2-10)。

　　1)MRI 平扫:①肝硬化的实质在 T_1WI 上呈等信号,在 T_2WI 上信号常不均匀;②变细的血管和增生纤维组织呈稍高信号,表现为细小网格状影;③不典型增生结节在 T_2WI 上呈低信号;④再生结节中的含铁血黄素沉着可致信号降低,而脂肪变性可致信号增高。

　　2)MRI 增强扫描:①肝硬化的实质在动脉期多呈不均匀强化,部分典型性增生结节出现强化;②门静脉期再生结节和不典型增生结节均匀强化,与肝实质相同。

　　3)继发性改变:①腹腔积液表现为肝脏表面弧形 T_1WI 均匀低信号,T_2WI 均匀高信号;②MRI 可良好显示门静脉系统扩张及其与体循环之间的侧支血管,平扫表现为迂曲扩张或集合成团的管状流空信号;③磁共振增强血管成像可以三维立体显示肝内、外门静脉系统,提供重要的术前信息,并评价术后门—体分流情况,可替代传统门静脉造影检查。

　　3.诊断与鉴别诊断

　　肝硬化早期,肝脏形态学改变不显著,影像学检查不能明确诊断。肝硬化中、晚期,根据典型的影像学表现可确定诊断。肝穿刺活检是诊断肝硬化的"金标准"。

　　大多数情况下,影像学检查所显示的肝形态学改变不能明确肝硬化病因;少数情况下,影像学表现可提示如胆源性肝硬化等的潜在病因。MRI 对肝硬化基础上的一系列结节病灶的鉴别诊断具有优势。再生结节在 T_1WI 呈等至高信号,T_2WI 上呈等或低信号。不典型增生结节在 T_1WI 呈等至高信号,在 T_2WI 上呈等信号。而小肝细胞癌(sHCC)在 T_1WI 上呈低至高信号，T₂WI 上呈等至高信号。T₂WI 上信号强度的演变与结节的恶性程度有相关性。

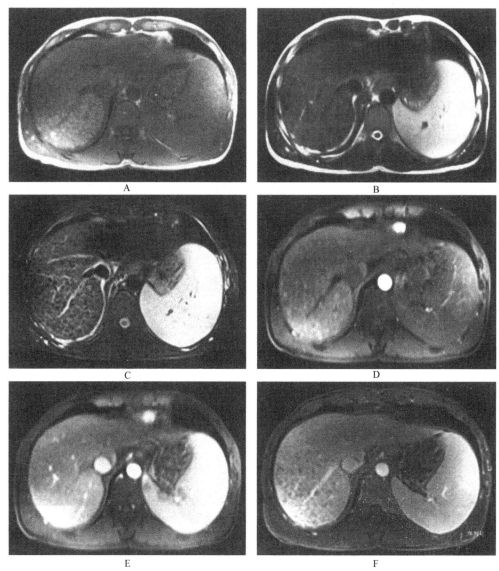

图 3-2-10　肝硬化 MRI 表现

注　A.MRI 平扫，T₁WI 上显示肝实质信号不均，见多发小圆形稍高信号，边界不清；B.T₂WI 上再生结节显示为稍低信号，弥漫分布；C.脂肪抑制 T₂WI 再生结节显示更清楚，呈低信号，肝实质呈网状改变；D.增强扫描动脉期再生结节呈不均匀轻度强化；E.门静脉期肝实质及再生结节均有强化，呈均匀等信号改变；F.实质期肝实质进一步强化，而再生结节内对比剂廓清，呈稍低信号。

二、胆系疾病

（一）胆囊炎

1.病理与临床表现

胆囊炎分为急性胆囊炎和慢性胆囊炎。前者通常因胆道结石或蛔虫阻塞引起胆囊管阻塞、胆汁淤滞,继发细菌感染;后者多是急性胆囊炎治疗不彻底、反复发作所致,也可没有明显的急性过程。发病过程常与胆结石并存和互为因果关系。

病理上急性胆囊炎分为 3 型:急性单纯性胆囊炎、急性化脓性胆囊炎和急性坏死性胆囊炎。慢性胆囊炎主要是胆囊壁纤维组织增生和钙化,胆囊缩小,或因积水而增大。胆囊功能受损。常有结石并存。

临床多见于成年人,尤其以女性多见。急性胆囊炎常表现为急性发作的右上腹疼痛,呈持续性疼痛并阵发性绞痛,伴畏寒、发热、呕吐、黄疸等。体检右上腹压痛,墨菲征阳性。慢性胆囊炎症状不典型,常有右上腹隐痛、腹胀不适、消化不良等。

2.影像学表现

(1)X 线表现:有时可见胆囊内阳性结石或胆囊壁钙化。

(2)CT 表现。

1)CT 平扫:急、慢性胆囊炎表现如下。①急性胆囊炎:可见胆囊增大,直径超过 5cm;胆囊壁弥漫性增厚超过 3mm;胆囊壁周围可出现 1 条环形低密度水肿带;可伴有胆囊结石;如胆囊坏死、穿孔,可见胆囊壁连续性中断,胆囊窝可见含有液平面的脓肿;胆囊内见到气体则提示为气肿性急性胆囊炎。②慢性胆囊炎:表现为胆囊壁普遍性均匀或不均匀增厚(图 3-2-11),可见钙化;多数可见胆囊缩小;可伴有胆囊结石。

2)CT 增强扫描:①急性胆囊炎:可见增厚的胆囊壁呈分层明显强化,内层强化持续时间较长,外层为无强化的组织水肿层。②慢性胆囊炎:可见增厚的胆囊壁均匀性强化。

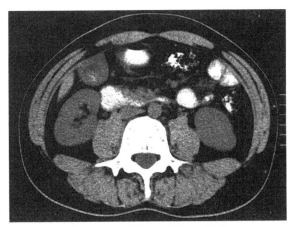

图 3-2-11　慢性胆囊炎 CT 表现

注　CT 平扫示胆囊壁普遍性均匀增厚,内可见斑点状高密度结石影。

(3)MRI 表现。

1)MRI 平扫:急、慢性胆囊炎表现如下。①急性胆囊炎:显示胆囊增大,胆囊壁增厚。T_1WI 胆囊内胆汁呈低信号,水肿的胆囊壁呈低信号;T_2WI 胆囊内胆汁为高信号,胆囊壁水肿亦呈高信号。②慢性胆囊炎:显示胆囊缩小,胆囊壁均匀或不均匀增厚。

2)MRI 增强扫描:与 CT 相似。

3.诊断与鉴别诊断

CT 及 MRI 显示胆囊增大,胆囊壁水肿、增厚,增强扫描示分层或均匀强化,结合临床急性腹痛病史可诊断为急性胆囊炎。CT 及 MRI 上显示胆囊缩小,胆囊壁均匀增厚,增强扫描呈均匀强化,或伴有结石,可考虑慢性胆囊炎。慢性胆囊炎需要与胆囊癌相鉴别,后者表现为胆囊壁显著不规则增厚,胆囊变形、壁僵硬等可资鉴别。

(二)胆系结石

1.疾病概要

(1)病因与病理:胆汁中胆色素、胆固醇、黏液物质和钙盐析出、凝集而形成结石。发生在胆管内的结石称为胆管结石,发生在胆囊内的结石称为胆囊结石,两者统称为胆系结石。形成胆结石的原因尚不完全清楚,胆汁淤滞和胆道感染是两个重要因素。根据化学成分不同,胆结石可分为胆固醇性胆结石、胆色素性胆结石和混合性胆结石 3 种类型。

(2)临床表现:主要症状为反复、突然发作的右上腹绞痛,为持续性疼痛,3～4 小时后缓解,并放射到后背和右肩胛下部,伴呕吐。查体右上腹部压痛。

2.影像学表现

(1)X 线表现:平片可发现右上腹胆囊阳性结石,占 10％～ 20％。经皮经肝胆管造影(PTC)或内镜逆行胰胆管造影(ERCP)检查,可见胆囊或胆管内阴性结石所致的充盈缺损或胆道狭窄、梗阻。

(2)CT 表现。

1)CT 平扫:根据其化学成分不同,胆结石在 CT 平扫上可表现为高密度、等密度或低密度影 3 种类型。①胆囊内高密度结石常表现为单发或多发、圆形或多边形高密度影,常伴有慢性胆囊炎(图 3-2-12A);等密度或低密度结石则可在胆囊造影 CT 上表现为低密度的充盈缺损,其位置随体位变化而改变。②肝内胆管结石多表现为点状、结节状或不规则形高密度影,与胆管走行方向一致,可伴有相应的胆管扩张。③肝总管或胆总管结石多表现为圆形高密度影,其周围或一侧可见低密度扩张的胆总管,形成所谓的“环靶征”或“半月征”(图 3-2-12B),同时见结石上方的胆管扩张(图 3-2-12C)。

2)CT 增强扫描:结石不强化,多同时伴胆囊炎或胆管炎,胆囊壁或胆管壁可发生强化。

(3)MRI 表现。

1)MRI 平扫:胆系结石 T_1WI 多呈低信号,T_2WI 在高信号胆汁内可显示低信号的胆结石。MRCP 既能显示低信号结石的部位、大小、形态及数目等,也能显示梗阻上方的胆管扩张程度,扩张胆总管下端呈倒杯口状充盈缺损,此为胆总管结石的典型表现。

2)MRI 增强扫描:同 CT 表现。

3.诊断与鉴别诊断

根据 CT 平扫胆囊或胆管内高密度,增强无改变,MRI T_1WI 和 T_2WI 均呈低信号,多可明确诊断为胆系结石。胆管结石常引起胆管梗阻,需要与胆管肿瘤、胆管炎症相鉴别。

(三)胆道肿瘤

胆道肿瘤以恶性肿瘤常见,胆道恶性肿瘤主要为起源于胆囊与胆管上皮细胞的恶性肿瘤,又以腺癌多见。胆道恶性肿瘤按部位分为胆囊癌和胆管癌。胆管癌可发生在胆管的各个部位,可分为:①周围型,为肝内小胆管起源,又称胆管细胞性肝癌;②肝门型,较常见,约占70%,起源于肝门附近较大肝管;③胆总管型,起源于胆总管,包括起源于下段壶腹部的壶腹型。

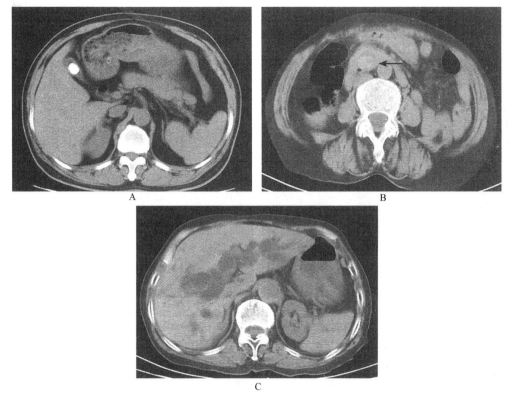

图 3-2-12 胆系结石 CT 表现

注 A.CT 平扫示胆囊内高密度结石影,胆囊萎缩,胆囊壁增厚;B.CT 平扫示胆总管内结石,胆总管扩张呈"半月征"(箭头);C.CT 平扫示胆总管结石以上胆管扩张。

1.病理与临床表现

(1)病理:大体病理上分为浸润型、结节型和乳头型,与生长方式相关。浸润型常见,累及整个胆管壁周径,管腔局限性狭窄,肿块不明显。结节型突向管腔内生长,胆道梗阻可不明显。乳头型少见,胆管内肿块早期即可造成胆道梗阻。组织学上以分化较好的腺癌多见,其次为未分化癌、乳头状癌和鳞癌。

(2)临床表现:胆管癌好发于 50~70 岁男性,起病隐匿,发病早期可仅有右上腹不适。随着病程进展,出现黄疸、肝区钝痛、消瘦、食欲低下、肝大等,大部分患者的黄疸具有进行性加重的特点。合并急性胆管炎者,可有寒战和发热。

2.影像学表现

(1)X 线表现:PTC 和 ERCP 上胆管癌的表现如下。①胆管狭窄:局限或广泛的规则、不规则狭窄,是其主要表现;②胆管腔内充盈缺损:表现为胆管内边缘清楚、密度均匀的低密度影;③胆管阻塞中断:狭窄末端不规则、突然中断,呈截断征象;④梗阻以上肝内外胆管扩张:胆管呈"软藤征",提示重度急性扩张,胆管中度扩张多呈柱状改变。

（2）CT 表现（图 3-2-13、图 3-2-14）。

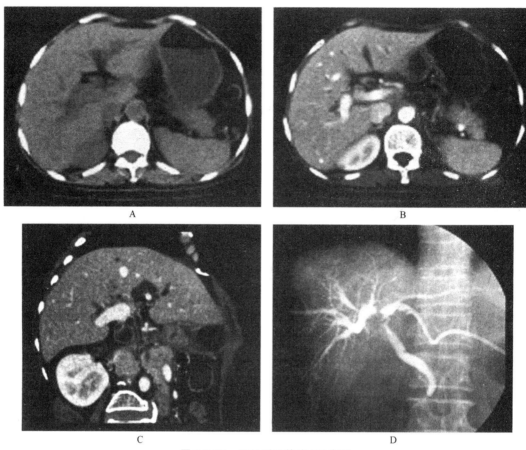

图 3-2-13　肝门型胆管癌 CT 表现

　注　A.CT 平扫显示肝门区不规则小结节影,呈等密度;肝内胆管未见显示;B.增强扫描动脉期肝门区小结节强化,肝内胆管轻度扩张,呈条状低密度影;C.增强扫描斜冠状面重建显示肝门区肝总管管壁不均匀增厚,有强化,其以远胆总管显示呈管状低密度;D.PTC 显示肝内胆管轻度扩张,狭窄末端位于肝门部,以远胆总管内对比剂充盈,未见扩张。

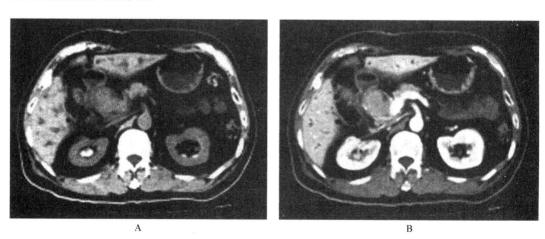

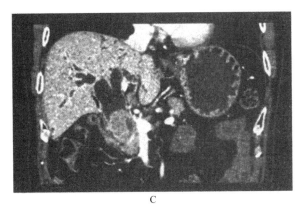

图 3-2-14 胆总管癌 CT 表现

注 A.CT 平扫显示胆总管内结节状肿块,呈等密度,周边胆汁呈稍低密度;肝内胆管弥漫扩张,呈低密度;B.增强扫描门静脉期胆总管内结节轻度均匀强化,边缘显示清楚,与周围胆汁及胆总管壁对比明显;C.增强扫描冠状面重建显示胆总管明显扩张,强化的腔内肿块位于胆总管中下段;肝内胆管不均匀扩张。

1)CT 平扫:①因梗阻平面不同,可见梗阻平面以上肝内外胆管扩张;②明显扩张的肝内外胆管突然中断;③少数可见密度稍低的结节、肿块;肝门型胆管癌的肝门部结构不清。

2)CT 增强扫描:①扩张的胆管显示更为清楚;梗阻处胆管壁均匀或不均匀增厚、强化,有时可见管腔内强化结节;②胆管癌转移征象包括肝内转移、肝门部及其他腹腔内淋巴结转移等,增强扫描显示更为清楚。

(3)MRI 表现。

1)MRI 平扫:①显示胆管癌的敏感性与 CT 相仿;②明显扩张的肝内外胆管在 T_1WI 呈低信号,在 T_2WI 呈高信号;③肿块、结节在 T_1WI 呈稍低信号,T_2WI 上呈稍高信号。

2)MRI 增强扫描:①肿块强化程度低于周围肝组织,呈稍低信号;②扩张的胆管壁可见强化。

3)MRCP:①能反映胆管树全貌,可清楚地显示胆道狭窄的部位、程度以及范围;②与常规 MRI 结合可以准确判断阻塞部位和原因(图 3-2-15)。

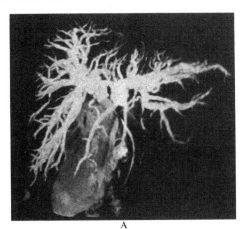

图 3-2-15

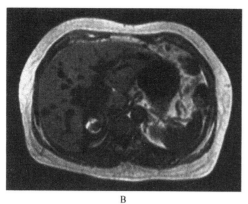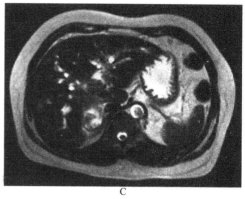

图 3-2-15　肝门型胆管癌 MRI 表现

注　A.MRCP 显示肝内胆管弥漫性扩张,狭窄末端位于肝总管下段,远侧胆总管及胰管部分显示;B.MRI平扫 T_1WI 上显示肝门部肿块呈结节状稍低信号,边界清楚;肝内胆管扩张,呈低信号,边界清楚;C.MRI平扫 T_2WI 上显示肝门部肿块呈结节状稍高信号,边界清楚;肝内胆管扩张,呈高信号,边界清楚。

3.诊断与鉴别诊断

影像学检查特别是 CT 和 MRI 的薄层增强扫描能准确显示胆管癌在胆管树发生的部位,即肝内、肝门或肝外胆管。通过对胆管梗阻部位、形态的观察,可以判断狭窄良、恶性,结合临床表现进行定性诊断以及分期评价。

胆道结石梗阻、胆管炎性狭窄等胆道梗阻性疾病也可引起黄疸,有时需要与胆管癌相鉴别。CT 和 MRI,特别是结合 MRCP 成像,对胆管梗阻部位、形态特点的显示,有助于胆管梗阻的病因鉴别诊断。肝内胆管细胞性肝癌需与 HCC、肝转移癌等相鉴别。

三、胰腺疾病

(一)胰腺炎

1.急性胰腺炎

急性胰腺炎为最常见的胰腺疾病,多种病因引起的胰酶激活,继以胰腺局部炎症反应为主要特征,伴或不伴其他器官功能改变,病因主要包括胆系疾病、酗酒、高脂血症等。

(1)病理与临床表现:急性胰腺炎起病急骤。主要症状为上腹部持续性剧烈疼痛,常放射到胸背部,可伴有发热、恶心、呕吐、腹胀等胃肠道症状,严重者可出现休克;查体可见上腹部压痛、反跳痛和肌紧张。实验室检查血、尿淀粉酶及脂肪酶升高,血白细胞计数升高。根据有无局部并发症及器官衰竭,可分为轻、中、重度。多数患者病情轻,但重度胰腺炎,尤其是合并感染、器官衰竭等致死率较高。

病理分类如下。①急性水肿性胰腺炎(IEP),占胰腺炎的 $80\%\sim90\%$,表现为胰腺肿大、间质充血、水肿伴炎症细胞浸润,胰周可伴有急性胰周液体积聚(APFC),多数液体能自行吸收,如未吸收,则演变为假性囊肿。②坏死性胰腺炎相对少见,以胰腺坏死、出血为特征。胰液、炎性渗出物、出血、坏死组织等积聚在胰腺内外,并可沿多条途径向腹膜后间隙或腹腔扩展。急性坏死物积聚(ANC)多发生在坏死性胰腺炎发病 4 周后,可同时累及胰腺和胰周,也可仅累及胰腺或胰周。ANC 含有坏死物碎片、脂滴等成分,继续进展,可形成成熟的囊壁,称为包裹性坏死(WON),与假性囊肿的区别是囊内含有坏死组织或胰腺组织。尽管以上各种形式的病变都可以合并感染,但坏死物感染概率较高,此时,影像学可以在病灶内发现气体。

(2)影像学表现。

1)X 线表现:平片检查价值有限,肠管积气是最常见的发现,无特异性。

2)CT 表现:少数轻型急性水肿性胰腺炎患者,CT 可无阳性表现,多数病例有不同程度的胰腺体积局限性或弥漫性增大,胰腺密度正常或为均匀、不均匀减低,胰腺轮廓多模糊不清,肾前筋膜增厚,左侧多见,增强扫描胰腺均匀强化,没有无强化的坏死区。急性胰周液体积聚表现为胰腺周围没有囊壁的液体密度影,假性囊肿表现为局限性囊状低密度区,囊壁有强化,囊内密度均匀,没有坏死物(图 3-2-16)。

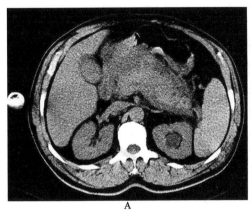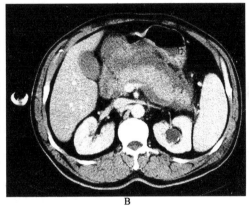

图 3-2-16 急性间质水肿性胰腺炎 CT 表现

注 A.CT 平扫;B.CT 增强静脉期,显示胰腺体积增大、密度降低,胰腺边缘模糊,液体渗出,形成胰周积液,增强检查胰腺均匀强化;另见左侧肾盂旁囊肿。

急性坏死性胰腺炎:CT 平扫除具有急性水肿性胰腺炎的表现且更显著外,还常见胰腺密度不均匀,坏死灶呈略低密度,出血呈高密度;增强扫描胰腺强化不均匀,坏死区无强化(图 3-2-17)。胰周炎性渗出及坏死物可扩展至网膜囊、脾周、胃周、肾旁前间隙、肾周间隙、结肠旁沟、肠系膜及盆腔,CT 表现为相应部位脂肪密度增高或呈水样密度。ANC 表现为胰周液体集聚区域出现实性成分或脂肪密度;WON 表现为囊性包块,囊壁有强化,囊内除液性成分外,出现实性成分或脂肪密度,如出现气体,则提示感染性 WON。

3)MRI 表现:急性胰腺炎 MRI 形态与 CT 近似,胰腺组织在 T_1WI 上信号减低,在 T_2WI 上信号增高,脂肪抑制 T_1WI 上信号不均,出血则表现为 T_1WI 上的高信号。APFC 和假性囊肿表现为 T_1WI 低信号,T_2WI 高信号,假性囊肿可见囊壁。ANC 和 WON 除液体信号外,还有非液体成分。MRI 增强扫描表现与 CT 相同。

(3)诊断与鉴别诊断:急性胰腺炎常有明确病史、体征及实验室检查指标异常,结合影像学表现,诊断并不困难。影像学检查应帮助确定病变的大体病理类型、病变的扩散范围及并发症,这些对评价病情程度、决定治疗方案及评估预后都有很大帮助。

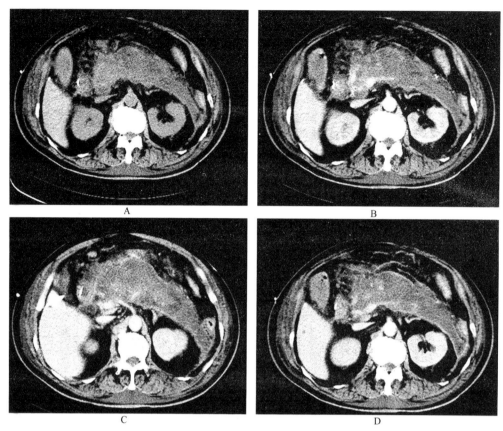

图 3-2-17　急性坏死性胰腺炎 CT 表现

注　A.CT 平扫;B.CT 增强动脉期;C、D.静脉期,胰腺体积增大、密度明显不均匀降低;增强后残留胰腺组织轻度强化,坏死区域不增强。

2.慢性胰腺炎

慢性胰腺炎是指由各种因素引起的胰腺局限性或弥漫性的进行性炎症,可导致胰腺实质和胰管的不可逆性损害。疾病发生与多种因素有关,急性炎症反复发作或长期酗酒是其主要病因。

(1)病理与临床表现:病理上分为酒精性和梗阻性慢性胰腺炎两大类。其共同特点为胰腺纤维化,质地变硬,体积缩小,正常小叶结构丧失;晚期腺体完全萎缩,被纤维和脂肪组织取代,胰岛组织也遭受破坏。酒精性慢性胰腺炎的特点是小导管和主导管均扩张,管腔内有蛋白类物质或栓子,并有碳酸盐沉着,胰管结石和胰体钙化比较常见。梗阻性慢性胰腺炎的特点是大导管有中度扩张,而小导管仍为正常大小。导管上皮完整,管腔内无堵塞物且很少钙化。临床表现包括上中腹部疼痛,饮酒和饱餐可诱发疼痛或使疼痛加重;由于厌食或因腹痛不敢进食,可导致体重减轻。由于胰岛细胞和腺体大量破坏,损害胰腺的内、外分泌功能,前者可并发糖尿病,后者引起消化不良、脂肪泻。

(2)影像学表现。

1)X 线表现:部分患者在胰腺区可见不规则斑点状钙化阴影。ERCP 可明确显示胰管及其分支出现的扭曲、变形、扩大、轮廓不规则和狭窄等。

2)CT 表现:慢性胰腺炎的 CT 表现多样,变化不一。轻型病例 CT 可完全正常,主要阳性表现为:①胰腺大小可正常,也可弥漫或局限性缩小或增大;②多数病例可显示不同程度的胰管扩张,内径＞5mm,粗细不均,呈串珠状主胰管扩张;③胰管结石和胰腺实质钙化,沿胰管分布和(或)位于胰腺实质内(图 3-2-18A、B);④假性囊肿,呈边界清楚的囊状水样密度区;⑤胰周可有条索影,肾前筋膜可增厚;⑥增强扫描胰腺强化不均匀,纤维化区强化程度较低。

3)MRI 表现:胰腺形态及胰周改变与 CT 相同。纤维化区域在 T_1WI 脂肪抑制和 T_2WI 表现为信号减低,水肿在 T_2WI 呈高信号。钙化灶在 MRI 上难以识别。MRCP 可清楚地显示串珠状扩张的主胰管(图 3-2-18C、D)。增强扫描表现与 CT 相同。

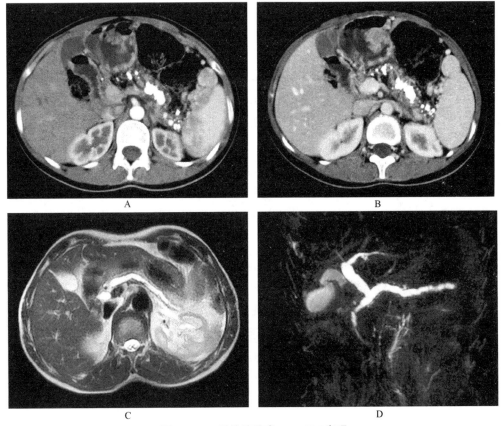

图 3-2-18　慢性胰腺炎 CT、MRI 表现

注　A.CT 增强动脉期;B.静脉期,显示胰管结石和胰腺实质钙化,表现为沿胰管分布的大小不等的钙化;C、D.MRI T_2WI 和 MRCP(另一病例),显示胰腺实质萎缩,胰管全程扩张,呈高信号的串珠状影,胆管正常。

(3)诊断与鉴别诊断:弥漫性胰腺萎缩是慢性胰腺炎的诊断依据之一,但若萎缩仅局限于胰体尾部时,应高度警惕,同时有胰头增大或肿块,则需考虑胰腺癌的可能性。发现钙化、假性囊肿,提示炎症可能性大,如出现胰管截断、周围血管侵犯或肝脏、淋巴结转移等,则提示肿瘤,有时鉴别困难,需要行穿刺活检等进一步检查确定。

(二)胰腺癌

胰腺癌通常指胰腺导管腺癌,是胰腺最常见的恶性肿瘤,多发生于40岁以上的中老年人,近年来发病率逐渐增高且有年轻化趋势,预后差,5年生存率不足5%。

1.病理与临床表现

胰腺癌绝大多数起源于胰管上皮细胞,富有纤维组织,呈质地坚硬的灰白色肿块。胰腺癌为少血供肿瘤。另有极少部分胰腺癌起源于腺泡上皮。60%~70%的胰腺癌发生于胰头,其余见于体、尾部,也可以累及胰腺大部或全胰,容易发生局部侵犯,累及血管和神经,也容易发生淋巴结和肝转移。

临床上早期无特异性症状或体征,可有腹部胀痛不适、食欲减退等。随肿瘤进展,胰头癌侵犯胆总管,产生无痛性黄疸,往往发现较早;胰体尾癌晚期出现左侧腰背部持续性疼痛,或因肿块就诊,发现时常已是晚期。

2.影像学表现

(1)X线表现:平片没有诊断价值。在胰头癌肿块较大侵犯十二指肠时,行低张十二指肠钡剂造影检查,可见十二指肠内缘反"3"字形压迹,并有内缘肠黏膜破坏。胰体尾癌进展期可侵犯十二指肠水平段,致局限性肠管狭窄、僵硬、黏膜破坏、钡剂通过受阻。

(2)CT表现。

1)CT平扫肿块密度与邻近胰腺组织近似,小病灶不易发现,较大者胰腺局部增大,可因出现坏死表现为低密度灶。胰腺癌为少血供肿瘤,增强扫描时密度增加不明显,而周围正常胰腺组织强化明显,使肿瘤显示更清楚(图3-2-19)。CT薄层双期(动、静脉期)扫描对提高早期胰腺癌检出率非常有价值。

2)胰管阻塞,肿瘤的上游胰管扩张及胰腺萎缩(图3-2-19),甚至形成潴留性囊肿。

3)胰头癌早期常侵犯胆总管胰头段,引起胆总管阻塞,梗阻近端胆总管、胆囊及肝内胆管均见扩张(图3-2-19)。胰管、胆总管同时扩张,引起的"双管征"是诊断胰头癌较可靠的征象。

4)肿瘤容易侵犯胰腺周围血管,如肠系膜上动脉、肠系膜上静脉、脾动脉、脾静脉、下腔静脉、门静脉、腹腔干及腹主动脉等。CT表现为胰腺与血管之间的脂肪间隙消失,肿块包绕血管(图3-2-20),血管形态不规则、变细,血管内有癌栓形成,甚至完全阻塞,并继发侧支循环形成。

5)胰腺癌易侵犯十二指肠、胃窦后壁、结肠、大网膜。十二指肠及结肠受累,CT显示局部肠管壁增厚、僵硬并引起消化道梗阻和近端肠管扩张。胃窦后壁受累则见胃与胰腺的脂肪间隙消失,胃壁局限性增厚或肿块突入胃腔。胰腺癌侵犯大网膜致大网膜浑浊、增厚,形成"饼状"大网膜,常同时有腹膜种植转移及合并大量腹水。

6)胰腺癌易经门静脉转移到肝脏(图3-2-20),也可经血行转移至远处其他脏器或骨骼。胰腺癌淋巴转移最常见于腹腔干和肠系膜上动脉根部周围的淋巴结;其次为下腔静脉、腹主动脉旁、肝门区及胃周淋巴结。

(3)MRI表现:胰腺形态改变与CT相同。肿瘤在T_1WI呈低或等信号,T_2WI呈稍高信号。由于肿瘤液化、出血、坏死,可表现为混杂不均信号。肿瘤液化囊变则表现为 T$_2$WI 不规则高信号区,出血在 T$_1$WI 表现为高信号。MRCP 可以清楚地显示梗阻扩张的胰管和胆管,其梗阻末端呈喙突状。

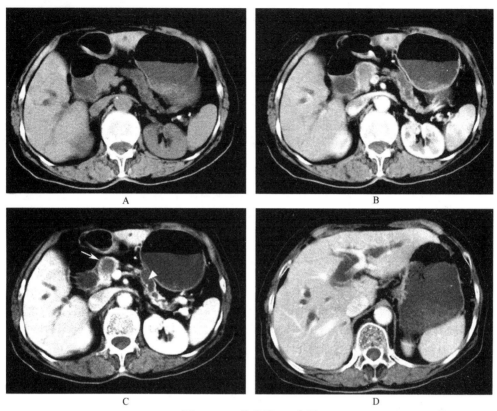

图 3-2-19　胰头癌 CT 表现

注　A.CT 平扫,胰头内略低密度肿块,胰体尾萎缩,胰管扩张;B.CT 增强动脉期,胰头肿块密度较正常胰腺低;C.门静脉期,肿瘤强化较胰腺实质弱(箭头),体尾部主胰管扩张显示更加清晰(三角);D.门静脉期,较高层面示肝内胆管扩张。

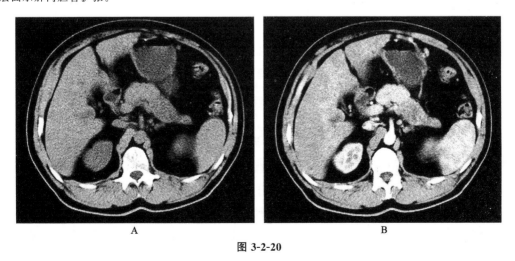

图 3-2-20

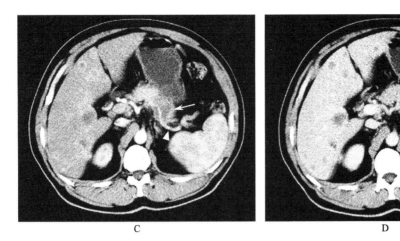

图 3-2-20　胰体癌 CT 表现

注　A.CT 平扫,胰体增大,胰尾萎缩;B,C.CT 增强动脉期,肿瘤强化较胰腺实质弱,表现为胰体低密度肿块(箭头),肿瘤包绕脾动脉(三角);D.门静脉期,肝内多发转移灶。

3.诊断与鉴别诊断

多数病例根据影像学的典型表现可作出胰腺癌诊断。此外,还应对其可切除性在术前作出估计。如果肿瘤已侵犯胰腺周围肠系膜上动脉、腹主动脉、门静脉主干等重要大血管,或肿瘤已侵犯大网膜、发生腹腔种植和大量腹水,出现其他脏器或淋巴结广泛转移等,这些都是晚期肿瘤且不能进行切除的征象。

胰腺癌的鉴别诊断主要包括慢性胰腺炎、胰腺其他类型肿瘤等。

(三)胰腺囊腺瘤和囊腺癌

1.病理与临床表现

胰腺囊腺瘤和胰腺囊腺癌比较少见,可发生于胰腺的任何部位,以体、尾部多见。囊腺瘤分为浆液性囊腺瘤和黏液性囊腺瘤两个类型。浆液性囊腺瘤又称为微囊腺瘤,以小囊为主,无恶变倾向。黏液性囊腺瘤多为大的单房或多房囊肿,囊内充满黏液,有潜在恶变危险,因此认为黏液性囊腺瘤是黏液性囊腺癌的癌前病变。

胰腺囊腺瘤生长缓慢,一般病史较长,囊腺癌常由囊腺瘤恶变而来,即使是原发性囊腺癌其病程也比胰腺癌长。主要临床表现为上腹胀痛或隐痛、上腹部肿块,其次有体重减轻、黄疸、消化道出血以及各种胃肠道症状和肝转移症状。

2.影像学表现

(1)CT 表现。

1)CT 平扫:浆液性囊腺瘤常呈分叶状,边界清楚,典型者呈蜂窝状改变,囊内含低密度液体,中央纤维瘢痕或分隔有时可见不规则钙化或星芒状钙化(图 3-2-21A)。黏液性囊腺瘤常为单房大囊或由几个大囊组成,界线清楚,囊内有时可见直线状或弧形薄分隔,可见到乳头状结节(图 3-2-22A)。黏液性囊腺癌表现与黏液性囊腺瘤相似,单纯依靠影像学表现不易鉴别,囊壁厚薄不均,间隔不规则,明显的实性软组织肿块及周围血管浸润均提示囊腺癌可能性大。

2）CT增强扫描：浆液性囊腺瘤内纤维瘢痕或分隔强化，使蜂窝状结构更加清晰（图3-2-21B）。黏液性囊腺瘤或黏液性囊腺癌可见囊壁、间隔及壁结节强化（图3-2-22B）。

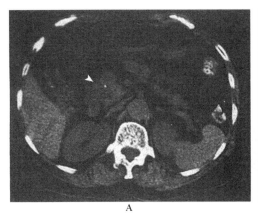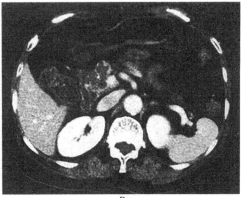

图3-2-21 胰腺浆液性囊腺瘤

注 A.CT平扫：肿瘤位于胰头，呈蜂窝状，边界尚清，中央纤维瘢痕呈日光放射状，内见点状钙化（箭头）；B.CT增强扫描：蜂窝状结构更加清晰。

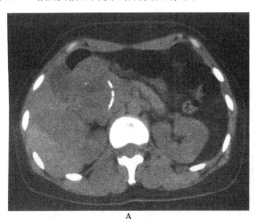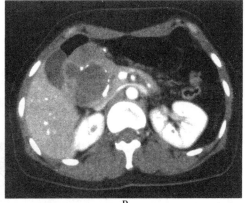

图3-2-22 胰腺黏液性囊腺瘤

注 A.CT平扫：胰头囊性肿块，囊壁钙化，内可见乳头状结节；B.CT增强扫描：乳头状结节及囊壁轻度强化。

（2）MRI表现。

1）MRI平扫：浆液性囊腺瘤呈蜂窝状改变，边界清楚，T_1WI表现为均匀一致的低信号，T_2WI表现为高信号，包膜、纤维间隔为低信号。黏液性囊腺瘤或囊腺癌呈单囊或多囊，T_1WI表现为偏低信号，偶可呈高信号，T_2WI表现为高信号，囊壁较厚，可有纤维分隔及乳头状突起，多囊时各囊腔信号强度可不同，原因可能与囊内出血、囊液内蛋白质含量多少有关。

2）MRI增强扫描：与CT增强扫描相同。

3.诊断与鉴别诊断

CT及MRI显示多发小囊组成的蜂窝状病灶，即可诊断为浆液性囊腺瘤；CT及MRI显示单房大囊或几个大囊组成的囊性肿块，提示可能是黏液性囊腺瘤。需要与胰腺假性囊肿和真性囊肿相鉴别，鉴别要点如下。

（1）胰腺假性囊肿：继发于胰腺炎，有胰腺炎病史；影像学表现为囊壁薄而均匀，边缘光滑、锐利，没有壁结节，内无分隔；增强扫描囊壁及囊内液体均无强化。

（2）真性囊肿：为先天性囊肿，壁菲薄、无强化。

四、脾脏疾病

（一）脾先天性发育异常

1.游走脾

（1）病理与临床表现：脾位于正常位置以外的腹腔内其他部位，称为游走脾或异位脾，甚至有报道脾可异位于胸腔内。游走脾多系脾蒂及与脾有关的韧带松弛或过长所致。临床症状多不典型。合并有脾扭转时可产生腹痛，严重扭转时可产生急腹症。体检多可在腹部扪及一个可移动性包块。

（2）影像学表现：CT 和 MRI 可清楚地显示异位脾的位置与形态，其密度或信号以及强化表现与正常位置的脾相同。左横膈下正常脾窝处无脾影。脾扭转时 CT 上脾的密度可以降低。

2.副脾

（1）病理与临床表现：副脾是指胚胎发育异常而造成的异位脾组织。大部分为小结节状，位于脾门或脾门附近，由脾动脉分支供血。多为单发，少数多发。多数无症状，仅在影像学检查时偶然发现。

（2）影像学表现：CT 和 MRI 显示副脾一般都较小。通常位于脾门附近。副脾与正常脾相比，两者无论密度、信号强度还是其对比增强程度均相同（图 3-2-23），这有助于与其他病变鉴别。

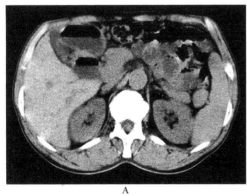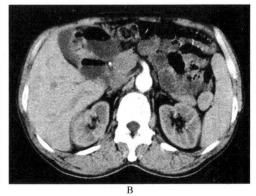

图 3-2-23　副脾 CT 表现

注　A、B.CT 平扫、增强动脉期，见脾门旁圆形软组织结节，其密度和强化程度均与邻近正常脾一致。

3.无脾综合征

（1）病理与临床表现：无脾综合征为先天性脾缺如，多见于男性。常伴有其他各种先天性畸形，特别是心血管的畸形；心脏异常在无脾患者中占 50%。近 80% 的患者因心力衰竭而于出生后第 1 年内死亡。其他还可发生呼吸系统、消化系统、泌尿系统的各种畸形。

（2）影像学表现：CT 和 MRI 除发现脾缺如外，还可见其他脏器异常，特别是心血管畸形。

4.多脾综合征

(1)病理与临床表现:多脾综合征为多系统的先天性异常,女性多见。多个脾块,脾的数目可为2~6个,可合并有下腔静脉肝内段中断,血液经奇静脉回流。通常伴有心脏房室间隔缺损或其他心血管畸形、腹部内脏转位、胃肠道异常等。临床症状多与心血管畸形有关。肠道旋转不良可引起肠梗阻、腹部疼痛。

(2)影像学表现:CT和MRI可清楚地显示脾的数目、大小、部位以及心、肺、胃肠道的先天畸形。

(二)脾弥漫性病变

1.病理与临床表现

脾弥漫性疾病表现为脾大。引起脾大的病因很多。①炎症性:伤寒、败血症、结核、疟疾等。②淤血性:门静脉高压、心脏病等。③增殖性:溶血性贫血、真性红细胞增多症等。④肿瘤性:恶性淋巴瘤、白血病、转移瘤等。⑤寄生虫性:血吸虫病等。⑥胶原病性:红斑狼疮、类风湿、淀粉样变性等。其临床表现因病因不同而各异。

2.影像学表现

(1)X线表现:脾增大明显时可致左侧横膈升高,胃泡右移,结肠脾曲下移。胃肠造影可显示肿大脾对胃肠道的压迫、推移情况。

(2)CT和MRI表现:可直接显示脾增大的程度、形态、密度或信号变化及脾周围的情况。横断面上脾外缘超过5个对应的肋单元即为脾大;若肝脏下缘消失的层面上,脾下缘仍能见到则可认为脾向下增大。

3.诊断与鉴别诊断

需要结合临床表现及实验室检查结果判断其病因。

(三)脾脓肿

脾脓肿常为败血症脓栓的结果。最常见的病因是亚急性细菌性心内膜炎。腹部脏器的严重感染也可侵犯脾。

1.病理与临床表现

脾脓肿患者常存在败血症的表现,出现寒战、高热、恶心、呕吐和白细胞计数升高。多数患者有腹痛,典型者可以局限于左上腹或左肩胛区。体检可有左上腹触痛和摩擦音、左侧胸腔积液和脾增大,血培养可呈阳性。病理上早期以急性炎症反应为主,表现为脾弥漫性增大;随着炎症局限化,形成脓肿。脓肿壁外有反应性的毛细血管扩张及水肿。脓肿可为单房或多房,也可以是孤立性或多发性。脓肿大小不等,形态多为圆形或椭圆形。

2.影像学表现

(1)CT表现:早期表现为脾弥漫性增大,密度稍低但均匀。发生组织液化坏死后,平扫可见单个或多个低密度灶,边界清或不清。形态呈圆形或椭圆形,大小不等。增强后见脾实质和脓肿壁有强化,而液化区无变化。在正常脾实质和脓肿壁之间有时可见低密度水肿带。少数病例脓肿区内可见小气泡或者小气—液平面,为脾脓肿的特征性表现。

(2)MRI表现:MRI平扫脾脓肿的脓腔表现为T_1WI低信号和T_2WI高信号,病灶周围可

见 T_1WI 低信号和 T_2WI 高信号的水肿;MRI 增强表现同 CT 增强表现。

3.诊断与鉴别诊断

败血症患者 CT 上发现脾内低密度病变需高度警惕脾脓肿的存在。典型病例有脓肿壁增强及周围水肿带,若病灶内见到气—液平面则可以确诊。多发性脾脓肿应与转移瘤、恶性淋巴瘤鉴别。

(四)脾肿瘤

相对肝脏肿瘤而言,脾肿瘤临床上少见,但种类较多。

1.病理与临床表现

(1)病理:包括原发性肿瘤和继发性肿瘤。原发性良性肿瘤有海绵状血管瘤、淋巴管瘤、错构瘤等;原发性恶性肿瘤有原发性淋巴瘤、血管肉瘤等。脾转移癌占全身转移癌的 2%～4%。

(2)临床表现:肿瘤较小时常无明显症状;病变较大时可有腹痛、腹部包块、发热、不适、消瘦和贫血、延迟血小板减少等。巨大肿瘤可破裂出血,引起相应症状。

2.影像学表现

(1)CT 表现(图 3-2-24、图 3-2-25)。

1)CT 平扫:①脾脏局限性或弥漫性增大,单发结节状病变一般表现为局限性增大,脾淋巴瘤和其他多发肿瘤病灶可致弥漫性增大;②一般为稍低密度或等密度,边界欠清楚;③脉管类肿瘤可呈低密度,边界较清楚;④脾转移癌常多发,可出现中心坏死。

2)CT 增强扫描:①强化方式多样,脾淋巴瘤、脾转移癌等一般强化较正常脾脏差,中度强化呈稍低密度;②脾错构瘤常强化明显;脾转移癌可见中心坏死形成"牛眼征";③脾血管瘤呈"快进慢出"的强化方式,而脾淋巴管瘤强化不明显。

(2)MRI 表现。

1)MRI 平扫:①脾脏局限性或弥漫性增大;②T_1WI 上肿瘤病灶常呈低或稍低信号,T_2WI 上脾淋巴瘤、脾错构瘤常呈稍高信号,而脾血管瘤、脾淋巴管瘤等常呈高信号,边界较清楚;脾转移癌信号常不均匀。

2)MRI 增强扫描:不同脾肿瘤的强化各有特点,与 CT 相仿。

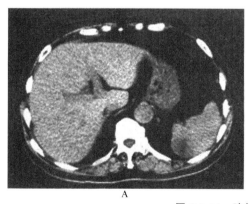
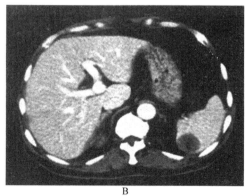

A   B

图 3-2-24 脾转移癌 CT 表现

注 A.CT 平扫示脾脏后部低密度结节,其内密度不均,边缘模糊;B.CT 增强扫描门静脉期脾脏实质均匀强化,肿瘤病灶边界变清楚,呈低密度,中心坏死区不强化。

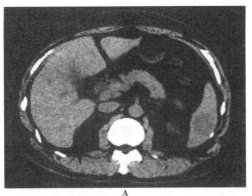

A

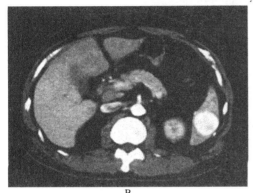

B

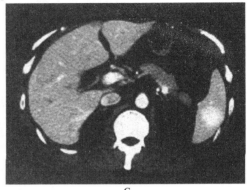

C

图 3-2-25 脾错构瘤 CT 表现

注 A.CT 平扫显示脾脏稍低密度结节,密度均匀,边界模糊;B.CT 增强扫描动脉期病灶呈明显均匀强化,边界清楚;C.门静脉期脾脏实质强化,病灶仍有强化,边界变模糊。

（晋佳丽）

第三节　腹膜及腹膜腔疾病诊断

一、胃肠道穿孔

胃肠道穿孔是常见的急腹症之一,常继发于溃疡、创伤破裂、炎症及肿瘤等。

（一）病理与临床表现

1.病理

胃及十二指肠溃疡为穿孔最常见的原因,穿孔多发生在前壁,穿孔时胃及十二指肠内的气体和内容物流入腹腔,引起气腹和急性腹膜炎。慢性穿孔多发生在后壁,穿透前浆膜,与附近组织器官粘连,故内容物不流入腹腔。由于小肠肠曲彼此紧靠,穿孔后纤维蛋白沉着,相互粘连而使穿孔很快被封闭,又因小肠气体很少,故小肠内容物流出很少,也很少造成气腹。结肠内气体较多,穿孔后肠内容物随大量气体进入腹腔,导致气腹和局限性腹膜炎或全腹腹膜炎。

2.临床表现

突发性、持续性剧烈上腹痛,并蔓延至全腹部。查体有腹肌紧张、腹部压痛及反跳痛等腹膜刺激症状。

（二）影像学表现

1.X 线表现

气腹是胃肠道穿孔的重要征象,但应首先除外非胃肠道穿孔原因,方可诊断胃肠道穿孔。

（1）气腹游离于腹腔内,称为腹腔内游离气体。

（2）立位透视和平片,可见膈下游离气体影,呈新月形或镰刀状(图 3-3-1)。

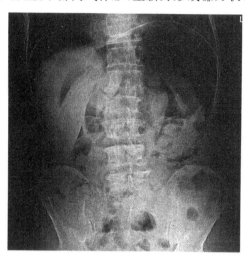

图 3-3-1　膈下游离气体 X 线表现

注　立位腹部平片显示双侧膈下游离气体。

（3）仰卧位,肠腔内外的气体将肠管内壁和外壁轮廓显示得非常清楚,称为"双壁征"。

（4）镰状韧带被气体勾画出来,显示为线条状密度增高影,自肝下向内下行,称为"镰状韧带征"。

（5）大量游离气体表现为卵圆形透亮区,状如橄榄球,称为"橄榄球征"或"气穹隆征"。

（6）侧位水平投照则气体位于腹壁与肠道之间。

影像分析时应注意以下几种情况。①胃、十二指肠球部及结肠内正常时可有气体,因此穿孔后大都有游离气腹征象。而小肠及阑尾正常时一般无气体,穿孔后很少有游离气腹征象。②胃后壁溃疡穿孔,胃内气体可进入小网膜囊,如网膜孔不通畅,气体则局限在网膜囊内,立位照片于中腹显示气腔或气液腔,即网膜囊上陷窝充气,而气体并不进入腹腔。③腹膜间位或腹膜后空腔器官向腹膜后间隙穿孔,气体进入肾旁前间隙,还可进入腹膜后其他间隙,出现腹膜后间隙充气征象,而腹腔内并无游离气体。因此,没有游离气腹征象并不能排除胃肠道穿孔。④充气扩大的肠管介于肝横膈之间,如间位结肠,结肠袋及其间隔是识别结肠的重要依据。⑤充气扩大的肠管互相重叠,犹如"双壁征"。⑥横膈下脂肪或网膜脂肪介于肝与膈之间。

腹腔内积液是胃肠道穿孔后继发性腹膜炎的表现。积液较少时可无阳性表现,较多时可见小肠间隙增宽,升、降结肠内移,结肠旁沟增宽,液体游离到肝脏下面,肝三角显示模糊或消失,充气肠管漂浮征。可显示腹脂线模糊和麻痹性肠胀气。

肠淤胀、麻痹表现为肠管积气、积液、扩张、蠕动减弱。

2.CT 表现(图 3-3-2)

(1)除能显示腹腔游离气体外,还可确认胃肠穿孔后积液以及积液的部位和量,特别是能显示少量积液。

(2)横结肠系膜上方的腹水最初位于肝后下间隙内,表现为围绕肝右叶后内缘的水样密度。

(3)横结肠系膜下方的积液,早期位于盆腔的膀胱直肠陷凹或直肠子宫陷凹内,其后可延伸至结肠旁沟内。

(4)大量积液时,小肠漂浮集中在前腹部,低密度脂肪性肠系膜在周围腹水衬托下可清楚显示。

(5)小网膜囊积液表现为胃体后壁与胰腺之间水样低密度区,大量积液时,脾胃韧带受推移。

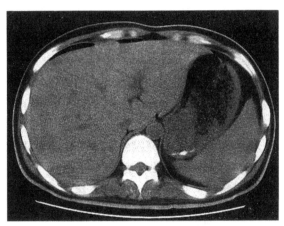

图 3-3-2　胃肠道穿孔 CT 表现

注　腹腔内游离气体。

(三)诊断与鉴别诊断

X 线平片及 CT 可显示腹腔积气,结合临床突发性、持续性剧烈上腹痛表现,即可诊断为本病。膈下游离气体有时需与间位结肠及正常胃泡内气体相鉴别,可通过变换体位、采取侧卧位水平投照观察气体是位于胃肠道内还是胃肠道外。此外,腹部手术后短期内可见膈下游离气体,不要误诊为胃肠道穿孔。

二、肠梗阻

肠梗阻是各种原因所造成的肠腔内容物通过障碍。不但可引起肠管本身解剖和功能的改变,而且还可导致全身性生理功能紊乱。肠梗阻分为机械性、动力性和血运性 3 类,以机械性肠梗阻最常见。机械性肠梗阻分为单纯性和绞窄性两种,前者只有肠道通畅障碍,而无血运障碍;后者则有肠道通畅障碍,同时伴有血运障碍。动力性肠梗阻分为麻痹性肠梗阻与痉挛性肠梗阻,肠道本身并无器质性病变。血运性肠梗阻见于肠系膜血管血栓形成或栓塞,有血液循环障碍和肠肌运动功能失调。

（一）单纯性肠梗阻

单纯性肠梗阻是肠梗阻最常见的一种。发病的原因很多,如各种原因引起的肠粘连、小肠炎症狭窄、肠腔内肿瘤等,其中肠粘连引起者最为常见。

1.病理与临床表现

（1）病理:梗阻发生后,梗阻上方肠腔扩张,充满气体和液体,梗阻以下肠曲空虚、萎缩。由于肠壁吸收气体和液体的功能障碍,加之肠腔内细菌分解食物,加重了肠腔内的气体和液体量。随着病情的发展及梗阻时间的增长,梗阻以上肠腔内压力增高明显,肠腔扩大加重,肠壁血运发生障碍,从而可以导致肠壁坏死和穿孔,引起腹腔积液及腹膜炎。

（2）临床表现:可有腹痛、恶心、呕吐、停止排气、排便及腹胀等症状。体征有腹部膨隆、有压痛、可见肠型。听诊肠鸣音增强,有气过水声等。

2.影像学表现

（1）X线表现:可以判断是否有肠梗阻存在,了解梗阻部位,分析梗阻原因（图3-3-3）。

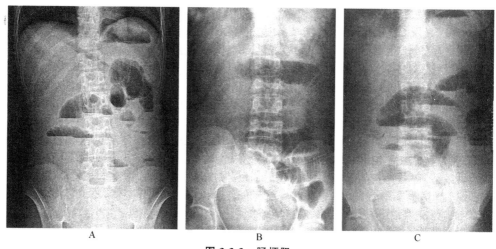

图3-3-3　肠梗阻

1）肠梗阻在腹部立卧位平片表现为梗阻上方胃肠道扩张,积气、积液,小肠内径多超过3cm,远侧肠道少气或无气。

2）单纯性肠梗阻属非闭袢性梗阻,无系膜牵拉,积气肠曲舒展,横贯于腹腔大部,常在上中腹部呈现层层地平行排列、互相靠拢。

3）肠管内在气体衬托下,显示鱼肋样黏膜皱襞。

4）黏膜皱襞水肿、增粗,可呈鱼肋状、乳头状或平行的线条状。

5）立位平片可见肠腔内有多个液平面。液平面较短,肠腔内气柱高。液平面相互间呈阶梯状排列,为单纯性肠梗阻特征性表现。

6）由于肠壁血运无障碍,肠张力不降低,透视下可见液平面随肠蠕动而上下运动。

根据积气、积液肠曲的分布,可对梗阻部位进行判断。①十二指肠梗阻,可见胃和十二指肠充气、扩张,立位可见胃和十二指肠内有较大的液平面,称为"双泡征",其余大、小肠内无液平面。②空肠梗阻,往往显示左上腹或中上腹偏左有数量不多的扩张肠曲,液平面数量少,肠曲黏膜皱襞排列较密集,中下腹回肠内无气或少气。③回肠梗阻,可见积气、扩张的空回肠占满大部腹腔,肠曲横贯或斜贯腹腔,平行排列,立位可见位置高低不平、呈阶梯状排列的液平面。一般而言,如果积气、扩张的肠曲少,液平面少,扩张的肠曲和液平面位置高,肠腔内皱襞显著,可提示梗阻的部位高。如果扩张的肠曲多,液平面多,扩张、积气和液平面布满全腹,可以提示梗阻部位低。④结肠梗阻时,梗阻近侧的结肠积气、扩张,视回盲瓣关闭情况,小肠可以扩大或不扩大。若结肠和小肠都积气、扩张,则与麻痹性肠梗阻难以区别,此时应进行左侧位摄片,若直肠内没有气体,提示为结肠梗阻。

按梗阻程度,可分为完全性和部分性(不完全性)梗阻。①完全性小肠梗阻,肠内容物不能通过梗阻点,梗阻点以下肠道吸收了梗阻前肠腔内的气体和液体,因此梗阻点以下肠腔内无积气和液平面,结肠内不积气或显示混在粪便中的少量气体。梗阻后24小时复查,结肠内仍无积气,且小肠积气、积液加重,可提示完全性小肠梗阻。②部分性梗阻,肠腔内容物可部分地通过梗阻点,因此梗阻点以下肠腔内可显示少量积气和积液,梗阻点以上的肠曲扩张程度较轻,结肠内有较多的气体。多次复查,结肠内仍有较多积气,或积气时多时少,可提示部分性小肠梗阻。

腹部平片虽然难以确定梗阻原因,但如发现多发性梗阻点,可提示为肠粘连所致。在梗阻下端肠腔内见有扭结成团的蛔虫阴影,可提示蛔虫阻塞梗阻。腹内有病理性钙化,应考虑结核性腹膜炎及肿瘤所致肠梗阻。

(2)CT表现:可显示扩张的肠曲,并可见多个肠腔内气—液平面。

1)肠管互相融合成团或与腹壁相连,提示为粘连性梗阻。

2)肠道内或腹腔内可见肿块,提示为肿瘤引起的梗阻。

3)如有肠套叠,则可显示出典型CT征象,出现3层肠壁征。

3.诊断与鉴别诊断

立位腹部平片显示小肠扩张、肠腔内气—液平面,结合临床恶心、呕吐、停止排气排便表现,即可诊断为肠梗阻。对于暂时无法诊断的病例,需要短时间内复查,动态观察病变的进展。

(二)绞窄性肠梗阻

肠梗阻如引起肠管血液循环障碍,称为绞窄性肠梗阻。

1.病理与临床表现

(1)病理:常见原因是肠扭转、粘连带压迫和内疝等。肠系膜过长、肠管功能紊乱以及肠内容增加均易造成肠扭转。绞窄发生后静脉回流障碍,黏膜充血和淤血,小血管破裂,产生出血性梗死。血液渗入肠腔和腹腔内。绞窄肠腔内可产生大量细菌,患者吸收其毒素,造成毒血症。

(2)临床表现:由于体液丢失而不能回收,失水迅速等造成病情危重、休克,甚至死亡。症状与体征均较单纯性肠梗阻为重。

2.影像学表现

除肠腔扩张、积气和积液等单纯性肠梗阻的征象外,可出现特殊征象。

（1）完全性绞窄性肠梗阻的闭袢肠曲完全被液体充满,充满液体的肠曲在周围肠曲衬托下,显示略呈圆形、轮廓较清晰的软组织密度肿块影,称为"假肿瘤征"。

（2）不完全性绞窄性肠梗阻近端肠管内的大量气体和液体进入闭袢肠曲,致使闭袢肠曲不断扩大,显示为椭圆形、边缘光滑、中央有一条分隔带的透亮影,形如咖啡豆,称为"咖啡豆征"。以肠系膜为轴心排列的小跨度卷曲肠袢,当肠系膜绞窄时,系膜因痉挛、水肿而挛缩、变短,于是以肠系膜为轴心,牵拉闭袢梗阻肠曲的两端,使之纠集变位,产生各种特殊排列状态,如"C"形、"8"字形、花瓣形、香蕉状,称为小跨度卷曲肠袢。立位片上,扩大小肠内见几个长的液平面,其上气柱低而扁,称为"长液面征"。正常空肠位于左上腹,回肠位于右下腹,当小肠扭转的扭转度数为180°的奇数倍时,回肠移位于左上腹,空肠移位于右下腹,称为空回肠换位征,是肠扭转的可靠征象。结肠内一般无气体,但绞窄时间过长时,可有少量气体出现。乙状结肠扭转时,闭袢的乙状结肠明显扩张、积气、积液,呈"马蹄状"。乙状结肠的肠壁呈3条纵形致密线,向下集中于盆腔左侧（图3-3-4）。钡灌肠时,直肠乙状结肠交界处阻塞,如"鸟嘴状"。

CT检查可协助确定"假肿瘤征",观察腹腔内是否有积液。若检查发现肠系膜血管扭曲、变形,则有利于小肠扭转的诊断,MPR技术对显示绞窄性肠梗阻有重要价值（图3-3-5）。

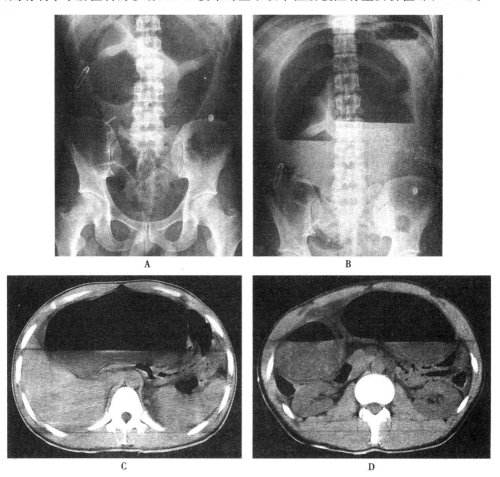

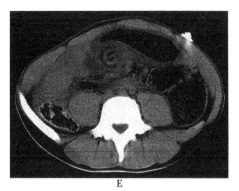

E

图 3-3-4 乙状结肠扭转的 X 线和 CT 表现

注 A、B.乙状结肠扭转的 X 线表现;C~E.乙状结肠扭转的 CT 表现。

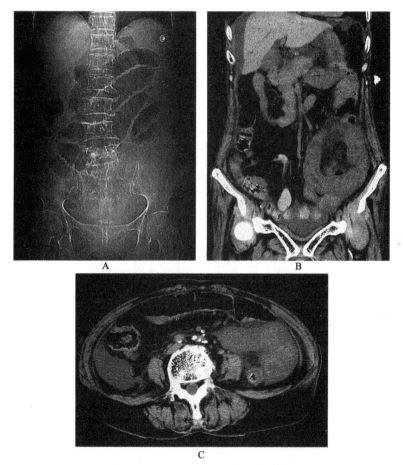

A

B

C

图 3-3-5 小肠扭转的 X 线和 CT 表现

注 A.小肠扭转的 X 线表现;B、C.小肠扭转的 CT 表现。

3.诊断与鉴别诊断

立位腹部平片显示小肠扩张、肠腔内气—液平面。若有小跨度卷曲肠祥、假肿瘤征、咖啡豆征、空回肠换位征、大量腹水及 CT 显示肠系膜血管出现漩涡征等,可诊断为绞窄性肠梗阻。

（三）麻痹性肠梗阻

1.病理与临床表现

（1）病理：麻痹性肠梗阻常见于腹部手术后、腹部炎症、腹膜炎、胸腹部外伤及感染等。

（2）临床表现：疼痛、呕吐、腹胀和停止排气排便，但腹部柔软，肠鸣音减弱或消失。

2.影像学表现

麻痹性肠梗阻的特点是胃、小肠和大肠等均积气、扩张，其中结肠积气显著。立位可见液平面，但液面少于机械性小肠梗阻。多次复查肠管形态改变不明显。如果不合并有腹膜炎，则扩张的肠曲互相靠近，肠间隙正常。如果同时合并腹腔内感染，则肠间隙可增宽，腹脂线模糊。

3.诊断与鉴别诊断

低位结肠梗阻时，梗阻近侧的结肠积气、扩张，视回盲瓣关闭情况，小肠可以扩大或不扩大。若结肠和小肠都积气、扩张，则与麻痹性肠梗阻难以区别，此时应作左侧位摄片，若直肠内没有气体，提示为结肠梗阻。钡灌肠可明确。

（四）血运性肠梗阻

1.病理与临床表现

（1）病理：血运性肠梗阻由肠系膜血管阻塞所致。肠系膜动脉栓塞多发生于心脏病、动脉粥样硬化斑块脱落等。肠系膜静脉血栓形成多继发腹腔感染所造成的血栓性静脉炎及静脉回流受阻等疾病。血管阻塞可发生于肠系膜上动脉或静脉的主干或其分支。血管梗死后，肠壁缺血、缺氧，引起痉挛，而后产生充血、水肿、出血、坏死及肠壁穿孔。肠腔内有气体和液体积留。

（2）临床表现：多有腹痛，体征多不明显，病情继续发展可出现持续性腹痛、呕吐血性物、腹泻及血便，还可引起休克症状和体征。

2.影像学表现

发病早期往往缺少明显的影像学征象，依梗死的部位和范围，其表现也有所不同。影像学表现与机械性肠梗阻类同。

肠曲充气、扩张的范围与肠系膜血管的供血区分布一致。肠系膜上动脉主干梗死时，脾曲以上的大、小肠积气、积液和扩张，结肠脾曲以下之大肠无积气、积液，称为"脾曲截断征"。受累肠曲管壁增厚、僵直，管腔变小，黏膜皱襞增粗。肠系膜血管阻塞引起肠坏死后，黏膜层破溃，肠腔内气体可通过破口进入肠壁，并可进入血管，顺流至门静脉内。肠壁积气在腹部平片上为小肠肠腔之外沿肠道分布的弧形线状透明影，门静脉积气只有在气体进入肝脏之后才易于显示。同时可见腹腔内积液征象。

CT增强扫描可更清晰地显示肠壁增厚的改变，三维血管成像可直接显示肠系膜上动脉狭窄、阻塞或静脉主干较大分支内血栓，可为诊断提供可靠依据。

3.诊断与鉴别诊断

应与相似的绞窄性小肠梗阻相鉴别。小肠梗阻是以小肠扩张、积气和积液为主要征象，而右侧结肠则不应有积气和扩张，这是两者间主要的鉴别点。

（晋佳丽）

第四节　泌尿系统疾病诊断

一、泌尿系统结石

（一）肾结石

1.病理与临床表现

肾结石是因机体内胶体和晶体代谢平衡失调所致,与感染、营养代谢紊乱、泌尿系异物、尿郁积以及地理、气候等因素有关。根据结石主要成分的不同,可分草酸钙、磷酸钙、尿酸(尿酸盐)、磷酸铵镁、胱氨酸及嘌呤结石6类。大多数结石混合两种或两种以上的成分。草酸钙结石最常见,占80%,男性多见,多有家庭史。草酸钙、磷酸钙结石在肾、输尿管及膀胱平片(KUB)上清晰可见;尿酸(尿酸盐)结石在KUB上模糊不清或不能出现,以男性痛风患者多见;磷酸铵镁、胱氨酸、黄嘌呤结石少见,KUB一般不可见。

本病一般无症状,偶伴血尿或腰腹痛。男性比女性易患此症,30岁以上者比年轻人更易患此病。儿童罕见。

2.影像学表现

(1)超声表现:肾集合系统内见高回声结节伴后方声影,可伴肾积水,肾盂内结石变换体位时可有位置变动。

(2)KUB表现:适合显示较大的高密度结石,于肾区见点状或结节状高密度影。

(3)CT表现:平扫见位于肾盏或肾盂内的高密度影,数目及定位准确,MPR像可从多方位显示结石的位置、大小和数目,一般无须增强。CT还可显示一些KUB不能发现的所谓阴性结石(如尿酸结石等),也表现为高密度影,还可同时显示伴发的肾盏或肾盂积水等(图3-4-1)。

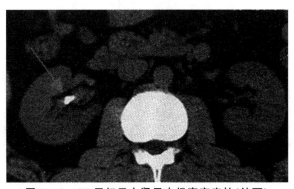

图3-4-1　CT平扫示右肾盂内极高密度灶(结石)

3.诊断与鉴别诊断

超声、KUB均可用于诊断肾结石,是首选方法,两者结合更加准确。KUB上所示的肾区高密度影并非一定是位于集合系统内,有时实质的钙化(如肾结核)或囊肿钙化可误诊结石,要结合超声、CT检查进一步明确。

(二)输尿管结石

1.病理与临床表现

输尿管结石多数由肾结石下移所致。结石在通过狭长的输尿管时发生困难,常停留在输尿管的 3 个生理性狭窄处,易使结石嵌顿,导致同侧输尿管梗阻。输尿管结石多是卵圆形。

一般 20～40 岁发病率最高。结石常见于以下部位:①肾盂输尿管连接部;②输尿管跨越髂血管部位;③女性输尿管经过子宫阔韧带的基底部,男性输精管跨越输尿管处;④输尿管膀胱壁内段包括膀胱开口处。约 70% 的输尿管结石位于盆腔,15% 位于输尿管中 1/3,而上 1/3 最少。发病时典型表现为急性腰痛或下腹部绞痛伴血尿、恶心、呕吐,疼痛放射至会阴部。

2.影像学表现

(1)超声表现:输尿管内小团块或斑点状强回声,其后伴声影,多位于输尿管狭窄部,结石部位以上输尿管扩张或合并肾盂扩张。膀胱的充盈程度影响输尿管结石的检出率,患者发病时常疼痛难忍,急于检查而不愿憋尿;如膀胱充盈欠佳,中、下段结石就难显示;膀胱适当充盈,可增加膀胱及输尿管中下段结石的检出率。膀胱高度充盈,不仅可增加肾盂、输尿管扩张程度,还有助于提高输尿管中段以上结石的显示。

(2)KUB 表现:脊柱旁输尿管走行区见点状高密度影。

(3)CT 表现:平扫输尿管走行区点状或小结节状高密度影,其上方输尿管或肾盂常有不同程度的扩张、积水。CT 可以鉴别盆腔内的静脉石(KUB 可误诊为输尿管结石)与输尿管结石。无明显扩张、积水者或不能确定高密度影位置一定位于输尿管时,可增强后分泌期扫描,以明确是尿路内的充盈缺损还是输尿管外结构(图 3-4-2)。

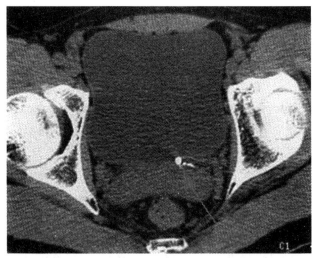

图 3-4-2　CT 平扫右输尿管末端高密度结石

3.诊断与鉴别诊断

首选超声和 KUB 检查,表现典型者多可明确诊断。膀胱适当充盈及在症状明显时进行超声检查有利于结石显示。影响超声诊断的因素:①结石＜0.3cm 或小结石停留在输尿管又无扩张者,追踪扫查较难;②胃肠道气体、内容物干扰,影响输尿管显示;③肥胖者超声显像质量欠满意;④接诊医生检查技巧也是影响诊断的因素之一。有诊断疑问时建议进行 CT 检查以明确诊断。

二、膀胱癌

膀胱癌为膀胱上皮性肿瘤,约占所有膀胱肿瘤的95%,大多数为恶性。好发于40岁以上成年男性。病变好发于膀胱三角区和两侧壁。

(一)病理与临床表现

1.临床表现

以无痛性全程血尿为特征,可出现排尿困难;合并感染者伴有膀胱刺激征。

2.病理

多为移行细胞癌,少数为鳞癌和腺癌。移行细胞癌常呈乳头状生长,自膀胱壁突向腔内,常侵犯肌层;部分移行细胞癌、鳞癌和腺癌呈浸润性生长,造成膀胱壁局限性增厚。肿瘤表面凹凸不平,可有溃疡,少数可有钙化。膀胱癌转移以淋巴结转移多见,晚期血行转移。

(二)影像学表现

1.X线表现

(1)X线平片:无确切诊断价值。

(2)静脉肾盂造影或膀胱造影:膀胱腔内单发或多发充盈缺损,呈结节状或菜花状,大小不等,表面光整或凹凸不平;膀胱壁受侵犯表现为局部变形、僵硬,扩张受限。

2.CT表现(图3-4-3)

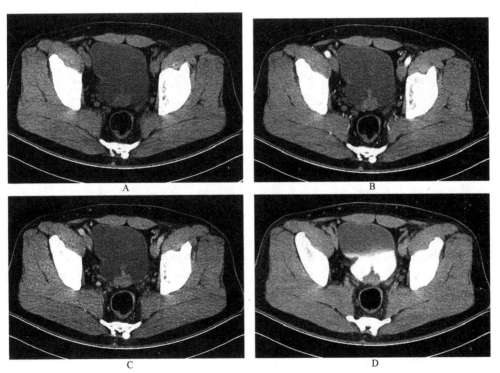

图3-4-3　膀胱癌CT表现

注　A.CT平扫,膀胱后壁不规则形软组织密度肿块突入膀胱腔内,密度较均匀,宽基底与膀胱壁相连;B.动脉期;C.静脉期,肿块中度强化;D.延迟期,在对比剂衬托下,表现为腔内充盈缺损。

（1）CT 平扫：多呈腔内生长，自膀胱壁向腔内突出的软组织密度肿块，形态多样，可为结节状、菜花状或不规则形；病变密度较均匀，较大肿块因坏死而密度不均匀。在低密度尿液衬托下，病变边缘清楚；如果膀胱腔内出血量较大，病变边缘显示欠清。

（2）CT 增强扫描：肿瘤往往明显强化，坏死区呈低强化；受侵犯膀胱壁显示明显异常强化。

（3）CT 尿路成像：在对比剂衬托下，病灶呈低密度充盈缺损。膀胱癌侵犯转移表现为膀胱壁外肿块、周围脂肪间隙模糊、盆腔积液、淋巴结肿大等。

3.MRI 表现

（1）MRI 平扫：在 T_1WI 上呈等信号，T_2WI 上多呈中高信号，坏死区呈长 T_1、长 T_2 信号。

（2）MRI 增强扫描：明显强化，可清楚显示病变侵犯或浸润范围。MRI 对膀胱癌周围侵犯及淋巴结转移显示效果优于 CT。

（3）MR 泌尿系水成像成像：表现与 CT 尿路成像相似。

（三）诊断与鉴别诊断

膀胱癌需要与膀胱腔内血凝块、前列腺癌、前列腺肥大、膀胱炎等鉴别。血凝块形态不规则，平扫呈等高密度，增强扫描无强化；加行俯卧位扫描，血凝块位置移动到近地侧有助于与膀胱癌鉴别。前列腺癌侵犯膀胱时表现为膀胱壁僵硬、变形，但是病变主体位于前列腺；前列腺肥大压迫膀胱底形成的压迹光滑、规则，可以作为鉴别要点。乳头状瘤型腺性膀胱炎与膀胱癌鉴别有赖于病理学检查。

三、泌尿系统结核

泌尿系统结核主要继发于肺结核。结核主要经血行播散侵犯肾，然后蔓延至输尿管和膀胱，多为单侧，男性多于女性，约占全部肺外结核的 14%。

此处主要介绍肾结核。

（一）病理与临床表现

肾结核几乎都继发于肺结核，主要经血行传播到达肾脏。80% 以上病例是双侧感染，一侧病变表现严重，而对侧病变较轻，多能自行愈合，临床上所见的肾结核多以单侧为主。肾结核主要病理变化为肾皮质的阻塞性缺血性萎缩、肾髓质的干酪样坏死、空洞形成及尿路的纤维化和梗阻。

结核分枝杆菌于肾乳头形成干酪样溃疡，继而形成脓腔，溃破入肾盏，致肾盂、肾盏或尿路结核。病变可累及整个肾，形成多数干酪样溃疡脓腔。肾盂或肾盏可被广泛破坏并逐渐产生结缔组织增生而引起狭窄和闭塞。肾盂内如积存大量干酪样脓性物质，即成为肾盂积脓或结核性脓肾。干酪样物质可以钙化。全肾广泛破坏，最后形成全肾钙化且肾功能丧失，称为肾自截。

全身症状有低热、乏力或贫血；局部症状有腰痛、血尿、尿浑浊。镜下尿可见红细胞及脓细胞。尿液培养结核菌阳性。

（二）影像学表现

1.超声表现

积水型：肾盂、肾盏扩张，内为无回声区，内壁粗糙，边缘回声增强；集合区光点不同程度分离，呈不规则囊状扩张。结节型：实质内单个或多个大小不等弱回声及囊性无回声区，内透声差,囊壁粗糙、厚薄不均。萎缩型:患肾明显缩小,包膜不规则,实质及肾窦分界不清,内部回声混乱,见不均匀强回声区。囊肿型:肾实质及肾窦区一个或多个大小不等无回声区,形态不规则;囊壁厚薄不均,与肾组织界限不清,致肾脏局部肿大或形态异常。积脓型:肾轮廓明显增大,包膜凹凸不平,皮质肿胀,回声低,肾盂、肾盏明显扩张,边界模糊,其内无回声区透声差。钙化型:肾包膜不规则,皮质区见多个大小不等、形态不规则的团块、斑片状强回声,后伴明显声影。上述表现可同时存在。

2.KUB 表现

早期肾外形正常;中期患肾轮廓模糊,腰大肌阴影消失;晚期肾内见大小不等、形状不同的钙化,或全肾弥漫性钙化,肾影增大或缩小。

3.IVP 表现

早期表现为肾盏模糊,边缘呈虫蚀样改变,杯口或肾盏消失;与肾盏连接或分开的肾实质内见多发性空洞,相应肾盏边缘不光整或变形、狭窄。晚期肾实质、肾盂广泛破坏,对比剂呈大块状充填;肾盂积脓、肾功能不全时,常不显影或显影淡、延迟,边缘不整齐。

4.CT 表现

因病变发展的不同阶段而异,早期为肾实质内多发低密度灶,边缘不光整,有增强表现;随病情进展,肾盂、肾盏可轻度扩张、积水,其内 CT 值高于水(提示积脓),边界模糊、不光整,环状强化;恢复期示肾内多发不规则钙化灶,或整个肾脏大部分钙化(肾自截)(图 3-4-4)。

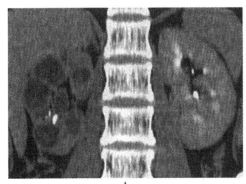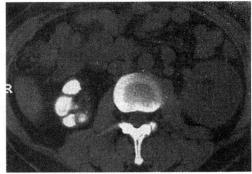

图 3-4-4 肾结核的 CT 表现

注 A.CT 增强后分泌期 MPR 冠状位像示右肾结核(积脓型);B.CT 平扫示右肾结核(钙化—萎缩型,肾自截)。

5.MRI 表现

MRI 平扫示患肾体积增大,轮廓不规则,实质内见多发大小不等的空洞,呈不均匀信号;增强扫描病变边缘部呈不均匀轻度强化,空洞及坏死区无强化;MRU 示近端及中段多发性广泛狭窄,肾盏积水、扩张,集合系统明显扩张,呈长 T_1、长 T_2 信号。

(三)诊断与鉴别诊断

肾结核的影像学表现随其病理演变过程不同而呈现复杂性和多变性。超声检查可作为首选方法。根据影像学表现特点,结合患者临床病史、症状及实验室检查,多可作出明确诊断。对表现不典型的病例,可综合进行多种影像学检查,如超声、IVP、CT 检查,以明确诊断。MRI 对显示钙化不敏感,MRU 适合对因肾功能差而不显影的肾脏进行尿路成像。

(晋佳丽)

第四章　盆腔影像检查

第一节　正常影像学表现

一、男性正常盆腔

(一)CT 表现

前列腺紧邻膀胱下缘,横断面显示为椭圆形软组织密度影,边界清楚,CT 平扫及增强扫描均不能区分前列腺各解剖带。前列腺的大小随年龄增大而增大。年轻人前列腺平均上下径为 3.0cm,前后径为 2.3cm,横径为 3.1cm。而老年人分别为 5.0cm、4.3cm、4.8cm。

精囊位于膀胱底后方,呈"八"字状对称的软组织密度影,边缘常呈小分叶状。两侧精囊于中线部汇合。精囊前缘与膀胱后壁之间为三角形低密度脂肪间隙,称为膀胱精囊角。仰卧位时,此角约 30°;俯卧位时精囊紧贴膀胱,此角消失。所以在判断膀胱或前列腺肿瘤有无侵及精囊时,需仰卧位扫描观察此角是否存在和对称。

(二)MRI 表现

前列腺在 T_1WI 上呈均一低信号,强度类似于肌肉信号,不能识别各解剖带。周围脂肪组织呈高信号,其中可见蜿蜒状低信号的静脉丛。T_2WI 上,自内向外前列腺各区因组织结构和含水量不同而可分辨。前列腺的外周带比中央带和移行带的腺体多、间质成分少,因腺体含水量多,所以移行带和中央带呈低信号,外周带为较高信号,周边可见低信号环影,代表前列腺被膜。MRS 显示枸橼酸盐(Cit)峰值较高,胆碱(Cho)和肌酸(Cr)峰值较低(图 4-1-1)。

精囊位于前列腺后上方和膀胱后方,由卷曲的细管构成,内含液体,T_1WI 上呈低信号,T_2WI 上呈高信号。

二、女性正常盆腔

(一)X 线表现

子宫输卵管造影表现:正常宫腔呈边缘光整的倒置三角形,底在上,为子宫底,两侧角为子宫角,与输卵管相通,下端与宫颈管相连,宫颈管为柱形,边缘呈羽毛状。输卵管自子宫角向外下走行,为迂曲、柔软的线状影,依次分为间质部、峡部、壶腹部和伞端(图 4-1-2)。造影时对比剂进入腹腔内,呈多发弧线状或波浪状致密影,提示输卵管通畅。

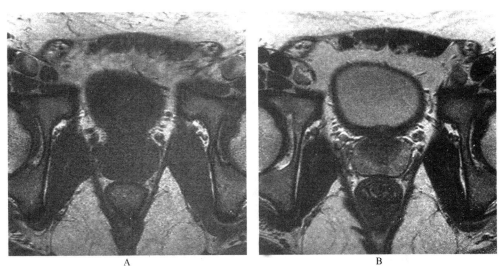

图 4-1-1 正常前列腺 MRI 表现

注 A.T$_1$WI 正常前列腺呈均匀低信号；B.T$_2$WI 前列腺移行带和中央带呈低信号，周围带呈高信号。

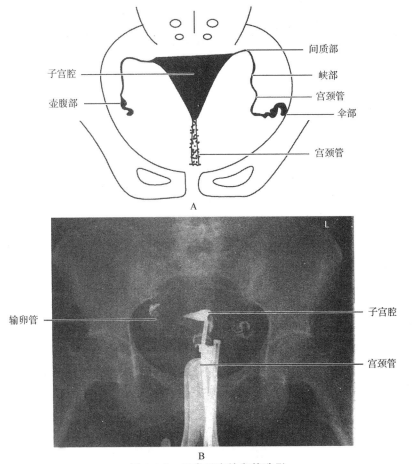

图 4-1-2 正常子宫输卵管造影

注 A.正常子宫输卵管造影示意图；B.正常子宫输卵管造影 X 线表现。

（二）CT 表现

1.CT 平扫

子宫体为软组织密度影，边缘光滑，中心较小的低密度区为宫腔（图 4-1-3）。宫颈在子宫体下方层面上，呈梭形软组织密度影，外缘光滑，横径小于 3cm。宫旁组织位于宫体、宫颈和阴道上部的外侧，为脂肪性低密度区，内含细小点状或条状软组织密度影，代表血管、神经和纤维组织。子宫前方为膀胱，呈水样密度；后方为直肠，其内常有气体。育龄妇女的正常卵巢常表现为子宫旁双侧低密度结构，输卵管则难以识别。

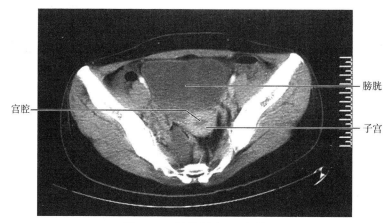

图 4-1-3　正常子宫 CT 表现

注　子宫体为软组织密度影，边缘光滑，中心较小的低密度区为宫腔。

2.CT 增强扫描

子宫肌层呈明显均一强化，中心低密度宫腔显示更为清晰。

（三）MRI 表现

1.MRI 平扫

T_1WI 上正常宫体、宫颈和阴道表现为一致性较低信号。T_2WI 上可显示宫体、宫颈和阴道的解剖结构。

宫体由 3 层组成：①子宫肌层，厚度为 1～3cm，T_1WI 上呈较低信号，T_2WI 呈中等信号影；②子宫内膜，厚度为 1～7mm，T_1WI 上表现为稍高信号，T_2WI 上表现为子宫中央的长条状均匀高信号；③联合带，是子宫肌与内膜之间的条状结构，T_2WI 上呈低信号，厚度约 5mm，在月经期边界更清晰。

宫颈 T_2WI 上自内向外分为 4 种信号：①宫颈管内含黏液呈高信号；②宫颈黏膜呈中等信号；③宫颈纤维化间质为低信号；④宫颈肌层呈中等信号。阴道全长为 7～9cm，MRI 矢状位显示最佳，T_1WI 上阴道壁呈中等信号，T_2WI 上呈低信号。阴道内主要为分泌液及上皮，呈明显高信号。正常卵巢在 MRI 上可以显示，通常位于子宫体两侧外上方，但有较多变异，位置常不确定，大小为 4cm×3cm×1cm，T_1WI 上呈低信号，T_2WI 上卵泡呈高信号，中心部为低至中等信号。

2.MRI 增强扫描

宫体、宫颈和阴道各层强化表现随时间而异，同 CT 增强扫描表现。

（晋佳丽）

第二节　男性盆腔常见疾病

一、良性前列腺增生

(一)病理与临床表现

良性前列腺增生(BPH)是老年男性常见病变,60 岁以上发病率高达 75％。主要发生在移行带,表现为腺体组织和基质组织有不同程度的增生。当增大的移行带压迫邻近的尿道和膀胱出口时,导致不同程度的膀胱梗阻。主要临床表现为尿频、尿急、夜尿及排尿困难。

(二)影像学表现

1.CT 表现

CT 显示前列腺弥漫性一致性增大。在耻骨联合上方 2cm 或更高层面仍可见前列腺和(或)前列腺横径超过 5cm,即可判断 BPH(图 4-2-1A)。增大的前列腺边缘光滑、锐利,上缘可呈分叶状突向膀胱;密度可均匀或不均匀,可有高密度钙化灶。BPH 在增强后能够清晰地区分增生的中央腺体和外周带,中央腺体呈明显强化的高密度,而外周带呈相对低密度,良性前列腺增生的强化曲线多呈持续上升型。

2.MRI 表现

MRI 同样显示前列腺均匀对称性增大。T_1WI 上,增大的前列腺呈均匀等信号;T_2WI 上,周围带多维持正常较高信号,但显示受压、变薄,甚至近于消失。前列腺包膜完整,呈环形低信号。中央带和移行带体积明显增大,当以腺体增生为主时,呈结节性不均一高信号。若基质增生明显,则以中等信号为主(图 4-2-1B、C)。结节边界清,周围见低信号环。

(三)诊断与鉴别诊断

CT 和 MRI 检查均可发现前列腺均匀对称性增大。BPH 需与前列腺癌相鉴别,详见前列腺癌诊断部分。

前列腺增生突入膀胱内,需与膀胱癌进行鉴别,尤其是位于膀胱后壁、在 CT 增强呈非特征性强化的膀胱癌,两者鉴别困难,容易误诊;使用双能 CT 的单能量图像、能谱曲线等有助于鉴别良性前列腺增生与膀胱癌;MRI 多方位、多序列成像有助于两者鉴别。

二、前列腺癌

(一)病理与临床表现

前列腺癌是老年男性常见的恶性肿瘤,国内前列腺癌的发病率正处于快速上升阶段。前列腺癌可与 BPH 有相似的症状,如尿频、尿急、排尿困难,甚至出现尿潴留或尿失禁。晚期可有膀胱和会阴部疼痛及前列腺癌转移引起骨痛、脊髓压迫和病理性骨折等。直肠指检可触及前列腺硬结,表面不规则。血清前列腺特异抗原(PSA)水平增高,且游离 PSA/总 PSA 的比值减低。

原发性前列腺癌约 95％为腺癌,并以高分化腺癌多见,70％发生于周围带,20％发生于移行带和中央带,起源于腺管和腺泡上皮。对于前列腺癌,可通过对腺泡分化和间质浸润程度的评估,进行 Gleason 分级,从而为确定肿瘤的生物学行为及治疗方案提供依据。进展期肿瘤可直接侵犯周围脏器,也可发生淋巴结转移和血行转移,尤易发生成骨性转移,并致血清酸性磷酸酶升高。

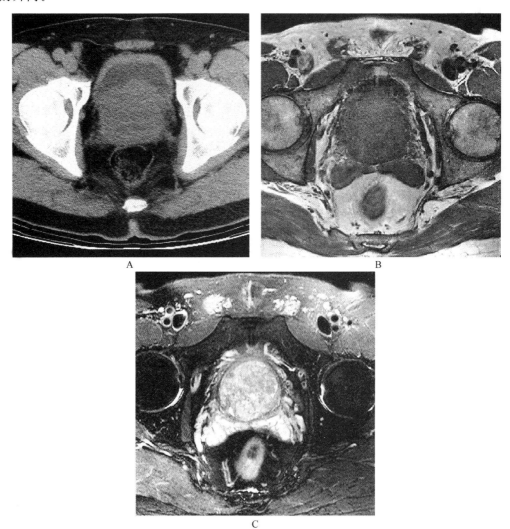

图 4-2-1　良性前列腺增生的 CT、MRI 表现

注　A.CT 平扫,前列腺对称性增大,密度均匀,前上缘呈结节状突入膀胱底;B、C.MRI 检查前列腺明显对称性增大,T_1WI (B)呈均一低信号;脂肪抑制 T_2WI (C),前列腺中央带和移行带体积增大、信号不均,周围带受压变薄,信号亦有降低。

(二)影像学表现

超声表现:①早期前列腺癌,表现为外腺内的低回声结节,也有少数为等回声或非均匀性回声增强;②进展期前列腺癌,表现为前列腺不规则分叶状增大,包膜回声连续性中断,内部回声强弱不均,病变区为边界不清的弱回声团块或结节,前列腺结构边界不清;彩色多普勒成像显示非对称性异常血流,在肿瘤周围和(或)内部血流丰富。

CT 表现:①早期前列腺癌,CT 检查的价值不大;②进展期前列腺癌,可表现为前列腺不规则增大和分叶状软组织肿块,周围脂肪密度改变和邻近结构受侵;增强检查可显示前列腺癌有早期强化的特点。

　　MRI 表现：MRI 对前列腺癌的诊断、分期及随访有较高价值。前列腺癌多位于周围带，呈 T_1WI 低信号、T_2WI 低信号。①早期前列腺癌，表现为 T_2WI 上在正常较高信号的周围带内出现低信号病灶。②进展期前列腺癌，显示前列腺包膜受到侵犯，其中包膜局部隆起、变形、中断，提示包膜侵犯和穿破，包膜穿破最易发生的部位在前列腺的后外侧、邻近神经血管束的位置，判断包膜是否受累对前列腺癌分期有重要意义（图 4-2-2）。

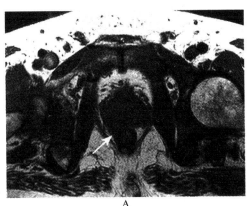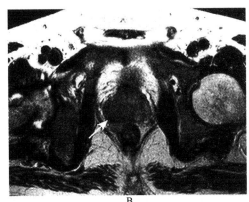

图 4-2-2　前列腺癌 MRI 图像

　　注　A.前列腺癌 T_1WI，显示右后方脂肪浸润以及双侧耻骨、髂骨多发骨质破坏（箭头）；B.前列腺癌 T_2WI，显示右侧前列腺癌呈低信号（箭头）。

（三）诊断与鉴别诊断

　　早期前列腺癌影像诊断的主要依据是超声或 MRI T_2WI 上于周围带内出现局灶性低回声或低信号结节，结合直肠指检、PSA 检查多能做出正确诊断。前列腺癌需与 BPH、慢性前列腺炎及血肿相鉴别，其[1]H-MRS 的(Cho+Cr)/Cit 比值增高，且 ADC 值减低，而不同于后者疾病。

　　进展期前列腺癌时，前列腺呈分叶状增大，超声和 MRI T_2WI 上多有典型回声和信号异常，并显示包膜中断，一般不难诊断。需鉴别的疾病有直肠癌、膀胱癌和前列腺肉瘤。①直肠癌：进展期直肠癌可向前侵犯前列腺，但直肠癌时，CT 及 MRI 检查同时显示肠壁增厚，直肠周围脂肪间隙模糊甚至消失，且肿块是以直肠为中心。②前列腺肉瘤：为罕见的前列腺间质肿瘤，多发生于儿童或中青年，而不同于前列腺癌常见于老年患者，但最终确诊仍需组织病理证实。③膀胱癌：前列腺癌向上突入膀胱内时，易与膀胱癌混淆，但前者肿块与前列腺内病变相连，且在前列腺轮廓内，此外，血中 PSA 检测也有助于其间鉴别。

三、睾丸肿瘤

（一）病理与临床表现

　　睾丸肿瘤可为原发性和继发性，绝大多数为原发性，继发性罕见。原发性睾丸肿瘤多为恶性，又分为生殖细胞肿瘤和非生殖细胞肿瘤。其中前者占 90%～95%，包括精原细胞瘤、胚胎癌、绒毛膜上皮癌等，又以精原细胞瘤最为常见。睾丸恶性肿瘤易发生腹膜后淋巴结转移，亦可血行转移至肝脏、肺和颅内。睾丸良性肿瘤少见，主要为成熟性畸胎瘤。

　　睾丸肿瘤多发生在青、中年，表现为一侧睾丸肿块，质地坚硬。肿瘤也可起于隐睾。病变晚期出现转移体征。实验室检查,胚胎癌和绒毛膜上皮癌可表现为血中甲胎蛋白或绒毛膜促性腺激素水平增高。

(二)影像学表现

对于睾丸肿块,多用超声和MRI检查;而对恶性睾丸肿瘤的腹膜后淋巴结转移和(或)脏器转移,可选用CT、MRI和超声检查。

1.CT 表现

很少用于检查睾丸局部肿块,常用来检查恶性睾丸肿瘤的腹膜后淋巴结转移和远隔器官转移。

2.MRI 表现

睾丸局部成像可检出睾丸肿块,其中不同类型睾丸肿瘤还各具一定信号特征。睾丸精原细胞瘤质地均匀,很少有坏死和出血,因而 T_1WI 上类似正常睾丸组织信号,而 T_2WI 上则低于正常睾丸组织;非精原细胞类肿瘤常含有不同的组织成分,易有出血、坏死而致信号不均,典型表现为 T_2WI 上呈混杂信号肿块,内有多发 T_1WI 低或高、T_2WI 高或低信号灶,代表坏死、出血或肌肉成分;成熟畸胎瘤表现为内含脂肪成分的混杂信号肿块。MRI 检查同样可检出恶性睾丸肿瘤的腹膜后淋巴结转移和相关脏器转移。

(三)诊断与鉴别诊断

睾丸肿瘤临床诊断不难。超声和MRI检查均可显示睾丸肿块,也不难确定为睾丸肿瘤。超声、MRI和CT还可发现腹膜后淋巴结转移及其他脏器转移,有利于肿瘤分期和治疗。

(晋佳丽)

第三节 女性盆腔常见疾病

一、慢性子宫输卵管炎

(一)病理与临床表现

慢性子宫输卵管炎由于下生殖道炎症上行扩散感染、急性输卵管炎未经治疗或治疗不彻底而转为慢性炎症。慢性子宫输卵管炎常发生宫腔粘连、输卵管粘连、闭塞,常导致不孕。

临床主要表现为腰背痛、坠感和月经不调。

(二)影像学表现

子宫输卵管造影是检查子宫输卵管炎的主要方法,同时还有分离粘连的治疗作用。慢性输卵管炎多为双侧发生,炎症造成宫腔粘连与狭窄,甚至闭塞。闭塞近侧的输卵管扩大,形成输卵管积水。当明显增粗时,碘油在其内可呈油滴状,此为非特异性炎症的重要征象。

(三)诊断与鉴别诊断

子宫输卵管造影发现宫腔粘连、狭窄,输卵管有狭窄、闭塞、积水、碘油积聚等征象,即可诊断。需要与子宫输卵管结核相鉴别,后者可见子宫输卵管钙化影,子宫输卵管造影显示宫腔边缘不规则、狭小、变形,两侧输卵管变细、僵直,边缘不规则,呈植物根须状改变。

二、子宫输卵管结核

(一)病理与临床表现

输卵管结核较为多见,首先累及输卵管,形成干酪样坏死,进而产生输卵管僵直、变硬、粘连和狭窄、子宫腔粘连、狭窄和变形,并可发生钙化。卵巢结核很少见。

子宫输卵管结核发病缓慢,多无明显症状和体征。有些患者表现为消瘦、乏力、低热、闭经及下腹部疼痛,常合并不育症。

(二)影像学表现

X线平片可见盆腔两侧呈横行条状钙化影,宫体钙化呈不规则形。子宫输卵管造影显示宫腔边缘不规则,严重时宫腔狭小、变形。双侧输卵管狭窄、变细、僵直,边缘不规则。溃疡形成小的瘘道,充盈对比剂时呈植物根须状,是结核的重要征象。

(三)诊断与鉴别诊断

X线平片显示子宫输卵管钙化影,子宫输卵管造影显示宫腔边缘不规则、狭小、变形,两侧输卵管狭窄、变细、僵直,边缘不规则,呈植物根须状改变,可诊断为本病。需与慢性子宫输卵管炎相鉴别,鉴别要点见慢性子宫输卵管炎。

三、子宫肌瘤

(一)病理与临床表现

子宫肌瘤又称子宫平滑肌瘤,由平滑肌及纤维间质组成,是子宫最常见的良性肿瘤。好发年龄为40～50岁,其发病可能与长期和过度的卵巢雌激素刺激有关,绝经后逐渐萎缩。

肌瘤为实质性的球结节,表面光滑,与周围肌组织有明显界线,周围有一层疏松结缔组织形成的假包膜,血管由外穿过假包膜供给肌瘤营养。生长迅速或供血不足时,肌瘤可发生各种退行性变,包括玻璃样变性、黏液样变性、脂肪样变性,也可发生坏死、囊变、出血、钙化。肌瘤可发生在子宫的任何部位,96%发生在子宫体,按生长部位可分为肌壁间肌瘤、黏膜下肌瘤和浆膜下肌瘤3种类型。

临床表现为月经量过多、严重痛经、月经期长、不规则阴道出血及腹部肿块。肿瘤大、压迫膀胱时可导致尿频,压迫直肠时可导致便秘。

(二)影像学表现

1.X线表现

X线平片仅能发现子宫肌瘤的颗粒状或蛋壳样钙化。子宫输卵管造影:较大的肌瘤可致宫腔增大、变形;黏膜下肌瘤可产生充盈缺损;肌壁间肌瘤可致宫腔壁出现弧形压迹;浆膜下肌瘤可致宫腔偏位。

2.CT表现

CT平扫示子宫增大,轮廓呈波浪状,可见团块影(图4-3-1A),其内可见不规则的斑点状或蛋壳样钙化影,若发生坏死,可见不规则低密度区。增强检查肿瘤有不同程度的强化,略低于正常子宫肌的强化(图4-3-1B)。

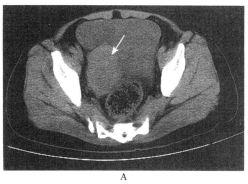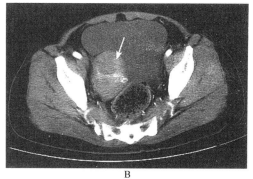

图 4-3-1　子宫肌瘤 CT 表现

注　A.横断面平扫,子宫增大,可见团块样影(箭头);B.肿块强化(箭头)。

3.MRI 表现

MRI 能发现小至 3mm 的子宫肌瘤。肿瘤 T_1WI 与邻近肌组织信号相似,T_2WI 上呈均一低信号,边界清楚(图 4-3-2),具有特征性。肿瘤伴发囊性变,T_1WI 上为低信号,T_2WI 上为高信号。MRI 增强检查,肌瘤常为不均匀强化。

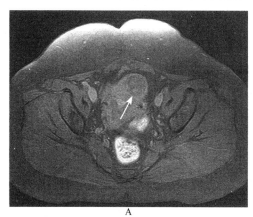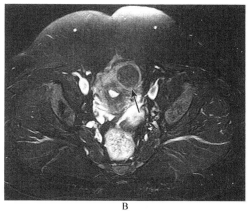

图 4-3-2　子宫肌瘤 MRI 表现

注　A.T_1WI 抑脂,子宫肌瘤表现为混杂信号影(箭头);B.T_2WI 抑脂,呈均一低信号,边界清楚(箭头)。

(三)诊断与鉴别诊断

CT 上发现子宫分叶状增大,局部密度降低伴有钙化,增强呈中度强化,伴有包膜可提示子宫肌瘤,MRI T_2WI 上子宫肌层内肿块呈边界清楚的低信号灶,即可明确诊断。

四、子宫癌

(一)病理与临床表现

子宫癌是女性生殖系统最常见的恶性肿瘤,分为宫颈癌及宫体癌,以前者为多。

宫颈癌是最常见的妇科恶性肿瘤。患者年龄分布呈双峰状,35～39 岁和 60～64 岁。病理类型 80%～90% 为鳞状上皮癌,其次为腺癌,少数为腺鳞癌。病程发展过程需 10 年至数十年,少部分年轻患者病情进展迅速。主要转移途径为直接蔓延和淋巴转移,血行转移较少。子宫颈癌临床分期如下。

Ⅰ期:肿瘤完全局限于宫颈。

Ⅱ期:肿瘤延伸超过宫颈,但未达到盆壁和阴道下 1/3。

Ⅲ期:肿瘤延伸至盆壁和阴道下 1/3。

Ⅳ期:肿瘤延伸超过真骨盆或侵犯膀胱、直肠。

子宫内膜癌又称为宫体癌,发病率仅次于宫颈癌。高发年龄 58～ 61 岁。子宫内膜癌的病因与雌激素、晚绝经、高血压、糖尿病和遗传因素有关。病理上腺癌占 80％～ 90％,鳞腺癌、透明细胞癌均少见。肿瘤分为局限型和弥漫型,局限型为息肉状或外生性连接于子宫内膜表层。弥漫型累及整个子宫内膜。子宫内膜癌生长缓慢,局限在内膜的时间较长。肿瘤可累及宫体与宫颈,穿透肌层,累及邻近器官,转移途径为直接蔓延和淋巴转移,晚期可血行转移。临床上子宫内膜癌根据其侵犯范围分为 4 期。

Ⅰ期:肿瘤局限于宫体。

Ⅱ期:肿瘤宫颈受侵。

Ⅲ期:肿瘤侵犯至子宫外。

Ⅳ期:肿瘤侵犯膀胱、肠管或发生远处转移。

宫颈癌早期常无症状;中期可出现自发性或接触性阴道出血,阴道分泌物增多,可有恶臭;晚期可侵及盆腔及邻近脏器,出现尿频、尿急、肛门坠胀、里急后重等。子宫内膜癌表现为不规则阴道出血,白带增多,合并血性和脓性分泌物。晚期发生疼痛和下腹部肿块。

(二)影像学表现

影像学检查主要用于观察子宫癌的侵犯范围和转移情况,有利于分期和制订治疗方案。

1.X 线表现

X 线平片价值不大。盆腔动脉造影可显示杂乱、不规则的肿瘤血管。

2.CT 表现

(1)宫颈癌:宫颈增大为软组织密度肿块,可局限于宫颈或蔓延到子宫体和宫旁。若发生坏死,可见低密度区。肿瘤向外蔓延,侵犯邻近器官如膀胱、直肠时,相邻脂肪间隙消失,直肠、膀胱壁增厚。

(2)子宫内膜癌:子宫对称性或局限性分叶状增大,密度不均匀,有低密度坏死区。肿瘤累及宫颈,可见宫颈增大。增强扫描时病变强化程度低于周围正常子宫肌(图 4-3-3A),坏死区不强化(图 4-3-3B)。

3.MRI 表现

(1)宫颈癌:T_1WI 上呈中等信号肿块,T_2WI 上呈高信号,比正常宫颈组织信号高。MRI能显示癌肿向腔内的生长情况,并能显示周围器官组织的层次。

(2)子宫内膜癌:子宫内膜增厚,宫体不对称性增大,T_1WI 呈等信号,T_2WI 呈高信号,其间可混有结节状中等或低信号区。癌肿侵犯肌层时,T_2WI 上可见低信号的联合带破坏、中断且不规则(图 4-3-3C)。MRI增强扫描,T_1WI 子宫内膜增厚,呈不均匀强化(图 4-3-3D)。宫旁组织受侵犯时,邻近结构不清,脂肪信号消失。

(三)诊断与鉴别诊断

中老年妇女,CT、MRI 检查发现宫颈内或宫体内实性肿块,结合临床有阴道出血等表现,首先要考虑到宫颈癌或子宫内膜癌。需要与常见的子宫黏膜下肌瘤相鉴别,后者在 T_2WI 上呈低信号。

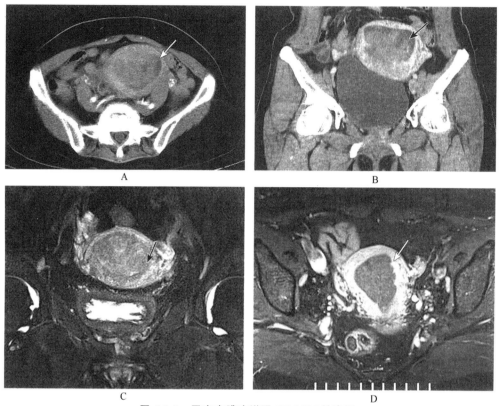

A   B

C   D

图 4-3-3　子宫内膜癌增强 CT、MRI 的表现

注　A.CT 增强横断面,子宫增大,病变强化程度低于周围正常子宫肌(箭头);B.CT 矢状面增强,中间坏死部分不增强(T);C.T_2WI 冠状面,呈中、高信号,内膜周围联合带中断、消失(箭头);D.T_1WI 横断面增强,子宫内膜增厚,呈不均匀强化,宫体不对称性增大(箭头)。

五、卵巢囊肿

(一)病理与临床表现

卵巢囊肿一般指非赘生性囊肿,主要包括滤泡囊肿、黄体囊肿、黄素囊肿、多囊卵巢综合征等。功能性囊肿和单纯性囊肿可自行消退。多数囊肿为单侧发生,部分可为双侧性。

滤泡囊肿:由于卵泡不成熟或成熟后不排卵,卵泡未破裂或闭锁而持续性增大,卵泡液潴留而形成。直径一般 1～3cm,最大不超过 5cm。此型多单发。

黄体囊肿:在黄体形成过程中,因黄体血肿、液化所致。直径一般 3cm 左右。妊娠黄体也可形成囊肿,一般于妊娠 3 个月内消失。

黄素囊肿:与滋养层细胞伴发,葡萄胎患者一半以上有黄素囊肿,由于 HCG 刺激卵泡使之过度黄素化所致,多为双侧性。

多囊卵巢综合征:与内分泌失调有关,临床多伴闭经、多毛、肥胖、不孕等症状。此型多双侧发病。

(二)影像学表现

1.超声表现

超声检查为检查卵巢囊肿的最简要方法。一般表现为单侧或双侧附件区圆形或卵圆形壁薄、囊性、无回声结构,边界清晰,形态规则,透声好或欠佳,后方有增强效应,多房性囊肿内可见纤细分隔样回声。

2.CT表现

单侧或双侧附件区圆形及类圆形液体密度囊腔。CT增强扫描无信号强化。

3.MRI表现

大多数囊肿在T_1WI上为水样低信号,在T_2WI上为高信号。囊液含蛋白时,在T_1WI信号高于水。囊肿内有出血时,T_1WI呈高信号,增强扫描无信号强化。

(三)诊断与鉴别诊断

根据上述典型表现一般不难诊断,有些囊肿内有分隔,需与卵巢囊腺瘤进行鉴别。

六、卵巢囊腺瘤

卵巢囊腺瘤是发生于体腔上皮的卵巢良性肿瘤,系来自覆盖卵巢表面的上皮组织,具有高度多能性。其向输卵管上皮化生,则形成浆液性肿瘤;向宫颈柱状上皮化生,则形成黏液性肿瘤。

(一)病理与临床表现

浆液性囊腺瘤占所有卵巢良性肿瘤的25%,主要发生于生育年龄妇女,双侧发病率占15%,分为单纯性及乳头状两种。前者囊壁光整,多为单房;后者囊壁有乳头状物突起,有时可见砂粒体样钙化,多为双侧多房性。浆液性囊腺瘤的囊内液体呈草黄色或棕色稀薄浆液。黏液性囊腺瘤较浆液性囊腺瘤少见,多为单侧多房性,囊壁较厚,囊内含黏液性或胶冻状、藕糊状液体,囊肿一般体积较大,破裂可引起腹膜种植,产生广泛的腹膜黏液瘤。

肿瘤较小时,多无症状,可在妇科检查时偶然发现。肿瘤较大时,可于腹部扪及肿块。肿瘤占据盆腔、腹腔时,即出现压迫症状,如尿频、便秘、心悸、气促等症状。

(二)影像学表现

1.超声表现

浆液性囊腺瘤声像图表现有肿瘤边界清晰,形态规则,囊壁光整较薄,有的囊内可见纤细分隔回声,肿块后方可见回声增强。CDFI示乳头状突起可见点状血流信号。黏液性囊腺瘤声像图表现为肿瘤呈圆形、椭圆形无回声区,多单侧性,囊壁较厚。无回声区内可见细密散在光点,无回声区内可见多发分隔,呈多房性改变,分隔较浆液性囊腺瘤厚,肿瘤一般较大,多在10cm以上,甚至占满腹腔、盆腔,少数肿瘤囊壁可见乳头状突起。CDFI示囊壁及部分分隔可见点状血流信号。

2.CT表现

其为盆腔较大肿块,肿块呈水样低密度。黏液性者密度较高,可为单房性或多房性,少数囊壁可见乳头样突起。CT增强扫描囊壁、内隔及乳头样突起,可见信号强化(图4-3-4)。

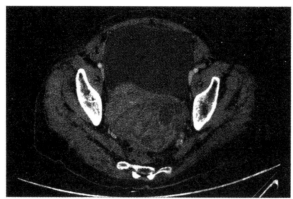

图 4-3-4 卵巢囊腺瘤 CT 图像

注 盆腔内多房肿块,轻度强化,子宫受压右移。

3.MRI 表现

两种肿瘤均显示为大小不等、边界清晰的肿块,呈圆形或类圆形,囊内可有分隔,有的囊壁可见乳头状突起。浆液性囊腺瘤表现为长 T_1 低信号和长 T_2 高信号;黏液性囊腺瘤因囊内含蛋白成分,在 T_1WI 和 T_2WI 上均呈较高信号。增强扫描检查后囊壁和内隔及乳头,可见强化信号。

(三)诊断与鉴别诊断

单纯性浆液性囊腺瘤应与卵巢非赘生性囊肿鉴别,体积较大的浆液性囊腺瘤应与重度肾积水、过度充盈的膀胱、膀胱憩室等疾病进行鉴别。黏液性囊腺瘤应与阑尾黏液性肿瘤、腹腔内囊性包块及包裹性积液等进行鉴别。浆液性囊腺瘤、黏液性囊腺瘤之间及与囊腺癌之间也需进行鉴别。

七、卵巢癌

卵巢癌是女性生殖系统常见的恶性肿瘤。囊腺癌占多数,其中浆液性囊腺癌占卵巢恶性肿瘤的 50% 左右。

(一)病理与临床表现

卵巢囊腺癌来源于体腔上皮,多由囊腺瘤恶变而来。浆液性囊腺癌为最常见的卵巢恶性肿瘤,多为双侧性,体积较大,呈囊实性,腔内充满乳头状突起,易出血、坏死,囊液浑浊,30% 有砂粒体。黏液性囊腺癌约占卵巢恶性肿瘤的 10%,单侧多见,瘤体一般较大,囊壁可见乳头状突起或不规则实性成分,囊实性,囊内可见分隔且分隔较厚,囊液浑浊或血性。

早期常无症状,妇科检查时偶然发现。一旦发现,常伴有腹部肿块和腹水等症状。肿瘤周围神经受累,可致腰腹或下肢疼痛,压迫盆腔静脉,可致下肢浮肿,晚期可出现消瘦、严重贫血等恶病质征象。

(二)影像学表现

超声表现:单侧或双侧附件区可见囊实性包块,囊壁厚薄不均匀,分隔厚且不均匀,其上可见乳头状回声突入囊内或侵犯壁外。肿瘤伴出血、坏死时,可见无回声区内点团状回声,随体位改变而移动。晚期肿瘤向腹膜转移,可出现腹水及腹膜多发结节。实质性脏器转移可见相应占位征象,腹膜后可见肿大淋巴结。

CT 表现:盆腔内可见较大占位,其内有大小不等、形态不规则的低密度囊性成分。囊壁及间隔厚薄不均,囊壁可见不规则实性成分,增强扫描囊壁、间隔及实性成分时,均见明显强化信号。肿瘤有腹膜转移时,可致大网膜弥漫性增厚,密度增高,不均质,如同饼状,称为网膜饼征(图 4-3-5)。在腹水衬托下,腹膜表面可见多发小结节。黏液性囊腺癌发生种植性转移时,可形成腹腔假性黏液瘤。

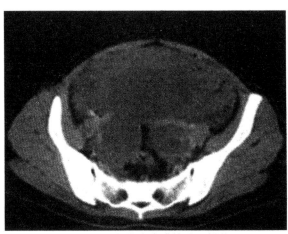

图 4-3-5 卵巢癌腹膜转移呈饼状

MRI 表现:卵巢癌肿瘤形态学表现类似 CT 检查所见,表现为囊实性占位,囊液视其成分在 T_1WI 上显示为低至高信号,T_2WI 上均呈高信号。MRI 增强扫描囊壁、间隔及实性结构时,均见强化信号,但囊液无强化。MRI 影像检查同样显示有转移征象。

(三)诊断与鉴别诊断

卵巢囊性癌应与囊腺瘤鉴别诊断。影像检查下,囊腺瘤轮廓清晰、光滑完整,囊壁薄而均匀,有乳头状突起,囊壁、分隔及乳头状突起为均匀轻度强化信号。囊腺癌表现为边界模糊、囊壁及分隔不规则增厚,有较多乳头状突起及团块,囊壁、分隔及乳头状突起呈明显强化信号,但强化信号不均匀。

（晋佳丽）

第二篇　超声诊断篇

第五章　心脏及大血管超声检查

第一节　解剖概要

一、心包

心包是包裹心脏和出入心脏大血管根部的圆锥形纤维浆膜囊，分内、外两层。外层为纤维心包，内层为浆膜心包。纤维心包主要由坚韧的纤维结缔组织构成，上方包裹出入心脏的升主动脉、肺动脉干、上腔静脉和肺静脉根部，并与这些大血管的外膜相延续，下方与膈肌中心腱相连。浆膜心包位于心包囊的内层，又分脏、壁两层。壁层衬贴于纤维心包的内面，与纤维心包紧密相贴；脏层覆盖于心肌的表面，即心外膜。脏、壁两层在出入心脏大血管的根部互相移行，两层之间的潜在性腔隙称心包腔，内含少量浆液，起润滑作用。在心包腔内，浆膜心包脏、壁两层反折处的间隙，称为心包窦(图 5-1-1)。

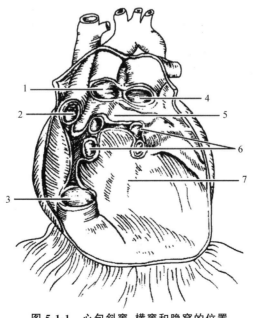

图 5-1-1　心包斜窦、横窦和隐窝的位置

注　1—升主动脉；2—上腔静脉；3—下腔静脉；4—肺动脉干；5—横窦；6—肺静脉口；7—斜窦。

二、心腔和大血管

主要包括心房、心室、主动脉、肺动脉及上、下腔静脉。

(一)右心房

右心房壁薄,呈三角形,基底部宽大,其上缘外侧与上腔静脉相连,下缘与下腔静脉相连。自上腔静脉入口的前面伸至下腔静脉入口的前面略隆起。右心房后壁为房间隔,与左心房相隔,近房间隔中央有一卵圆窝(图 5-1-2)。

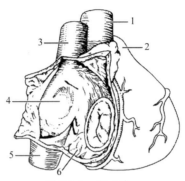

图 5-1-2　右心房

注　1—升主动脉;2—肺动脉干;3—上腔静脉;4—卵圆窝;5—下腔静脉;6—右心房。

房间隔前缘正对主动脉无冠窦的中点,下缘在二尖瓣环之上,后缘正对房间沟,上缘与上腔静脉内侧壁相连续。

(二)右心室

右心室外观略呈三角锥体状,右心室腔分为流入道(窦部)、小梁部及流出道(漏斗部)3部分。流入道与流出道分界线为室上嵴。室上嵴上方为右心室腔流出道,下方为右心室腔流入道。流出道远端为肺动脉瓣口,流入道连于三尖瓣。小梁部位于右心室下部,心腔内布满肌小梁。隔束下部发出一粗大的肌柱,连于三尖瓣前乳头肌基底部,称为调节束。右心室前壁心尖部发出一粗大前乳头肌,后乳头肌起于右心室腔下壁(图 5-1-3)。

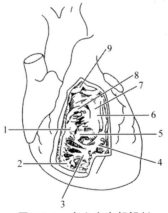

图 5-1-3　右心室内部解剖

注　1—三尖瓣前瓣;2—前乳头肌;3—三尖瓣后瓣;4—调节束;5—三尖瓣隔瓣;6—室间隔;7—右心室漏斗部;8—室上嵴;9—肺动脉瓣。

（三）室间隔

室间隔由膜部室间隔和肌部室间隔两部分组成。膜部室间隔是一膜性间隔，是房间隔、室间隔与动脉圆锥间隔的汇合部，位于主动脉右冠瓣与无冠瓣的瓣环交界前下方、房间隔后下方、肌部室间隔的上方。膜部是室间隔缺损的好发部位。肌部室间隔是室间隔的主要组成部分，又可分为窦部、小梁部和漏斗部（图5-1-4）。

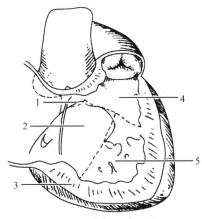

图5-1-4 室间隔右心室面

注　1—膜部室间隔；2—窦部室间隔；3—右心室壁；4—漏斗部室间隔；5—小梁部室间隔。

（四）左心房

左心房壁较右心房壁厚，心房内壁光滑，后壁有4个开口，左、右各2个，分别为左、右肺静脉入口。左心房的左前外侧为左心耳，外形多呈细长分叶状。左心耳基底部开口较窄，壁较薄。

（五）左心室

左心室略呈圆锥形，室壁厚度约为右心室壁的3倍。二尖瓣开放时，瓣叶朝向左心室腔内，主要以二尖瓣前叶为界，后方左心室腔为左心室流入道。前方与室间隔之间的腔室构成左心室流出道。二尖瓣前叶瓣体纤维与主动脉瓣环直接延续（图5-1-5）。

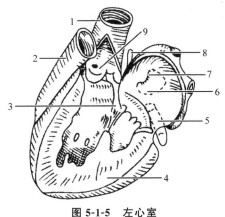

图5-1-5 左心室

注　1—主动脉；2—肺动脉干；3—二尖瓣；4—左心室；5—半月皱襞；6—卵圆窝；7—冠状静脉窦；8—横窦；9—主动脉瓣。

（六）主动脉

主动脉起自主动脉瓣环水平,延伸至腹主动脉分叉处(大致在脐和第 4 腰椎水平)。分为升主动脉、主动脉弓、胸主动脉和腹主动脉 4 部分。升主动脉根部主要由主动脉窦构成,左、右冠状动脉窦分别发出左、右冠状动脉。主动脉弓主要位于胸骨右缘后方,由第 2 肋软骨水平向后,延伸至第 4 胸椎下缘左侧。

主肺动脉位于主动脉左前方,左外侧为左心耳,向后走行于主动脉弓下方,在主动脉弓下方分为左、右肺动脉。右肺动脉较长,几乎呈直角,发自主肺动脉。左肺动脉较短,与主肺动脉成角较大。

（七）上、下腔静脉

上腔静脉位于心脏右后上方,紧邻升主动脉右侧,远段位于心包外。奇静脉于无名静脉后方汇入上腔静脉。上腔静脉开口于右心房,入口处一般无静脉瓣膜。

下腔静脉经过膈肌向上开口于右心房下部,左后方为奇静脉,外侧有胸膜和膈神经。下腔静脉开口于右心房处,常见静脉瓣膜(图 5-1-6)。

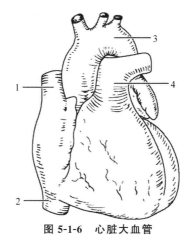

图 5-1-6　心脏大血管

注　1—上腔静脉;2—下腔静脉。3—主动脉;4—肺动脉;

（八）心脏纤维骨架

指以主动脉瓣环为中心连接 4 个瓣膜及瓣环的纤维三角。4 个瓣环大致在一个平面上,与心脏长轴相垂直(图 5-1-7)。

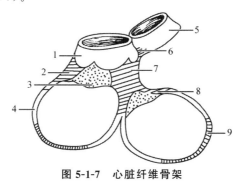

图 5-1-7　心脏纤维骨架

注　1—主动脉;2—左纤维三角;3—垂幕;4—二尖瓣环;5—肺动脉;6—球部腱索;7—右纤维三角;8—室间隔膜部;9—三尖瓣环。

（九）心肌

心肌分为心房肌和心室肌。心房肌的浅层呈横向走行,为左、右两心房共同组成部分。深层心房肌分别为左、右两心房所固有,分为纵行与环行两种走向纤维。心室肌呈螺旋样走行,可分为4组。①深层球螺旋状肌束,起自室间隔膜部,螺旋状走行在左心室内面。②深层窦螺旋状肌束,起自三尖瓣环,环绕左、右两室。③浅层球螺旋状肌束,从二尖瓣环起始,顺时针方向抵心尖移行到肌小梁与乳头肌。④浅层窦螺旋状肌束,起自三尖瓣环,顺时针方向抵心尖移行到肌小梁与乳头肌(图5-1-8)。

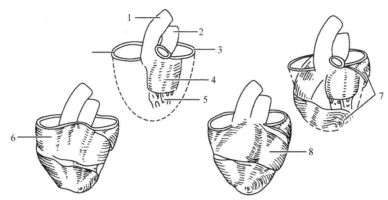

图5-1-8 心室肌纤维走行示意图

注 1—主动脉;2—肺动脉;3—二尖瓣;4—深层球螺旋肌;5—左心室;6—深层窦螺旋肌;7—浅层球螺旋肌;8—浅层窦螺旋肌。

（十）心脏瓣膜

心脏瓣膜通过两组房室瓣和两组半月瓣的作用,使血液循环在心动周期内产生单向前进血流。二尖瓣位于左心房与左心室之间;三尖瓣位于右心房与右心室之间;主动脉瓣连接左心室与主动脉;肺动脉瓣连接右心室与肺动脉(图5-1-9)。

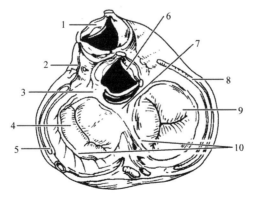

图5-1-9 心脏瓣膜解剖示意图

注 1—肺动脉瓣;2—左冠状动脉前降支;3—左纤维三角;4—二尖瓣;5—回旋支;6—主动脉瓣;7—右纤维三角;8—右冠状动脉;9—三尖瓣;10—纤维环。

1.二尖瓣与二尖瓣装置

二尖瓣位于左心房与左心室之间,二尖瓣瓣叶、腱索、乳头肌,相邻部位左心房、心室肌共同组成结构与功能一体的二尖瓣装置。

(1)瓣叶:为弹性柔软的膜状组织,基底附着于二尖瓣环。二尖瓣分为前、后两个瓣叶,前叶瓣体大,瓣环附着缘占瓣环周径约 1/3;后叶瓣叶短,多呈分叶的扇贝状,瓣环附着缘占瓣环周径的 2/3,前、后瓣叶面积大致相等。正常成年人的二尖瓣口面积为 $4\sim6cm^2$。瓣叶自瓣环附着缘至游离缘,可分为基底带、光滑带与粗糙带 3 部分。

(2)腱索:前叶与后叶粗糙带边缘通过复杂腱索系统与乳头肌相连;二尖瓣后叶有部分腱索直接与心室壁相连。

(3)乳头肌:分前外侧与后内侧两组乳头肌,前外侧乳头肌(前乳头肌)起始于左心室前、侧壁中下 1/3 处,多为单个粗大乳头肌;后内侧乳头肌(后乳头肌)起始于室间隔与左心室下侧壁交界处,常为多个细小乳头肌。

(4)瓣环:二尖瓣环的前内 1/3 为左、右纤维三角,前叶基底部附着于此处,其与主动脉左冠瓣后半部和无冠瓣直接纤维连接,瓣环后外 2/3 与后叶相连。二尖瓣环呈"马鞍形"。

2.三尖瓣

位于右心房与右心室之间。三尖瓣功能整体由三尖瓣环、瓣叶、腱索与乳头肌组成。

(1)瓣环:略呈"D"形结构,为心脏纤维骨架的组成部分及三尖瓣瓣叶基底部附着处。三尖瓣环与二尖瓣环不在同一平面上。3 个瓣叶附着缘不在同一平面上,后瓣与隔瓣的后半部接近于同一平面上,前瓣及隔瓣前交界附着处(相当于室间隔部中点)高于后瓣与隔瓣后半部附着处大约 15mm。

(2)瓣叶:常见为 3 个瓣叶,即前叶、后叶和隔叶。前叶瓣叶最大,为三尖瓣功能的主要部分;后叶较小,也称边缘瓣、背瓣或下瓣;隔叶也称内瓣,部分基底附着于右心室后壁,大部分附着于室间隔右心室面。

(3)腱索:可直接起源于乳头肌,也可直接起源于右心室壁或室间隔。附着于乳头肌的腱索称真腱索,直接附着于右心室壁或室间隔则称为壁腱索。

(4)乳头肌:包括前乳头肌、后乳头肌、圆锥乳头肌。前乳头肌:附着于右心室前壁心尖部前外侧,为三尖瓣最大的乳头肌,室间隔有许多大肌束与此相连,其中较粗的肌束称为调节束,连接于前乳头肌与室上嵴之间,其腱索主要连接三尖瓣前叶。后乳头肌:较小,单个或成双存在,其腱索主要连接后瓣。圆锥乳头肌:位于室上嵴下缘,其腱索分布于隔瓣与前瓣的交界附近。

3.主动脉瓣

包括瓣叶、瓣环、主动脉窦与主动脉瓣下组织。

(1)瓣叶:主动脉瓣常为 3 个半月状瓣叶组成。基底部附着于弧形弯曲的瓣环上,瓣叶与其相应的主动脉壁构成向上开口的袋状结构,即主动脉窦。3 个瓣叶大致相等、位置等高。

(2)瓣环:主动脉瓣叶基底附着于主动脉壁上的纤维索带称为主动脉瓣环。它由 3 个"花冠"状的弧形环连接而成。

(3)主动脉窦:与主动脉瓣叶相对应的主动脉管腔,向外呈壶腹样膨出,形成向上开口的袋状腔,称主动脉窦。根据冠状动脉开口,主动脉窦分右冠状动脉窦(简称右冠窦)、左冠状动脉窦(简称左冠窦)与无冠状动脉窦(简称无冠窦)。

(4)主动脉瓣下组织:二尖瓣前瓣直接与主动脉瓣相连续,通常主动脉的左冠瓣叶后部与无冠瓣叶的瓣环下方为致密的纤维组织,向下延伸为二尖瓣前瓣,共同构成左心室流入道与流出道之间的分界。

4.肺动脉瓣

由左后瓣、右后瓣与前瓣3个半月瓣组成。瓣叶与瓣环均较薄弱。瓣环与右心室漏斗部心肌相连。左后瓣与漏斗部的隔束相延续,右后瓣与漏斗部壁束相延续。左、右瓣叶的内1/2与主动脉壁相贴。

三、心脏纤维骨架

心脏纤维骨架位于房室口、肺动脉口和主动脉口的周围,由致密结缔组织构成,质地坚韧而富有弹性,提供了心肌纤维和心瓣膜的附着处,在心肌运动中起支持和稳定作用。人的心脏纤维骨架随着年龄的增长可发生不同程度的钙化,甚至骨化。

心脏纤维骨架包括左、右纤维三角、4个瓣纤维环(肺动脉瓣环、主动脉瓣环、二尖瓣环和三尖瓣环)、圆锥韧带、室间隔膜部和瓣膜间隔等。①右纤维三角:位于二尖瓣环、三尖瓣环和主动脉后瓣环之间,向下附着于室间隔肌部,向前逐渐移行为室间隔膜部,略呈三角形或前宽后窄的楔形。因右纤维三角位于心的中央部位,又称为中心纤维体。②左纤维三角:位于主动脉左瓣环与二尖瓣环之间,呈三角形,体积较小,其前方与主动脉左瓣环相连,向后方发出纤维带,与右纤维三角发出的纤维带共同形成二尖瓣环。③4个瓣纤维环:二尖瓣环、三尖瓣环和主动脉瓣环彼此靠近,肺动脉瓣环位于较高平面,借圆锥韧带(又称漏斗腱)与主动脉瓣环相连。主动脉瓣环和肺动脉瓣环各由3个弧形瓣环首尾相互连接而成,位于3个半月瓣的基底部。主动脉左、后瓣环之间的三角形致密结缔组织板称瓣膜间隔,向下与二尖瓣前瓣相连续,同时向左延伸连接左纤维三角,向右与右纤维三角相连。

四、心壁

心壁由心内膜、心肌层和心外膜组成,其中心肌层是构成心壁的主要部分。①心内膜:是覆被于心腔内面的一层滑润的膜,由内皮和内皮下层构成。内皮与大血管的内皮相延续,内皮下层位于基膜外,由结缔组织构成,其外层较厚,靠近心肌层,为较疏松的结缔组织,含有小血管、淋巴管和神经以及心传导系统的分支。心瓣膜是由心内膜向心腔折叠而成。②心肌层:为构成心壁的主体,包括心房肌和心室肌两部分。心房肌和心室肌附着于心脏纤维骨骼,被其分开而不延续,故心房和心室可不同时收缩。心房肌较薄,由浅、深两层组成。浅层肌横行环绕左、右心房,深层肌为左、右心房所固有,呈袢状或环状,一部分环形纤维环绕心耳、腔静脉口和肺静脉口以及卵圆窝周围。当心房收缩时,这些肌纤维具有括约作用,可阻止血液逆流。心房肌具有分泌心钠素的功能。心室肌较厚,尤以左心室为甚,一般分为浅、中、深3层。浅层肌斜行,在心尖捻转形成心涡,并转入深层移行为纵行的深层肌,上行续于肉柱和乳头肌,并附于纤维环。中层肌纤维环行,分别环绕左、右心室,亦有联系左、右心室的S形肌纤维。③心外膜:即浆膜性心包的脏层,包裹在心肌表面。其表面被覆一层间皮(扁平上皮细胞),间皮深面为薄层结缔组织,在大血管与心脏通连处,结缔组织与血管外膜相连。

(安艳荣)

第二节　超声检查技术

一、患者准备

(1)经胸超声心动图受检者一般应穿着可以充分暴露检查部位的上衣。

(2)经食管超声心动图检查者应该禁食和禁水 8 小时。

(3)不能配合检查的儿童需要镇静后接受检查。

二、体位

依据探头放置部位不同患者所取体位也不同。常用体位包括:①探头置于胸骨旁、心尖区检查时,受检者通常左侧卧位或仰卧位;②探头置于胸骨上窝检查时,受检者需取肩部垫高的仰卧位;③探头置于剑突下检查时,受检者膝关节蜷曲、并拢,使腹部放松。

三、仪器

一般采用带有相控阵探头的彩色多普勒超声仪。根据受检者年龄和体型等情况选择探头频率。成年人一般采用频率为 2.0~5.0MHz 的探头,儿童则用 5.0~7.0MHz 的探头。检查前常规连接胸导联或肢体导联心电图并接入超声设备心电输入端口。

四、二维超声心动图检查方法

(一)胸骨左缘区

1.胸骨旁左心室长轴切面

(1)检查方法:嘱患者左侧卧位,探头置于胸骨左缘第 3、第 4 肋间,扫查声束平面与右胸锁关节和左乳头的连线平行。

(2)观察内容:右心室前壁、右心室流出道、室间隔、左心室、左心室流出道、二尖瓣及其相关结构,如腱索和乳头肌、左心室下侧壁、主动脉及主动脉瓣、左心房及降主动脉等(图 5-2-1)。

该切面是常用的二维测量切面,标准切面上主动脉前壁与室间隔的结合点位于图像中间,同时,主动脉瓣右冠瓣与无冠瓣关闭线位于主动脉窦中间。可定量观测如下结构。

主动脉瓣环径:主动脉瓣叶根部附着点处,内缘到内缘之间的距离,于收缩中期放大模式下测量。

主动脉窦内径:主动脉窦膨出最大点内缘到内缘之间的距离,舒张末期测量。

升主动脉内径:窦管交界处上方约 2cm 处,舒张末期测量。

左心房前后径:主动脉后壁与左心房后壁之间,取与左心房长径相垂直的径线,收缩末期测量。

左心室流出道内径:距主动脉瓣环下 1cm 处,收缩末期测量。

右心室前后径:右心室游离壁内缘至室间隔右心室面的垂直距离,舒张末期测量。

右心室壁厚度:右心室前壁心外膜至右心室前壁心内膜之间的距离,舒张末期测量。

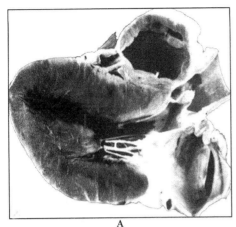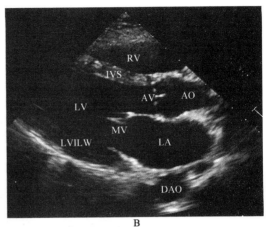

图 5-2-1　胸骨旁左心室长轴切面

注　A.解剖图;B.超声切面图。RV:右心室;LV:左心室;IVS:室间隔;LVILW:左心室下侧壁;AV:主动脉瓣;AO:主动脉;MV:二尖瓣;LA:左心房;DAO:降主动脉。

2.胸骨旁主动脉根部短轴切面

(1)检查方法:探头置于胸骨左缘第 2、第 3 肋间,在左心室长轴切面的基础上,将探头顺时针旋转90°,使声束与左肩和右肋弓的连线平行。

(2)观察内容:主动脉根部及主动脉左冠瓣、右冠瓣、无冠瓣。主动脉瓣闭合时,3 个瓣叶呈"Y"字形。调整探头方向,可分别显示左、右冠状动脉起始段。其他结构还包括左心房、右心房、房间隔、三尖瓣隔叶(紧邻主动脉)和前叶、右心室及右心室流出道、肺动脉等。

3.胸骨旁肺动脉长轴切面

(1)检查方法:在主动脉根部短轴切面的基础上,探头方位朝头侧偏斜。

(2)观察内容:该切面显示右心室流出道远端、肺动脉长轴和主动脉短轴,可观察肺动脉、肺动脉分叉结构与相关病变等,动脉导管未闭也常在此切面显示(图 5-2-2)。

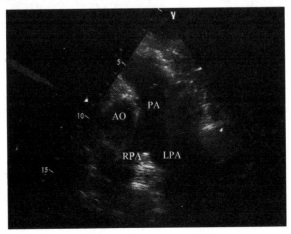

图 5-2-2　胸骨旁肺动脉长轴切面

注　PA:肺动脉;AO:主动脉;RPA:右肺动脉;LPA:左肺动脉。

此切面可测量:主肺动脉内径,肺动脉瓣环上方1cm处,舒张末期测量;左、右肺动脉内径,肺动脉分叉上方1cm处,舒张末期测量。

4.胸骨旁左心室短轴切面

(1)二尖瓣水平左心室短轴切面(图5-2-3)。

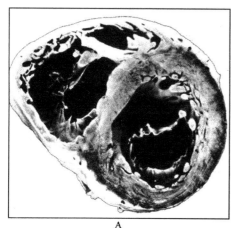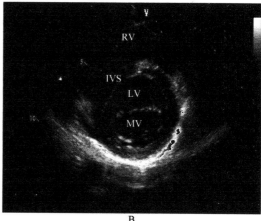

图5-2-3　二尖瓣水平左心室短轴切面

注　A.解剖图;B.超声切面图。IVS:室间隔;RV:右心室;LV:左心室;MV:二尖瓣。

检查方法:探头置于胸骨左缘第3、第4肋间。该切面上,右心室呈月牙形,位于近场左侧,室间隔呈弓形凸向右心室侧,二尖瓣短轴图像位于圆形左心室腔内。

观察内容:二尖瓣口的左右径和前后径、室间隔与左心室壁活动及二尖瓣口形态等。

(2)乳头肌水平左心室短轴切面(图5-2-4)。

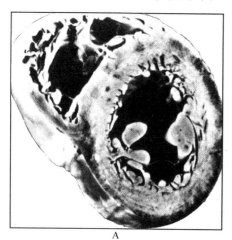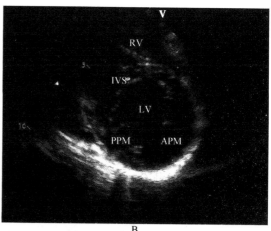

图5-2-4　乳头肌水平左心室短轴切面

注　A.解剖图;B.超声切面图。RV:右心室;LV:左心室;IVS:室间隔;APM:前外侧乳头肌;PPM:后内侧乳头肌。

检查方法:探头置于胸骨左缘第3、第4肋间。该切面上,右心室腔较小,呈月牙形,位于图像左侧,左心室腔呈圆形,位于图像右侧。两组乳头肌位于左心室短轴圆环状结构之内,是其突出的标志。

观察内容:左心室壁、乳头肌及相关病变等。

（3）心尖水平左心室短轴切面（图 5-2-5）。

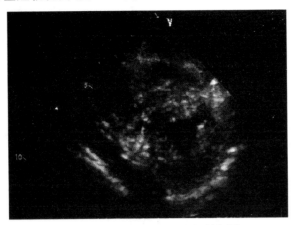

图 5-2-5 心尖水平左心室短轴切面

检查方法：探头置于胸骨左缘第 4、第 5 肋间。该切面上，右心室腔图像近乎消失，左心室为圆形结构。

观察内容：左心室近心尖部结构与相关病变等。

5.胸骨旁右心室流入道长轴切面（图 5-2-6）

（1）检查方法：在左心室长轴切面的基础上，将探头倾斜指向右下。

（2）观察内容：该切面可显示右心房、右心室、三尖瓣的前叶和后叶以及冠状静脉窦等。

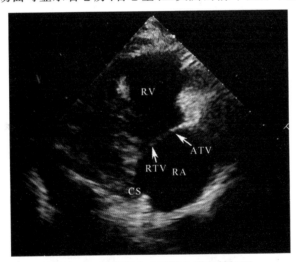

图 5-2-6 胸骨旁右心室流入道长轴切面

注 CS:冠状静脉窦；RA:右心房；RV:右心室；ATV:三尖瓣前叶；PTV:三尖瓣后叶。

（二）心尖区

1.心尖四腔心切面（图 5-2-7）

（1）检查方法：探头置于左心室心尖搏动处，声束方向指向右胸锁关节。切面图像上，室间隔由心尖向心底延伸，与三尖瓣隔叶、二尖瓣前叶及房间隔交汇，房间隔向上延伸，止于心房后壁。

（2）观察内容：主要显示心脏的 4 个心腔、左房室瓣、右房室瓣、房间隔、室间隔、肺静脉等结构。

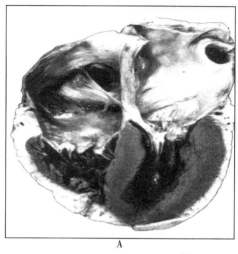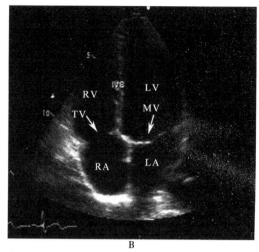

图 5-2-7　心尖四腔心切面

注　A.解剖图;B.超声切面图。RA:右心房;RV:右心室;LA:左心房;LV:左心室;MV:二尖瓣;TV:三尖瓣。

该切面可定量观测如下指标。

1)左心房长径与横径:长径自二尖瓣环平面中点测量至左心房顶部,收缩末期测量;横径自房间隔中点测量至左心房侧壁,且测量径线须垂直于左心房长径。

2)右心房长径与横径:长径自三尖瓣环平面中点测量至右心房顶部,收缩末期测量;横径自房间隔中点测量至右心房侧壁,且测量径线须垂直于右心房长径。

3)左心室长径与横径:长径自二尖瓣环平面中点测量至左心室心尖心内膜;横径自室间隔左心室面心内膜测量至左心室侧壁心内膜,于舒张末期测量。

4)右心室长径与横径:长径自三尖瓣环平面中点测量至右心室心尖部心内膜;横径自室间隔右心室面心内膜测量至右心室侧壁心内膜,于舒张末期测量。

2.心尖五腔心切面(图 5-2-8)

(1)检查方法:在心尖四腔心切面的基础上,探头方向略向前倾斜,左心室腔出现左心室流出道及主动脉根部结构。

(2)观察内容:主动脉根部及主动脉瓣、左心室流出道、房室瓣、房室心腔、室间隔等结构与病变。

3.心尖两腔心切面(图 5-2-9)

(1)检查方法:在心尖四腔心切面的基础上,逆时针旋转探头约45°,探头方位稍向左倾斜显示该切面。

(2)观察内容:左心室前壁、下壁、左心房及二尖瓣等。

4.心尖左心室长轴切面(图 5-2-10)

(1)检查方法:心尖四腔心切面的基础上,将探头方位逆时针旋转约120°,该切面与胸骨旁左心室长轴切面相似,又称心尖三腔心切面,可清晰地显示心尖部结构与病变等。

(2)观察内容:左心室下侧壁、前间隔、心尖、左心房、主动脉根部、主动脉瓣及二尖瓣结构与病变等。

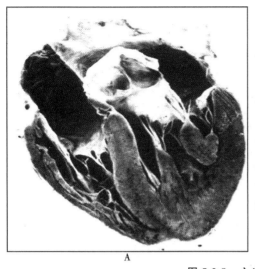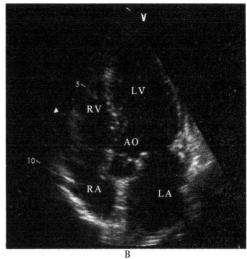

图 5-2-8 心尖五腔心切面

注 A.解剖示意图;B.超声切面图。RV:右心室;RA:右心房;LV:左心室;AO:主动脉;LA:左心房。

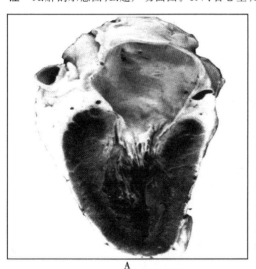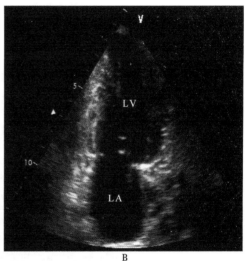

图 5-2-9 心尖两腔心切面

注 A.解剖示意图;B.超声切面图。LV:左心室;LA:左心房。

(三)剑突下区

1.剑突下四腔心切面(图 5-2-11)

(1)检查方法:嘱患者平卧位检查,探头置于剑突下,声束方向指向左肩,超声平面与标准左心室长轴切面垂直。

(2)观察内容:心尖位于图像右侧或右上方,心底位于图像左侧或左下方,可观察心脏的4个房室腔、两组房室瓣及房间隔和室间隔等结构与病变。该切面易于判断少量心包积液。

2.剑突下上、下腔静脉长轴切面

(1)检查方法:嘱患者平卧位检查,探头方位与剑突下四腔心切面相同,逆时针方向转动探头,至心室部分的图像消失,只显示左、右心房、房间隔及腔静脉。

（2）观察内容：左心房、右心房、房间隔和上、下腔静脉等结构与病变，是观察房间隔病变以及与腔静脉关系的重要切面。

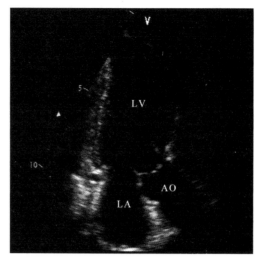

图 5-2-10　心尖左心室长轴切面

注　LV：左心室；LA：左心房；AO：主动脉。

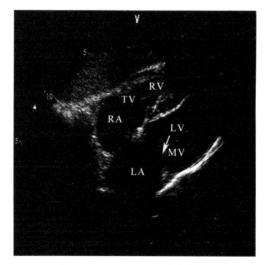

图 5-2-11　剑突下四腔心切面

注　RV：右心室；TV：三尖瓣；RA：右心房；LV：左心室；LA：左心房；MV：二尖瓣。

（四）胸骨上窝区

1.胸骨上窝主动脉弓长轴切面

（1）检查方法：嘱患者平卧位，头部后仰，探头置于胸骨上窝或右锁骨上窝处，超声声束方向指向心脏，探头方向标志朝向患者的左耳垂，扫查平面与主动脉弓走向平行。

（2）观察内容：主动脉弓、无名动脉、左颈总动脉和左锁骨下动脉、主动脉弓至降主动脉起始段、右肺动脉等结构与病变。该切面是显示主动脉弓常用的标准切面。

2.胸骨上窝主动脉弓短轴切面

（1）检查方法：在主动脉弓长轴切面的基础上，继续旋转探头方向90°，声束横切主动脉弓，图像方位接近人体矢状切面。

(2)观察内容:主动脉弓短轴、肺动脉干分叉、右肺动脉长轴等结构与病变。调整探头方向,可显示上腔静脉。

五、M 型超声心动图检查方法

M 型超声心动图扫查时常在二维超声心动图的引导下进行,即先由二维图像对心脏整体形态和各个结构进行观察,而后根据需要,选定取样线的方位,显示取样线方向上所有结构层次的活动情况。目前常用的 M 型超声心动图波群主要有下列几种。

(一)心底波群(4 区)

解剖结构自前至后依次为胸壁、右心室流出道、主动脉根部及左心房,可观察右心室流出道有无增宽或狭窄、主动脉宽度和主动脉瓣活动以及左心房大小。

1.主动脉根部曲线

心底波群中有 2 条明亮且前后同步的活动曲线,上线代表右心室流出道后壁与主动脉前壁,下线代表主动脉后壁和左心房前壁。两线在收缩期向前,舒张期向后。曲线上各点分别称 U、V、W、V′、UV 段为上升支,代表心脏收缩时主动脉根部前移;UV(或 VU)段为下降支,代表心脏舒张时主动脉后移。

2.主动脉瓣曲线

主动脉根部前、后壁 2 条强回声曲线之间可见六边形盒样结构的主动脉瓣活动曲线。收缩期两线分开,舒张期则迅速闭合成一条直线。上方曲线代表右冠状动脉瓣,下方曲线代表无冠状动脉瓣。收缩期主动脉瓣开放,曲线分离处称为 K 点,位于心电图 R 波及第一心音之后,相当于射血期开始。T 波之后,心脏舒张,主动脉瓣关闭,射血期结束,前后两条曲线闭合,此点称为 G 点,恰当第二心音处。

(二)二尖瓣波群

在胸骨左缘第 3～4 肋间探测可见一组较特异波群,其内有一活动迅速、幅度较大的曲线,为二尖瓣前叶。以此为标志,可向前或向后逐层识别其他解剖结构。由于二尖瓣在这些结构中特异性最强,故命名为二尖瓣波群。此波群包含以下主要曲线。

1.二尖瓣前叶曲线(3 区)

正常人呈双峰,曲线上各段依次命名为 A、B、C、D、E、F、G 各点及峰。A 峰位于心电图 P 波之后,相当于心房收缩所致的心室主动充盈期;E 峰位于心电图 T 波之后,相当于心室舒张所致的心室快速充盈期;C 点相当于第一心音处、二尖瓣关闭;D 点在第二心音后等容舒张期末、二尖瓣开放。

2.二尖瓣后叶曲线(2a 区)

收缩期二尖瓣前叶和后叶合拢,在曲线上形成共同之 CD 段。舒张期瓣口开放,后叶与前叶分开,形成与二尖瓣前叶活动方向相反、幅度较小、呈倒影样单独活动的后叶曲线。

(三)心室波群(2b 区)

解剖结构依次为胸壁、右心室前壁、室间隔、左心室腔(及其腱索)与左心室后壁。由于心腔大小与室壁厚度等均在此测量,故称为心室波群。

（四）肺动脉瓣波群

通常为后瓣曲线，收缩期肺动脉瓣开放，曲线向后；舒张期瓣膜关闭，曲线向前。

（五）M 型超声测量正常值

目前尚未见大样本的中国人心脏正常值范围的报道。

六、超声多普勒检查方法

（一）彩色多普勒血流成像（CDFI）

彩色多普勒血流成像能定性地显示或半定量测量心腔和血管腔内血流动力学情况，包括血流束的起始点和终点、血流速度、流经路径、分布以及血流状态等。

1.二尖瓣口血流

（1）探查切面：心尖四腔心切面、心尖两腔心切面及胸骨旁左心室长轴切面。

（2）血流特征：心尖四腔心切面上，自肺静脉回流至左心房的血流，朝向探头，呈红色血流信号。舒张期由左心房经二尖瓣口至左心室的血流，呈红色血流束。如同时存在二尖瓣口反流，可观察到收缩期由左心室经二尖瓣口至左心房的蓝色反流束（图 5-2-12）。

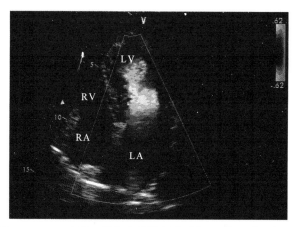

图 5-2-12　二尖瓣口彩色多普勒血流成像（心尖四腔心切面）

注　LA：左心房；LV：左心室；RA：右心房；RV：右心室。

2.三尖瓣口血流

（1）探查切面：心尖四腔心切面、胸骨旁主动脉根部短轴切面及右心室流入道切面等。

（2）血流特征：舒张期由右心房经三尖瓣口进入右心室血流，表现为红色血流束。经三尖瓣口的血流流速较低，故血流束颜色呈暗红色。如存在三尖瓣口反流，可观察到收缩期自右心室经三尖瓣口至右心房的蓝色反流束。微量或少量的三尖瓣反流多为生理性反流。

3.主动脉瓣口血流

（1）探查切面：心尖五腔心切面、心尖三腔心切面及胸骨旁左心室长轴切面。

（2）血流特征：心尖五腔心或三腔心切面观察时，主动脉瓣瓣口血流显示为蓝色血流束，色彩亮度可因血流速度的高低而有所不同。如存在反流，主动脉瓣口处可出现舒张期的红色反流束。

4.肺动脉瓣口血流

(1)探查切面:胸骨旁主动脉根部短轴切面及肺动脉长轴切面。

(2)血流特征:收缩期由右心室经肺动脉瓣口进入肺动脉主干的血流,彩色多普勒血流成像显示为蓝色血流束,血流束的色彩亮度可因血流速度的高低而有所差异。肺动脉瓣口可观察到舒张期少量的红色反流束,常为正常的生理性反流。

5.升主动脉及降主动脉血流

(1)探查切面:胸骨上窝主动脉弓长轴切面。

(2)血流特征:此切面上,升主动脉的血流朝向探头,呈红色血流束。降主动脉内血流背离探头,呈蓝色血流束。主动脉弓中部因血流方向与超声声束垂直,故无彩色血流信号显示。

6.彩色多普勒血流成像的影响因素

(1)患者因素:过度肥胖者、肺气肿患者,或其他因素致二维图像不清晰时,彩色多普勒血流信号也不清晰,会出现散乱的、色彩暗淡的血流。

(2)深度调节问题:随着被检结构部位的加深,声波衰减,血流回波信号也衰减,图像及血流均不清晰,距离越远,超声图像越不清晰。应尽量调节好显示图像深度,所需显示的血流束置于图像中部为佳。

(3)二维图像衰减:彩色多普勒血流成像时,二维图像分辨率可下降。临床上,一般先观察结构的二维图像,必要时辅以彩色多普勒血流成像。

(4)彩色信号混淆:如肺动脉狭窄与动脉导管未闭同时存在,肺动脉内高速血流在主肺动脉腔内呈现为"彩色镶嵌"的血流信号,可混淆小动脉导管分流信号,二者血流信号较难区别。此时,可应用频谱多普勒成像,观察血流频谱的时相,通过双相或单相频谱等特征进行鉴别。

(5)心内复杂畸形:尤其存在右向左分流时,血流分流速度低,彩色多普勒血流成像仅起辅助诊断的价值,主要依靠二维图像识别心内结构的形态学改变。

(二)频谱多普勒成像

频谱多普勒成像,包括脉冲波频谱多普勒和连续波频谱多普勒,是观察和测量心腔内血流动力学参数的主要方法。在彩色多普勒血流成像引导下,获取主动脉瓣口、肺动脉瓣口、二尖瓣口、三尖瓣口及其他心腔和血管腔内的血流速度频谱。频谱多普勒成像可提供血流速度、血流状态、血流时相、血流方向等血流动力学信息。

1.二尖瓣口血流频谱测量指标

选取心尖四腔心切面,将取样容积置于二尖瓣口左心室侧。二尖瓣血流频谱为基线上方的双峰脉冲频谱,频谱轮廓清晰,中间为空窗。心室舒张早期即快速充盈期,形成 E 峰最大速度频谱;心室舒张末期即心房收缩期,形成 A 峰最大速度频谱。正常情况下,E 峰＞A 峰。通过二尖瓣口血流频谱,可测量多个血流动力学参数。

测量指标如下(图 5-2-13)。

(1)舒张早期最大血流速度。

(2)舒张晚期最大血流速度。

(3)血流速度时间积分。

(4)舒张早期加速度。

（5）舒张早期减速度。

（6）舒张早期与舒张晚期最大血流速度之比。

（7）加速度时间。

（8）减速度时间。

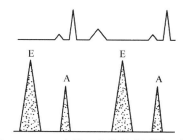

图 5-2-13　二尖瓣口血流频谱测量示意图

注　E 峰:舒张早期最大血流速度;A 峰:舒张晚期最大血流速度。

2.主动脉瓣口血流频谱测量指标

选取心尖五腔心切面,将取样容积置于主动脉瓣上。主动脉瓣血流频谱呈现为收缩期基线下方的负向、窄带、单峰频谱。血流峰值速度大于肺动脉瓣流速,可测收缩期主动脉瓣口多个血流动力学参数。

可测量指标如下(图 5-2-14)。

（1）最大血流速度。

（2）加速度。

（3）减速度。

（4）血流速度时间积分。

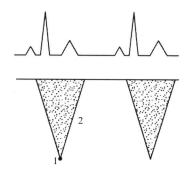

图 5-2-14　主动脉瓣口血流频谱测量示意图

注　1.最大血流速度;2.血流速度时间积分。

（三）组织多普勒成像

组织多普勒成像包含彩色组织多普勒成像和脉冲波组织多普勒成像两大类,是显示心室心肌力学性质的较为成熟的超声成像技术。组织多普勒成像时,将取样容积放置在心肌结构的特定部位,采集心肌组织运动频谱,显示该部位心肌的运动速度,常用于采集二尖瓣环(侧壁及间隔处)和三尖瓣环侧壁的纵向运动速度。瓣环运动速度波形由收缩期的波(s')与舒张期的 2 个波(舒张早期:e',舒张晚期:a')构成。

（安艳荣）

第三节 正常超声表现

一、二维超声心动图

二维超声心动图又称切面超声心动图,是将人体反射回来的回波信号以光点形式组成的切面成像,也是其他超声心动图方法的基础。图像多以扇形表示,扇尖为近场,代表身体表浅结构的反射;扇弧为远场,代表体内深处的反射。其不仅能实时、直观地显示心脏和血管结构的形态、活动、空间位置及连续关系等,同时也能评价心肌收缩、舒张功能。

(一)心前区(胸骨旁透声窗)

1.胸骨旁左心室长轴切面

探头置于胸骨左缘第 3 或第 4 肋间,长轴平行于受检者右肩至左腰连线获取。近场为右心室前壁,右心室腔的一部分及右心室流出道,其后为室间隔、左心室腔、左心室后壁、左心房、主动脉根部及部分升主动脉。与室间隔相连续的是主动脉根部前壁,与二尖瓣前叶相连续的是主动脉根部后壁,与二尖瓣后叶相连续的是左心房后壁,主动脉瓣为右冠瓣及无冠瓣。左心房后方可见一椭圆形无回声区,为胸段降主动脉。在左心房室交界处后方有时可见一较小的圆形无回声区,为冠状静脉窦,当存在永存左上腔静脉、肺静脉异位引流等畸形时,冠状静脉窦可明显扩张。

2.胸骨旁右心室流入道长轴切面

完成上述左心室长轴切面后将探头移向外侧,声束指向剑突和后内侧三尖瓣方向获取。近场为右心室,向远场依次为三尖瓣、右心房、腔静脉,其中靠近心尖为三尖瓣前叶,对应的是三尖瓣后叶。右心房下段可见下腔静脉开口,在三尖瓣后叶与下腔静脉开口之间为冠状静脉窦汇入右心房开口处。

3.胸骨旁大动脉短轴切面

胸骨旁左心室长轴切面基础上顺时针旋转 90°获取,又称为胸骨旁心底短轴切面。近场为右心室前壁、右心室流出道,其后图像中央为圆形主动脉根部横断面,其内可见 3 个瓣叶,收缩期瓣叶打开,呈三角形,舒张期关闭,呈"Y"形。主动脉后方为左心房、房间隔,右侧为右心房、三尖瓣,前方为右室流出道,左侧为肺动脉,上述结构顺时针依次包绕主动脉,靠近右心室流出道为主动脉右冠瓣,靠近肺动脉为左冠瓣,靠近房间隔为无冠瓣。有时还可在左心房后方见胸段部分降主动脉。探头方位略做调整,适当减低增益能显示左、右冠状动脉主干及开口。

4.胸骨旁肺动脉长轴切面

在胸骨旁大动脉短轴切面基础上探头略向左上方倾斜获取。可以观察肺动脉瓣、主肺动脉、分叉处及左、右肺动脉起始段,是动脉导管未闭、肺动脉狭窄、主—肺动脉窗等先天畸形常用的切面之一。

5.胸骨旁左心室短轴系列切面

在胸骨旁大动脉短轴切面基础上,声束由心底逐步移向心尖依次通过二尖瓣口、乳头肌及乳头肌以下心尖部水平获取。

(1)二尖瓣水平:由近场到远场依次为部分右心室腔、基底段室间隔、左心室腔、二瓣前叶、二尖瓣后叶、左心室游离壁等。在此切面重点观察二尖瓣口及交界处(外侧和后内侧)瓣叶的形态及活动,测定瓣口面积以及基底段室间隔和左心室壁(前壁、壁、下壁、后壁)的运动情况。

(2)乳头肌水平:由近场至远场显示乳头肌水平的右心室腔、中间段室间隔、左心室腔、前外侧及后内侧乳头肌、左心室游离壁。重点观察乳头肌的大小、回声强度,中间段室间隔与左心室壁(前壁、侧壁、下壁、后壁)的运动情况。

(3)心尖水平:主要观察心尖部水平左心室壁(室间隔、前壁、侧壁、下壁)的运动情况。

6.胸骨旁斜四腔心切面

声束方向指向右后上方,呈近似心脏冠状切面。显示4个心腔、房间隔、室间隔、二尖瓣前叶及后叶、三尖瓣前叶及隔叶。

(二)心尖区(心尖部透声窗)

1.心尖四腔心切面

探头位于心尖部,声束方向指向心底部,呈近似心脏冠状切面,心室在近场,心房在远场。显示4个心腔、房室间隔、二尖瓣前叶及后叶、三尖瓣前叶及隔叶等,左心房顶部可见肺静脉口。观察各房室大小、房室间隔连续性、房室瓣及室壁运动情况。由于房间隔中段卵圆窝处回声低,且房间隔走形与声束基本平行,因此容易引起房间隔假性回声失落。

2.心尖五腔心切面

在心尖四腔心切面基础上将探头向前倾斜获取。可观察到主动脉根部、主动脉右冠瓣和无冠瓣的形态及活动、各房室间隔连续性等,余同心尖四腔心切面。

3.心尖两腔心切面

在心尖四腔心基础上逆时针旋转60°左右,使其与室间隔平行获取。在此切面不显示右心,可显示左心房、左心室、乳头肌、二尖瓣、部分肺静脉等心脏结构,观察二尖瓣瓣叶及乳头肌的形态、活动,左心室前壁及下壁的室壁运动情况。

4.心尖三腔心切面

探头位于心尖部,声束方向指向右上,呈近似人体矢状面。显示左心房、左心室、主动脉根部、主动脉右冠瓣及左冠瓣、右心室腔的一部分,评估室间隔及左心室下后壁的活动。与胸骨旁左心室长轴切面类似。

(三)剑突下区(剑突下透声窗)

1.剑突下四腔心切面

探头置于剑突下,指向左肩部,与胸骨左缘左心室长轴切面基本垂直获取。心尖位于图像右侧,近场及图像左侧为部分肝脏。显示结构基本同胸骨左缘心尖四腔心切面。由于声束方向与房室间隔基本垂直,不易出现假性回声缺失,因此是诊断房室间隔缺损的理想切面之一。

2.剑突下双心房切面

探头置于剑突下靠近右肋缘部位,标记朝向受检者右肩,向左后方倾斜获取。近场及偏左侧为部分肝脏,其后依次为右心房、房间隔、左心房,适当调整探头方向可以同时显示上、下腔静脉。

3.剑突下下腔静脉长轴切面

剑突下双房切面基础上探头略向右侧偏移。图像上主要显示右心房、下腔静脉及肝静脉。一般于下腔静脉进入右心房前2cm处测量下腔静脉宽度。

（四）胸骨上窝区（胸骨上窝透声窗）

1.胸骨上窝主动脉弓长轴切面

探头置于胸骨上窝,指向心脏左后下方,与主动脉弓长轴方向大致平行获取。显示升主动脉,主动脉弓及其主要分支(自右向左依次为头臂干、左颈总动脉、左锁骨下动脉),降主动脉起始部,在主动脉弓下方为右肺动脉横断面,再下方为左心房。

2.胸骨上窝主动脉弓短轴切面

以主动脉弓长轴切面为基础,将探头逆时针旋转 90°左右,指向下方心脏方向获取。图像上方为主动脉弓横切面,呈圆形,其右侧可见上腔静脉,其下方为右肺动脉纵切面,再下方为左心房。

二、M 型超声心动图

M 型超声心动图显示心脏结构在一维空间上的截面厚度、距离、活动方向、运动速度及其在心动周期不同时相的运动—时间曲线。可以用于心腔和大血管内径的测量及特定心脏结构运动的细致观察,是超声心动图检查不可或缺的部分。常规检查时,常在二维超声心动图引导下进行。

（一）心底波群

包括主动脉根部及主动脉瓣曲线,探头置于胸骨旁第 4 肋间探查,在左心室长轴或心底短轴切面垂直与主动脉根部取样,主动脉根部曲线为前、后两条明亮的同步活动曲线,上线为右心室流出道后壁及主动脉前壁,下线由主动脉后壁与左心房前壁构成。主动脉瓣活动曲线为一六边形盒样结构,上方曲线为右冠瓣,下方曲线为无冠瓣,收缩期分开,舒张期迅速闭合成一单线,主动脉瓣收缩期开放,曲线分开处称为 K 点,位于心电图 R 波第一心音后,相当于等容收缩期末。曲线闭合处称为 G 点,位于心电图 T 波之后即第二心音处,相当于主动脉瓣关闭时。KG 段为左心室射血期。

（二）心室波群

探头置于胸骨旁第 4 肋间探查,在左心室长轴切面二尖瓣腱索水平取样。从前向后依次由胸壁、右心室前壁、右心室腔、室间隔、左心室腔、左心室后壁构成。此波群可测量心室腔大小与室壁厚度。

（三）二尖瓣波群

胸骨旁左心室长轴切面上经过二尖瓣叶取样。正常二尖瓣叶舒张期开放,前后叶分离,前叶形成向前呈"M"形双峰曲线,各点与尖峰依次称为 A、B、C、D、E、F、G 点和 AC、DE 段。第一峰为 E 峰,代表左心室舒张早期,位于心电图 T 波之后。第二峰为 A 峰,代表左心室舒张晚期心房收缩所致心室的缓慢充盈。后叶与前叶方向相反,向后呈倒影样曲线,在与前叶 E、A 峰相对应处,分别形成 E′峰和 A′峰。二尖瓣前后叶在收缩期闭合,在曲线上形成 CD 段。

（四）三尖瓣波群

在胸骨旁四腔心或心尖四腔心切面,经过三尖瓣前叶取样。其活动状态和相应血流动力学基础与二尖瓣相似,其前叶"M"形曲线也分别命名为 A、B、C、D、E、F、G 点。

（五）肺动脉波群

胸骨旁肺动脉长轴切面,取样线经过肺动脉后瓣叶。肺动脉瓣于收缩期后移,舒张期前向移动。肺动脉瓣曲线分为 A 波、B 点、CD 段、E 点、DE 段。A 波位于心电图 P 波之后,为右心房主动收缩期;B 点位于心电图 R 波之后,为右心室射血期开始;CD 段呈缓慢上升的直线,代表右心室射血期;E 点位于心电图 T 波后,为肺动脉瓣关闭点。

三、多普勒超声心动图

多普勒超声心动图是利用多普勒原理,检测血流红细胞回声的多普勒频移信号组成的灰阶频谱和超声图像,可精确评价心脏的血流状态、速度、压力等血流动力学特征。

(一)显示方式

1.频谱多普勒

分为脉冲多普勒和连续多普勒两种显示方式。脉冲多普勒具有距离选通功能,声束的发射和接收由同一组晶片完成,探头每发射一组脉冲群后,必须间歇一段时间用于接收发射声波信号。它可以确定血流的部位、方向以及性质,但脉冲重复频率较低,测量高速血流时容易出现混叠现象。以中空频带型频谱显示血流信息。连续多普勒无距离选通功能,声波的发射和接收分别由两组独立的晶片完成,它虽然不能准确判断血流的部位,但能测定快速血流速度,以填充型频谱显示血流信息。

2.彩色多普勒

以脉冲多普勒超声为基础,对取样区域内的血流多普勒频移信号进行彩色编码,以显示血流方向和速度。血流方向一般用红色和蓝色表示,红色代表血流朝向探头运动,蓝色代表血流背离探头运动,彩色的亮度反映血流平均速度。

(二)测量及观察

1.正常二尖瓣口血流

心尖四腔心或两腔心切面上,将取样容积放置在二尖瓣尖部左心室侧。正常二尖瓣舒张期血流为层流,多普勒频谱呈正向双峰中空窄带状频谱,上升支频谱较窄,下降支较宽,第一峰为 E 峰,为舒张早期快速充盈所致,第二峰为 A 峰,为心房收缩形成。彩色多普勒显示舒张期红色为主血流信号通过二尖瓣口进入左心室,收缩期瓣口关闭时无血流通过。

2.正常三尖瓣口血流

心尖四腔心或大动脉短轴切面上,将取样容积放置在三尖瓣尖部右心室侧,可探及类似二尖瓣口血流的舒张期正向双峰频谱,但幅度较低,且受到呼吸运动影响,吸气时峰值增高,呼气时降低。彩色多普勒显示舒张期红色为主血流信号通过三尖瓣口进入右心室,收缩期瓣口关闭时无血流通过。

3.正常主动脉瓣口血流

在心尖五腔心或三腔心切面,收缩期取样容积放置于主动脉瓣口,可见负向中空三角形频谱,上升支陡峭,下降支圆钝。彩色多普勒在收缩期主动脉瓣开放时可见蓝色为主的血流通过主动脉瓣口,舒张期瓣口关闭,无血流信号通过。

4.正常肺动脉瓣口血流

在胸骨旁肺动脉长轴切面,收缩期取样容积放置于肺动脉瓣口,可见负向中空等腰三角形频谱。彩色多普勒在收缩期肺动脉瓣开放时可见蓝色为主的血流信号通过肺动脉瓣口,舒张期瓣口关闭时,无血流信号通过。

5.正常肺静脉血流

在心尖四腔心切面上,将取样容积放置在右上肺静脉开口处探查,正常肺静脉血流频谱呈三相波,收缩峰(S)和舒张峰(D)为正向波,舒张晚期心房收缩波(Ar)为负向波,正常人S波大于D波,Ar峰值不超过30cm/s。

6.正常下腔静脉血流

在剑突下下腔静脉长轴切面上,将取样容积放置在下腔静脉距入房口1～2cm处探查,正常下腔静脉血流频谱呈三相静脉血流频谱,由负向收缩峰(S)和舒张峰(D)、正向舒张晚期心房收缩波(Ar)组成,其测值受呼吸运动影响较大,吸气时血流速度加快,呼气时降低。

(安艳荣)

第四节　心脏功能测定

一、左心室功能测定

(一)左心室收缩功能测定

1.左心室容积参数和射血分数

作为泵血器官,左心室射血分数(LVEF)是临床最常用和最重要的左心室收缩功能指标,一般通过测量左心室收缩末和舒张末容积,并应用下述公式计算求得:LVEF(%)=左心室每搏量/左心室舒张末容积×100%=(左心室舒张末容积-左心室收缩末容积)/左心室舒张末容积×100%。超声测量左心室容积的方法包括M型超声、二维超声、多普勒超声和左心室容积三维测量技术。采用M型和二维超声测量左心室容积时,通常将左心室假设为一定的几何体模型,如长椭圆体和各种圆柱体、圆锥体组合等,测量相关径线,再依据假定的几何模型,用不同公式计算出左心室收缩末和舒张末容积,从而求出各种容积参数,如:每搏量、LVEF、心搏指数、心排血量等。

(1)常用方法。

1)M型超声:在胸骨旁左心室长轴切面上将M型取样线放置在二尖瓣腱索水平以获取M型心室波群曲线(即2b区),测量左心室收缩末内径、舒张末期内径,根据公式容积(V)=D^3 或Teicholz公式 $V=\left(\dfrac{7.0}{2.4+D}\right)D^3$ 计算左心室舒张末期容积和收缩末期容积。由于计算所依据的内径仅为一个切面的内径,同时在计算容积时对心脏的形态又进行了椭圆体假设,所以M型超声所测左心室容积参数只适合心脏形态结构没有改变、同时不伴节段性室壁运动异常的患者。

2)二维超声:同样是基于假设心脏形态为椭圆体或圆锥体的基础上,在心尖切面测量心室的长径和横径,并计算收缩末期和舒张末期容量等容积参数。

面积长度法:是心血管造影术测定左心室容积的经典方法。在超声上常用且简便、可靠的方法是单平面测定法,即在心尖四腔心、心尖两腔心或心尖左心室长轴切面上测量左心室面积

(A)和左心室长轴(L),按下列公式求出左心室容积:$V=8A_2/3\pi L$。

椭圆公式法:同样取心尖四腔切面测出左心室长径(L)和左心室短轴径(D),按椭圆体体积公式$V=\pi/6LD^2$计算左心室容积。

Simpson法则(又称圆盘相加法):按Simpson法则,将左心室按长轴方向分为一系列等距离的小圆柱体,这些圆柱体的体积之和即左心室容积:$V=\pi/4H\sum D_1D_2$,式中H为圆柱体高度,D_1和D_2为圆柱体横截面上两条正交的直径。由此可见,圆柱体的数目越多,计算获得的左心室容积就越接近实际。但由于二维超声获取左心室短轴切面的数目受到声窗的限制,常采用下列方法对Simpson法进行修正。①单平面Simpson法:在心尖四腔或两腔切面上描绘心内膜轮廓,测量左心室长径,计算机软件可沿左心室长轴将左心室自动等分为数十个圆盘,依据公式$V=\pi/4H\sum D^2$计算左心室容积,式中D是与左心室长径垂直的左心室短径。研究表明,在形态正常的左心室,单平面Simpson法具有较高的准确性,但在左心室严重变形的患者其准确性降低。②双平面Simpson法:在心尖四腔切面基础上增加一个与之正交的心尖二腔切面,采用Simpson法则计算左心室容积。这种方法是目前所有二维超声计算左心室容积公式中最准确和实用的方法。③改良Simpson法:将左心室视为1个圆柱体(从心底到二尖瓣水平)和1个截头圆锥体(从二尖瓣水平到乳突肌水平)以及1个圆锥体(心尖到乳突肌水平)的体积之和,假设它们的长度相等,代入以下公式,可求出左心室容量(V):$V=Am\times L/3+(Am+Ap)/2\times L/3+Ap/3\times L/3$。

其中Am为二尖瓣水平短轴左心室面积,Ap为乳突肌水平短轴左心室面积,L为左心室长径。

3)实时三维容积成像:使用三维容积探头技术采集容积图像,并应用左心室三维容积计算机分析软件自动处理,可获得左心室容积和其他参数。由于本方法不需要对左心室进行任何几何图像假设的近似计算,因此对于任何形态的左心室均能够准确地评价左心室容积的变化。研究表明,三维超声测量左心室容积的准确性高于二维超声技术。

4)多普勒测定法:多普勒测定左心室每搏量和心排血量的原理是以刚性管道横截面积以及腔内流体的流动速度为基础测算获得。目前临床最常用的方法是主动脉瓣环血流测定法:①在胸骨旁左心室长轴切面测量收缩期主动脉瓣环内径并计算出瓣环面积(AAO);②在心尖五腔心切面将PW取样容积置于瓣环水平获取收缩期血流频谱,包络频谱可获得收缩期流速积分(SVI);③心搏量=AAO×SVI。

(2)常用参数及其正常值范围。

1)左心室舒张末容积指数=左心室舒张末容积/体表面积,正常范围$(70\pm20)mL/m^2$。

2)左心室收缩末容积指数=左心室收缩末容积/体表面积,正常范围$(24\pm10)mL/m^2$。

3)左心室每搏量正常范围60~120mL。

4)心搏指数=每搏量/体表面积,正常范围$(40\pm7)mL/m^2$。

5)心排血量=每搏量×心率,正常范围3.5~8.0L/min。

6)心脏指数=心排血量/体表面积,正常范围2.7~4.2L/m²。

7)左心室射血分数的正常值为67%±8%。在静息状态下,LVEF<50%是诊断左心室收

缩功能减低的标准。

2.其他左心室收缩功能测定方法

虽然左心室容积参数和 LVEF 是目前临床最常用的指标,但容易受左心室前、后负荷及心率等因素的影响;且二维超声测量时患者图像质量严重影响测定结果的准确性。因此,随着超声新技术的临床应用,一些新的评价方法正逐步应用于临床。

(1)二尖瓣环位移测定法:左心室心肌的运动包括长轴和短轴方向的运动以及旋转运动,其与心肌纤维的复杂走行有关。研究表明,在心室收缩过程中,房室环的移动在整个心室射血中发挥着主要作用。由于房室环位移的测定简便易行、不受患者图像质量影响,因此,通过测量房室环位移评价心室整体功能的研究一直备受关注。目前常用测量方法包括 M 型超声测定二尖瓣环位移、组织多普勒测定二尖瓣环收缩期运动速度和超声斑点跟踪成像测量二尖瓣环位移等。研究表明,二尖瓣环位移测定不仅可作为评价左心室整体收缩功能的评价指标,而且还可作为患者预后评估的方法,尤其在图像质量欠佳的患者更具有实用价值。

(2)左心室压力最大上升速率:在心室等容收缩期,左心室腔内只有压力变化而无容积变化。单位时间内左心室内压力上升速度越快,反映左心室心肌收缩力越强,此速率用 $\mathrm{d}p/\mathrm{d}t_{max}$ 表示。临床上可以应用有创心导管技术直接测定,也可通过二尖瓣口收缩期反流的连续多普勒频谱计算获得。$\mathrm{d}p/\mathrm{d}t_{max}$ 的正常值为 1 650mmHg/s±300mmHg/s(219kPa/s±40kPa/s)。

(3)左心室应变、应变率和扭转:应用超声二维斑点跟踪成像技术不仅可以获取心肌在轴向、径向和圆周方向的应变和应变率参数,同时还能获取心室扭转参数,为全面评价心室收缩功能提供了崭新的手段。

(4)左心室收缩同步性评价:左心室作为一个整体,各室壁节段收缩的同步性对于左心室整体收缩功能至关重要。因此,左心室收缩同步性评价和 LVEF 一样,是衡量左心室收缩功能是否正常的重要指标之一,尤其是对慢性心力衰竭拟行再同步化治疗的患者。目前,临床评价左心室收缩同步性多采用组织多普勒成像技术,主要指标有:①各节段达到收缩峰值速度的时间标准差(Ts-SD),其正常值<33ms;②达峰速度最大差值,其正常值<100ms。

(二)左心室舒张功能测定

在心动周期中,心室舒张期的时间划分是指从心肌不产生力量和收缩到恢复至收缩前初始长度的过程,包括心室主动舒缓抽吸的心室松弛期以及被动充盈的心室顺应期。心室松弛期包括缓慢射血期、等容舒张期以及快速充盈期,顺应期包括缓慢充盈期和心房收缩期。相对于松弛期和顺应期的舒张功能也分别称为心室的松弛性和顺应性。松弛期是主动耗能过程,任何影响心肌能量代谢的病理过程均可影响心室的松弛功能。顺应期是心室在血流惯性和心房收缩压力作用下的被动充盈过程,当心室发生肥厚或纤维化等可能导致心肌僵硬度增加的病理改变时,必然影响心肌的顺应性。

临床上舒张功能评价的金标准是有创性心导管检查,常用参数包括:①表示心肌松弛性的心室内压力下降速率(-$\mathrm{d}p/\mathrm{d}t$)和心室等容松弛时间常数(Tau);②代表心室顺应性的容积/压力曲线(AV/AP)。虽然目前超声心动图尚不能直接测定上述参数,但大量研究表明,合理应用超声心动图检测方法仍然能够为临床心室舒张功能评价提供有效参考。

1.检测方法和参数

(1)二尖瓣口血流频谱:评价二尖瓣口脉冲多普勒血流频谱是最简单、最常用和经验积累最多的左心室舒张功能评价方法。方法:将 PW 取样容积置于二尖瓣口,取样线与心房到心室的充盈血流方向保持平行,即可获得。二尖瓣口多普勒血流频谱通常由舒张早期快速充盈的血流 E 峰和舒张晚期左房收缩的充盈 A 峰组成。二尖瓣血流频谱反映了心室舒张期左心室和左心房之间的压力变化,因此,借助于二尖瓣血流模式的变化,可以间接地判断左心室舒张功能。具体检测参数很多,但目前得到公认的主要有舒张早期和晚期充盈速度的比值,即 E/A 比值和舒张早期 E 峰的减速时间(DT)。当舒张期左心室和左心房压力均在正常范围时,左心室舒张充盈量的 $60\%\sim70\%$ 在舒张早期完成,E/A>1,DT=150~250ms。当舒张早期松弛性受损,左心室压力下降缓慢并充盈量减少,舒张晚期充盈量相对增加,导致 E/A<1 和 DT 延长。

值得注意的是,二尖瓣口血流频谱反映了左心室的充盈模式,其影响因素众多,只有了解这些因素才能正确理解左心室充盈与左心室舒张功能的关系。影响左心室充盈的因素包括:①年龄、呼吸、心率、PR 间期等生理性因素,尤其是年龄和心率因素在诊断中必须考虑;②除了左心室弛缓性外,左心室顺应性、左心房压、左心室收缩功能和左心室收缩末容积、左心房顺应性和收缩力等均有影响。尤其是当舒张功能进一步受损、左心室顺应性减低和左心室舒张末压增高时,会导致左心房压相应增高,此时由于舒张早期左心室压变化不大,导致左心房室之间的压差相对加大,上述压力关系恰恰和舒张早期单纯松弛性受损情况相反,导致 E/A 比值和 DT 由异常状态又恢复到"正常"状态。这种类似正常的频谱出现在舒张功能异常的基础上,因此称为"伪性正常"。综合临床和其他超声指标有助于鉴别这种"伪性正常"。当舒张功能进一步显著受损时,舒张晚期左心室顺应性严重减低、左心室舒张末压和左心房压显著增高时,二尖瓣口血流频谱表现为 E 峰高尖,A 峰低矮甚至消失,E/A>2 和 DT<120ms,称为限制性充盈,往往是舒张功能严重受损的表现,并提示患者预后不良。

(2)肺静脉血流频谱:通常将 PW 取样容积放置于心尖四腔心切面右肺静脉入口处 1~2mm,超声束与肺静脉血流方向一致,记录肺静脉血流频谱。肺静脉血流频谱包括收缩期波(S)、舒张期波(D)和舒张晚期心房血流逆向波(PVa),收缩期偶可见双峰(S1、S2)。测定的参数包括 S、D、PVa 和 PVa 持续时间。S/D、PVa 和 PVa 持续时间可反映左心室顺应性和左心室充盈压。

(3)等容舒张时间(IVRT):指主动脉瓣关闭至二尖瓣开放的时间,正常为 70~110ms。获取心尖五腔心切面,将 PW 取样容积置于左心室流入道与流出道之间可同时获得左心室流入道与流出道频谱。测量主动脉频谱终点和二尖瓣频谱 E 峰起始点之间的时间即可。该指标受心肌松弛性和左心室舒张末压和左心房压的影响,心室松弛性减低,IVRT 延长;各种原因导致左心室舒张末压和左心房压显著升高时 IVRT 缩短。另外,IVRT 还受到心率和主动脉压的影响。当主动脉舒张压升高时,IVRT 延长;反之亦然。

(4)二尖瓣血流传播速度(FVP):具体内容如下。①原理。在舒张早期,二尖瓣开放后,由于左心室继续松弛,产生抽吸动力,驱动血流进入心室并向心尖流动。心室内压下降得越快,血流由瓣口播散到心尖的速度越快。但当舒张功能减低时,左心室舒张末压升高,左心室腔内压力梯度减小,血流由瓣口播散到心尖的速度减慢。与二尖瓣血流频谱主要反映左心房、室间的压差不同,FVP 主要反映左心室内压力梯度,后者主要与左心室松弛性有关。②检测方法。FVP 采用彩色 M 型多普勒超声检测。在左心室心尖长轴切面用 CDFI 显示二尖瓣的左心室舒张期血流,调整 M 型取样线,使之与舒张早期充盈血流平行,并通过血流束中心,然后启动 M 型即可。目前临床多采用舒张早期血流线性节段的斜率测定 FVP,正常人平均值一般＞45cm/s。FVP 也受年龄和心率的影响,在结果判读时应注意。

（5）二尖瓣环舒张期运动速度:应用组织多普勒成像技术可以测量二尖瓣环的运动速度,对于左心室整体舒张功能评价提供有价值的诊断信息,而且不受房颤和快速心率的影响。与二尖瓣口血流频谱相似,二尖瓣环舒张期频谱呈双波:Ea 和 Aa。正常情况下,Ea＞Aa 和 Ea/Aa＞1。当舒张功能减低时,Ea 减低,Ea/Aa＜1。不同于二尖瓣口频谱的是,Ea 不受心室前负荷的影响,在“伪性正常”和限制性充盈时依然是减低的,是反映左心室松弛性的敏感而特异的指标。研究表明,二尖瓣口 E 波速度和二尖瓣环舒张早期速度 Ea 比值与心导管所测的肺毛细血管楔压呈线性相关,比较二尖瓣口 E/A 和二尖瓣环 Ea/Aa,可对左心室舒张功能的诊断和严重程度评估提供有价值的信息。

（6）左心室压力最大下降速率($-\mathrm{d}p/\mathrm{d}t_{\max}$):以往对$-\mathrm{d}p/\mathrm{d}t_{\max}$和 Tau 的测定仅限于心导管方法。应用多普勒超声测定$-\mathrm{d}p/\mathrm{d}t_{\max}$的前提是必须存在二尖瓣反流并认为左心房压恒定。测定时应用连续波多普勒记录二尖瓣反流最大速度,在其减速支中计算机分析每点速度并据简化 Benoulli 方程转换为反流压差,这样可得出瞬时 $\mathrm{d}p/\mathrm{d}t$ 的曲线。研究表明,超声测定的$-\mathrm{d}p/\mathrm{d}t_{\max}$与心导管同步测量的相关系数高达 0.94。$-\mathrm{d}p/\mathrm{d}t_{\max}$的正常值＞1 500mmHg/s。除了左心室松弛性异常导致$-\mathrm{d}p/\mathrm{d}t_{\max}$减低外,还受负荷状态及主动脉压的影响。

2.左心室舒张功能的评价

根据多普勒超声心动图可将左心室充盈频谱分为正常、弛缓异常、伪正常和限制型 4 种类型。

（1）正常舒张充盈类型:正常年轻人中,心肌弛缓和左心室弹性回缩快速有力,左心室充盈大部分在舒张早期完成。随着年龄增大,心肌弛缓速率有缓慢下降的趋势,导致舒张早期左心室充盈减少而舒张晚期的左心房收缩代偿增加。因此,随着年龄增大,有 E 下降及 DT 延长趋势,A 逐渐升高。60 岁左右,E 峰和 A 峰相近,而 60 岁以上通常 E/A＜1。在评价左心室二尖瓣血流频谱时,必须充分考虑年龄因素的影响。正常舒张充盈类型表现为:1＜E/A＜2,DT 为 160~240ms.IVRT 为 70~90ms,A 波持续时间≥PVa 波持续时间。超声检查心脏往往无显著形态和功能异常。

（2）弛缓异常类型:几乎所有的心脏病最初的左心室充盈异常表现为左心室弛缓延迟或受损,典型的心脏病变有左心室肥厚、肥厚型心肌病和心肌缺血等。弛缓异常左心室充盈表现为:E 峰下降,A 峰升高,E/A＜1,DT 延长（＞240ms）;肺静脉 D 峰与 E 峰相似,也下降,而 S 峰代偿增加,S/D＞1,PVa 大小和持续时间通常正常。

（3）伪正常充盈类型:随着疾病进展,舒张功能进一步损害,出现左心室顺应性减退,继而导致左心房压增高,以致 E 峰增高。由于舒张早期左心室压快速上升,以致更快接近左心房压,E 峰的 DT 缩短,从而逆转和掩盖弛缓延迟频谱而出现类似正常充盈类型,即 E/A＞1 和

DT 为 160～240ms。伪正常充盈类型代表左心室中度舒张功能异常,患者往往有器质性心脏病变的证据,如 LVEF 减低、左心房内径增大和左心室肥厚等。伪正常和正常充盈类型可藉以下方法加以鉴别:①肺静脉频谱:伪正常者 PVa 波持续时间大于二尖瓣 A 波持续时间或肺静脉S<D;②减少前负荷(如 Valsalva 动作)可使 E/A 比<1;③彩色 M 型二尖瓣血流传播速度减小;④组织多普勒测定二尖瓣环 Ea/Aa<1。

(4)限制型充盈类型:随着疾病进展,舒张功能显著损害,显著增高的左心房压导致二尖瓣提早开放(IRT 缩短),舒张早期跨二尖瓣压增大,以致 E 峰增高;僵硬的左心室(顺应性明显下降)少量血液充盈即可导致左心室舒张压的迅速上升,左心室和左心房压的快速平衡而出现 DT 缩短;舒张晚期时左心房收缩虽可增加左心房压,但同期左心室压的更快上升导致 A 峰速度和持续时间均减少。限制型舒张充盈的特征为:E 峰明显升高,A 峰减小,E/A>2,IVRT<70ms,DT<160ms,二尖瓣 A 波持续时间<PVa 的持续时间,肺静脉 S<D,PVa 通常增加。必须强调的是,限制型充盈左心室弛缓受损依然存在,只是左心室顺应性显著减退和左心房压显著升高掩盖了左心室弛缓受损的存在。限制型充盈患者超声心动图往往存在器质性心脏病证据以及患者有心功能不全的临床表现。

二、右心功能测量

(一)右心室收缩功能

由于右心室形态不规则、室壁薄、心腔内肌束较多、心内膜不光滑,左心室收缩功能的评估方法不适用于右心室功能评价。常用的右心室收缩功能评估指标如下。

1.局部右心室收缩功能

采用以左心室腱索、高位乳头肌及低位乳头肌为解剖标志的右心室短轴切面,分别称为腱索切面、高位及低位乳头肌切面。将右心室假设为半圆形,以前、后交界点连线的中点为圆心,以后交界点开始,每 30°为一节段,将每个切面分为 6 个节段,从后交界向前按顺序称为 1～6 区,分别计算各节段的收缩功能。局部右心室收缩功能的计算方法同左心室。

2.整体右心室收缩功能

(1)二维超声心动图测量右心室面积变化分数(FAC):心尖四腔心切面上,分别测量右心室舒张末期面积(RVEDV)及右心室收缩末期面积(RVESV,包括肌小梁、腱索及三尖瓣瓣叶),FAC=(RVEDV-RVESV)/RVEDV×100%,FAC<35%提示右心室收缩功能下降。

(2)三维超声心动图测量右心室射血分数(RVEF):RVEF<44%表明右心室收缩功能下降。

(3)M 型超声心动图测量三尖瓣环收缩期位移(TAPSE):TAPSE<16mm 反映右心室收缩功能下降。

(4)组织多普勒测量三尖瓣环收缩期最大速度(s′):s′<9.5cm/s 表明右心室收缩功能下降。

(5)右心室心肌做功指数(RIMP):也称 MPI 或 Tei 指数,RIMP=(IVRT+TVCT)/ET,其中 IVRT 为等容舒张时间,IVCT 为等容收缩时间,ET 为射血时间。脉冲波多普勒测

RIMP＞0.40,组织多普勒测 RIMP＞0.55,提示右心室功能不全。

（6）右心室应变:右心室游离壁整体纵向应变(RVGLS)可用于评估右心室收缩功能,但测值变异性大,不建议临床常规应用。在右心衰竭、肺动脉高压、致心律失常性右心室心肌病和先天性心脏病患者中,可使用 RVGLS 评估右心室收缩功能,推荐右心室收缩正常参考值 RVGLS＜-21％。

（二）右心室舒张功能

近年来,右心室舒张功能逐渐受到关注。由于右心室室壁薄,受左心室功能、腔静脉血流及呼吸等因素影响较大,舒张功能评估更为复杂,且相关研究较少,不同疾病右心室舒张功能评估指标的临床意义尚需进一步研究。同右心室收缩功能的评估,需要结合多个指标进行评估。

1.二维超声心动图

（1）右心房大小:右心房面积＞18cm² 或右心房长径＞53mm、右心房横径＞44mm 或右心房容积指数(RAVI)＞11mL/m²,均表明右心房增大,提示右心室舒张功能异常。

（2）右心室游离壁厚度:右心室游离壁厚度＞5mm 提示右心室肥厚。

（3）下腔静脉内径及吸气末内径塌陷率:正常情况下,下腔静脉内径≤2.1cm,吸气末内径塌陷率＞50％,是评估右心房压的主要指标。若两者均正常,则估测右心房压为 3mmHg(0～5mmHg);如两者均异常,则提示右心房压增高 15mmHg (10～20mmHg);如两者其中一项异常,提示右心房压约为 8mmHg(5～10mmHg)。

2.三尖瓣口血流频谱

（1）三尖瓣口血流 E/A:正常三尖瓣口血流 E/A 参考值为 0.8～2.1,E/A＜0.8 提示右心室松弛功能受损,三尖瓣口血流 E/A＞2.1 提示右心室限制性充盈障碍。

（2）E 峰减速时间(EDT):正常三尖瓣 EDT 参考值为 120～229ms,EDT＞229ms 提示右心室松弛功能受损,EDT＜120ms 提示右心室限制性充盈障碍。

3.三尖瓣环组织多普勒

（1）右心室 e'/a':e'/a'＜1 提示右心室松弛功能受损。

（2）右心室 E/e':E/e'＞6 提示右心室舒张功能受损。

（3）右心室等容舒张时间(IVRT):右心室,VRT＞73ms 提示右心室舒张功能异常。

4.肝静脉血流频谱

肝静脉血流频谱是反映右心血流动力学的重要指标之一。右心充盈障碍表现为舒张期血流优势,即 S/D＜1 或肝静脉收缩期充盈分数 HVSFF＜55％。HVSFF＝S/(S＋D)×100％。

（安艳荣）

第五节　瓣膜病

一、二尖瓣狭窄

（一）病理与临床表现

正常二尖瓣瓣口面积为 4～6cm²。二尖瓣瓣口随风湿病变的进展而逐渐缩小,一般根据瓣口面积大小,确定二尖瓣狭窄的程度及其对血流动力学的影响。

1.左心房压力(LAP)增高及左心房扩张

二尖瓣狭窄造成瓣口血流受阻,致左心房扩大、压力升高,以克服由于狭窄所致的瓣口流量限制,保证左心室充盈。二尖瓣轻度狭窄时,LAP 在静息状态下没有改变或轻微升高,活动时可升高;中度狭窄,LAP 在静息状态下持续明显升高,运动时进一步升高,可达30~35mmHg;重度狭窄,静息时 LAP 持续升高,产生明显血流动力学异常。左心房扩大导致心肌纤维化,可能出现心房纤颤。心房血液出现涡流,易于继发附壁血栓,多见于左心房后壁及左心耳内。血栓脱落后可引起栓塞。

2.肺阻塞性充血期

由于左心房压力增高,肺静脉及肺毛细血管扩张、淤血,肺静脉压升高,致阻塞性肺淤血,可产生:①肺淤血使肺顺应性减低,呼吸阻力增加;肺通气/血流比值下降(<0.8),引起低氧血症,致呼吸困难;②肺淤血可使肺静脉和支气管静脉建立侧支循环,使支气管黏膜下静脉曲张、破裂而致大咯血;③肺静脉压升高,一旦超过血浆胶体渗透压,则液体由毛细血管到肺间质,可致肺水肿。由于各种原因所致体循环回心血量增加,或者心动过速使充盈期缩短时,均可加重肺静脉与肺毛细血管淤血,使上述情况加重。

3.肺动脉高压期

随着二尖瓣狭窄渐重或者血流动力学障碍时间延长,肺静脉毛细血管压力增高,机体势必提高肺动脉压以维持肺循环,早期则主要通过反射性肺小动脉痉挛,为可逆性,肺动脉压可有波动,为动力性肺动脉高压。随着时间的推移,长期肺小动脉痉挛可导致血管内膜增生及中层增厚,产生肺小动脉硬化,则进入阻塞性肺动脉高压阶段。由于右心室收缩期负荷增加,产生右心室肥厚,可致右心衰竭及体循环淤血,在发生右心衰竭后,肺淤血常可减轻。

在肺动脉高压阶段,由于限制了肺血流量,使肺毛细血管和肺静脉淤血减轻,故发生肺水肿及咯血反而减少。

(二)超声表现

1.二维超声心动图

(1)最佳成像切面。

1)TTE:胸骨旁左心长轴切面和短轴切面、心尖四腔心切面和两心腔切面。

2)TEE:经胃短轴和长轴切面、食管中段四心腔和两心腔切面。

(2)经胸超声心动图。

1)二尖瓣增厚、回声增强,瓣尖增厚明显,交界部粘连、钙化、僵硬、活动受限,呈"圆顶样"改变,瓣口面积缩小(图 5-5-1)。

2)两叶瓣在结合部有融合,开放受限。舒张期开放时失去正常的"鱼口样"形态,瓣口变形,不对称性,边缘可不规则(图 5-5-2)。可采用二维 Trace 方法直接测量二尖瓣舒张末期瓣口面积。

3)腱索及乳头肌增厚、纤维化,出现缩短,活动受限;严重的瓣下装置的纤维化、钙化预示手术效果差。

4）左心房扩大，出现腔内涡流，导致超声检查时自显影现象（图 5-5-3）。

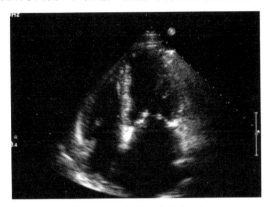

图 5-5-1 心尖四腔心切面

注 二尖瓣回声增强，瓣尖增厚明显，有钙化，僵硬，活动受限。

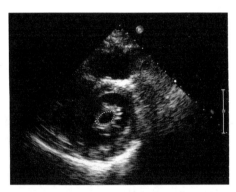

图 5-5-2 短轴切面

注 瓣叶明显增厚，回声增强，瓣口变形，测量二尖瓣瓣口面积以定量评估二尖瓣狭窄程度。

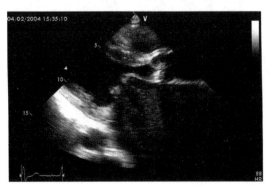

图 5-5-3 TTE 左心室长轴切面

注 瓣叶明显增厚，左心房扩大，出现自显影。

5）7％～15％的二尖瓣狭窄患者发生左心房血栓。

6）出现肺动脉高压时出现右心室扩大、肥厚。

7）对瓣膜形态进行评分，可帮助选择治疗方案。目前最常见的评分方法为 Wikins 法（表 5-5-1）。MS 的最低分数为 4 分，最高为 16 分。评分≤8 分者适合二尖瓣球囊扩张术，评分＞11 分者则考虑外科手术治疗。

表 5-5-1　超声心动图评价二尖瓣和瓣下结构的 Wikins 分级评分法

评分	瓣叶活动度	瓣叶增厚度	瓣叶钙化程度	瓣下结构增厚度
1	活动度高	接近正常 4～5mm	单个区域回声增强	瓣叶下方轻度增厚
2	瓣叶中部和底部活动正常	中部正常，边缘显著增厚（5～8mm）	回声增强区局限于瓣叶边缘	腱索增厚，扩展至 1/3 长度
3	舒张期瓣叶主要从基底部持续向前运动	整个瓣叶增厚（5～8mm）	回声增强区扩展至瓣叶中部	腱索增厚，扩展至远端 1/3
4	舒张期瓣叶无或轻微向前运动	所有瓣叶结构均明显增厚（＞8mm）	大部分瓣叶广泛回声增强	腱索广泛增厚，延伸至乳头肌

（3）经食管超声心动图（TEE）：①能够精确地评价瓣叶的活动度和钙化程度，显示瓣下结构的病变程度；②能够确定交界联合处融合的程度；③清晰可靠地显示左心房血栓，尤其是位于左心耳处的血栓；④可预测经皮二尖瓣成形术的可行性和评价术后瓣膜功能。

2.三维超声心动图

（1）三维超声心动图对二尖瓣的形态、结构，特别是瓣膜交界联合处的评价可提供更丰富的信息（图5-5-4）。

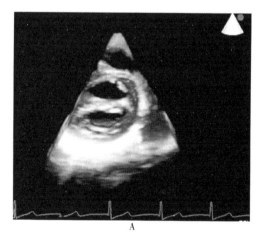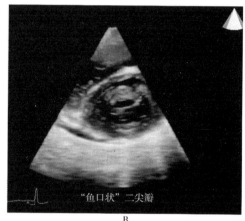

图 5-5-4　三维超声心动图像

注　A.舒张期正常二尖瓣瓣口的开放状态；B.二尖瓣瓣叶增厚，瓣口面积缩小，呈"鱼口状"。

（2）三维超声心动图是预测经皮球囊瓣膜成形术手术效果的重要及可靠的方法。

3.彩色多普勒血流成像

（1）最佳成像切面。

1）TTE：胸骨旁左心长轴切面、心尖四腔心切面和两心腔切面。

2）TEE：食管中段四心腔和两心腔切面。

（2）诊断方法及要点。

1）二尖瓣狭窄时，可见左心室流入道血流在二尖瓣瓣口近端加速形成五彩镶嵌的射流束（图 5-5-5）。射流束的宽度与狭窄程度成反比，即狭窄程度越重，射流束越细。

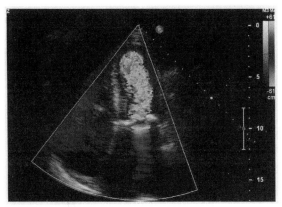

图 5-5-5　彩色多普勒血流成像

注　左心室流入道五彩镶嵌的射流束。

2)邻近二尖瓣瓣口心房面可显示血流汇集区域(PISA),表现为半圆形的彩色混叠区,用于估测二尖瓣口面积。瓣口面积 = 近端血流流率/二尖瓣瓣口早期峰值血流速度 = $(2\pi r^2 Vr)/V_E$,r 为 PISA 的半径,Vr 为彩色多普勒混叠血流速度。

3)显示右心扩大,出现不同程度的三尖瓣反流。

4.脉冲型和连续型频谱多普勒

(1)成像切面和测量指标:TTE 和 TEE 四腔切面和两心腔切面测值可对二尖瓣狭窄进行较为准确的定量诊断。将取样容积置于狭窄的二尖瓣瓣口,由于血流在此处突然加速,记录到舒张期较高速的血流频谱。可根据彩色多普勒显示的二尖瓣瓣口射流束来确定频谱多普勒取样容积的放置位置。主要测量指标有二尖瓣的峰值流速、VTI、峰值压差、平均压差和压力减半时间(PHT)。

(2)二尖瓣跨瓣压差的测量:二尖瓣瓣口连续型多普勒得到舒张期二尖瓣瓣口血流的VTI 值,测得瓣口的峰值流速和平均压差。测得压差与二尖瓣狭窄程度相关(表 5-5-2)。

表 5-5-2　二尖瓣狭窄程度分级

程度	瓣膜面积(cm^2)	平均压差(mmHg)	压力减半时间(ms)
轻度	1.6～2.0	<5	≤130
中度	1.1～1.5	6～10	130～220
重度	≤1.0	>10	>220

(3)二尖瓣瓣口面积的测定。

1)连续方程式原理:在无分流及反流的情况下,通过狭窄二尖瓣瓣口的血流量应与通过其他正常瓣口的血流量相等。设 AVA 为主动脉瓣口面积,MVA 为二尖瓣瓣口面积,VTI_{MV} 为舒张期通过二尖瓣瓣口的血流速度积分,VTI_{AV} 为通过主动脉瓣口的收缩期血流速度积分,依据连续方程的原理可推导出如下计算公式:

$$AVA \times VTI_{AV} = MVA \times VTI_{MV}$$

由此可以推导:

$$MVA = AVA \times VTIAV/VTIMV$$

由此得出二尖瓣瓣口面积：＞1.5cm² 为轻度狭窄；1.1～1.5cm² 为中度狭窄；＜1.0cm² 为重度狭窄。

2）压力减半时间（PHT）：是指多普勒测量二尖瓣瓣口峰值压力下降一半（50％）时所需要的时间（ms）。PHT 时长与二尖瓣狭窄程度呈正相关，即 PHT 越长，二尖瓣狭窄程度越重。估测二尖瓣瓣口面积公式：220/PHT。

3）三尖瓣反流频谱：出现肺动脉高压时，可根据三尖瓣反流速度估测肺动脉压。肺动脉高压程度与二尖瓣狭窄程度相关。

（三）鉴别诊断

超声心动图诊断二尖瓣狭窄较容易，但是需与二尖瓣血流量增多的疾病如室间隔缺损、动脉导管未闭、二尖瓣关闭不全等相鉴别。这些疾病二尖瓣开放正常，只是因瓣口流量增多而流速增高。此外，主动脉瓣大量反流可压制二尖瓣前叶而导致舒张期二尖瓣开放受限，但是二尖瓣形态正常。

（四）超声的临床价值

超声心动图对二尖瓣狭窄诊断准确率可达 100％，既可确定狭窄的性质，又可对狭窄程度做出定量诊断，具有其他手段无可比拟的优势。

二、二尖瓣关闭不全

（一）病理与临床表现

器质性二尖瓣关闭不全的病因很多，包括风湿性心脏病、感染性心内膜炎、二尖瓣脱垂、腱索断裂、乳头肌功能不全、二尖瓣瓣环和瓣下结构钙化等，其中风湿性心脏病仍是其最常见的病因，且常合并二尖瓣狭窄。此外，二尖瓣反流还可见于心肌病变或多种先天性畸形导致左心显著增大时，此时为功能性二尖瓣关闭不全。

二尖瓣关闭不全时，收缩期左心室的血流反流至左心房，致使左心房容量增加，舒张期又回到左心室，使左心室容量负荷加重，左心扩大，肺动脉压增高，长时间或急性的左心负荷过重可以造成左心衰竭。

二尖瓣反流较轻时，患者多无明显症状，若二尖瓣反流较重或因为腱索断裂等原因短时间内出现大量反流，患者可表现左心衰竭症状。

（二）超声表现

1.二维超声心动图

直接征象：胸骨旁左心室长轴切面和心尖四腔切面显示二尖瓣收缩期关闭对合不佳。风湿性病变者，二尖瓣瓣叶增厚，回声增强，严重者可见瓣叶钙化、腱索缩短；二尖瓣脱垂者可见瓣叶于收缩期向左心房侧弯曲；腱索断裂者可见瓣叶呈连枷样运动，收缩期漂向左心房，舒张期漂向左心室。二尖瓣短轴切面可见收缩期二尖瓣口存在裂隙。

间接征象：左心房、左心室扩大。

2.彩色多普勒

CDFI 可见收缩期蓝色为主的五彩血流自二尖瓣口进入左心房（图5-5-6）。

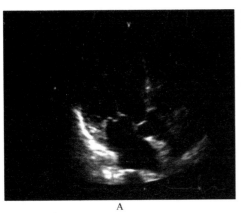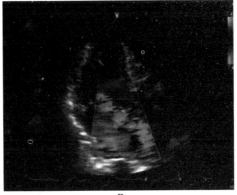

图 5-5-6　二尖瓣后瓣脱垂导致二尖瓣关闭不全,CDFI 可见偏心性反流

3.频谱多普勒

收缩期二尖瓣口可探及高速反流频谱。

4.二尖瓣反流程度的评估

目前临床上应用最为广泛、最简便易行的手段是根据反流束的大小来半定量反流程度(表 5-5-3)。

表 5-5-3　二尖瓣反流程度的半定量评估

反流程度	反流束长度	反流束基底部宽度与二尖瓣环宽度的比值	反流束面积(cm)^2	反流束面积占左心房面积的比例
轻度	在左心房近 1/2 以内	<1/3	<2	<20%
中度	超过左心房近 1/2	1/3~2/3	2~4	20%~40%
重度	到达左心房顶部	>2/3	>4	>40%

(三)鉴别诊断

需与生理性二尖瓣反流相鉴别,生理性二尖瓣反流轻微,持续时间短,二尖瓣装置无异常。

(四)超声的临床价值

超声心动图对二尖瓣关闭不全的诊断准确率可达 100%,既可确定二尖瓣关闭不全的诊断,又可对反流程度作出半定量评估,还可明确二尖瓣关闭不全的病因,具有重要的临床价值。

三、主动脉瓣狭窄

(一)病理与临床表现

主动脉瓣狭窄临床主要见于风湿性心脏病、主动脉瓣二叶畸形并瓣膜钙化和瓣膜退行性病变。在欧美国家,因主动脉瓣狭窄而换瓣的患者中,约 1/2 患者的病因为瓣膜二叶畸形并钙化,其次为瓣膜退行性病变,再次为风湿性病变,然而在世界范围(包括我国),最常见的病因还是风湿性心脏病。

风湿性心脏病患者因炎症细胞浸润,纤维增生,钙质沉积,主动脉瓣的正常解剖结构被破坏,增厚卷缩,瓣叶交界部位粘连融合,导致主动脉瓣开口缩小,呈一小的三角形或圆形开口,常同时存在程度不等的关闭不全,多在青年和成年时即出现症状与体征。二叶瓣钙化是成年人与老年人单发主动脉瓣狭窄的常见病因。二瓣化主动脉瓣出生时常无明显狭窄,但由于瓣叶畸形,出生后开闭活动可致瓣叶受损、纤维化及钙化,最终形成狭窄。青少年时期钙化发展较慢,中老年期进展迅速,多伴有中度的主动脉瓣关闭不全。主动脉瓣退行性病变患者的主动脉瓣纤维化、钙化,钙化主要发生在瓣叶根部及瓣环处,形成的主动脉瓣狭窄程度一般为轻至中度。

正常主动脉瓣口面积为 $3.0\sim4.0cm^2$,当瓣口面积减少 1/2 时,瓣口两端的压力阶差明显上升,左心室收缩压代偿性升高,出现血流动力学意义上的梗阻,可导致心室壁肥厚,左心室舒张功能受损,严重的心肌肥厚可使左心室舒张末压上升,从而导致左心房、肺静脉压力升高,临床上出现呼吸困难、心绞痛、晕厥,甚至休克。

(二)超声表现

1.M 型和二维超声心动图

(1)主动脉瓣 M 型曲线见主动脉瓣反射增强,开放幅度减小,主动脉壁 M 型曲线主波低平,重搏波不明显。

(2)主动脉瓣叶不同程度增厚,回声增强,活动受限,开口间距缩短。主动脉根部短轴切面见瓣口开放面积缩小。

(3)主动脉瓣二叶畸形大动脉短轴切面常见右冠瓣和左冠瓣融合,形成大的前瓣和小的后瓣(约占 80%),或右冠瓣和无冠瓣融合,形成大的右瓣和小的左瓣(约占 20%),左冠瓣和无冠瓣融合少见。收缩期瓣叶开放呈鱼口状,闭合时如有融合界嵴存在,则形似三叶瓣。长轴切面多见瓣叶不对称,开放呈穹顶状,可合并舒张期瓣叶脱垂。儿童和青少年可仅有狭窄而无明显钙化,但成年患者一般可见明显钙化。主动脉瓣退行性病变钙化多见于瓣叶中部和瓣膜交界处。主动脉瓣叶(二叶或三叶)的钙化程度分为轻度(少量强回声斑伴少许声影)、中度和重度(广泛瓣叶增厚、回声增强伴明显声影)。风湿性瓣膜狭窄特征表现为瓣膜交界处融合,瓣口开放呈三角形,瓣叶增厚和钙化多见于瓣叶边缘,并通常伴有风湿性二尖瓣病变。

(4)主动脉根部内径增宽,病程长、狭窄严重者升主动脉可见囊状扩张。

(5)左心室壁向心性肥厚,其厚度≥12mm。

(6)早期左心室不大,左心室舒张功能可降低,收缩功能正常范围,病变晚期左心室也可增大,失代偿时左心室收缩功能也降低。

2.彩色和频谱多普勒超声

彩色多普勒显示主动脉瓣口收缩期出现五彩镶嵌状的高速射流信号。连续多普勒于狭窄的主动脉瓣口记录到收缩期高速射流频谱,频谱形态为单峰曲线,其上升支速度变缓,峰值后移,射血时间延长。狭窄越重,以上改变越明显,流速也越高。

3.主动脉瓣口狭窄程度分级

通常利用连续方程式原理测量主动脉瓣口面积,即基于质量守恒原理,通过左心室流出道的血流量等于通过主动脉瓣口的血流量,两者的血流量均是管径或瓣口的横切面积与相应的血流速度时间积分的乘积。通过 Bernoulli 方程公式可计算狭窄主动脉瓣口面积。

$$A_{AV} = A_{LVOT} \times VTI_{LVOT} / VTI_{AV}$$

式中，A_{AV} 为主动脉瓣口面积，A_{LVOT} 为左心室流出道出口处，即主动脉瓣环下方的面积，假设左心室流出道出口为圆形，则 $A_{LVOT} = \pi D^2 / 4$，D 为左心室流出道收缩期内径。VTI_{AV}、VTI_{LVOT} 分别为主动脉瓣口和左心室流出道出口处收缩期血流速度时间积分，在心尖五腔图上通过频谱多普勒测量。

主动脉瓣狭窄程度一般根据收缩期主动脉瓣射流的跨瓣压差、血流峰速及主动脉瓣开放面积综合评定，分为轻、中、重 3 度，详见表 5-5-4。

表 5-5-4　主动脉瓣狭窄程度分度

分度	峰值血流速度（m/s）	平均跨瓣压差（mmHg）	瓣口面积（cm²）
轻度	2.6～2.9	<20	>1.5
中度	3.0～4.0	20～40	1.0～1.5
重度	>4.0	>40	<1.0

应注意以下情况可对主动脉瓣狭窄程度的评估造成影响。①左心室收缩功能不全可降低主动脉瓣口峰速和压差，形成低速低压差性主动脉瓣狭窄，表现为瓣口面积<1.0cm²，左心室 EF 值<40%，平均跨瓣压差小于 30mmHg。②左心室肥厚导致左心室容积变小时，每搏排血量变小，瓣口面积一定时其瓣口峰速和压差要小于预期值。③未控制的高血压会影响瓣膜狭窄程度评估，建议超声检查前应尽可能控制高血压。④轻度和中度的主动脉瓣反流对狭窄程度评估影响不大，但重度主动脉瓣反流时由于收缩期跨瓣血流量增加，瓣口面积一定时其瓣口峰速和压差要大于预期值。⑤重度二尖瓣反流使跨主动脉瓣血流减少，导致主动脉瓣口峰速和跨瓣压差降低。⑥高心排血量患者（如血液透析、动静脉瘘、甲状腺功能亢进症等）主动脉瓣口峰速和压差增加，应注意鉴别。

4.三维超声心动图

三维超声心动图可充分显示主动脉瓣叶的整体形态。主动脉瓣狭窄患者，可见主动脉瓣增厚，瓣叶边缘粗糙，狭窄主动脉瓣口的全貌显示十分清楚。利用三维超声心动图不但可直观简便地对主动脉瓣狭窄做出定性诊断，而且还可对狭窄的瓣口进行更为准确的定性评估。

5.经食管超声心动图

不同病变的主动脉瓣狭窄，其瓣叶超声图像改变类似于经胸检查，但经食管探查，图像更为清晰，对病变的判断更为准确。

（三）鉴别诊断

1.主动脉瓣下狭窄和主动脉瓣上狭窄

主动脉瓣下狭窄可观察到主动脉瓣瓣下纤维隔膜、纤维肌性隔膜或肥厚的室间隔基底部伸向左心室流出道，造成左心室流出道的狭窄，主动脉瓣正常或轻度增厚，但开口间距和开放面积无缩小，彩色多普勒显示收缩期左心室流出道的射流束起源于主动脉瓣下狭窄发生的部位。主动脉瓣瓣上狭窄可见升主动脉（通常是窦管交接部）局限性狭窄，主动脉瓣开放正常，彩色多普勒可显示起源于升主动脉狭窄段的高速射流。

2.导致主动脉血流量增多的疾患

导致主动脉血流量增多的疾患可见于主动脉瓣反流、动脉导管未闭、主动脉窦瘤破裂等，由于主动脉血流量明显增多，引起主动脉瓣口的射流速度增快，但主动脉瓣开放正常，彩色多普勒所显示的主动脉血流为一宽阔明亮的血流带而非窄细的射流束。

（四）超声的临床价值

超声心动图为目前临床上无创性评价主动脉瓣狭窄的首选方法，能清楚地显示狭窄瓣膜的瓣叶形态（数目、厚度、钙化斑等）和活动幅度，明确狭窄程度并提供病因诊断信息。对于经胸超声图像质量欠佳的患者，可行经食管超声明确诊断。不过，尽管瓣膜狭窄程度的超声准确定量评估对于患者的治疗十分必要，但临床决策选择还有赖于其他因素，尤其是症状表现。

四、主动脉瓣关闭不全

（一）病理与临床表现

主动脉瓣关闭不全可由风湿、感染性心内膜炎、马方综合征、退行性变和先天性畸形等引起。主动脉瓣可增厚、短缩或卷曲，使瓣叶对合不全；也有瓣叶形态尚可，但因瓣环显著扩大致瓣膜关闭不全。

主动脉瓣关闭不全时舒张期主动脉内血流反流至左心室，使左心室容量负荷增加，左心室扩大，长期重度主动脉瓣关闭不全会导致左心室心肌失代偿而出现左心衰竭。

多无明显症状，早期可有心悸、心前区不适等，严重者有心绞痛、头晕及左心功能不全表现。

（二）超声表现

1.二维超声心动图

直接征象：胸骨旁左心室长轴切面、大动脉根部短轴切面和心尖五腔切面显示主动脉瓣舒张期关闭对合不严、存在裂隙。风湿性病变者，主动脉瓣瓣叶增厚，回声增强。

间接征象：左心室扩大；主动脉增宽；二尖瓣前叶开放受限。

2.彩色多普勒

CDFI可见舒张期主动脉瓣口红色为主的五彩反流束，射向左心室内。

3.频谱多普勒

可探及起源于主动脉瓣口高速反流信号，沿左心室流出道延伸，最大反流速度一般大于 4m/s。

4.主动脉瓣反流程度的评估

与二尖瓣反流类似，目前临床上应用最为广泛、最简便易行的手段也是根据反流束的大小来半定量主动脉瓣反流程度（表 5-5-5）。

表 5-5-5　主动脉瓣反流程度的半定量评估

反流程度	反流束宽度与左心室流出道的比值	反流束面积与左心室流出道面积的比值	反流分数	压差半降时间（ms）
轻度	<0.25	<0.07	<0.2	>600
中度	0.25～0.65	0.07～0.20	0.2～0.6	300～600
重度	>0.65	>0.20	>0.6	<300

（三）鉴别诊断

主动脉瓣关闭不全需与生理性反流相鉴别。

（四）超声的临床价值

超声心动图可显示主动脉瓣口结构，评估反流程度，是目前临床诊断主动脉瓣关闭不全首选的手段。

五、人工心脏瓣膜

（一）病理与临床表现

人工心脏瓣膜的临床应用已有 60 多年的历史。目前使用的人工瓣主要有机械瓣和生物瓣两种。机械瓣主要有倾斜碟瓣（如 Medtronic Hall 瓣）、双叶碟瓣（如 St.Jude 瓣）等；生物瓣有同种异体瓣，以猪瓣、牛瓣或牛心包等组织作为生物材料的瓣等。机械瓣由金属结构组成，不存在瓣叶组织变性和钙化等，但需要长期抗凝血治疗以防止血栓形成；生物瓣结构接近于自然瓣，血栓发生率低，但易出现瓣叶组织变性、钙化或撕裂等，通常寿命为 10～15 年。人工瓣包括两个基本的部分：①瓣环（瓣架），环的外周用于与生理位置的瓣环进行缝合固定，环内腔为血流的通道；②瓣叶，为生物组织或人造材料制成的活瓣，随心动周期开启和关闭。与自然瓣膜不同，除最初应用的球笼瓣外，所有机械瓣均存在一定程度的反流使瓣叶关闭，其瓣口面积小于正常的自然瓣膜。不同类型和大小的人工瓣有不同的血流动力学特征和启闭活动，如倾斜瓣（单叶）开放时有一大、一小两个开口，因此，与球笼瓣相比，对血流梗阻的程度明显要小，如果其开放角度＜60°，就会产生较高的跨瓣压差，但开放角度过大，则反流量会增大。双叶瓣开放时有中央两枚瓣叶的夹缝口和两侧半月形大开口，双叶瓣中央部夹缝处流速比两侧开口部的高，St.Jude 瓣的梗阻最轻，跨瓣压差最小，但由于瓣叶的关闭不同步，其反流成分较大。生物瓣有一个中央性开口，瓣口血流特征与自然瓣相似，但较小型号的瓣膜跨瓣压可超过 19mmHg，存在明显梗阻现象。

（二）超声表现

1.正常人工瓣的超声特征

(1)机械瓣：机械瓣由于金属支架与金属瓣叶的强反射，其声衰减遮盖了瓣膜后组织结构的信号，在检查人工瓣膜时，不仅要扫查各种标准切面，而且要扫查多种非标准切面，以便充分显示瓣膜的内部成分。如二尖瓣位人工瓣口从近胸骨旁短轴切面显示最好，而瓣叶的运动情况则从心尖切面观察更佳，从心尖切面观察左心房内结构显然比较困难时，从高位胸骨旁切面或经食管检查则可清晰显示左心房。当存在多个人工瓣时，经胸切面难以获得满意的效果，必要时应采取经食管探查。

以倾斜碟瓣为例，具体探查情况如下。

1)M 型超声心动图：显示二尖瓣位人工瓣的曲线，可见支架与瓣叶的强反射。舒张期开放，曲线向上，收缩期关闭，曲线向下。主动脉瓣位人工瓣活动曲线，可见人工瓣叶收缩期前移与舒张期后移的运动曲线。

2)二维超声心动图：可见附于二尖瓣口水平的心壁上的支架强反射，倾斜碟瓣的瓣叶在收缩期呈"一"字形，与支架反射的连线平行，将瓣口封闭；舒张期瓣叶一端向前，移向左心室侧，另一端向后，移向左心房侧。舒张期双叶碟瓣的瓣叶略呈两条平行直线，收缩期双碟叶呈"倒八字",双侧瓣叶开放角度对称。胸骨旁左心长轴切面是观察主动脉瓣位人工瓣的常用切面,可见位于主动脉瓣口水平的支架强回声,由于声束与主动脉瓣位呈水平位,对瓣叶活动的显示比较困难,可从心尖长轴切面或心尖五腔切面观察,在这些切面上显示主动脉瓣人工瓣的活动度最为适宜。仔细旋转探头,保持瓣膜位于图像的中心部位,可以观察瓣膜的最大开放情况。

3)多普勒超声心动图:彩色多普勒可直接显示瓣口的血流形式,观察正常人工瓣的反流形式;频谱多普勒可测量人工瓣口血流速度,判断跨瓣压差有无增大。

（2）生物瓣。

1)M 型超声:取样线对向支架的前后缘时可见两条平行的曲线,因支架靠近主动脉根部,受后者的牵拉,故其活动方向与主动脉根部一致。二尖瓣位生物瓣的瓣叶与正常二尖瓣相似,收缩期关闭,M 型曲线上可见瓣叶反射合拢成一条较粗的光带;舒张期开放,瓣叶分别向前、后分离;主动脉瓣位生物瓣的活动与二尖瓣恰恰相反,收缩期瓣口开放,瓣叶分离,舒张期瓣口关闭,瓣叶合拢。

2)二维超声:二尖瓣位生物瓣可在左心长轴切面和心尖四腔图上清楚地看到两个强回声架脚,轮廓清晰、光滑,附着于左心后壁及主动脉根部的后壁上,在二尖瓣水平的非标准左心室短轴切面上或三尖瓣位生物瓣的四腔心切面上可见瓣架的 3 个架脚的反射,呈"品"字形排列。在瓣架中央可见纤细的生物瓣瓣叶活动,与自然瓣叶相同。对于胸骨旁心底短轴切面来说,当增益调至适当水平而且扫查平面位置得当时,生物主动脉瓣叶及其开口可以清楚显示,应注意观察瓣膜运动和厚度是否正常。正常瓣叶的厚度不应超过 3mm。

3)多普勒超声心动图:表现与自然瓣基本一致。

2.异常人工瓣的超声评价

（1）人工瓣狭窄。

1)跨瓣压差的评价:应用连续多普勒计算人工瓣跨瓣压差的临床价值已得到肯定。大多数正常人工瓣常有一定程度的血流受阻,造成瓣口流率增高及跨瓣压差增大,从而使人工瓣的跨瓣压差的分析较为复杂。例如,生物瓣的跨瓣压差主要取决于其型号的大小,较小型号的瓣膜,跨瓣压较高,存在明显梗阻现象。所以,在分析多普勒测量资料时必须考虑换瓣部位的不同、瓣膜类型和型号大小的不同。单纯跨瓣压差不能确定狭窄程度,因为跨瓣压差不仅与瓣口面积有关,而且与跨瓣的流率有关。高流率(贫血、发热、反流量增加等)时跨瓣压差可达到通常被认为是人工瓣狭窄的水平。所以采用多普勒血流速度评估人工瓣跨瓣压差时尚须测量其流率。对二尖瓣位人工瓣而言,PHT 有助于区别二尖瓣人工瓣跨瓣血流流速增加是由于跨瓣的流率增加还是由于瓣叶狭窄所致,跨瓣流率增加时 PHT 并不延长,而瓣叶狭窄时 PHT 延长。

2)人工瓣有效瓣口面积:①可以根据多普勒连续方程计算二尖瓣口和主动脉瓣口面积;②可以直接用压力减半时间来评估人工二尖瓣口有效面积。

220/PHT 是根据自然二尖瓣测算所得出的公式,尚未被证实能可靠测定人工瓣有效瓣口面积,但是同一患者的随访检查还是有可比性的。当不存在显著二尖瓣或主动脉瓣反流时,连续方程测定主动脉瓣位或二尖瓣位机械瓣有效瓣口面积的公式为:

$$EOA_{MP} = (CSA \times TVI)_{LVOT} / TVI_{MP}$$
$$EOA_{AP} = (CSA \times TVI)_{LVOT} / TVI_{AP}$$

式中，EOA_{MP} 和 EOA_{AP} 分别为二尖瓣和主动脉瓣人工瓣有效面积；CSA 为 LVOT 的横截面积，在主动脉瓣瓣环外缘测量 LVOT 的直径而计算出面积；TVI_{MP} 和 TVI_{AP} 分别为连续多普勒测定的二尖瓣和主动脉瓣人工瓣血流流速积分。

二尖瓣位人工瓣狭窄时瓣膜活动受限，舒张期前向血流峰速度增加，舒张期平均跨瓣压差增大，压力减半时间延长以及有效瓣口面积缩小。二尖瓣位人工机械瓣的各参数正常值为舒张期瓣口峰速度≤2.5m/s，平均跨瓣压差<8.0mmHg，有效瓣口面积≥1.8cm²。二尖瓣位生物瓣平均舒张期跨瓣压差≥14mmHg，有效瓣口面积≤1.1cm²，则提示瓣口狭窄；主动脉瓣位生物瓣平均舒张期跨瓣压差≥30mmHg，有效瓣口面积≤1.0cm²，则提示瓣口狭窄。

3）人工瓣狭窄的形态学改变：机械瓣狭窄通常由血栓或赘生物形成所致，经胸超声检出率较低，经食管检查优于经胸超声心动图，可以清晰地观察人工瓣瓣叶活动和开放程度。二维超声检查时可发现光滑的瓣膜或瓣架上出现团块样回声附着。血栓性阻塞位置不同可以造成人工瓣的狭窄，亦能主要表现为反流。生物瓣血栓形成少见。生物瓣狭窄时瓣膜增厚，瓣口开放幅度减小。文献报道，瓣膜厚度≥3mm，瓣膜开口<7mm，支持生物瓣狭窄的诊断。心脏腔室大小在原有基础疾病改变上出现相应变化。

（2）人工瓣反流。

1）正常反流：正常机械瓣均有少量反流存在。经食管超声可发现接近 100％的机械瓣存在一定的程度反流。人工瓣正常反流的特点是反流持续时间短，彩色血流色彩单一、深暗，不易显示，通常易与异常反流相区别。有的人工瓣反流有其特征性，如 St.Jude 瓣，可同时显示 3 条反流束，最多可同时见到 4 条反流束。Medtronic-Hall 瓣典型者显示 1 条中央性大的反流束起自碟瓣中央孔，依据探头方向不同，有时不能看到反流束，有时可看到 1～2 条小的周边反流束。Bjork-Shiley 瓣显示 2 条小反流束起自于碟瓣和瓣架间的小的缝隙。

2）瓣周反流（瓣周漏）：指存在于缝合环和周围瓣环组织之间的反流，大多由于瓣周组织剔除过多或瓣周组织薄弱，或由于缝线原因等造成。彩色多普勒血流成像可以显示源于瓣架之外的瓣周反流束。瓣周反流与跨瓣反流的鉴别较困难，以下标准有助于诊断瓣周漏：①反流常起源于缝合环之外，而不是穿过瓣膜本身；②虽不能确定反流起源于缝合环之外，但明显不是通过前向血流所经过的途径；③反流束近端加速区位于人工瓣之外。通常 TEE 有助于确定显著人工瓣反流起源位置。

3）跨瓣反流：病理性跨瓣反流常见于生物瓣置入和主动脉瓣自身移植，病变原因是瓣叶撕裂和连枷，或是瓣叶增厚、皱缩，亦可见于机械瓣运动失常。跨瓣性反流有时是中央性的，但多数为偏心性，并沿邻近左心房壁走行，因而空间分布常难以显示，其容量难以确定。超声心动图可以确定生物瓣撕裂或连枷瓣的存在，经食管超声检查可提高诊断的敏感性和准确性。

4）反流的定量：超声心动图不仅可以定性分析人工瓣反流的存在，而且能半定量评估反流的严重程度，目前主要根据彩色多普勒血流显像中反流束的长度、宽度、面积等方面进行定量分析。有无远端血管血流反流（降主动脉内或肺静脉处逆流）可以判断反流程度，对于人工二尖瓣反流来说，可以结合反流束的形态和肺静脉血流形式来对二尖瓣位人工瓣反流的严重程度进行半定量分级。如果反流仅至左心房中部为轻度反流；如果超过左心房中部但未影响肺静脉血流为中度反流；如反流造成收缩期肺静脉内或左心耳内血流逆流即为重度反流。降主动脉内逆流则表明存在重度人工主动脉瓣反流。此外，应用血流汇聚法亦可评价人工瓣反流的严重程度。

5)正常与病理性人工瓣反流的鉴别。①反流束形状:正常和病理性反流束常可根据反流形态来鉴别,机械瓣病理性反流最常见于瓣周漏,其反流束通常是偏心的。②反流束的速度分布:速度分布也是区分正常与病理性人工瓣反流的重要特征。典型 St.Jude 瓣和 Bjork-Shiley 瓣反流为低速血流,仅在近瓣处出现倒错。③反流束的位置:辨别反流束的起源,依据反流束所在位置有助于鉴别正常和病理性反流。如确认反流束起自瓣环之外时,则高度提示瓣周漏。④反流的严重程度:依据彩色多普勒血流图可以半定量地评估反流的程度,借以鉴别正常与异常反流。而且正常的反流束色彩单一,病理性反流为多彩的湍流信号。

(3)人工瓣赘生物形成与瓣周脓肿:同自然瓣一样,人工瓣感染性心内膜炎的特征也为赘生物形成,可发生在早期即术后 3 个月,也可发生在晚期。人工瓣赘生物在超声心动图上表现为附着于瓣膜成分上的不规则回声团块。当赘生物很小时,通常表现为不连续的、不规则的、固定的回声团块;当赘生物增大时,有一定活动度。偶尔可见赘生物向周围扩展并累及邻近结构,向上可延伸至左心房或主动脉瓣位人工瓣的缝合环。人工瓣心内膜炎可能导致瓣周脓肿,表现为在缝线环附近或与其相邻的心肌内存在一不与心血管腔相通的低回声区或无回声区。提示脓肿的间接征象是人工瓣摇荡、Valsalva 窦瘤形成、主动脉根部前壁增厚≥10mm,或与间隔相邻的瓣周结构增厚≥14mm 等。在人工瓣心内膜炎时,瓣环脓肿的形成常会造成人工瓣撕脱和瓣周漏。

经胸二维超声心动图对人工瓣上的赘生物探测的敏感性不高,经食管超声可以大大提高对赘生物的检出率,对小的赘生物尤为有价值。总之,由于人工瓣的特殊性,超声心动图在检测人工瓣心内膜炎方面有一定的局限性,即使超声心动图上未探测到赘生物,也不能排除感染性心内膜炎的可能。

(三)超声的临床价值

目前超声心动图是检测人工瓣的最有效手段。对瓣膜置换术后的基础超声心动图检查是很重要的,必须强调术后患者 3 个月内检查建立基准多普勒参数作为以后随访的参考,其目的是:①评价人工瓣形态及功能;②评价人工瓣功能异常及其病因;③术后随访。

(安艳荣)

第六节　心肌病

一、扩张型心肌病

(一)病理与临床表现

扩张型心肌病(DCM)是指左心室扩张并存在左心室收缩功能障碍的疾病,伴或不伴右心室扩张和功能障碍,但不包括引起整体收缩功能障碍的异常负荷因素(如高血压、瓣膜病)及冠状动脉疾病。

典型变化是肉眼可见两侧心室肥大,四腔扩张,呈钝圆形(离心性肥大)。心腔扩张较轻者,心室壁稍增厚,随着病变发展,扩张加重,心室壁相对变薄,右心室壁常轻度增厚。室壁可见纤维化瘢痕,心腔内可见附壁血栓。组织学检查示心肌细胞数量减少,心肌细胞过度伸长,早期细胞以纤维化、变性及凋亡改变为主,晚期心肌细胞可有大量坏死。

扩张型心肌病心腔明显扩张,而心室壁增厚不明显,心室壁软弱,收缩无力,射血分数下降,排血量减少,心腔内残余血量增多,心室舒张末期压力增高,左心房压及肺静脉压随之升高和(或)右心房及体静脉压升高,最终导致左、右心力衰竭或全心衰竭。左、右心室增大,使房室瓣环增大,瓣环周围心房肌和心室肌收缩功能异常,引起相对性二尖瓣、三尖瓣关闭不全。血流反复冲击致房室瓣膜轻度增厚,心肌病变可累及心内膜,可致心内膜斑状纤维性增厚。心脏扩大,心肌收缩无力,血流缓慢,心腔内可致血栓形成,因而动脉栓塞常见。由于心肌纤维化可累及起搏及传导系统,易引起心律失常。一旦由于心房压力高,心房肌损伤,张力高,部分患者可出现心房颤动。

(二)超声表现

1.M 型超声心动图

(1)室壁运动弥散性减低,室壁收缩期增厚率明显减低,一般<30%。

(2)全心扩大,以左心室增大为著。

(3)室间隔及左心室后壁厚度正常或稍增厚,晚期相对变薄,以室间隔为著。

(4)二尖瓣前后叶开放幅度减小,形成"大心腔、小开口",呈"菱形"或"钻石样"改变,二尖瓣前瓣开放顶点(即 E 峰)距室间隔距离(EPSS)增大,一般>10mm。

(5)左心室流出道内径增宽。

(6)左心室射血分数(EF)减低,多数≤30%,短轴缩短率(FS)明显减低,一般≤20%。

(7)左心射血前期与射血期比值(PEP/ET)增大。

(8)主动脉前、后壁运动幅度及主动脉瓣口开放幅度均减小。

2.二维超声心动图

(1)左、右心均可有不同程度扩大,以左心室扩大明显。室间隔向右心室凸出,左心室后壁后移,左心室腔呈"球形"改变(图 5-6-1、图 5-6-2)。美国心脏协会提出的诊断标准为左心室舒张末期内径≥60mm,左心室舒张末期容积≥80mL/m²,心脏总容量增加≥200mL/m²。

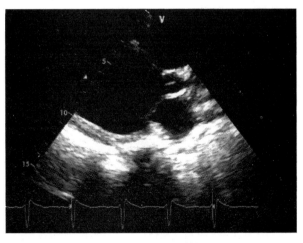

图 5-6-1 左心室长轴切面

注 显示双心室扩大,以左心室为著,呈球形。

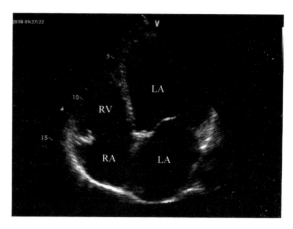

图 5-6-2 心尖四腔心切面

注 显示四腔心均扩大,以左心房、左心室为著。

(2)多切面观察见室壁运动弥散性减低,部分患者亦可出现节段性室壁运动异常。

(3)左心室壁厚度正常或与扩大的心腔比较相对变薄。

(4)有时可在左心室心尖部见附壁血栓形成。

(5)二尖瓣和主动脉瓣瓣口开放幅度减小,主动脉运动幅度减弱。

3.多普勒超声心动图

(1)彩色多普勒示心腔内血流显色暗淡或不显色,有时只在房室瓣环、瓣口附近局部显色,这是由于血流速度减慢造成的。

(2)彩色多普勒示多瓣膜反流,这是由于心脏扩大,房、室环扩张,二尖瓣、三尖瓣相对关闭不全所造成,其中二尖瓣反流发生率几乎达100%,主动脉瓣反流较少见。

(3)频谱多普勒示二尖瓣口舒张期血流频谱随疾病发展程度而变化:病变早期常见 E 峰减低,A 峰增高,E/A<1;随着疾病的进展,E 峰可增高或正常,A 峰减低,E/A>1,呈"假性正常化";到了终末期,发生严重心力衰竭时,常出现"限制性充盈",由于舒张早期过瓣血流速度明显增快,E 峰明显增高,而舒张晚期心房收缩无力,A 峰减低或消失,E/A>2。

(三)鉴别诊断

其主要与缺血性心肌病相鉴别见表 5-6-1。

表 5-6-1 扩张型心肌病与缺血性心肌病的鉴别要点

鉴别要点	扩张型心肌病	缺血性心肌病
病史	无明确病史	有明确的心绞痛和(或)心肌梗死病史
心腔形态	全心扩大,左心为著	局限性或弥散性扩大,可局限性外膨
室壁厚度	相对变薄(实际正常或稍厚)	心肌厚薄不均,病变部分变薄
室壁运动	一般向心运动协调且弥散性减低	不协调,节段性运动减低
室壁回声	均匀,正常或减低	不均匀,可增强或减低
瓣口反流	常有多瓣口反流,发生率较高	多见于二尖瓣,程度一般较轻

鉴别要点	扩张型心肌病	缺血性心肌病
心肌声学造影	心肌灌注尚正常	局部心肌灌注缺损
冠状动脉造影	正常	单支或多支病变

(四)超声的临床价值

超声是诊断扩张型心肌病较为准确、特异的方法,通过观察心腔大小、室壁运动及瓣膜情况,可为临床提供重要参考。

二、肥厚型心肌病

(一)病理与临床表现

肥厚型心肌病(HCM)特点为左心室或右心室肥厚,通常是非对称性的,最易侵及室间隔。典型者左心室容量正常或减低。家族性通常为常染色体显性遗传,本病由肌质网收缩蛋白基因突变所致。典型形态学改变为心肌细胞肥大和排列紊乱,周围疏松结缔组织增多,多发生心律失常及早年猝死。根据左心室流出道有无梗阻,可分为梗阻性和非梗阻性两型。

高达60%的青少年与成人HCM患者的病因是心脏肌球蛋白基因突变引起的常染色体显性遗传;5%~10%的成人患者病因为其他遗传疾病,包括代谢和神经肌肉的遗传病、染色体异常和遗传综合征;有一些是类似遗传疾病的非遗传疾病,如老年淀粉样变性等;还有一些病因不明。

心脏的大体形态方面表现为心脏重量增加、心室壁增厚、左心室腔明显变小、左心房扩大。组织病理改变为心肌细胞肥大和排列紊乱,周围疏松结缔组织增多。显微镜下见心肌肥厚和肌束排列明显紊乱,形成特征性的漩涡样构型,细胞内肌原纤维结构排列紊乱。纤维化明显,形成肉眼可见的瘢痕。

非梗阻性肥厚型心肌病患者多无症状或症状轻微,梗阻者最常见的三大典型症状是呼吸困难、心绞痛、心悸。其中以呼吸困难最常见,约90%的患者于劳累后出现呼吸急促,这与左心室顺应性差,充盈受阻,舒张末期压力升高及肺淤血有关。70%~80%的患者出现非典型的心绞痛,常因劳累诱发,持续时间长,对硝酸甘油反应不佳,可能由于肥厚的心肌需血量增加,冠状动脉血供相对不足,故有心肌缺血的表现。约1/3的患者发生于突然站立和运动后晕厥,片刻后可自行缓解,此症状可以是患者唯一的主诉,严重者可猝死。在病情晚期,可出现心力衰竭的症状,如心悸、不能平卧、肝大、下肢水肿等。心脏听诊梗阻者可于心尖区内侧或胸骨左缘中下段闻及3/6级和3/6级以上的收缩期杂音。

(二)超声表现

1.二维超声心动图

左心室壁增厚,多数为非对称性局部心肌肥厚,以室间隔肥厚最为多见(图5-6-3)。

(1)左心室长轴切面:非梗阻性肥厚型心肌病大部分患者膜部室间隔起始端不厚,从肌部室间隔至心尖部呈梭形增厚,左心室流出道不窄;梗阻性肥厚型心肌病室间隔起始部即增厚,致左心室流出道狭窄。收缩早、中期二尖瓣前叶及瓣下腱索前向运动,几乎与室间隔相贴,进一步加重流出道梗阻。

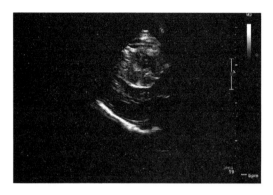

图 5-6-3　左心室长轴切面:室间隔明显增厚

(2)左心室短轴切面:显示心室壁增厚,左心室腔缩小。乳头肌肥厚,位置前移。

(3)心尖四腔心切面:观察室间隔及左心室游离壁有无增厚。单纯心尖肥厚型心肌病较易漏诊,在此切面应仔细观察。

2.M 型超声心动图

观察有无收缩期二尖瓣前叶收缩期前向运动(SAM 征)及主动脉瓣收缩中期提前关闭。

3.多普勒超声

流出道梗阻者,收缩期左心室流出道内可见高速明亮五彩血流(图 5-6-4),心尖五腔心切面脉冲多普勒取样容积分别置于主动脉瓣及左心室流出道,获得位于零位线以下的高速频谱,其中左心室流出道流速高于主动脉瓣,频谱呈"匕首状"改变。

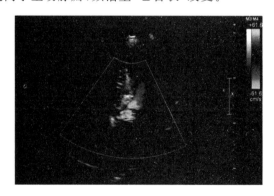

图 5-6-4　心尖五腔心切面:左心室流出道内可见高速明亮五彩血流信号

(三)鉴别诊断

其主要与以下疾病相鉴别。

1.高血压心脏病

(1)有高血压病史。

(2)室壁增厚多为对称性。

(3)鲜有 SAM 征及主动脉瓣收缩中期提前关闭现象。

2.主动脉瓣狭窄性病变

主动脉瓣明显增厚,回声增强,开放受限,主动脉瓣口流速加快。

3.甲状腺功能减退性心肌病

(1)左心室壁增厚,室间隔增厚多见。

(2)心包积液,是超声诊断甲状腺功能减退的敏感指标,HCM患者一般无心包积液。

(3)左心房增大,左心室腔较正常人缩小,但不及HCM明显。

(4)心动过缓或心动过缓性心律失常。

(四)超声的临床价值

超声可对肥厚型心肌病做出明确诊断,评价心脏各腔室大小、室壁增厚程度及位置,判断左心室流出道有无梗阻,还可指导临床对肥厚型心肌病进行化学消融治疗。

三、限制型心肌病

(一)病理与临床表现

1.病理

心室内膜和内膜下纤维组织增生,心内膜明显增厚,心室壁硬化,心室腔缩小或闭塞。

2.临床表现

临床上以发热、全身倦怠为初始症状,逐渐出现心悸、呼吸困难、水肿、颈静脉怒张等心力衰竭症状。

(二)超声表现

1.二维超声心动图

(1)心内膜增厚,最厚可达数毫米,回声增强,致左心室腔收缩期及舒张期变化不明显。

(2)双心房明显增大,可有附壁血栓。

(3)心室通常缩小,心室腔变形,长径缩短。

(4)室壁可有一定增厚,心肌可呈浓密的点状回声。

(5)二尖瓣及三尖瓣可增厚、变形,固定于开放位置,失去关闭功能。

2.M型超声心动图

M型超声心室波群可显示心内膜增厚,心肌增厚,室壁运动幅度减低,心室腔变小。

3.彩色多普勒血流成像

(1)二尖瓣与三尖瓣轻至中度反流。

(2)二尖瓣与三尖瓣血流充盈时间较短,持续时间短。

4.频谱多普勒超声心动图

(1)二尖瓣、三尖瓣血流频谱改变:E峰高尖,A峰明显减低,E/A>2.0。二尖瓣、三尖瓣血流频谱不随呼吸变化或变化不明显。

(2)肺静脉血流频谱改变:早期肺静脉舒张波(D)和收缩波(S)峰值速度增高,晚期S波降低甚至缺如,逆流波(AR)增高(>35cm/s),时限延长,连续出现于整个心房收缩期。

5.组织多普勒

限制型心肌病各时相心肌运动速度减低,尤以舒张早期运动速度减低显著,舒张早期峰速度与收缩期峰速度比值 $V_E/V_S<1.3$(正常 $V_E/V_S=1.5\sim2.0$)。

(三)鉴别诊断

临床上主要须与缩窄性心包炎相鉴别。两者鉴别要点是:限制型心肌病主要表现为心内膜增厚;而缩窄性心包炎心包增厚、钙化,心包积液明显多于限制型心肌病。

(四)超声的临床价值

超声心动图检查可观察限制型心肌病的心内膜情况及心腔变化,测量二尖瓣及三尖瓣口血流频谱,对诊断本病有重要的临床价值。同时观察心包情况及血流频谱的变化特征与缩窄性心包炎相鉴别,为临床治疗提供依据。但目前,超声心动图检查仍缺乏明确诊断限制型心肌病的特征性改变,所以要确诊该病还需心导管检查、CT、MRI 甚至心内膜心肌活检等其他检查方法。

四、左心室心肌致密化不全

左心室心肌致密化不全(LVNC)是先天性心肌发育不良的罕见类型,表现为心肌内膜面突出的肌小梁和肌小梁间的深隐窝,形成非致密化心肌,又称为"海绵状心肌"。

(一)病理与临床表现

本病系心肌胚胎发育期致密化过程提早终止,导致心肌小梁致密化不良的一种先天性心肌病。病理学特征表现为心室内粗大的肌小梁和肌小梁之间交错呈现深隐窝。病变主要累及左心室,以心尖部多见,也可累及右心室,伴或不伴有其他先天性心脏病。临床上常以渐进性心力衰竭、室性心律失常和体循环栓塞为主要表现,也可无临床症状。

(二)超声表现

1.二维超声心动图

(1)可见两层不同的心肌结构。内层为多发突入左心室腔内的粗大肌小梁和肌小梁之间的深隐窝,即非致密心肌层;外层为纤薄的致密心肌层(图 5-6-5A)。病变多累及左心室游离壁的中下部,以心尖部多见,室间隔多正常。

(2)左心室非致密层心肌变厚,致密层心肌变薄,收缩末期非致密层心肌与致密层心肌厚度比例成人>2.0,幼儿>1.4。

(3)左心室腔不同程度扩大,受累区域心肌或整体心肌运动减低,左心室室壁增厚率及射血分数出现不同程度的减低,肌小梁间隙内可见血栓形成。

2.彩色多普勒血流成像及频谱多普勒超声

显示肌小梁隐窝内低速血流充盈并与左心室腔相通,在舒张末期易于观察(图 5-6-5B),当心腔扩大、瓣环扩张或乳头肌受累时,可探及不同程度的房室瓣反流。

3.左心室声学造影

当可疑 LVNC 但二维超声图像显示不清晰时,借助超声对比剂可以清晰地显示心内膜边界,观察到快速充入隐窝内的对比剂微泡和未被对比剂充填的肌小梁结构(图 5-6-5C)。

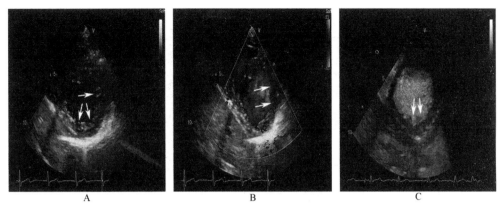

图 5-6-5 左心室心肌致密化不全超声图像

注 A.心尖水平左心室短轴切面显示左心室内多发肌小梁和深陷其间的隐窝(箭头);B.CDFI 显示左心室血流进入隐窝内(箭头);C.左心室声学造影显示隐窝内对比剂充填(箭头)。

(三)鉴别诊断

主要与扩张型心肌病和心内膜弹力纤维增生症(EFE)相鉴别(表 5-6-2)。

表 5-6-2 LVNC、DCM 和 EFE 的鉴别

鉴别要点	LVNC	DCM	EFE
年龄	成人多见	成人多见	婴幼儿多见
心室壁	增厚的非致密层与纤薄的致密层心肌	相对均匀变薄	均匀变薄
心内膜	粗大突出的肌小梁,之间有深隐窝	光滑的线状	明显增强、增厚
CDFI	肌小梁间见血流充盈,并与心腔相通	心尖部可见暗淡血流	心尖部可见暗淡血流

注 LVNC,左心室心肌致密化不全;DCM,扩张型心肌病;EFE,心内膜弹力纤维增生症。

(四)超声的临床价值

超声心动图能够观察到左心室心尖部多发肌小梁结构及隐窝,结合声学造影,有助于 LVNC 的诊断及鉴别诊断,特别是对于孤立性无症状性 LVNC 的诊断具有重要价值。

(安艳荣)

第七节 心包疾病和占位性疾病

一、心包积液

(一)病理与临床表现

正常心包内压是零或负值。如积聚较多液体时,心包内压力随之升高。当压力达到一定程度时,就会明显妨碍舒张期心脏的扩张,右心回流受阻,体循环严重淤血,左、右心室舒张期充盈受限,心排血量随之下降,收缩压下降,甚至休克。心包积液量对血流动力学的影响程度通常与积液量、积液性质、积液增长速度、心包韧性和心肌功能等因素有关。但心包积液量的大小与心脏压塞有时不成比例。一般情况下,心脏压塞症出现于较快产生的大量心包积液时,但短时间内产生的较小量积液(200～300mL),心脏不能适应心包腔内压力的突然变化也可引发心脏压塞。若心包积液增加缓慢,即使达到非常大量的积液(如1 000mL),也可能不会出现心脏压塞,这是由于心包经代偿性扩张减缓了心包腔压力的上升。

急性心包炎的大多数病例是特发性心包炎,常找不到病因或为特发性病因时,最可能是来源于病毒。患者常有胸痛,可向颈、肩和背部放射。仰卧、咳嗽、吸气时加重,常可由于体位前倾而缓解。可有发热和肌痛前驱症状。由于胸膜、心包疼痛造成浅呼吸,从而发生呼吸困难。早期可闻及心包摩擦音,为沙沙、刺耳的高音调高频音,通常较为短暂,一般在心脏收缩期和舒张期都可听到,以在胸骨左缘第3、第4肋间最为清晰。心包摩擦音是心包炎的特异性体征,渗液出现后将两层心包完全分开,心包摩擦音消失。

心包积液较多或积液迅速增加者,可出现奇脉、颈静脉怒张、呼气时颈静脉扩张(Kussmaul征)、肝大、肝颈静脉回流征、周围静脉压升高和淤血等。可有心动过速、血压和脉压差降低、心尖冲动减弱或消失、心浊音界扩大和心音遥远等体征。心脏压塞时可出现面色苍白、发绀、心动过速、血压下降、脉压缩小和奇脉,晚期出现脉搏无力,甚至休克。

典型的结核性心包炎临床发病呈慢性过程,伴有呼吸困难、发热、寒战和盗汗等非特异性全身症状。充血性心力衰竭较胸痛和心包摩擦音更为常见。

(二)超声表现

1.M型超声心动图

在心底波群可显示右心室流出道前壁与胸壁之间的心包腔内出现无回声的液性暗区。心室波群显示右心室前壁之前与左心室后壁之后心包腔内液性暗区。当心脏压塞明显时,室壁运动减弱,深呼吸时曲线活动可有变化(图5-7-1)。

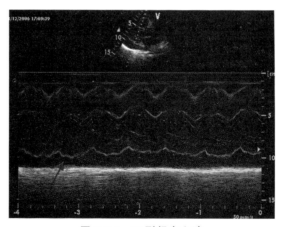

图 5-7-1　M型超声心动

注　心底波群可显示右心室流出道前壁与胸壁之间的心包腔内出现无回声的液性暗区;心室波群显示右心室前壁之前与左心室后壁之后心包腔内液性暗区。

2.二维超声心动图

心包腔被液体或血液填充导致心包积液,超声上表现为无回声暗区。当心包积液超过25mL时,无回声暗区存在于整个心动周期,更少量心包积液可于后壁探及,但仅见于收缩期。

随着心包积液的增加,心包的活动降低。大量心包积液时心脏在心包腔内"摆动",这可以解释心脏压塞时心电图(ECG)表现为电交替,但并非所有心脏压塞均可见心脏"摆动"。

左心长轴切面可观察右心室前壁之前、心尖周围及左心室后壁之后一环形带状液性暗区,多数患者左心室后壁之后的暗区较右心室前壁之前为宽(图5-7-2)。心尖四腔切面可见左、右心室及心尖外缘处环形液性暗区,心底短轴切面可见右心室流出道及肺动脉前有液性暗区环抱心底。剑突下四腔心切面显示右心房及右心室游离壁与膈面间的液性暗区,常为心包穿刺定位切面(图5-7-3)。大量心包积液时可见心脏悬浮在液性暗区中。

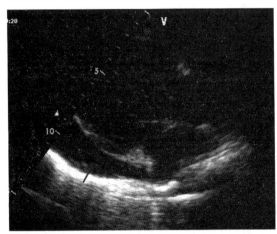

图5-7-2 左心室长轴切面示左心室后壁心包腔内心包积液,超声上表现为无回声暗区

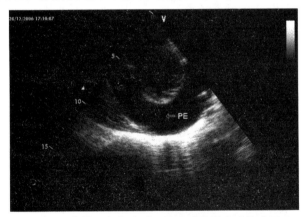

图5-7-3 大量心包积液时可见心脏悬浮在液性暗区中

对于心包积液的超声定量目前尚无明确的标准,一般采用无回声区宽度半定量法。少量心包积液通常为积液量<100mL,无回声区舒张期宽度<10mm,仅出现在左心室后壁后方或右心室前壁之前的较小范围的心包腔内。中量心包积液的积液量为100~500mL,无回声区舒张期宽度在10~19mm。大量心包积液的积液量>500mL,无回声区舒张期宽度在≥20mm,无回声区连续分布于心室后方、前方、外侧和心尖部,并可出现心脏"摆动"现象。

3.彩色多普勒血流显像

对心包积液和心脏压塞的诊断,多普勒超声心动图较二维超声心动图更为敏感。心脏压塞的多普勒检查表现依据胸腔内及心腔内血流动力学随呼吸发生特征性变化。正常情况下,吸气时心包腔内压力(即左心房及左心室舒张压)和胸腔内压力(即肺毛细血管楔压)下降程度相同,但是心脏压塞时,心包腔内(和心腔内)压力下降程度实际上小于胸腔内压力下降的程度,因此,左心室充盈压力梯度随吸气减少。因而二尖瓣开放延迟、等容舒张时间(IVRT)延长和二尖瓣 E 峰流速下降。

彩色多普勒血流显像对于因室壁与心包贯通引起的心包腔内积血所致的液性暗区有鉴别诊断作用,可在心壁破损处心包腔内显示蓝色或红色的血流束经破口进入心包腔(图 5-7-4)。

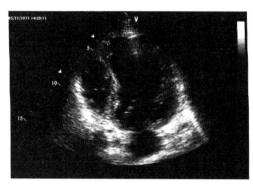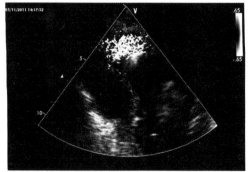

图 5-7-4　二维超声心动图

注　显示心肌梗死后室壁破裂,形成假性室壁瘤,即心包腔内血肿,CDFI 显示左心室和假性室壁瘤形成交通。

4.心脏压塞

心脏压塞的诊断基于临床和血流动力学变化。心包腔内大量积液或短期内急性形成中量积液,临床多见于胸部外伤、主动脉夹层破裂、心脏介入治疗过程中、心肌梗死室壁破裂穿孔。

心脏压塞时,超声心动图的表现主要有以下几点。

(1)舒张期右心房壁或右心室壁或两者同时塌陷:心脏压塞时,收缩期由于心包腔压力急剧升高,当超过右心房或右心室舒张压时,室壁出现塌陷现象。

(2)左心室和右心室内径及容量随呼吸交替变化。

(3)跨瓣血流速率在呼吸周期中的明显变化:吸气时通过三尖瓣和肺动脉瓣的血流速率增加,而通过二尖瓣和主动脉瓣的血流速率减低,在呼气时则相反。

(4)下腔静脉淤血、扩张:下腔静脉—右心房交界处内径随呼吸变化率<50%被认为是敏感的超声心动图诊断心脏压塞的指标,但其特异性仅约 40%。

(三)鉴别诊断

1.左侧胸腔积液

左心房后方降主动脉是鉴别诊断的标志。于左心室长轴切面左心房后方可见降主动脉横断面,心包积液液性暗区位于降主动脉前方,而胸腔积液暗区在降主动脉之后,胸腔积液不出现在心脏前方,也不伴心脏"摆动征"。如两者同时存在时,心包积液在胸腔积液之前,心包与胸膜界面呈一规整的线样回声。

2.心包脂肪

心脏表面脂肪呈低回声,附着于心包之外,多出现于心尖部、心室壁前外侧,心包脂肪回声无完整、规则的边缘,覆盖于心包壁层表面,而非心包腔内。

(四)超声的临床价值

超声心动图是目前检查心包积液的首选方法。其中二维超声心动图可用于观察和描述积液的分布、数量和性质,准确指示穿刺部位、深度;多普勒超声心动图则能评价心包积液所导致的血流动力学改变。

心包穿刺术是借助穿刺针直接刺入心包腔的诊疗技术。其目的:①引流心包腔内积液,降低心包腔内压;②通过穿刺抽取积液,进行相关检查,以鉴别诊断各种性质的心包疾病;③通过心包穿刺,注射药物进行治疗。超声心动图可全面了解液性暗区分布情况,大致估计积液量,并准确指示穿刺部位、方向与深度。通过超声心动图进行心包积液穿刺定位、引导,可有效降低心包穿刺并发症风险。

心包常用穿刺部位有两个:①心前区穿刺点,于左侧第 5 肋或第 6 肋间隙,心浊音界左缘向内 1~2cm 处,通常沿第 6 肋或第 7 肋上缘向内向后指向脊柱进针;②剑突下穿刺点,取剑突下与左肋缘相交的夹角处作为剑突下穿刺点,穿刺针与腹壁角度为 30°~45°,针刺向上、后、内,达心包腔底部。剑突下是心包穿刺最常选用的穿刺点,缺点是进针距离较长,需经过膈肌,往往阻力较大,不易通过。

超声穿刺部位选择原则:积液最多,最贴近胸壁,避开毗邻脏器。穿刺点宜靠左,因为右侧不易分清心房和积液界线;穿刺点宜靠下,因为心底是大动脉,不易止血;穿刺点宜外侧,因为积液在外侧前后径较多。穿刺进针方向宜直,有利于减少并发症。

穿刺结束后,可即时行超声心动图检查,对穿刺结果进行评估。置管引流的患者需确定心包积液是否部分或全部引流,有无行心包开窗术的必要性。

二、慢性缩窄性心包炎

(一)病理与临床表现

急性心包炎以后,多数患者只形成轻微瘢痕和(或)局部粘连,心包无明显增厚,不影响心脏功能,预后良好。少数患者可形成坚厚的瘢痕组织,心包增厚、粘连,心包腔闭塞乃至钙化,呈盔甲样改变,心脏舒张受限,此即缩窄性心包炎。缩窄性心包炎以结核性较多见,其次是化脓性感染治疗不及时或不彻底而引起。缩窄的心包形成硬壳,束缚心脏,严重影响心脏的舒缩,降低心排血量并使静脉回流受阻。

患者既往有急性心包炎或心包积液病史,伴有体循环、肺循环淤血的症状和体征,即出现不同程度的呼吸困难、腹部膨胀、乏力、头晕、食欲缺乏、咳嗽、体重减轻和肝区疼痛等。常见体征为心尖冲动不易触及,第一心音减低,有时在胸骨左缘第 3、第 4 肋间听到舒张早期的心包叩击音,脉压小、有奇脉。X 线检查出现左、右心缘正常弧弓消失,呈平直、僵硬、心脏搏动减弱,上腔静脉明显增宽,部分可出现心包钙化,呈蛋壳状,可出现肺淤血和胸腔积液。

(二)超声表现

1.检查方法

(1)患者体位:患者一般取平卧位或左侧卧位。必要时可使患者采取肘膝卧位测量心包厚度。

(2)首先行常规多切面的 M 型和二维超声心动图检查。应重点扫查胸骨旁左心室长轴切面、左心室短轴切面和心底大动脉短轴切面;心尖四腔心、五腔心切面和剑突下下腔静脉长轴切面等,观察心包脏、壁层有无分离,出现无回声区和测量心包厚度、测量心腔大小以及观察心脏多种结构舒张期异常运动。

（3）在二维超声基础上行彩色多普勒超声检查,重点观察房室瓣舒张期充盈频谱图和肺静脉频谱;上、下腔静脉和肝静脉血流频谱;检测左心室流出道和主动脉血流频谱。

2.声像图表现

（1）心包积液与心包增厚:心包腔可有少量积液。常可伴有包裹性积液,其内尚见较多的沉渣和絮状粘连带等。多个切面观察心包回声增强、增宽,心包增厚,且增厚程度不一,如有心包钙化,回声明显增强,严重时呈强回声带。

（2）心脏外形改变:增厚、缩窄的心包可使心脏外形发生改变,形态失常。如缩窄部位位于房室环处,则于心尖四腔心切面显示心室腔内径趋向缩小,而心房腔内径趋向扩大,心脏形态酷似"葫芦状"。

（3）室壁舒张受限:增厚、缩窄的心包可限制室壁的舒张活动。M型超声上左心室壁舒张中、晚期活动受限。左心室后壁在缓慢充盈期的向后运动甚微或无运动而平坦。肺动脉瓣可提前开放,即出现于 P 波之前。室间隔舒张晚期出现异常向后运动。室间隔在舒张早期突然前向运动,继以活跃地向后反跳。室间隔呈抖动或跳跃状运动,并随呼吸变化其运动幅度增大,在舒张早期出现异常向后运动。

（4）下腔静脉增宽:剑突下四腔切面可见下腔静脉的扩张,不随呼吸周期变化。

（5）房室瓣口血流频谱变化:可观察到缩窄型充盈频谱,二尖瓣口血流频谱的舒张早期流速增快,晚期流速减慢,E/A 值明显增大。吸气时流速减慢,减速时间缩短。

（三）鉴别诊断

1.心包缩窄与心包粘连相鉴别

心包增厚并形成致密瘢痕组织包绕和压迫是缩窄;而心包增厚无心脏舒张限制是粘连。

2.缩窄性心包炎与限制型心肌病相鉴别

两者病因不同,限制型心肌病是心内膜、心肌纤维的增生,导致心室顺应性减低与充盈受限,收缩、舒张功能受累,主要是心内膜增厚,无心包钙化。缩窄性心包炎多继发于心包积液后,心包增厚、粘连、钙化,呈盔甲样变,心脏舒张、充盈受限,心排血量降低,合并静脉回流受阻。

（四）超声的临床价值

慢性缩窄性心包炎的超声表现无特异性,也难检出;其血流动力学改变与限制型心肌病相似,在鉴别上有一定难度。因此,对缩窄征象不够典型者超声仅可提示可能性诊断,并建议进一步做其他影像学检查。慢性缩窄性心包炎是一种进行性疾病,一旦形成,就不可能自行缓解。其最有效的治疗方法是外科手术剥离心包膜,以解除其对心脏的限制。因此,术前对患者的心功能状态、心包的纤维钙化程度及对心肌造成的损害程度的准确评价对手术病死率及术后症状改善的效果产生重要影响。

三、心脏肿瘤

（一）心脏原发性良性肿瘤

心脏原发性肿瘤大多为良性,最常见的是黏液瘤,其次是横纹肌瘤、纤维瘤、脂肪瘤、畸胎瘤和淋巴管囊肿等。

1.黏液瘤

(1)病理与临床表现:黏液瘤是最为常见的心脏良性肿瘤,约占50%,发病年龄以30～50岁多见,性别无明显差异。最常见于左心房,约占75%,其次为右心房,占20%左右,发生于心室和瓣膜者甚为少见。多发者可于同一心腔内多处发生,也可在不同心腔内发生。

肿瘤大多起源于房间隔卵圆窝邻近的原始间质细胞,瘤体具有宽窄不一的瘤蒂,大多数与房间隔卵圆窝部相连,也可发生在心房前后壁、心耳或瓣膜。心室黏液瘤可起自游离壁或室间隔,可有蒂或无蒂。肿瘤大小不等,呈息肉状或分叶状,质软、易碎,容易破裂、脱落和出血。

患者主要为劳累后心悸、气急、胸闷,类似二尖瓣狭窄的症状。本病进展较快,最终发生心力衰竭。患者表现为颈静脉充盈、怒张、下肢水肿、肝脾大,甚至有腹水征。瘤栓脱落入体循环可引起脑、肾、肺、肠系膜及下肢动脉栓塞。

(2)超声表现。

1)二维超声心动图(以左心房黏液瘤为例):①心腔内出现较强或低回声光团,呈云雾状,瘤体活动度大,舒张期可突入房室瓣口或部分突入左心室或右心室,收缩期回纳入心房腔内,形态可发生改变;②蒂可长可短,宽窄不一,常附着于房间隔左心房面卵圆窝的边缘,也可见于左心房前、后壁及心耳内,少数无蒂,瘤体与心房壁直接连接;③左心房均有不同程度的扩大。

2)M型超声心动图:①心底波群,左心房中可见异常团块状回声,收缩期出现或变大,舒张期消失或变小;左心房内径增大;②二尖瓣波群,心脏舒张期肿瘤脱入二尖瓣口时,在二尖瓣前、后叶之间舒张期出现团块状较强回声,收缩期消失;二尖瓣前、后叶开放时呈方形波,但仍呈镜像运动;D-E段出现窄小缝隙。

3)彩色多普勒血流成像(CDFI):舒张期仅在瘤体与二尖瓣前或后叶间的间隙出现明亮的红色花彩血流束。部分影响二尖瓣收缩期关闭时可见收缩期左心房内出现蓝色为主的蓝色花彩反流信号。

4)频谱多普勒超声心动图:舒张期二尖瓣口流速增快,仍呈双峰,E峰后下降斜率减慢,频谱类似二尖瓣狭窄。

(3)鉴别诊断:左心房肿瘤常与左心房血栓、胸段降主动脉、异常增大的冠状静脉窦、食管裂孔疝等相鉴别;右心房肿瘤常与下腔静脉口、右心房血栓、希阿里网及下腔静脉瓣相鉴别。

(4)超声的临床价值:超声心动图可清楚地显示肿瘤形态、大小、瘤蒂长短、附着部位、活动度和毗邻关系情况,并可准确判断肿瘤梗阻导致的血流动力学改变,有助于鉴别多种心腔内占位性病变,是首选检查方法。对特征明显的黏液瘤几乎可以作出肯定的病理诊断。

2.横纹肌瘤

(1)病理与临床表现:横纹肌瘤在婴儿和儿童中最常见,90%为多发性,约75%的患者发生在1岁以内。产前诊断的心脏肿瘤约60%为横纹肌瘤。多生长于心室壁和室间隔。横纹肌瘤还可同时与先天性心脏病,如房间隔缺损、法洛四联症、左心发育不良综合征等并存。

肿瘤多位于左心室和右心室心肌内,瘤体呈黄灰色,直径数毫米至数厘米。临床上,肿瘤大者可向心腔突起,引起阻塞症状。

(2)超声表现。

1)于左心室和右心室心肌内或室间隔内出现单个、多个略强回声或等回声团块,呈圆球状或椭圆状。

2)肿瘤内部回声均匀,边界清晰,与正常心肌有界限,边缘规整,随心脏的舒缩运动,有一定的活动幅度。

3)肿瘤大小不等,大的可侵占心腔空间,甚至占据整个心腔,使心腔容量减少,位于房室瓣环处者可以部分阻塞二尖瓣或三尖瓣口。

3.纤维瘤

(1)病理与临床表现:心脏纤维瘤属于良性的结缔组织瘤,多见于婴儿和儿童。常位于左心室或室间隔内。多为单发,大小不一,通常<1.0cm,大者直径有时可达10.0cm。临床上,主要影响心脏收缩功能和心腔内血流,可引起左、右心室流出道阻塞症状及充血性心力衰竭。

(2)超声表现。

1)肿瘤多附着在瓣膜的支持结构上。带有小蒂的"海葵征"是其典型表现。

2)肿瘤多呈圆形、椭圆形或边界不规则,可以是单发或多发,易被误认为瓣膜赘生物。

(二)心脏原发性恶性肿瘤

心脏原发性恶性肿瘤较良性心脏肿瘤少见,约95%为肉瘤,约5%为淋巴瘤。成人原发性心脏恶性肿瘤包括血管肉瘤、横纹肌肉瘤、纤维肉瘤及间皮瘤等,其中以血管肉瘤较为常见,以下以血管肉瘤为例。

1.病理与临床表现

血管肉瘤约占成人原发性心脏肉瘤的30%,女性多见,约为男性的3倍。血管肉瘤好发于右心房,呈息肉状向心腔内生长,或弥漫性、浸润性生长,累及心包。肿瘤富含血管,故多伴有出血和坏死。

血管肉瘤组织学表现为边界不清的多个相互吻合的血管腔,其内可见不典型内皮细胞聚集。约25%的患者可见纺锤状细胞,胞浆小管内含有红细胞有助于确立诊断。

2.超声表现

(1)心腔内见单个或多个浓密的团块状回声,边缘不规则,边界不清楚,肿块活动度小或不活动。

(2)肿块范围较广泛,可累及瓣叶、瓣环,伴有瓣膜关闭不全;可累及心包,致心包增厚或心包积液。

3.鉴别诊断

(1)附壁血栓:通常呈回声较弱的多层回声,边缘欠清晰,大多有风湿性心瓣膜病、冠心病或扩张型心肌病伴慢性心房颤动史。

(2)感染性心内膜炎:有发热病史及感染性心内膜炎的临床征象,巨大的赘生物多呈毛绒样、团块状,常随瓣膜活动而活动。

4.超声的临床价值

超声心动图可为观察肿块的形态、大小、部位、血供分布等提供影像学信息,并可与血栓、赘生物等进行鉴别,但无法提供其病理信息,其确诊只有通过病理检查证实。

(三)转移性心脏肿瘤

转移性心脏肿瘤是指身体任何部位的恶性肿瘤,通过直接浸润、淋巴管或血液途径转移至心脏某些部位。心脏转移是肿瘤的晚期表现,常与其他部位的恶性肿瘤转移灶并存。恶性肿瘤转移至心脏或心包约占10％,少数患者在心外原发灶未显露之前,即可以心脏转移为首发症状。恶性肿瘤死亡患者中1/3可发生心包转移。

1.病理与临床表现

身体几乎任何部位的恶性肿瘤均可侵犯心脏,原发灶以肺癌、乳腺癌多见,其次为恶性淋巴瘤、急性白血病、恶性黑色素瘤。检出心外肿瘤是诊断转移性心脏肿瘤的重要依据。在转移性心脏肿瘤中,以心包和心外膜转移最为常见,约占75％,其由心外恶性肿瘤通过直接浸润和(或)淋巴管转移所致,可产生心包积液(血性),甚至出现心脏压塞;心肌转移少见,多来源于淋巴瘤或黑色素瘤,心肌转移的肿瘤可突入心腔或压迫心腔,引起血流动力学改变。还有一种转移途径为爬行生长转移,见于肾细胞癌、上腔静脉、下腔静脉、纵隔或子宫的肿瘤。这些肿瘤首先侵犯静脉系统,然后在血流的冲击作用下,向血流方向的前方或下游生长,呈蔓状爬行生长,进入右心系统。

2.超声表现

(1)心腔、心壁及心包部位可见回声稍高的团块状占位性病变,边界不清(图 5-7-5)。

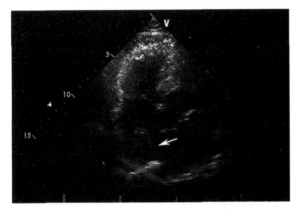

图 5-7-5　右心房转移性肿瘤

注　该病例为一原发性肝癌患者,肿瘤转移至右心房,胸骨旁近四腔心切面于右心房内可见一回声不均、边界不清的团块(箭头)。

(2)肿瘤直接侵犯心包,可出现大量心包积液,甚至有心脏压塞的超声征象。

(3)肿瘤侵入心腔或压迫心腔,致腔室内血流受阻,CDFI可探及“五彩镶嵌”的湍流信号。

(4)若转移性肿瘤爬行生长,可见肿瘤呈蛇形回声沿腔静脉伸展至右心系统,随血流在心腔中漂动。

3.超声的临床价值

超声心动图检查应重点观察肿瘤的范围、解剖位置、血流动力学改变,包括瓣膜反流或狭窄、心腔梗阻及程度以及是否伴有心包积液及心脏压塞等。由于恶性肿瘤生长较快,可向心腔及心包扩展,连续及动态超声心动图检查有助于了解恶性肿瘤的进展和心功能的变化,再结合其他影像学检查,确定有无原发部位以及帮助制订治疗方案。

(安艳荣)

第八节　主动脉夹层

一、病理与临床表现

主动脉夹层是指主动脉内膜和中层剥离撕开形成的主动脉壁中层血肿,发病率为 0.05%~0.2%,男女之比约为 2∶1,可发生于任何年龄段,50 岁左右多见。

主动脉夹层的形成与主动脉壁中层的囊性变性坏死有关,各种引起主动脉壁胶原及弹性组织退化、断裂、囊性变或中层营养血管破裂形成壁内血肿的病变均可导致主动脉夹层形成。最常见的病因是高血压,其次是马方综合征及二瓣化主动脉瓣、主动脉缩窄、主动脉发育不良、动脉粥样硬化、梅毒性主动脉炎、主动脉脓肿、创伤等。

最常发生内膜撕裂的部位是升主动脉,其次是主动脉弓及降主动脉。大多数主动脉夹层发生于主动脉瓣上 5cm 处的升主动脉和左锁骨下动脉处的降主动脉起始部。临床常用 DeBakey分型方法,根据内膜撕裂的部位及夹层累及的范围,可将主动脉夹层分为以下 3 型(图 5-8-1)。

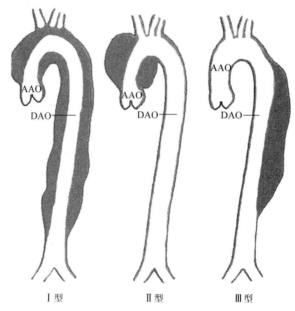

Ⅰ型　　Ⅱ型　　Ⅲ型

图 5-8-1　主动脉夹层 DeBakey 分型法

注　AAO:升主动脉;DAO:降主动脉。

DeBakeyⅠ型:破口位于升主动脉或主动脉弓部,累及升主动脉、主动脉弓、降主动脉全程,有时甚至延至髂动脉或颈动脉。

DeBakeyⅡ型:破口位于升主动脉,但局限于升主动脉,少数累及部分主动脉弓。

DeBakeyⅢ型:破口位于左锁骨下动脉远端,累及胸主动脉(DeBakeyⅢa 型)或腹主动脉(DeBakeyⅢb 型)。如血肿向上逆行扩展,则称为逆行性夹层。

此外,另一种常用的分型方法是 Stanford 分型,夹层累及升主动脉,无论范围如何,统称为 Stanford A 型;夹层仅累及降主动脉,称为 Stanford B 型。

临床表现通常为剧烈的持续性疼痛、休克等症状。如病变累及大的分支,则引起相应器官的缺血。主动脉夹层破裂常常危及生命。近端的主动脉夹层需要立刻手术,但远端的夹层如未出现持续性疼痛或明显的危害重要器官的临床症状,可药物治疗。

二、超声表现

(一)M 型超声心动图
可得到提示性诊断,一般不能确诊。主要表现为升主动脉扩张,腔内出现与主动脉壁平行的回声带,但容易造成假阳性和假阴性的诊断。

(二)二维超声心动图
①主动脉腔内撕裂的内膜,回声呈线状或条索状,随心动周期摆动。②撕裂的内膜将增宽的主动脉分为真腔和假腔。③部分患者可观察到入口及出口,内膜回声连续中断,断端呈飘带样运动。④将探头置于不同部位,可观察到不同部位的主动脉病变,但部分患者透声条件差,需经食管超声心动图检查确诊。

(三)多普勒超声
可观察到破裂口处的血流。一般真腔的血流相对较快,颜色较亮,假腔的血流缓慢,颜色较暗;真腔与假腔的色彩一般不同,两者之间有撕裂的主动脉内膜。通常收缩期血流从真腔流入假腔,舒张期从假腔流入真腔,部分患者可有多个破口。此外,大多数患者存在主动脉瓣关闭不全,可探及瓣口反流。频谱多普勒可探及破口处收缩期由真腔流入假腔的高速血流频谱。

(四)区分真腔与假腔
①假腔一般较宽,形态可不规则,假腔中常可见自发显影或附壁血栓;真腔一般较窄,形态相对规则。②收缩期真腔管径和面积扩大,假腔管径和面积缩小,游离的内膜向假腔方向运动;舒张期真腔管径和面积缩小,游离的内膜向真腔方向运动。③收缩期真腔内血流速度较快,假腔内血流速度缓慢。④入口处收缩期血流从真腔流入假腔,速度较快,舒张期血流从假腔流入真腔,速度较慢;出口处收缩期血流从假腔流入真腔,速度较慢。

(五)经食管超声心动图
具有很高的敏感性,尤其对于图像质量欠佳的患者,可弥补经胸超声心动图的不足。改变探头深度、方向及角度可显示主动脉不同节段的长轴或短轴切面及不同水平内膜撕裂的情况,内膜常呈螺旋状或套叠样上升,呈漂浮状。短轴切面可以清晰地显示真、假腔的大小及破裂口的部位。假腔中血流淤滞,常可见云雾状影,有时可见附壁血栓。

(六)实时三维超声心动图
随着超声新技术的发展,实时三维超声心动图尤其是经食管三维超声心动图的发展为诊断主动脉夹层提供了更为准确、方便的方法。能从不同的方向和角度观察内膜撕裂的部位、方向和程度,更直观地显示夹层的空间结构,具有广泛的临床应用前景。

三、鉴别诊断

应注意与高血压和冠状动脉粥样硬化患者的主动脉增宽、内膜增厚所形成的伪像相鉴别。此外,当假腔内充满血栓并和撕裂的内膜融为一体时,与主动脉瘤合并附壁血栓难以鉴别,此时需多切面仔细观察。

四、超声的临床价值

主动脉夹层起病急,病死率较高,因此早期诊断具有重要的作用。超声心动图是临床诊断主动脉夹层首选的方法,但少数患者经胸超声图像质量较差,显示剥脱的内膜有困难,此时应结合经食管超声心动图检查,能很清晰地显示动脉及内膜结构,对明确诊断、分型及判定破口位置等具有极大的临床价值。但对于远端夹层诊断仍有一定的局限性,应结合其他影像学检查方法,如增强 CT 等。

(安艳荣)

第九节　先天性心脏病

一、房间隔缺损

(一)病理与临床表现

从心房间隔的生长发育过程可以看到:继发孔型心房间隔缺损是由于继发隔或卵圆瓣发育不全所造成。原发孔型心房间隔缺损是由于心内膜垫发育不全,未能与原发隔完全融合造成的。单心房是由于心房间隔组织不发育或缺失所引起。根据病理解剖部位不同,继发孔型房间隔缺损分为以下 4 类。

1.中央型房间隔缺损

中央型又称为卵圆孔型,在继发孔型房间隔缺损病例中约占 76％。缺损位于心房间隔的中央部分,一般呈椭圆形或圆形,缺损面积较大,直径大多为 2～4cm。大多数病例呈单个巨大缺孔,少数呈筛孔样。

2.下腔型房间隔缺损

约占 10％,缺损位于房间隔的后下方,与下腔静脉的入口相延续,缺损没有完整的房间隔边缘,心房后壁构成缺损后缘。

3.静脉窦型房间隔缺损或称上腔静脉型缺损

在心房间隔缺损中约占 5％。缺损位于上腔静脉开口与右心房连接的部位。缺损下缘为房间隔组织。缺损面积一般不大,很少超过 2cm。该型常伴有右上肺静脉异位引流。

4.冠状窦型房间隔缺损

此型很少见,其发病率不到房间隔缺损的 1％,是冠状静脉窦的顶部缺如所致,导致冠状静脉窦和左心房相通。此型常合并永存左上腔及其他复杂的先天性畸形。

房间隔缺损的血流动力学改变是在心房水平产生血液分流的基础上形成。正常情况下左心房平均压力为 8～10mmHg，而正常右心房压力在 4～5mmHg 或以下，因此，经心房间隔缺损的血液分流方向一般是从左至右。分流量的大小取决于缺损的面积，左、右心室的顺应性和左、右心房的压力阶差。婴幼儿时期左、右心室肌肉厚度和顺应性以及体循环与肺循环的血管阻力均比较接近，因而经心房间隔缺损的血液分流量很少。随着年龄长大，肺血管阻力下降，右心室压力降低，右心室心肌顺应性增大，左至右血液分流量和肺循环血流量开始增多，右心房、右心室和肺动脉逐渐扩大。随着年龄不断增加，肺小动脉因肺循环血流量增多而引起中层肥厚和内膜增生等肺动脉高压病理改变，经房间隔缺损的左至右分流量逐渐减少。如右心房压力高于左心房则产生逆向分流，临床上就呈现发绀，患者往往已不能耐受手术治疗。

（二）超声表现

常用于观察房间隔是否延续的切面：剑下四腔切面和剑下双心房切面，大动脉短轴切面，心尖四腔切面和胸骨旁四腔切面。

1.二维及 M 型超声图像

（1）直接征象：房间隔局部回声失落，这是诊断房间隔缺损的最重要的直接征象。回声失落处的房间隔断端可有回声增强、增宽。回声失落部位取决于房缺的类型。以心尖四腔为例，继发孔房缺位于心房间隔的中部，其下部近十字交叉处的房间隔仍然存在（图 5-9-1）；原发孔房缺位于房间隔的下部，其下端为十字交叉处，上端为房间隔的断端，另外，原发孔型 ASD 的左、右房室瓣处于同一水平，附着室间隔基底部，较正常位置更靠后（图 5-9-2）。静脉窦型缺损的回声失落位于房间隔的上部，其上端为心房壁，下端为房间隔断端。回声失落的大小有较大的个体差异，一般在 2～4cm。剑下切面是常用的测量 ASD 大小的切面（图 5-9-3）。通常切面图测量回声失落值低于实际房间隔缺损大小值。

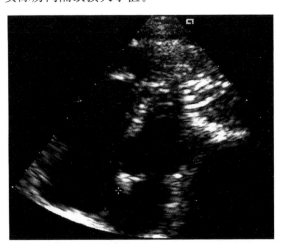

图 5-9-1　心尖四腔切面显示继发孔型 ASD

注　房间隔中部连续中断，右心扩大。

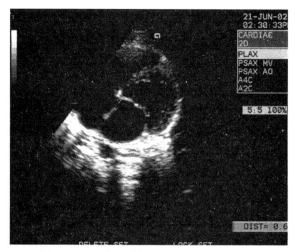

图 5-9-2　心尖四腔切面显示原发孔型 ASD

注　房间隔近十字交叉处连续中断。

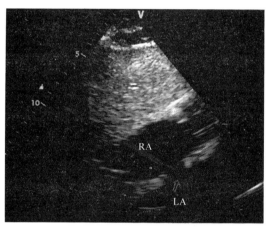

图 5-9-3　剑下双心房切面

注　显示房间隔中部回声中断。

（2）间接征象：右心室、右心房内径扩大，M型显示室间隔运动幅度减低、平坦，三尖瓣、肺动脉瓣运动活跃和肺动脉内径增宽。

2.彩色多普勒血流显像

心房水平左向右分流时，红色血流经缺损处从左心房进入右心房，直达三尖瓣口；右向左分流时，分流束为蓝色低速血流，自右心房进入左心房。过隔血流束的宽度取决于房间隔缺损的大小。过隔血流束的位置取决于房间隔缺损的解剖类型。原发孔房缺的红色血流束位置低，通常由于缺损较大，分流速度较低，红色血流束较宽，亮度略增加（图 5-9-4）。继发孔型房间隔缺损，过隔血流束位于房间隔中部。如果缺损小，分流速度较快，在缺损处出现彩色湍流或多色镶嵌色彩，血流束的亮度明显增大。如果缺损大，分流速度较低，过隔血流束仅表现为亮度增加的红色血流束（图 5-9-5）。上腔静脉型房间隔缺损位置最高，过隔血流束起源于左心房顶部，经过缺损处后沿右心房至三尖瓣口，进入右心室。

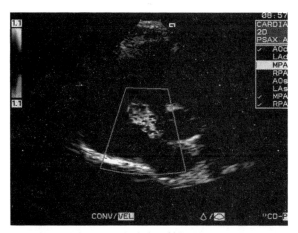

图 5-9-4 大动脉短轴切面 CDFI

注 显示原发孔型 ASD 紧贴十字交叉处的左向右分流信号。

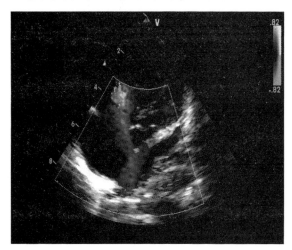

图 5-9-5 心尖四腔切面 CDFI

注 显示 ASD 左向右分流信号。

3.频谱多普勒超声心动图

单纯的 ASD 的左向右分流呈典型三相频谱,速度通常在 $0.8\sim1.2\mathrm{m/s}$。在重度肺高压时,右心房内压力超过了左心房压力,可导致右向左分流,这时可探及反向、低速的右向左分流频谱。另外,右心负荷增加使三尖瓣口和肺动脉瓣口的血流速度明显加快。

4.食管超声(TEE)

TEE 不受胸骨和肺的阻挡,距离心脏较近,其声束和房间隔垂直,可最大程度地观察房间隔的解剖结构,对于小的房间隔缺损,多孔型、静脉窦型房间隔缺损及卵圆孔未闭均有重要的诊断价值(图 5-9-6)。

房间隔缺损常单独存在,有时与其他畸形合并存在。如合并二尖瓣病变,此时又称鲁登巴赫综合征。目前鲁登巴赫综合征指凡有心房水平除原发孔房间隔缺损处的左向右分流(包括继发孔房间隔缺损、卵圆孔未闭、部分肺静脉异位引流),合并二尖瓣及其装置病变者,均属此类疾病。二尖瓣的病变可为先天性,也可为后天性二尖瓣病变,包括狭窄、脱垂、腱索和乳头肌功能障碍等。其他的合并畸形有三房心、三尖瓣闭锁、法洛三联症、肺静脉畸形引流及大动脉转位等。

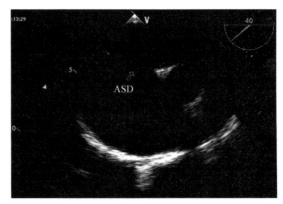

图 5-9-6　食管超声显示房间隔缺损

(三)鉴别诊断

1.卵圆孔未闭或重开

在成人中有 20%～25%未完全闭合,表现为房间隔中部回声中断处边缘上下错位、不在一条直线上。当右心房压高于左心房压时,闭合的卵圆孔又重新开放。右心负荷过重时可见房间隔突向左心房,并有一小缺损,常伴有右向左分流。

2.房间隔瘤

卵圆窝处呈瘤样扩张,房间隔突向左心房,亦可突向右心房,随心动周期左右摆动,严重时可引起心室流入道梗阻,引起左或右心房压力增高。

二、室间隔缺损

(一)病理与临床表现

室间隔解剖上由流入道、肌小梁部、流出道(漏斗部)3 部分构成,三者均与位于主动脉瓣下的一小片膜状间隔相连接。流入道指三尖瓣隔瓣覆盖的部分,流出道指室上嵴以上、肺动脉瓣以下的部分(包括室上嵴),其余所剩部分是小梁部。

室间隔缺损的外科分型分为流入道/房室通道型、流出道型、膜周部和肌部室间隔缺损。超声分型分为干下型、嵴内型、嵴下型、单纯膜部和隔瓣下型。

临床症状与缺损大小、肺血流量、肺动脉压力及是否伴发其他心脏畸形有关。缺损小者,一般无临床症状。缺损大者,症状出现早且明显,影响发育,并易发生感染性心内膜炎。其主要症状有气促、呼吸困难、多汗、喂养困难、乏力和反复肺部感染,严重时可发生心力衰竭。有明显肺动脉高压时可出现发绀。

典型体征为胸骨左缘第 3～4 肋间有 4～5 级粗糙全收缩期杂音,向心前区传导,伴收缩期震颤。有严重的肺动脉高压时,肺动脉瓣区第二心音亢进,有相对性肺动脉瓣关闭不全的舒张期杂音,室间隔缺损的收缩期杂音可减弱或消失。

（二）超声表现

1.诊断要点

①室间隔连续性中断。②心室水平分流,多为左向右分流,大缺损或合并肺动脉高压时为双向分流或右向左分流。③左心室扩大,出现肺动脉高压后右室壁增厚,右心室扩大。④室间隔缺损的定位诊断(图 5-9-7)。

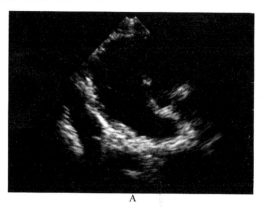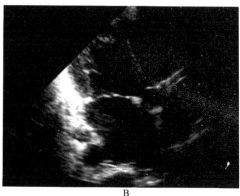

图 5-9-7 室间隔分型示例

注 A.肌部室间隔缺损;B.膜部室间隔缺损合并室间隔膜部瘤。

2.超声心动图表现

(1)二维超声心动图:直接征象为多切面显示室间隔相应缺损部位回声连续性中断,室间隔缺损断端回声增强、粗糙;继发性改变为左心室容量负荷过重,左心室增大,肺动脉高压时右心室壁增厚,右心增大。

(2)M 型超声心动图:难以显示缺损,主要为继发性房室腔扩大的表现。彩色 M 型可以观察室间隔缺损分流方向和时相。

(3)多普勒超声心动图:表现如下。①心室水平分流,于缺损处见彩色血流信号由左心室进入右心室,连续多普勒测及收缩期高速正向湍流频谱,流速一般大于 4m/s。肺动脉高压出现后,分流的彩色多普勒信号暗淡,多为双向分流。如肺动脉压力显著升高,右心室压超过左心室压则转为右向左分流。此时分流频谱反向,流速和压差减低。②肺动脉压的评估,不合并其他心内畸形时可通过简化伯努利方程评估肺动脉收缩压(PASP)。左向右分流的 $PASP = RVSP = LVSP - \Delta P = SBP - 4V^2$（RVSP:右心室收缩压;LVSP:左心室收缩压;ΔP:室间隔缺损分流压差;V:心室水平分流速度;SBP:肱动脉收缩压)。右向左分流的 $PASP = RVSP = LVSP + \Delta P = SBP + 4V^2$。

(4)心脏声学造影:左向右分流时右心室可有负性造影区,但多不明显;右向左分流时右心室显影后,造影剂进入左心室。

(5)三维超声心动图:能立体、全面显示室间隔缺损及相邻结构,可更好地定量评价室间隔缺损,为临床决策提供准确信息。

(6)经食管超声心动图:经胸超声心动图能对绝大多数室间隔缺损作出准确诊断,故需要经食管超声心动图的病例相对较少。有报道显示,对于流入道肌部和小梁肌部小缺损经食管超声心动图比经胸超声心动图敏感性高。此外,经食管超声心动图可监测室间隔修补术,一方面术前可明确缺损部位、大小、并发症与复合畸形,指导手术医师选择手术切口及补片大小;另一方面,可于术后即时了解修补术成功与否,准确评价残余分流的程度,对于较多的残余分流可立即进行再次修补,避免行再次开胸手术。

3.诊断流程和注意事项

室间隔缺损的完整诊断遵循三步原则:定性、定位和定量。

注意事项:室间隔的假性回声失落可导致误判,应借助彩色和频谱多普勒仔细鉴别;小室间隔缺损的回声中断不明显,而且可无继发性改变,应借助彩色和频谱多普勒减少漏诊;室间隔缺损分流速度减低时,提示右心系统压力增高,需警惕肺动脉口或右室流出道狭窄和其他伴发畸形;干下型室间隔缺损与主动脉右冠窦脱垂相互影响,前者常伴发后者,后者常掩盖前者;室间隔膜部缺损有较高的自然闭合率,如果分流量不大,可随访观察。

(三)鉴别诊断

1.右心室流出道狭窄

彩色多普勒于右心室流出道(或右心室腔)显示异常高速血流束,无穿过室间隔的血流束。

2.双腔右心室

右心室内出现异常粗大肌束,从右心室前壁伸向邻近的室间隔,将右心室分为近端的高压腔与远端的低压腔;彩色多普勒探查显示右心室腔内的射流束,但无穿隔血流信号;主动脉根部短轴切面可显示五彩血流束方向与右心室流出道平行。

3.主动脉窦瘤破入右心室流出道

扩张的主动脉窦瘤突入右心室流出道,并可见其破口位于主动脉窦部;主动脉窦瘤破裂的分流束在主动脉瓣上;彩色及频谱多普勒可见连续性全心动周期分流;值得注意的是,窦瘤破裂可与室间隔缺损合并出现。

(四)超声的临床价值

超声心动图不仅能准确定性诊断室间隔缺损,而且能准确判断缺损的大小与部位、右心室压、肺动脉压、体循环与肺循环血流比值,为临床制订合理的治疗方案提供有价值的信息。经食管超声心动图还可用于术中监测,防止残余分流和再次开胸修补的发生。超声心动图还可发现室间隔缺损的合并畸形,如房间隔缺损、动脉导管未闭等以及主动脉瓣反流、感染性心内膜炎等并发症,同时能准确评价心脏收缩功能与舒张功能。

实时三维超声心动图开创了一个新的时代,为临床提供了全新的视角。三维超声对室间隔缺损形态及其与周边结构的关系可更加准确与直观地观察,室间隔缺损的定量测量也较二维超声准确。

随着超声仪器的发展和经验的积累,超声心动图已逐步代替心导管检查,成为诊断室间隔缺损的主要方法,在术前评估、术中监测、术后随访中均发挥着重要作用。

三、动脉导管未闭

(一)病理与临床表现

动脉导管是胎儿期的正常通道,出生后闭锁成动脉韧带。动脉导管在出生后一段时间内未闭时,因为主动脉压力在收缩期及舒张期均高于肺动脉压,所以主动脉内的血液持续性经未闭的动脉导管流向肺动脉(大动脉水平左向右分流),造成肺循环血流量明显增加,进而导致左心回心血量增加,左心房、左心室因容量负荷加重而扩大。导管粗大者病程晚期肺动脉压升高,可产生右向左分流。

未闭动脉导管位于主动脉峡部小弯侧,一端连在肺动脉主干末端或左肺动脉根部,另一端连接左锁骨下动脉开口远端的降主动脉前侧壁。动脉导管的长短、粗细不一,多数长5～10mm。按其形态一般分为3种类型:①管型,最多见,约占80%,导管管径粗细一致;②漏斗型,导管主动脉端较肺动脉端更宽;③窗型(缺损型),少见,导管短而粗,主动脉与肺动脉呈窗型相通,类似于主动脉与肺动脉之间的间隔缺损。

导管细小者可无临床症状,导管直径达1.0cm者多有心功能不全症状。典型体征是心界向左下扩大,于胸骨左缘第2肋间闻及收缩及舒张期连续性杂音伴收缩期震颤,肺动脉高压时连续性杂音不典型,仅为单纯收缩或舒张期杂音。

(二)超声表现

1.二维及M型超声

(1)心脏形态学变化:动脉导管直径在5mm以下者,心脏各腔室大小测值可在正常范围内。动脉导管较大者,二维超声心动图显示左心房、左心室增大,肺动脉增宽。合并肺动脉高压时,右心室、右心房增大,右心室壁增厚。重度肺动脉高压时,以右心房、右心室增大为主,肺动脉及分支增粗,肺动脉瓣运动幅度增大,M型超声心动图肺动脉瓣曲线"a"波变浅或消失,收缩期呈"W"形或"V"形(此为肺动脉瓣收缩期提前关闭征象)。

(2)直接征象:主动脉根部短轴切面肺动脉分叉处或左肺动脉根部有管道与后方的降主动脉相连,二维超声可显示导管的形态、粗细及长度。胸骨上窝主动脉弓长轴切面上,左锁骨下动脉对侧管壁回声失落,并有管道与肺动脉远端相通。儿童患者在剑突下检查也可显示动脉导管未闭直接征象。

2.多普勒超声

无明显肺动脉高压时,在整个心动周期中主动脉压显著高于肺动脉压。CDFI显示降主动脉血流经导管进入肺动脉的连续五彩镶嵌血流信号。小导管二维超声可以无阳性发现,但CDFI可以较敏感地显示小至3mm的动脉导管的分流。频谱多普勒在肺动脉远端或动脉导管开口处显示连续性收缩与舒张双期分流,分流速度可达4m/s以上。当出现肺动脉高压时,两动脉之间压差减小,分流峰速下降,表现为层流(红色)或出现肺动脉血流分流入降主动脉。

(三)鉴别诊断

由于肺动脉存在湍流,初学者需注意与肺动脉瓣狭窄鉴别。

在PDA合并重度肺动脉高压时,由于分流不典型,需注意与原发性肺动脉高压鉴别,胸骨上窝切面有助于鉴别。

(四)超声的临床价值

二维超声和多普勒超声联合运用对动脉导管的诊断可以达到很高的诊断准确率,成人小导管在声窗条件不好的情况下可能漏诊。

四、法洛四联症

(一)病理与临床表现

1.病理

由于肺动脉口存在狭窄,右心室压力增高,负荷加重,遂致右心室壁肥厚。室间隔缺损大,使两侧心室压力相等,右心室的静脉血通过室间隔缺损而进入骑跨的主动脉。主动脉同时接受左心室的血液与部分右心室的血液,因而动、静脉血流在主动脉处混合,被送达身体各部,造成动脉血氧含量降低,临床上出现发绀与红细胞增多症。肺动脉口狭窄越重,室间隔缺损越大,则右至左分流越多,发绀越严重。肺动脉口越狭窄,进入肺循环的血流越少,在肺部氧合的血量也越少,因而整个循环的氧合血液减少,遂又使发绀更为显著。由于右心室压力增高,体循环血流量增大,静脉回流也增多,右心房负担加重,因而亦增大。肺动脉口狭窄轻,室间隔缺损小的患者,右心室压力不太高,可无右至左分流,因而无发绀,称为非发绀型法洛四联症。

2.临床症状

患儿的预后主要决定于肺动脉狭窄程度及侧支循环情况,主要由慢性缺氧引起红细胞增多症,导致继发性心肌肥大和心力衰竭而死亡。

(1)发绀:多在出生后 3～6 个月出现,也有少数到儿童或成人期才出现。发绀在运动和哭闹时加重,平静时减轻。

(2)呼吸困难和缺氧性发作:多在出生后 6 个月开始出现,由于组织缺氧,活动耐力较差,动则呼吸急促,严重者可出现缺氧性发作、意识丧失或抽搐。

(3)蹲踞:为法洛四联症患儿一种特征性姿态,蹲踞可缓解呼吸困难和发绀。

(4)患儿生长发育迟缓,常有杵状指(趾),多在发绀出现数月或数年后发生。胸骨左缘第 2～4 肋间可听到粗糙的喷射样收缩期杂音,常伴收缩期细震颤,其响度常与发绀程度成反比。

(二)超声表现

1.二维及 M 型超声心动图

二维超声心动图可以直接地发现法洛四联症复合畸形中的每一个解剖改变。

(1)左心室长轴切面:是观察 TOF 的重要切面,可见主动脉内径增宽,位置前移,室间隔缺损一般较大(1.0～2.5cm),最明显的改变是主动脉前壁与室间隔连续中断,两个残端不在一个平面上,形成主动脉骑跨。右心室增大,右心室肥厚,右心室前壁厚度常＞6mm。室间隔低平,左心室内径偏小(图 5-9-8)。

$$骑跨率 = \frac{主动脉前壁与室间隔的距离}{主动脉根部前后径} \times 100\%$$

大多数 TOF 的主动脉骑跨率在 50% 左右,如果骑跨率超过 75%,多数学者认为应归为右心室双出口。

(2)左心室流出道短轴切面可显示室间隔缺损部位及大小,大多数为嵴下型,少数为肺动脉干下型。

(3)胸骨旁大动脉短轴观察右心室流出道狭窄,肺动脉瓣狭窄,瓣环狭窄,肺动脉主干狭窄,左、右肺动脉狭窄及其程度。明确肺动脉的发育程度对于患者手术适应证的判断十分重要。在此切面应完整地探查肺动脉分支,测量其宽度(图 5-9-9)。

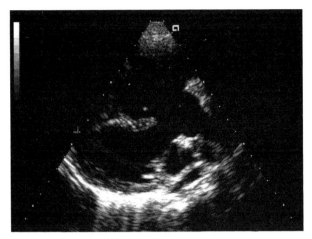

图 5-9-8　左心室长轴切面

注　显示主动脉骑跨及主动脉瓣下巨大的室间隔缺损。

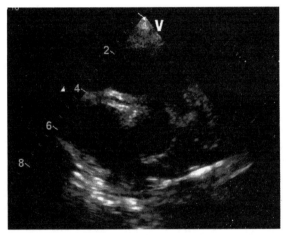

图 5-9-9　大动脉短轴切面

注　显示右心室流出道及主动脉狭窄。

(4)M 型显示,正常人心前区滑行扫查时,可见主动脉前壁与室间隔相连续,无中断现象,而法洛四联症时存在室间隔缺损及主动脉前移,故声束由主动脉波群向二尖瓣波群移行时出现连续中断现象,形成特异的主动脉骑跨征。

(5)主动脉根部明显增宽,肺动脉主干狭窄,程度越重,主动脉主干越宽,活动幅度越大。

2.频谱多普勒超声心动图

(1)左心室长轴切面上,将取样容积置于室间隔的缺损处,频谱特征是在一个心动周期内可见收缩期向上,舒张期向下的双向湍流(图 5-9-10)。

(2)在心底短轴切面上,将取样容积置于右心室流出道,依次向肺动脉瓣、肺动脉主干以及左、右肺动脉处滑行。当右心室流出道狭窄时,右心室流出道处可记录到全收缩期向下的高速射流信号,流速可高达 4m/s 以上,形似"匕首状"。当肺动脉瓣狭窄,主干狭窄时,在相应的部位可探及高速负向射流信号,频谱呈对称的"三角形"(图 5-9-11)。

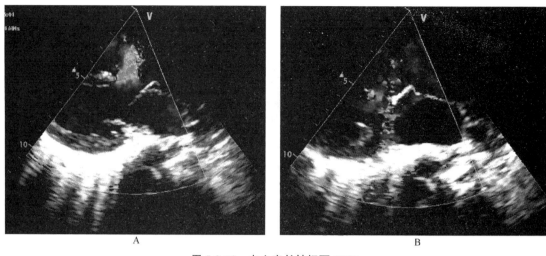

图 5-9-10　左心室长轴切面 CDFI

注　显示 TOF 室间隔缺损双向分流。A.收缩期左向右分流；B.舒张期右向左分流。

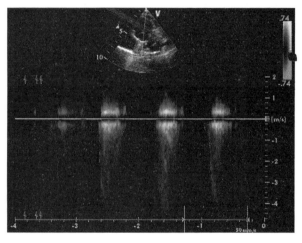

图 5-9-11　CW 示肺动脉瓣收缩期的高速血流频谱

3.彩色多普勒血流显像

(1)左心室长轴切面：于收缩期可见一束红色血流信号，由左心室流出道进入主动脉，同时可见一束蓝色的血流信号由右心室侧经过室间隔缺损处进入主动脉。由于室间隔缺损较大，右向左分流的血流束为层流，故呈单纯的蓝色。

(2)五腔心切面：可见收缩期左、右心室两股蓝色血流共同汇入主动脉。

(3)大动脉短轴切面：可见右心室流出道内五色花彩血流束射向肺动脉。当右心室流出道狭窄严重时，肺动脉内血流较少，甚至无血流显示。当无右心室流出道狭窄，仅有肺动脉瓣狭窄时，可见五色花彩血流束起自肺动脉瓣口处(图 5-9-12)。

(三)鉴别诊断

本病预后较差，多数患者在 20 岁以前死亡，存活至成年有发绀型先天性心脏血管病者以本病为最常见，但需与下列情况相鉴别。

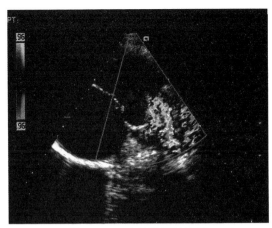

图 5-9-12　大动脉短轴切面

注　CDFI 示 TOF 的肺动脉瓣狭窄处五彩镶嵌的加速血流信号。

1.法洛三联症

两者临床症状相似,但法洛三联症有房间隔缺损,无室间隔缺损和主动脉骑跨。

2.右心室双出口

主动脉与肺动脉失去环绕关系,呈平行排列,大部分起自右心室,骑跨率>75%,大部分主动脉后壁与二尖瓣借圆锥肌连接而非纤维连接;室间隔水平分流以左向右为主;当法洛四联症主动脉骑跨较重时,两者相似。

3.巨大室间隔缺损合并肺动脉狭窄

主动脉可部分骑跨,心室水平也可有右向左分流,但无漏斗部间隔前移,主动脉内径正常,左侧房室增大。

4.永存动脉干

也有室间隔缺损和大动脉增宽骑跨,但永存动脉干仅有一根大动脉及一组房室瓣,肺动脉及其分支均起源于动脉干。

（安艳荣）

第六章　消化系统超声检查

第一节　解剖概要

一、肝脏

肝脏主要位于膈肌下方,占据右季肋部大部分,少部分位于上腹部及左季肋部,绝大部分被右侧肋骨遮挡。肝脏上侧邻近膈肌,左后侧及左下侧邻近胃,下方邻近十二指肠,右后方邻近右肾,后方为下腔静脉及腹主动脉。肝脏通过镰状韧带悬挂在膈肌和腹前壁上,通过腹膜反折的左、右三角韧带悬挂在膈肌上。

肝脏膈面呈圆隆状,上方为膈肌;脏面凹陷不平,呈 H 形,由左、右两条纵沟和中间的横沟组成。横沟为肝门(又称第一肝门),有门静脉、肝管、肝动脉通过,三者在肝内伴行,共同走行于 Glisson 纤维鞘中。左纵沟前部为肝圆韧带,其内有脐静脉闭锁后形成的纤维索,后部有静脉韧带,为静脉导管闭锁而成。右纵沟前部为胆囊窝,容纳胆囊,后部为腔静脉沟(又称第二肝门),3 支肝静脉在此注入下腔静脉。腔静脉沟下部、肝右后下静脉和尾状叶静脉出肝处称第三肝门,正常情况下超声难见。

肝脏内管道结构包括门静脉、肝静脉、肝动脉和肝内胆管。肝静脉分为肝左静脉、肝中静脉和肝右静脉 3 支。肝左静脉近端与门静脉左支矢状部将左肝分为左外叶及左内叶,肝中静脉将肝分为左肝和右肝,肝右静脉将右肝分为右前叶及右后叶。门静脉主要由肠系膜上静脉和脾静脉在胰颈背侧汇合而成,至第一肝门处分成左、右两支进入肝脏。门静脉左支沿横沟向左侧横向走行,该段名为左支横部,抵达肝左内、左外叶交界处后,折向前下走行,与横部垂直,名为左支矢状部。借助肝内门静脉,可将肝实质分为 8 个肝段(表 6-1-1)。肝动脉源于腹腔干,携带腹主动脉的高氧血流,在第一肝门附近分成左、右两支。肝右动脉一般穿行于肝总管与门静脉之间,少数情况下走行于肝总管之前。

表 6-1-1　肝脏分段

Couinaud 分段	传统分段	Couinaud 分段	传统分段
Ⅰ 段	尾状叶	Ⅴ 段	右前下段
Ⅱ 段	左外上段	Ⅵ 段	右后下段
Ⅲ 段	左外下段	Ⅶ 段	右后上段
Ⅳ 段	左内叶	Ⅷ 段	右前上段

二、胆道

(一)胆道

由各级胆管和胆囊组成,具有输送、储存和浓缩胆汁的功能。胆管起始于肝汇管区的胆小管,它们相互汇合,逐渐形成小叶间胆管和肝左、右管,在肝门处汇合成肝总管,胆囊通过胆囊管与肝总管汇合成胆总管。

(二)胆囊及胆囊管

通常位于右锁骨中线和第 9 肋软骨交叉处,借结缔组织连接,附着于肝的胆囊窝内,长 7~9cm,宽 2.5~3.5cm,容量 35~40mL,可分为底、体和颈 3 部。底部突出在肝下缘,通常指向前下方,贴近十二指肠和横结肠,与前腹壁相连接。体部呈漏斗状,紧贴在肝的胆囊窝内。颈部在胆囊窝的最深处,常呈 S 状弯曲,与胆囊管相接处有一囊状膨大,称为 Hartmann 囊,通常胆囊结石多藏于此。胆囊管由胆囊颈向左后下延续而成,长 2.5~4.0cm,直径 0.2~0.3cm。胆囊管内的黏膜有螺旋式黏膜皱襞,能节制胆汁的出入功能,粗大的黏膜皱襞称为 Heister 螺旋瓣。胆囊的大小、形态和位置均有较大的变异,并且与胆囊内胆汁充盈情况和体位的改变有关。

(三)胆管

通常分为肝内胆管与肝外胆管两部分。肝内胆管由胆小管、小叶间胆管和肝左、右管组成。肝左管平均长 1.6cm,肝右管平均长 0.8cm。肝左、右管直径为 2mm。肝内胆管在肝内呈树枝状分布,与相应门静脉伴行。肝外胆管包括肝总管和胆总管两部分,肝总管在门静脉右支起始部之前上方,由肝左、右管汇合而成,长 3~4cm,直径 0.4~0.6cm。在肝、十二指肠韧带内下行,其左为肝动脉,左后方为门静脉。

胆总管由肝总管和胆囊管汇合而成,长 7~9cm,直径 0.6~0.8cm,胆总管在肝、十二指肠韧带内下行,位于门静脉之前,肝动脉之右侧,下段位于十二指肠第一段和胰腺头部之后,约 2/3 贯穿胰腺头部,其余 1/3 在胰腺头部后面的沟内,末端到达十二指肠第二段的后内侧,在肠壁内扩大,形成胆道口,进入肠腔,其管壁内含大量的弹力纤维,有一定的舒缩能力。约 70% 的胆总管末端与胰管在肠壁入口处汇合成 Vater 壶腹,之后形成同一出口,开口于十二指肠,出口处有括约肌围绕,称谓奥迪括约肌,出口的口径约 0.9cm。

三、胰腺

胰腺是一个形态扁长的脏器,横行于十二指肠内缘至脾门部,长 12~20cm,宽 1.5~5.0cm,厚 0.5~2.5cm,由右向左依次分为头、颈、体、尾 4 部分,各部分之间无明显界限。

胰腺的前方隔网膜囊与胃相邻,后方有下腔静脉、胆总管、肝门静脉、腹主动脉等主要结构,右侧缘被十二指肠包围,左侧缘常达脾门。胰腺的位置较深,前方有胃、横结肠和大网膜等遮盖,故胰腺病变时,早期腹壁体征常常不明显,诊断有难度。

胰头,含胰腺钩突部,是胰腺右端的膨大部分,其后方与下腔静脉相邻,以肠系膜上静脉的右侧缘作为与胰颈部分界的解剖标志。胆总管下段穿行于胰头的后上部分,与主胰管汇合后注入十二指肠的肝胰壶腹,故当胰头病变时,常引起胆总管梗阻表现,最常见于胰头癌导致进行性加重的梗阻性黄疸。

胰颈是胰头和胰体之间的移行部分,其前方是网膜囊和胃幽门部,肠系膜上静脉和脾静脉多于其后方汇合形成门静脉的起始部,故胰头、颈部癌易压迫或侵及门静脉。

胰体位于腹主动脉前方,其前方借网膜囊与胃相隔,后方无腹膜,与腹主动脉、肠系膜上动脉相邻,脾静脉位于上述动脉与胰腺之间。

胰尾是胰体向左延伸部分,可达脾门,通常以脊柱的左侧缘作为胰体与胰尾的分界,其左前方为胃,后方有脾静脉、左肾以及左肾上腺。

胰管位于胰腺实质内,起自胰尾,沿胰腺长轴右行,沿途汇集各小叶导管,引流胰液,主胰管通常在胰头右侧缘与胆总管汇合后经肝胰壶腹部共同开口于十二指肠乳头,也可单独开口于十二指肠乳头,成人正常主胰管内径一般小于 2mm,胰头部较胰尾部宽。另外,常有一条短而细的副胰管收集胰头下部和钩突的胰液,它一端开口于十二指肠乳头附近,另一端与主胰管相连,在主胰管发生梗阻时,可引流主胰管的胰液入十二指肠。

胰腺的血液供应主要来自腹腔动脉分支中的胰十二指肠上、下动脉和脾动脉的分支。胰腺的静脉一般与同名动脉伴行,最终经过脾静脉、肠系膜上静脉汇入门静脉,腺体和腹膜后静脉之间有些静脉交通支,注入腰静脉,在门静脉高压时可代偿性扩张。

胰腺的淋巴管十分丰富,其淋巴引流途径常与动脉伴行,可经胰腺周围的淋巴结和脾门淋巴结注入腹腔动脉、肠系膜上动脉和腹主动脉等处的淋巴结。

四、脾

正常脾位于左季肋部稍靠后方的横膈下,脾的外形似蚕豆或较扁的半球状。分为膈、脏两面,贴靠横膈的膨隆部分为脾膈面,脏面呈略凹陷状,脏面中央为脾门,其间有数条脾动、静脉血管和神经淋巴管出入。脏面上前方和胃邻接,下方自前向后分别是结肠脾曲和左肾上极。脾长轴自左后向前斜行,大致与第 10 肋平行。脾前缘有 2～3 个切迹。正常脾长 10～12cm,宽 6～8cm,厚 3～4cm。内脏转位者脾和肝位置置换,甚至脾可以位于腹腔其他部位,为异位脾。脾先天发育不良者形态小,超声不易查见。

五、胃肠道

胃是消化道中最为膨大的部分,上接食管,下连十二指肠,大部分位于腹中线左侧,容量约 1 500mL,个体差异较大。与胃相关的概念通常有"两壁、两弯、两口、两切迹和四部分"。"两壁"即前壁及后壁,以胃大、小弯为界,近腹侧的胃壁为前壁,而近背侧的胃壁为后壁。"两弯"是指胃前、后两壁相接的上、下缘,即胃小弯和胃大弯:上缘较短,称为胃小弯,呈弧形凹状;下缘较长,称为胃大弯,呈弧形凸状。"两切迹"是指贲门切迹和胃角切迹:食管左缘与胃大弯起始部所构成的锐角是贲门切迹;胃小弯最低点多有较明显的转角处,称为胃角切迹。"两口"是指贲门口及幽门口,胃的入口为贲门口,出口为幽门口。胃按解剖可分为"四部分",从上至下依次为贲门部、胃底部、胃体部和幽门部。食管移行入胃的交界点称为贲门点,以贲门点为中心周围 2cm 的范围称为贲门部。贲门平面以上向左侧膨出的部分称为胃底部。胃体部则是胃底与幽门之间的部分,约占胃的 2/3。幽门部又称胃窦部,是指胃角切迹右侧至幽门的部分,幽门部胃大弯侧有一中间沟,将幽门部分为幽门窦和幽门管。

(安艳荣)

第二节　超声检查技术

一、肝脏

(一)患者准备

肝常规超声检查需要空腹。对疑有病毒性肝炎者,检查前应嘱检查肝功能,对于病毒性肝炎受检者,应采取一定的消毒隔离措施,包括探头的消毒等,以防交叉感染。

(二)仪器与调节

选用高分辨率的实时超声诊断仪。探头多选用凸阵或线阵型。成人检查探头频率多在 3.5～5.0MHz,儿童或瘦体型成年人选用 5.0～8.0MHz 探头,对超肥胖的患者可选用 2.5MHz 探头。检查前应调节仪器各功能处于最佳状态。时间增益补偿(TGC)、聚焦(focus)和系统增益(gain)应调节至肝脏实质前后部均显示较为均匀的状态。

(三)检查体位

1.仰卧位

为肝检查最常用的体位。患者仰卧于检查床上,双手上提,置于枕后,以增大肋间隙的宽度,有利于超声束进入肝。此体位有利于观察肝左叶、右前叶和部分右后叶。

2.左侧卧位

患者稍向左侧卧,右手上提置于枕后。此体位有利于观察肝右后叶、肝门尤其是右后叶膈顶处。

3.右侧卧位

与左侧卧位方向相反,较少运用。对左叶肥大或左叶外生性肿瘤观察比较有帮助。

4.坐位或半坐位

对肝位置较高者或寻找肝左、右叶膈顶部的小病灶时采用。

(四)扫查技术

肝扫查时,探头检查范围在右肋间、肋缘下剑突部及剑突下等部位,包括纵、横及斜切面的扫查。检查中应结合患者呼吸和体位的改变来获取肝的不同断面图像。同时需要注意持探头加压、连续线形滑行扫查、连续弧形滑行扫查和扇面形摆动扫查等多种手法的应用,以尽可能减少盲区或疏漏。

二、胆道

(一)患者准备

患者空腹 8 小时以上,检查前 1 天少吃油腻食物,前 1 天晚上清淡饮食。禁止服用影响胆囊收缩的药物。检查前3天要避免行胃肠钡餐和胆道X射线造影检查。对于已做胃镜、结肠镜检查者需2天后再做超声检查。

(二)体位

1.仰卧位

仰卧位是胆道系统检查最常用的体位。检查时患者仰卧,充分暴露上腹部,平静呼吸。如果患者肝、胆位置较高或者有胃肠气体干扰时,可嘱患者深吸气。

2.左侧卧位

左侧卧位也是常用体位,是必要的补充体位。患者向左侧卧位40°～90°,该体位能够提高肝外胆管的显示率,并有利于发现胆囊颈部结石以及追踪肝外胆管中下段病变。

3.坐位、半坐位或直立位

可使肝脏和胆囊的位置下移,适用于肝、胆位置较高或过度肥胖的患者,对于胆囊颈部的小结石,可以借助患者体位的变动观察胆囊结石的移动情况。另外还有右侧卧位、膝胸位等体位。以上这些体位可根据不同情况灵活运用。

(三)仪器

采用彩色多普勒血流成像诊断仪,常用腹部凸阵探头,也可采用线阵探头,探头频率因人而异:成人一般选用3.5MHz,体型肥胖者或目标位置较深时,应适当降低频率;体型瘦弱或儿童、婴幼儿,可选用5.0～7.5MHz高频探头。此外,还应根据具体情况调节总增益、深度增益补偿、聚焦、深度等,必要时采用组织谐波、局部放大等功能,使图像显示清晰。

(四)检查方法

超声检查胆道系统常用的扫查切面有以下几类。

1.右肋缘下纵切面

可显示胆囊纵切面,可沿该轴做纵切与横切面扫查,显示胆囊及部分肝外胆管结构。

2.右肋缘下斜切面

可显示肝门部与门静脉右支及主干伴行的右肝管、肝总管、胆总管上段以及部分胆囊。

3.右肋间斜切面

可显示右肝前、后叶胆管,右肝管及其伴行的门静脉,直到肝总管及胆囊。尤其适合显示胆囊颈部以及胆囊和肝门部结构在肋缘下扫查显示不满意者。

4.剑突下及上腹部横切面

剑突下横切面可显示左肝管及门静脉左支矢状部。胰腺头部的上腹部横切面可显示胆总管胰腺段横切面,可借此进行胆总管下段纵切面扫查。

三、胰腺

(一)患者准备

检查前常规禁食8～12小时,清晨空腹检查效果较好,胃肠道胀气明显的患者检查前需做胃肠道准备,服用消胀药物、清洁灌肠等,部分胰腺显示不清晰者可饮水充盈胃后检查。

（二）体位

仰卧位是检查胰腺最常用的体位,嘱患者深吸气后以肝左叶做透声窗,可清晰显示胰腺。根据患者病情和检查需要,也可行坐位、左侧卧位、右侧卧位以及俯卧位检查。

（三）仪器

(1)胰腺位于腹膜后,位置较深,尽管对仪器无特殊要求,但最好选用高分辨率超声仪器检查。

(2)探头频率一般选用中心频率 3.5MHz 凸阵探头,消瘦者及儿童选用 5～10MHz 凸阵或线阵探头。

(3)仪器选取及调节取决于患者个体情况及探查部位。

（四）检查方法

患者常规选仰卧位,探头从剑突向下移动,在相当于第 1～2 腰椎平面做连续横断面扫查,以显示胰腺长轴切面,观察胰腺形态、轮廓、大小等。胰尾扫查时探头应向左上适当倾斜15°～30°,沿胰腺长轴斜断扫查,可清晰显示胰尾,在感兴趣节段可做纵切面扫查。常规体位胰腺显示不清可根据患者个体情况采用左侧卧位、右侧卧位或坐位扫查,也可饮水充盈胃后,以胃做透声窗扫查。

四、脾

（一）患者准备

脾的超声检查多以空腹检查为最佳,不宜在饱餐后进行,以免脾过多地向后上方移位。如遇胃肠气体较多,妨碍观察脾门区、胰尾、左侧肾上腺区时,可饮 500mL 水或胃肠对比剂充盈胃腔作为透声窗进行检查。有效的腹式呼吸有助于脾的检查。

（二）体位

1.右侧卧位

右侧卧位为脾超声检查最常用的体位,此时,脾往前下移动,便于从肋间不同断面扫查脾,可获得接近脾长轴斜切面,有利于观察其形态和内部结构。

2.仰卧位

患者不易变动体位或需显示脾的冠状面时采用,但易受肋骨遮挡的影响。

3.俯卧位

较少用,主要用于脾在其他体位不能显示时以及需与其他脏器病变鉴别时采用。

（三）设备

高分辨率实时超声诊断仪,多采用凸阵弧型探头,也可采用线阵探头,探头频率多用 3～5MHz,儿童可用 5MHz。

（四）切面途径

1.左肋间切面

右侧卧位或仰卧位。探头置于左第 9～11 肋间,调整探头角度,可获取脾长轴的斜切面。

这是观察脾的形态、内部结构及血管的最常用切面。

2.冠状切面

仰卧位或右侧卧位。探头置于左腋后线至左腋中线,可显示脾的冠状切面,可以清楚地显示脾与左肾、脊柱和肺的毗邻关系。

3.左肋下斜切面

仰卧位,在脾大或显示脾门结构与周围的关系时采用。

4.背部肋间切面

俯卧位,于左肩胛线与腋后线之间进行扫查。

(五)测量方法

脾的测量方法很多,常用径线长度,也可以面积和体积作为测量指标。常用的超声测量方法如下。

1.径线测量法

指标主要有厚径、长径、宽径 3 种,其中最常用的是脾长径和厚径。脾长径是指脾声像图上的内上缘至外下缘间的距离,其正常值范围为男性 9～11cm、女性 8.5～10.5cm。脾厚径是以脾膈面弧度做切线到脾门处的距离,成年人正常值为 3～4cm（男性＜4.0cm,女性＜3.8cm）。

2.面积测量法

日本学者 Koga 提出计算脾面积的公式 $S=K \times a \times b$。公式中 S 代表脾的纵切面积,a 为长径,b 为厚径,K 为常数(0.8～0.9),正常人取 0.8,肝病患者取 0.9,正常参考值为 $20cm^2$。

五、胃肠道

(一)患者准备

(1)检查前日晚餐进清淡软食,不宜食动物油脂类及易产气食物。禁食 8～12 小时,必要时采取洗胃或服用缓泻药清理胃肠道。超声检查宜在 X 线胃肠造影或纤维镜检查之前进行。急腹症患者不必受以上限制。

(2)胃超声扫查,经腹壁胃充盈扫查,需空腹饮水 500～800mL 或服用胃肠口服声学造影剂 400～600mL。临床怀疑胃肠梗阻、穿孔、胰腺炎者,禁忌口服造影剂。

(3)结肠超声检查(经腹壁/结肠充盈扫查)。

1)检查前排便。

2)乙状结肠及直肠上段检查可嘱受检者充盈膀胱。

3)需保留灌肠者,检查前一天晚餐进流食,睡前服轻泻剂,晨起排便,清洁灌肠。

4)灌肠用 38℃生理盐水 800～1 500mL,或采用按比例稀释的胃肠声学造影剂。液体量可根据病变部位、体型、梗阻程度增减。

(二)体位

一般取仰卧位、左侧卧位、右侧卧位、半坐位。

(三)仪器

高分辨力实时超声诊断仪。探头一般选用凸阵、线阵式,经腹超声频率一般用 3～5MHz,

小儿、瘦长体型或浅表区域可选用5～7MHz或更高频率探头。消化道内镜超声需要特殊设备和探头。

(四)检查方法

1.食管

(1)颈段:经颈部于左叶甲状腺深方气管旁横断找到食管短轴,旋转探头90°探查。

(2)下段:剑突下探头纵切探查左肝深方,于膈下观察食管、胃连接处。

2.胃肠

(1)空腹常规筛选检查:按照胃肠在腹壁的体表投影,经腹壁对胃、小肠和大肠区域做空腹常规探查。扫查时可按解剖分区行"割草坪"式扫查,然后对可疑区域进行重点检查。

(2)胃充盈检查:嘱患者饮水或口服超声造影剂500～600mL。然后,依次采用左侧卧位、仰卧位、坐位(或站立位)、右前斜位、右侧卧位,对贲门、胃底、胃体、胃窦、幽门和十二指肠做系统观察。

(3)结肠灌肠经腹检查(少用):清洁灌肠后,患者取右侧卧位,经肛门置管。然后取仰卧位,灌注37.5～38℃生理盐水1 500mL。沿直肠、乙状结肠向上直至盲肠,按逆行顺序做结肠的经腹超声检查。液体量可根据检查部位、患者体型适当增减。

(4)直肠扫查法:①旋转式直肠内超声检查,采用旋转式带水囊的直肠探头,自上而下地进行直肠腔内扫查,主要适用于整个直肠和肛管的黏膜、黏膜下组织及其周围结构,可用于观察肿瘤对直肠壁的浸润程度,准确判断肿瘤侵犯的部位及大小;②端扫式直肠探头和双平面直肠探头也可用于直肠壁及直肠周围结构扫查,但观察范围不够全面,一般重点用于前列腺检查;③直肠内放置水囊经腹超声检查,从肛门放入连接胶管的乳胶囊,经胶管向囊内注水,同时排净气体,将水囊充盈后持探头在小腹区对直肠及周围结构进行扫查,主要用于检查直肠癌和黏膜下或周围病变以及前列腺病变,患者检查前应充盈膀胱。

注意事项:①采用"边扫查观察、边适当加压"的胃肠扫查技巧,根据正常胃肠具有管壁柔软、层次结构清晰、管腔张力低(含气液)、可压闭等诸多特点,采用这种特殊技巧,比较容易发现胃肠道包括阑尾炎症、肿瘤、梗阻等许多种疾病;②注意对肠管长轴和短轴的不同方向进行扫查,避免遗漏较小病变;③不时地嘱患者吸气、鼓腹配合,目的在于判断该段肠腔内气液流动、肠管之间或肠管与腹膜间有无粘连,鉴别肿物位于腹膜腔内还是腹膜后(腹膜后肿物出现"越峰征")。

(安艳荣)

第三节　正常超声表现

一、肝

(一)形态、边缘和质地

肝外形横切面近似楔形,纵切面略呈三角形,随呼吸和心脏搏动而稍有改变。肝轮廓光滑、规整,肝包膜光滑、纤细,呈线状高回声,肝膈面呈弧形,脏面内凹或平坦,边缘锐利。

（二）实质回声

肝实质内部呈细密、较均匀的中低点状回声。其回声强度高于肾皮质而低于胰腺,实质内可见小管道切面。

（三）肝内管道结构

正常的 Glinsson 系统分支及肝静脉分支在肝内交叉,自然走行。门静脉管壁呈稍高回声,肝静脉管壁菲薄,声像图上无明显的管壁回声。

（四）肝血管多普勒

肝的血管系统包括门静脉、肝动脉和肝静脉 3 种。

1.门静脉血流

入肝血流,红色,较平稳,静脉曲线频谱随呼吸略有变化。肝门部门静脉主干的平均血流速度为 0.15～0.20m/s(图 6-3-1)。

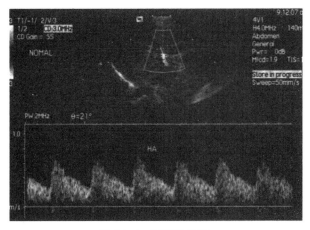

图 6-3-1　门静脉频谱

2.肝动脉血流

入肝血流,红色,流速曲线呈搏动状,最高流速 0.57～0.66m/s,阻力指数 RI<0.70(图 6-3-2)。

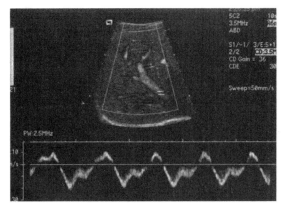

图 6-3-2　肝动脉频谱

3.肝静脉血流

离肝血流,蓝色,3 支主干的流速曲线多呈三角形或呈四相波形,与下腔静脉波形相似,与右心房的收缩和舒张密切相关(图 6-3-3)。

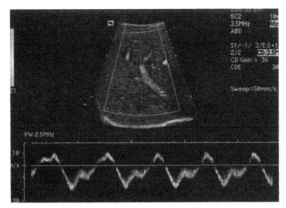

图 6-3-3 肝静脉频谱

二、胆道系统

(一)胆囊

胆囊位置较深,胆囊体部紧贴肝实质,胆囊底部游离于肝下缘。纵切面胆囊颈指向第一肝门,自胆囊颈部至肝门静脉右支或肝门静脉主干之间的肝中裂内有脂肪组织和结缔组织,在声像图上表现为一条线状高回声带,这是识别胆囊解剖位置的重要标志。正常情况下胆囊管不易显示。胆囊因呼吸及断面的不同,可有位置、形态、大小的变化。有时因折叠可显示隔样回声,形成两个无回声暗区,可转动探头观察,与双胆囊进行鉴别。

1.形态

正常胆囊轮廓清晰,不同个体间胆囊大小差异较大,形态多变,长轴切面多呈梨形或椭圆形,少数呈圆形或长条形。横断面底部呈圆形,向颈部移行,逐渐变小。胆囊的颈部和体部常可见皱襞,多处的皱襞常可使胆囊呈"S"形。

2.胆囊壁

呈带状或线状高回声,轮廓平滑、清晰,后壁回声增强。

3.实质回声

内部呈液性无回声,透声良好。但胆囊底部因肠道气体干扰,常出现强回声或高回声(图 6-3-4),颈部因皱褶和螺旋形瓣引起折射和散射,常出现杂乱的点状回声,要注意识别。

(二)胆管

1.肝内胆管

包括左、右肝管及其分支,在肝内与门静脉伴行,二级以上分支正常情况下往往很难显示。

2.肝外胆管

通常分为上段和下段,一般将肝总管和胆总管十二指肠上段称为肝外胆管上段,其余部分称为下段,肝外胆管下段由于气体干扰经常不能显示。

(1)上段:与肝门静脉伴行。声像图表现为在肝门静脉腹侧伴行的管状无回声区,其内径相当于与其伴行肝门静脉内径的1/3。在肝门附近横切时,肝外胆管有时和肝固有动脉、肝门静脉共同显示为 3 个圆形的管腔结构,称为"米老鼠征"。米老鼠的"头"为肝门静脉,"右耳"为肝外胆管,"左耳"为肝固有动脉。

(2)下段:包括胆总管的十二指肠后段、十二指肠下段(胰腺段)和十二指肠壁内段,向下与下腔静脉伴行,直至延伸到胰头部。肝外胆管下段由于气体干扰经常不能显示。

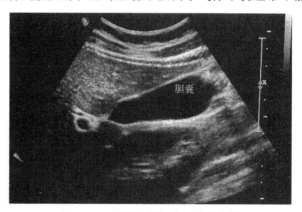

图 6-3-4　胆囊底部气体干扰声像图

三、胰腺

(一)轮廓、边界

胰腺无包膜,正常胰腺边界显示清晰,其清晰程度取决于胰腺周围相邻脏器及脂肪组织的声差。但是肝左叶的大小、胃的形状和位置、呼吸运动及胃肠道气体均会影响胰腺轮廓显示的清晰度。

(二)实质回声

胰腺内部呈均匀、细小的中等或低回声,较肝脏回声稍高。儿童胰腺回声略低,随年龄增长,胰腺组织萎缩,脂肪及纤维组织比例增加,胰腺回声逐渐增强,故老年人及肥胖者胰腺回声明显增高。

(三)胰管

高分辨力实时超声诊断仪能清楚地显示主胰管,正常人主胰管呈贯穿胰腺实质的平行管状结构。胰管在胰尾部较细,至头部、体部逐渐增粗。副胰管较细,一般难以显示。

(四)彩色多普勒

胰腺位置较深,且易受到胃肠气体干扰,所以正常胰腺实质内部彩色多普勒血流显像检测多不能显示明显的血流信号。但当胰腺内有肿瘤时,彩色多普勒检查具有诊断价值。

四、脾

正常脾纵断图略呈"半月形",边缘稍钝。膈面呈整齐而光滑的弧线形回声,部分被肺气混响遮挡,脏面略凹陷,回声较高,有特征性的脾门切迹和脾血管断面。脾实质比左肾皮质回声稍高,略低于肝实质,表现为非常均匀的点状中等水平回声(图 6-3-5)。

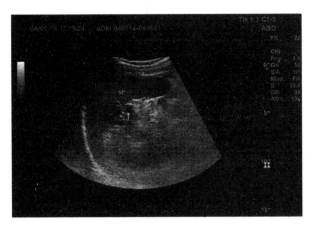

图 6-3-5　正常脾脏声像图和长径、厚径测量方法

五、胃肠道

（1）饮用助显剂后，胃腔显示均匀回声，胃腔形态可随胃蠕动而改变。食管下段及贲门显示清楚，助显剂通过无滞留，管壁表面光滑，回声层次清晰；幽门开放自然，助显剂可顺利通过，十二指肠逐渐充盈，球部呈椭圆形或三角形，边界清晰，其形态随幽门开放和蠕动规律变化。

（2）正常胃肠壁结构由外向内依次是浆膜层（强回声）、肌层（低回声）、黏膜下层（强回声）、黏膜肌层（低回声）、黏膜层（强回声），胃肠壁各层次厚度均匀。胃体及十二指肠球部黏膜面光滑，胃体后壁和大弯可见少量黏膜皱襞；十二指肠降部及水平部充盈后胃壁边界清晰，黏膜面可见细小黏膜皱襞。

（3）空肠、回肠及结肠在无助显剂充盈对比时，受肠腔内容物及气体的干扰，无法清晰显示肠壁层次结构，且测量困难。

（安艳荣）

第四节　肝脏疾病

一、肝局灶性病变

（一）肝囊肿

1.病理与临床表现

非寄生虫性肝囊肿是一种良性病变，多为潴留性、先天性或老年退行性变，肝囊肿生长缓慢，可为单个或多发，以多发多见。

2.超声表现

（1）二维超声：较小的肝囊肿可不引起肝形态变化，较大的肝囊肿可使肝局限性膨大，靠近肝被膜的肝囊肿常有肝局限性隆起。囊肿多为圆形或椭圆形，囊壁光整、菲薄，囊内一般呈无回声，后方回声增强，常伴有侧方声影。囊肿较小时也可表现为两条短亮线而侧壁显示不清。

囊肿合并感染或出血时,囊腔内可见微弱点状回声,并可随患者体位改变而移动,这点可以与实性肿瘤相鉴别。

(2)多普勒超声:肝囊肿内部无血流信号,少数于囊壁可见短线状血流。

3.鉴别诊断

肝囊肿合并感染时与肝脓肿鉴别困难。

4.超声的临床价值

肝囊肿超声声像图特征典型,超声诊断简便,诊断准确度高,优于其他影像学检查。

(二)肝脓肿

1.病理与临床表现

肝脓肿是由于阿米巴原虫或细菌感染引起,一般的病理变化过程:炎症(阿米巴肝炎)→部分坏死液化→脓肿形成。阿米巴的溶组织酶直接破坏肝细胞,原虫大量繁殖,阻塞肝静脉等,造成肝组织梗死,形成较大的脓腔,且多数为单发性。细菌性肝脓肿是由化脓性细菌如大肠埃希菌、葡萄球菌及链球菌侵入肝脏所致。其侵入的途径包括门静脉、胆道系统、肝动脉及邻近组织的直接侵入等。细菌侵入肝脏后引起炎症反应,多形成较多的小脓肿,也可融合成较大的脓腔。脓腔的中心为脓液和较多的坏死组织,其外周可有纤维组织的包裹。

细菌性肝脓肿起病较急,主要症状是寒战、高热、肝区疼痛和肝大。体温常可高达 39～40℃,伴恶心、呕吐、食欲缺乏和周身乏力。实验室检查白细胞计数增高,核明显左移;有时出现贫血。阿米巴性肝脓肿起病较缓慢,病程较长,可有高热或不规则发热、盗汗。血清学阿米巴抗体检测阳性。

2.超声诊断

(1)二维超声:肝脓肿声像图依据不同病变阶段而有不同表现。

1)脓肿早期:病灶局部为不均匀低回声区,无清晰的壁,后方回声增强,其内可见不规则的无回声区,动态观察短期内(1 周左右)有明显变化。

2)脓肿液化不全期:主体呈无回声区,其内有光团状回声,脓肿边界渐清楚,内壁不光滑,后方回声轻度增强。

3)肝脓肿液化期:此期为典型肝脓肿,脓肿大部分或全部液化,呈圆形或椭圆形无回声区,其内有少许光点回声,周边轮廓清晰,内壁光滑,伴后壁和后方回声增强,侧边声影内收。

4)肝脓肿愈合期:此期脓肿逐渐缩小,呈边界清晰的回声减低区或同时还有不清晰的残存光团回声。

5)慢性厚壁肝脓肿:此型脓肿内含有坏死物较多,呈不规则光团、光点回声,无回声区小,脓肿壁的光带回声强而增厚,后方回声有轻度增强。典型脓肿常有伴发征象,如右侧膈肌活动受限和反应性右侧胸腔积液等。

(2)多普勒超声:大多周边可见血流信号,早期内部也可见斑片状血流信号(图 6-4-1)。

(3)超声造影:动脉期呈不均匀或以周边为主的高增强,内部呈分隔状增强,分隔间为无增强的坏死液化区。门静脉期及延迟期增强区减退或呈等增强(图 6-4-2～图 6-4-4)。

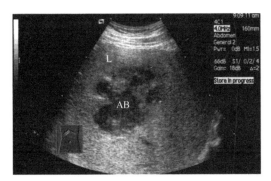

图 6-4-1　肝脓肿近边缘内部及周边可见斑片状血流

注　L:肝脏;AB:肝脓肿。

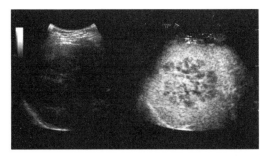

图 6-4-2　超声造影动脉期:肝脓肿内部呈分隔状等增强

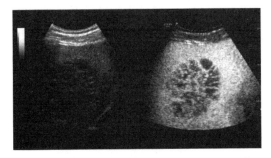

图 6-4-3　超声造影门静脉期:动脉期增强区域呈等增强

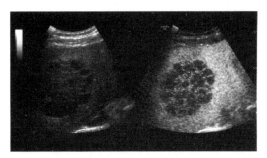

图 6-4-4　超声造影延迟期:动脉期增强区域呈低增强

3.鉴别诊断

　　肝脓肿声像图表现与脓肿的病理过程和坏死组织的复杂结构有关,某一次超声检查常只反映脓肿由形成至吸收、愈合演变过程中的某一阶段声像图变化。各个阶段的病理变化特征不同,使肝脓肿声像图表现复杂。在肝脓肿的诊断中要密切结合病史与体征动态观察,与肝癌等肝脏占位性病变进行鉴别诊断。

4.超声的临床价值

超声检查可明确肝脓肿部位和大小,其阳性诊断率可达95%以上,为首选的检查方法。超声可显示脓肿处于什么病理变化阶段,是否液化,进而指导临床治疗。对于其性质有疑问者,可在超声引导下行经皮肝穿刺脓肿引流术,可进行诊断及药敏试验。

(三)肝血管瘤

1.病理与临床表现

血管瘤是肝最常见的良性肿瘤,多在中年以后发病,女性多于男性。病理上分为海绵状血管瘤、硬化性血管瘤、血管内皮细胞瘤及毛细血管瘤,其中以海绵状血管瘤最多见。大体病理为圆形或卵圆形,肿瘤呈紫红色或蓝色,由大小不等的血窦组成。镜下血窦壁为单层内皮细胞敷衬,由纤维间隔支撑与分隔,纤维隔起自瘤体中心,延及整个瘤体。患者症状取决于肿瘤发生部位、大小、增长速度和邻近器官受压情况。位于肝边缘,直径较大或增长快的患者,可表现为上腹闷胀不适、肝区隐痛等症状;位于肝实质内较小的血管瘤多无症状,常在体检或手术中偶尔发现;血管瘤破裂出血,可引起急腹症及出血症状。

2.超声表现

(1)二维超声。

1)肿瘤形态:较小血管瘤多为球形,肿瘤较大时呈椭圆形或不规则形。肿瘤较小且位于肝实质深部的血管瘤多不引起肝脏外形的变化,对肝内管道系统也无明显挤压和推移作用。肝被膜下的小血管瘤,易引起局部肝包膜向外突出。直径较大且向肝面生长的血管瘤常使肝外形失常,并引起肝内管道结构受压和移位。

2)血流瘤回声分型:可分为以下4型。

高回声型:多见于肝内较小血管瘤,肿瘤呈高回声,其内见纤细间隔及圆点状无回声区,内呈筛网状。

低回声型:见于较大的肝血管瘤,肿瘤实质以低回声为主,其内有不规则小等号状血管断面回声,瘤体后方回声可轻度增强。

混合回声型:多见于直径>5cm的较大血管瘤,肿瘤内可见低回声、强回声及小的不规则无回声区混合存在,可见粗网格状或蜂窝状结构,分布不均匀。瘤内血窦较大时,瘤体后方回声可以轻度增强。血管瘤伴有纤维化、钙化时,内部回声可更复杂。

无回声型:极少见,瘤体一般较小,实质内回声稀少,酷似囊肿。

3)肿瘤边界:低回声较大的血管瘤周边常可呈带状高回声,呈"花瓣状",较小高回声血管瘤边界清晰、锐利,如浮雕状,称为"浮雕状改变",在肝血管瘤诊断中有较高特异性。

4)加压形变:对较大位置又浅的血管瘤,经探头适当加压,可见瘤体前后脚变小,回声稍增强,放松探头可恢复原状。

(2)多普勒超声:血管瘤血流速度极缓慢,彩色多普勒血流信号显示率低,仅少部分血管瘤周边可见短线状血流信号,大多为低速血流。较小的血管瘤难以检测到血流信号。

(3)超声造影:①动脉期,典型表现为周边呈结节状增强或环状增强,中心无增强;②门脉期:逐渐向中央或全部充填;③延迟期,完全充填。血管瘤充盈速率取决于流体的大小,较小的血管瘤在动脉期或门脉期完全充填,大的血管瘤要在延长期充填。

3.鉴别诊断

(1)高回声型肝血管瘤与肝细胞肝癌:高回声型血管瘤较多见,边缘锐利,呈浮雕样或呈线样强回声,内部回声呈"筛网状";肝细胞肝癌大多为低回声团块,高回声少见,周边常伴"声晕"。

(2)低回声型肝血管瘤与肝细胞肝癌:低回声型肝血管瘤周边有整齐的线状强回声环绕,其内可见不规则小等号状血管断面回声,瘤体边缘可有"周缘裂隙征";低回声型肝细胞肝癌外周常有声晕,内部回声不均匀,多普勒超声检查肝细胞肝癌结节周边或内常具较明显的血流显示,呈流速较高的动脉频谱。

(3)混合回声型肝血管瘤与肝细胞肝癌:混合回声型肝血管瘤常较大,边界清晰,外周有不完整的线状高回声环绕,瘤体大小与其对周围组织结构的挤压不相称,无明显的球体占位感;肝细胞肝癌边界多不规则,内部回声不均,可表现为多个小结节融合状,肿瘤周缘可出现不完整声晕,对肝组织产生明显挤压和浸润。

4.超声的临床价值

较小的高回声型血管瘤声像图表现具有特异性,具有很高的诊断准确率;而低回声型、混合回声型血管瘤,常规超声检查定性诊断较困难,需结合其他影像学检查方法综合分析。

(四)肝局灶性结节增生

1.病理与临床表现

肝局灶性结节增生是良性类肿瘤病变,女性较男性多见,病因不明,目前多认为是先天性血管发育异常下的肝细胞的增生反应,口服避孕药可促进其生长。常为单发,多位于肝被膜下,少数位于肝深部。由增生的肝细胞及胆管上皮细胞组成,中心有星形或长条形纤维瘢痕,内有血管及小肝管。

2.超声表现

(1)二维超声:多位于肝右叶,呈类球形,肿瘤较大时局部肝增大,肿瘤边界清晰,包膜回声不明显,肿瘤实质多低或等回声,回声不均匀,部分中心可见条状或星状瘢痕回声,中心若出现强回声伴声影,是较为特异的征象。结节后方回声常有轻微增高。周围肝组织回声正常。

(2)多普勒超声:肝局灶性结节增生可表现为多血流信号,有时可显示从中心供血动脉向周围发出的放射状血流信号,呈低阻力指数的动脉血流频谱。

3.鉴别诊断

肝局灶性结节增生声像图多变,无典型临床症状,发病率低,诊断该病前应排除以下疾病。

(1)肝细胞肝癌:直径 2cm 左右的小肝癌多数表现为低回声型,周围伴"声晕"。癌肿直径>5cm 时常伴有门静脉癌栓。

（2）转移性肝癌：常为多发性，典型声像图表现为"牛眼征"或"靶环征"，少数无此征的单发转移结节难与肝局灶性结节增生鉴别，应仔细检查其他脏器有无原发灶。

（3）肝血管瘤：典型的血管瘤内呈"网络状"，边缘见线状强回声环绕，呈浮雕状。

（4）肝腺瘤：肝腺瘤与肝局灶性结节增生声像图表现极为相似，难以鉴别，但前者瘤内易发生出血、坏死和液化而使声像图发生相应的改变。

（5）肝再生结节：发生于肝硬化病例，呈圆形或形态不规则的低回声区，周围可见不规则结缔组织高回声。

4.超声的临床价值

超声检查对肝局灶性结节增生具有较高的检出率，但定性诊断困难，需结合超声造影或其他影像学检查方法进行鉴别诊断，有时还须行超声引导下穿刺组织学活检或细胞学检查。

（五）原发性肝癌

1.病理与临床表现

原发性肝癌是我国常见的恶性肿瘤之一，男女性别比为 2.59：1。

原发性肝癌根据大体形态，通常分为 3 型。

（1）巨块型：最多见，多发于肝右叶者，肿块直径＞5cm，少数达 10cm，可为单个巨大肿块或多个癌结节融合而成，周围可见小的卫星癌结节。多数病例在门静脉系统中有癌栓形成，少数病例在肝静脉或下腔静脉中也可出现癌栓。巨块型肝癌的内部多伴有出血、坏死和胆汁淤积，易发生自发性破裂。

（2）结节型：肿瘤直径多为 1.0～5.0cm，癌结节可单发或多发，为多中心发生或肝内转移所致，大多伴有严重肝硬化。

（3）弥漫型：最少见，癌结节小且数目众多，弥漫分布于肝，大多伴有明显肝硬化。

从组织学上原发性肝癌可分为肝细胞癌、胆管细胞癌及混合型 3 类。

肝癌早期多无临床症状，出现症状时已属中、晚期。主要表现为肝区疼痛、上腹饱胀、食欲减退、乏力、消瘦、发热、肝脾大、黄疸和腹水等。

2.超声表现

（1）原发性肝癌肿块形态类型：有以下 3 型。

1）巨块型：肝内巨大实性肿块，呈类球形或分叶状，边缘可见低回声声晕，与肝实质分界清晰，回声多不均匀，瘤体较大时表现为多个结节融合状，即"瘤中瘤"表现。伴有急性出血时可见腹腔游离积血。

2）结节型：肿瘤呈一个或多个球形或椭圆球形，边界清晰，边缘可见低回声声晕，肿块多呈高回声，也可表现为等回声或不均匀回声，肿块可见"镶嵌样"结构。周围肝实质常伴有肝硬化表现。

3）弥漫型：肿瘤数目众多，呈弥漫散布于肝脏，其直径多在 1.0cm 左右，内部以不均匀低回声多见，也可出现不均匀高回声。常伴有肝硬化，声像图上有时很难区别癌结节和硬化结节，超声诊断颇为困难，但弥漫型肝癌易伴发门静脉及肝静脉内广泛性癌栓，且弥漫型肝癌肝动脉血流丰富，呈高速血流。

（2）原发性肝癌肿块内部回声类型：有以下 4 型。

1）低回声型：肿块回声低于周围肝组织，内部回声不太均匀，多见于较小病变。

2）高回声型：肿块回声高于周围肝组织，内部回声多不均匀，此型肿块体积多较大。

3）混合回声型：肿块内多种回声交织混合，或高回声与低回声分别独立存在，或肿块出现不规则无回声区。此型多见于体积较大的肿块，肿块内伴出血、坏死和液化者。

4）等回声型：肿块回声接近周围肝组织，仅可凭借肿块周围低回声晕环而得以辨认。此型较少见，癌肿直径也较小，易漏诊。

（3）原发性肝癌继发征象。

1）肝内转移征象：具体如下。

卫星癌结节：多见于巨块型肝癌周围肝组织内，直径＜2cm，呈圆形或椭圆形，多呈低回声，周边可伴声晕。

门静脉癌栓：可以表现为门静脉管腔内边界清晰的等回声或低回声团块，癌栓周围可有血流通过，或门静脉管腔完全阻塞，无血流信号；也可表现为一支或数支门静脉癌栓填充，且管壁受浸润而连续性中断或显示不清，门静脉于周围形成广泛的吻合支而呈"海绵样"改变，多普勒超声显示门静脉内血流充盈缺损，其周见筛网状彩色血流信号。

肝静脉与下腔静脉癌栓：表现为肝静脉与下腔静脉腔内中、低回声团块，但管壁回声多正常。

2）肿块对周围组织挤压征象：具体如下。

肝内血管压迫：肿块压迫肝内血管，使管腔变窄、发生移位或环绕肿块边缘。

肝内胆管压迫：肿块压迫某一支肝内胆管，引起远端胆管扩张，位于肝门部的肿块则可使肝内胆管普遍扩张。

靠近肝被膜肿块局部肝被膜膨隆，肿块紧邻肝膈面时可引起右侧膈肌抬高，肿块位于肝脏面时可压迫右肾及胆囊等脏器，使之移位。

（4）多普勒超声：绝大多数原发性肝癌肿块（包括部分门静脉癌栓）内及周边可见斑片状、线状乃至呈树枝状分布的彩色血流信号，频谱呈高速的动脉频谱，阻力指数可高可低。伴发门静脉癌栓的患者，门静脉血流可由向肝血流变为逆肝血流，门静脉—肝动脉短路时可在门静脉腔内检测到动脉样搏动频谱。

（5）超声造影：肝细胞性肝癌典型表现为早期快速增强和快速消退，整体完全增强和斑片状增强。其增强的强度明显高于其周围的肝组织。

3.鉴别诊断

（1）肝血管瘤：肝血管瘤生长缓慢，边界较清晰，形态规则，周边多有线状强回声环绕，肿块质地柔软，较大者探头加压可发生形变，很少发生肝内血管绕行征和血管压迫征。原发性肝癌肿块边界多不规则、不清晰，周边多有声晕，对周围管道系统有明显的挤压征象，多普勒超声检查血管瘤周边及内仅可见彩色血流信号。

（2）转移性肝癌：一般为多发，往往具有典型的"牛眼征"，癌结节边界较清晰。多数情况下，超声发现转移瘤的患者已确诊其他部位有原发瘤存在。

（3）肝硬化：结节性肝硬化声像图可表现为弥散性分布的低回声再生结节，与弥散性肝癌极易混淆,但肝硬化者可有肝体积萎缩,而弥散性肝癌往往伴广泛的门静脉及肝静脉癌栓。

(4)肝脓肿:肝脓肿早期病变组织没有发生液化时声像图与肝细胞癌颇为相似,但随病程进展会迅速变化,当出现液化较完全的无回声区时易与肝癌鉴别。

(5)其他:直径<3cm的小肝癌还应注意与局限性脂肪肝、局灶性结节增生、肝腺瘤等肝良性病变鉴别。结节周边伴低回声声晕及彩色多普勒检查显示结节内部和周边的动脉血流有助于小肝癌的诊断。

4.超声的临床价值

超声对肝癌的诊断准确度高,并可反映肝癌位置、大小、数目及血管内栓子等情况,在肝癌诊断中有独特的优势。随着现代超声技术的进展,超声在肝癌的诊断、治疗及疗效观察中均发挥着重要的作用。术中超声常可以发现小病灶并可判断肿瘤与血管的关系,从而指导手术方式及术后治疗;超声引导下肝肿瘤穿刺在肝癌定性诊断中发挥重要作用;超声引导下肝癌射频治疗为无法手术的患者提供了新的治疗方案;经静脉注射微泡造影剂对肝癌的诊断、鉴别诊断及治疗后疗效观察都提供了有价值的信息。

但是超声成像也有一定的局限性:受患者体型及肠道气体的干扰,有时观察不满意;对于肝顶部肿块显示效果不佳;不易检查出等回声肿瘤。

(六)转移性肝癌

1.病理与临床表现

肝是多种恶性肿瘤最易发生转移的器官,胃肠道及胰腺肿瘤最易转移至肝,其次是乳腺癌、肺癌、肾癌、鼻咽癌、妇科恶性肿瘤等。转移途径有门静脉、肝动脉血行转移和淋巴结转移,邻近脏器如胆、胃等癌肿也可直接浸润播散至肝。转移性肝癌常为多发性,少数转移也可为单个结节。转移性肝癌较少合并肝硬化和侵犯门静脉形成癌栓。癌结节自发性破裂者也很少见。

转移性肝癌早期无明显症状和体征,一旦出现临床症状,病灶多已巨大或数目众多,出现类似原发性肝癌的症状,但多较轻。

2.超声表现

(1)转移性肝癌肿块形态类型:有以下3型。

1)结节型:最为多见,常多发,多个结节可以融合,形成"葡萄串征",偶有单发。肿块内部回声多种多样,可为低回声、强回声或混合回声,且常出现"牛眼征",即高回声中央部有小片状无回声区或弱低回声,为出血、坏死所致,或出现"靶环征",即癌肿周边有较宽的低回声晕环绕,其边界清晰,内部为比较均匀的高回声或等回声。

2)巨块型:单发为主,直径5~10cm,其内常发生大片出血、坏死,声像图上主要表现为混合型回声。

3)浸润型:位于肝周邻近器官,如胃、右肾、胆囊等部位的肿瘤可直接浸润至肝。声像图显示原发癌与肝脏毗邻见有不规则肿块,其边界不清晰,其内多为不均匀的低回声。有时从声像图上难以区分何为原发癌。

(2)转移性肝癌内部回声类型:有以下5型。

1) 高回声型:肿块内部回声高于正常肝组织,常见于结肠癌、胃癌、食管癌。

2) 等回声型:肿块内部回声与正常肝组织接近,周围常伴有声晕、血管绕行和局部肝被膜隆起等征象。

3) 低回声型:肿块内部回声低于正常肝组织,多见于乳腺癌和胰腺癌。

4) 无回声型:肿块表现为无回声,囊壁可厚薄不均,多见于鼻咽癌。

5) 混合回声型:肿瘤内部回声高低不均匀,见于较大的转移性肝癌。消化道、卵巢、骨肉瘤及部分腺癌的肝转移瘤可见肿块内出现弧形或块状强回声,伴声影。

(3) 周围组织的继发征象:转移性肝癌罕见有门静脉、肝静脉或下腔静脉癌栓出现。

(4) 多普勒超声:转移性肝癌彩色多普勒显示率不高,部分富血供肿瘤肝脏转移,可见肿块周边血流信号。

3. 鉴别诊断

(1) 肝细胞癌:原发性肝癌多为单发,且常伴有不同程度的肝硬化,易侵及门静脉,引起癌栓。多普勒超声原发性肝癌周边及内部可见彩色血流信号,且多为高速动脉血流,而转移性肝癌多属少血供。

(2) 肝血管瘤:高回声型转移性肝癌后方可伴衰减,并常伴有声晕,而血管瘤后方无衰减,亦无周边声晕;低回声型转移性肝癌与血管瘤的鉴别主要是后者周边多见线状强回声环绕,且内部见筛网状回声。

4. 超声的临床价值

超声是恶性肿瘤患者筛查有无肝转移瘤的首选影像检查方法,多普勒超声有助于检出肿瘤的血供情况,经静脉注射微泡造影剂有助于检出小的实性病变,超声引导下穿刺活检有助于病变定性诊断。有脂肪肝、肝硬化背景下转移性肝癌不易由超声检出,需结合其他影像学检查方法。

二、肝弥漫性病变

肝弥漫性病变常见的有脂肪性肝病、肝硬化、血吸虫肝病、淤血性肝病等。

(一)脂肪性肝病

1. 病理与临床表现

脂肪性肝病是指以肝细胞内脂肪过度堆积和脂肪变性为特征的临床病理综合征。其诱因包括肥胖、糖尿病、饮酒、营养不良、妊娠、药物损伤等。脂肪性肝病根据病因不同,又分为非酒精性脂肪性肝病(NAFLD)和酒精性脂肪性肝病。非酒精性脂肪性肝病并非由酒精及其他明确的肝损害因素所致,包括非酒精性脂肪肝(也称单纯性脂肪肝)及其发展演变而来的脂肪性肝炎、脂肪性肝纤维化,甚至肝硬化等。NAFLD 现已成为我国最常见的肝脏疾病。NAFLD 发病缓慢,一般无症状,少数患者可有乏力、右上腹轻度不适等;严重的脂肪性肝炎患者可出现黄疸、肝大、肝功能异常等表现。确诊多靠肝穿刺活检进行病理诊断。

2. 超声表现

(1) 二维超声:NAFLD 多表现为"明亮肝",肝内呈弥漫性密集、细小、点状回声,回声分布不均匀,近场回声增高,深部回声明显衰减。肝内血管结构清晰度降低,门静脉管壁回声减弱,严重者可无法显示。肝脏大小可正常,或轻至中度肿大。NAFLD有时表现为肝内局灶性脂肪浸润或缺失,局限于肝的一叶或数叶,或呈局灶性不规则分布,也称为非均匀性脂肪肝,其表现为相对稍高回声或相对低回声区(图6-4-5),边界较清楚,周围无声晕,内部可见正常走行的血管。此时需与肝内局灶性病变鉴别。

(2)多普勒超声:由于脂肪性肝病造成声衰减,彩色多普勒血流成像显示肝内血流信号较正常明显减弱,甚至消失。而脉冲波多普勒显示的血流频谱形态仍为正常。而非均匀性脂肪肝,彩色多普勒血流成像可显示其内部或周边正常走行的门静脉或肝静脉分支血流,未见异常动脉血流显示。

(3)超声造影:主要用于鉴别非均匀性脂肪肝与肝脏局灶性病变。注射对比剂后,肝内不均匀脂肪区域出现与周围肝实质同步增强和同步减退,在动脉期和门脉期未见异常增强或消退区。

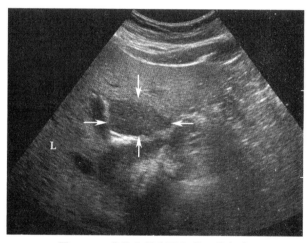

图6-4-5 非均匀性脂肪肝的二维超声

注 显示肝左叶一低回声区,边界尚清,内分布均匀(箭头),周围肝实质弥漫性增强。L:肝脏。

3.鉴别诊断

(1)肝癌:需与小肝癌鉴别。后者常呈圆形,可有晕环,彩色多普勒血流成像常能显示高阻力性动脉彩色血流。超声造影呈"快进快出"表现。

(2)肝血管瘤:需与肝血管瘤鉴别。血管瘤常有周围高回声带环绕,内部可呈细网状,彩色多普勒血流成像可无彩色血流或仅在周边出现彩色血流,超声造影呈"慢进慢出"表现。

4.超声的临床价值

弥漫性脂肪性肝病普通超声表现具有一定的特征,诊断较容易,且准确性较高,但对非均匀性脂肪肝,有时单凭常规超声诊断较困难,超声造影有利于鉴别诊断,诊断符合率可达98%以上。

(二)肝硬化

1.病理与临床表现

肝硬化是一种常见的慢性肝病,可由一种或多种原因引起肝脏慢性损害,我国主要病因是乙型肝炎病毒感染。其病理表现为肝细胞弥漫性变性坏死,继而出现纤维组织增生和肝细胞结节状再生,这3种改变反复交错进行,结果使肝小叶结构和血液循环途径逐渐被改建,使肝变形、变硬而导致肝硬化。本病早期无明显症状,后期则出现一系列不同程度的门静脉高压和肝功能障碍,直至出现上消化道出血、肝性脑病等并发症。

2.超声表现

(1)二维超声:早期肝硬化肝脏无特异的声像图表现。典型肝硬化时,肝脏体积缩小,或右叶缩小,左叶代偿性增大。肝包膜呈锯齿状,边缘角变钝或不规则。肝脏回声增粗、增强(图6-4-6),分布不均匀,部分呈结节状,表现为低回声或高回声结节,直径多小于1.5cm,内部无明显血流信号。肝内血管粗细不均,肝静脉常变细(图6-4-7),门静脉可增宽,肝动脉可代偿性增宽。可伴有脾大、腹腔积液、胆囊壁增厚。

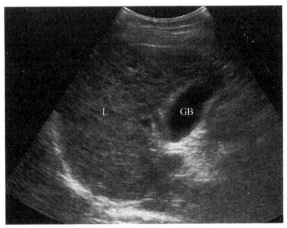

图6-4-6 肝硬化二维超声

注 显示肝实质回声增强、增粗,分布不均匀。L:肝脏;GB:胆囊。

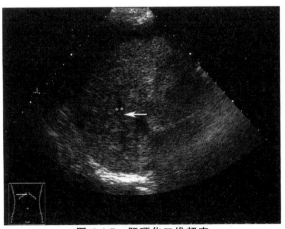

图6-4-7 肝硬化二维超声

注 显示肝静脉变细(箭头),管壁回声模糊。

(2)多普勒超声:彩色多普勒血流成像显示门静脉扩张(>1.3cm),颜色可变暗,门静脉血流速度降低,部分呈双向甚至反向的离肝血流,个别门静脉内可有血栓形成。肝动脉较正常者易显示或增宽,脉冲波多普勒显示其流速增快,且 RI 亦增高。肝静脉变细,彩色多普勒血流成像血流颜色变暗,脉冲波多普勒显示其频谱较平坦,类似门静脉样血流。另外,彩色多普勒血流成像还可显示侧支循环建立等门静脉高压表现,如脐静脉重开表现为与门静脉矢状段囊部相连通的出肝血流;还可见腹壁静脉曲张,食管—胃底静脉曲张,脾静脉迂曲、扩张等(图 6-4-8)。

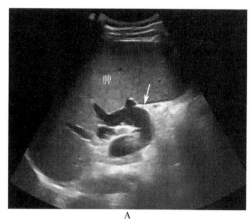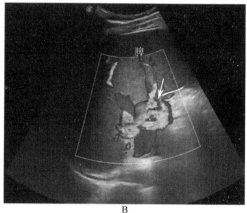

图 6-4-8 脾静脉迂曲、扩张的二维超声及彩色多普勒血流成像图像

注 A.脾静脉迂曲、扩张,约 19mm(箭头);B.因血流方向不同,呈红、蓝血流信号(箭头)。增大或缩小,形态失常;肝区光点密集、增粗,后方可衰减;严重者可见低回声结节;如出现门静脉高压,则可出现脾大、腹腔积液、侧支循环建立等超声表现。

3.鉴别诊断

(1)原发性胆汁性肝硬化是一种原因未明的慢性进行性胆汁淤积性肝脏疾病,其特点为肝内胆管非化脓性炎症,并伴有胆管破坏、门静脉周围炎症及肝实质碎屑状坏死,最后可发展为肝硬化和门静脉高压。超声主要表现为肝脾大,肝实质回声可增高、增粗,分布不均匀;肝内、外胆管可不扩张,但肝内可见散在的"等号样"回声;胆囊显示不清;肝门处可显示肿大的淋巴结。

(2)酒精性肝硬化:酒精可引起酒精性脂肪肝、酒精性肝炎及肝硬化。

4.超声的临床价值

普通超声对典型的肝硬化诊断较容易,尤其是已形成门静脉高压者,其诊断肝硬化的准确性可达 85% 以上。但是,在早期肝硬化或肝纤维化时,普通超声诊断较困难,可借助弹性成像检测肝脏硬度以辅助诊断,最终需经超声引导下肝穿刺活检才能确诊。此外,彩色多普勒血流成像显示侧支循环形成情况,可协助评估门静脉高压及其治疗疗效等。

(三)肝血吸虫病

1.病理与临床表现

血吸虫病是我国水网地区常见的寄生虫病,常累及肝。血吸虫侵入肝脏后产生的急性虫卵结节可引起急性血吸虫病肝;未积极治疗或反复感染造成的慢性虫卵结节、虫卵钙化可刺激肝小叶汇管区大量纤维组织增生,小胆管增生和炎症细胞浸润等可引起慢性血吸虫病肝,最后可导致肝硬化。

发热为血吸虫病早期最主要的症状,发热高低、热型视感染轻重而异。并可出现痢疾样大便,其中带血和黏液。晚期进展至肝硬化后,可出现腹水、巨脾、肝大等门静脉高压症状。

2.超声诊断

(1)急性血吸虫病肝常有轻度肿大,形态基本正常,边缘角稍变钝。慢性者形态失常,右叶缩小、左叶增大,肝表面由于纤维组织间隔收缩,呈波浪状或凹凸不平。

(2)急性者内部回声稍增强,回声分布不均,管道结构清晰,走向正常。慢性者肝实质回声增强,分布不均,根据增生的程度不同,纤维光带可将肝脏实质分割成小鳞片状、大小不等的网格状(图6-4-9)。

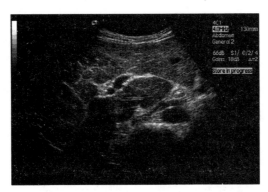

图 6-4-9　血吸虫病肝硬化二维声像

(3)急、慢性者均有脾大,脾前后径(厚度)测值大于 4cm,慢性者脾门区脾静脉增宽,脾静脉内径超过 0.8cm。

(4)肝内门静脉壁回声增强,管壁增厚、毛糙。肝内门静脉二、三级分支常显示增粗。门静脉主干及分支均有不同程度的扩张。

(5)彩色多普勒超声:肝内血流可无异常显示。并发门静脉高压时,门静脉内径增宽,血流速度减慢,可显示侧支循环的血流。

(6)腹水:肝血吸虫病晚期时,腹部可探及大片的腹水无回声区。

3.鉴别诊断

典型的血吸虫病肝因声像图上呈网格状回声,诊断并不困难,而血吸虫性肝硬化,肝内出现粗大、网格状高回声,将肝实质分成低回声团及中等回声团,易误诊为肝癌图像,两者应予以鉴别。肝癌病灶应有球体感及占位效应。周围常有声晕,有时还可见门静脉内有癌栓,结合病史、甲胎蛋白(AFP)等生化检查及超声造影可做出鉴别诊断。

4.超声的临床价值

急性血吸虫病肝在声像图上无特征性改变,超声难以诊断。慢性血吸虫病肝声像图显示典型的网格状征象时,超声诊断比较准确。鳞片状回声改变需要仔细观察,结合病史进行诊断。粗网格状回声改变有时不易与结节性肝癌鉴别,需要与其他影像学和血清学检验结果结合考虑诊断。

(四)淤血性肝病

1.病理与临床表现

淤血性肝病是右心衰竭最重要和较早出现的体征之一。主要是由于右心衰竭导致静脉回流受阻,使下腔静脉、肝静脉压力升高,继而肝内中央小静脉扩张、淤血,使其周围的肝细胞发生缺血、缺氧、坏死和结缔组织增生等病理改变。临床上原有症状可在短时间内加重,肝急剧增大,肝包膜迅速被牵张,疼痛明显,并出现黄疸、转氨酶升高、腹腔积液等征象。

2.超声表现

(1)二维超声:肝静脉增宽,多大于 12mm(图 6-4-10);下腔静脉增宽,前后径多大于18mm,其波动状现象减弱或消失,由于血流速度缓慢,下腔静脉内可见"云雾"状回声;肝脏径线增大,肝内回声密集增高,病程长者可增粗、增强;门静脉可在正常范围内。另外,还可发现肾静脉和下肢静脉内径均增宽。

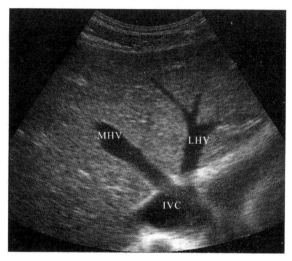

图 6-4-10   淤血性肝病二维超声图像

注   显示肝静脉扩张,最大径达 14mm。MHV:中肝静脉;LHV:左肝静脉;IVC:下腔静脉。

(2)彩色多普勒血流成像:下腔静脉和肝静脉内的血流颜色变暗,闪烁现象变弱;脉冲波多普勒示肝静脉的离肝血流及下腔静脉回心血流速度降低,并且其两相或三相波形减弱甚至消失。

3.超声的临床价值

超声对心源性肝大的诊断有较高的特异性,如出现肝大和下腔静脉及肝静脉扩张,则基本可确立诊断。彩色多普勒血流成像对进一步确定诊断及分析病因提供了更多的依据。

(安艳荣)

第五节   胆道疾病

一、胆囊疾病

(一)胆囊结石

1.病理与临床表现

胆囊结石是最常见的胆系疾病。胆囊结石可能是由于多种因素使胆固醇和胆色素代谢障碍,沉积形成结石,按结石所含的主要化学成分不同可分为胆固醇结石、胆色素结石和混合性结石。国内以混合性结石及胆色素结石多见。

临床上多表现为右上腹隐痛、饱胀及消化不良。有的可无明显症状,当结石阻塞胆囊管时,可引起胆绞痛。

2.超声诊断

(1)典型声像图表现:典型的胆囊结石有 3 个特征。

1)胆囊腔无回声区内可见 1 个或多个强回声光团或光斑。

2)强回声团后方伴有清晰的声影。

3)可随体位变化而移动。

(2)非典型声像图表现。

1)胆囊充填型结石:胆囊无回声区消失,多个切面扫查胆囊区可见一恒定的弧形强光带,后方伴宽的声影。如合并慢性胆囊炎,胆囊壁增厚,可形成囊壁—结石—声影"三合征"(WES征),此特征具有较高的诊断价值。

2)胆囊泥沙样结石:胆囊无回声区内见强光点回声,呈带状沉积于胆囊后壁,后方伴有相应的宽大声影。改变体位时,强回声带因结石移动可重新分布。当结石细小、疏松沉积层较薄时,可无明显声影,此时改变体位,结石可迅速移动。

3)胆囊颈部结石:颈部可显示结石强回声团,后方伴声影。结石较小或未嵌顿时,左侧卧位或胸膝卧位可使结石向胆囊体、底部移动,提高检出率。若结石嵌顿于胆囊颈部,多表现为胆囊肿大。

4)胆囊壁内结石:胆囊壁可局限性增厚,胆囊黏膜下可见 1 个或多个 2～4mm 大小结石强回声斑点,其后常伴"彗星尾征",不随体位改变移动。

3.鉴别诊断

(1)胆囊充填型结石应与肠内容物或气体回声与胆囊重叠相鉴别,充填型结石多个切面表现为恒定的强回声,且声影清晰、整齐。而肠气强回声团的形态不固定,后方声影浑浊,呈多重反射的回声带,肠内容物及肠气可随肠蠕动而移动。

(2)泥沙样结石应与胆囊内炎性沉积物及胆汁淤积、浓缩胆汁相鉴别。泥沙样结石颗粒回声强、粗大,改变体位时移动速度较快,并有较明显声影,而后者颗粒细小,回声较弱,后方无声影,移动速度较慢。

(3)胆囊颈部嵌顿结石应与肝门部气体强回声、肝门部钙化淋巴结及胆囊颈部粗大的折叠黏膜皱襞的强回声相鉴别。颈部嵌顿结石,胆囊可肿大,颈部强回声且伴有清晰的声影,而颈部折叠虽后方也可有轻度声影,但多方位扫查其长轴可呈条状强回声。

(4)胆囊壁内结石应与胆囊小息肉相鉴别,前者有典型的"彗星尾征",后者无此特征。另外,胆囊炎胆囊壁腺体阻塞形成的小囊肿及小脓肿,其由于多重反射形成后方带"彗星尾征"的强光斑,应与真正的壁间结石相鉴别;胆囊腺肌增生病由于罗—阿窦(Rokitansky-Aschoff 窦)扩张形成的"彗星尾征",也应注意与壁间结石相鉴别。

4.超声的临床价值

超声对胆囊结石的诊断符合率高达 95％以上,典型的胆囊结石诊断正确率几乎为 100％。在有胆汁充盈状态下,小至 1mm 的结石,超声也能显示,尤其对 X 线造影胆囊不显示的充填型结石或颈部结石的病例,超声检查可明确诊断,因此超声检查为胆囊结石的最佳诊断方法。

（二）急性胆囊炎

1.病理与临床表现

急性胆囊炎系常见的急腹症之一，多因结石阻塞、细菌感染、胰液反流等病因引起。炎症较轻时，仅胆囊壁因黏膜充血、水肿、渗出有不同程度增厚，胆囊稍肿大。炎症严重时，累及胆囊壁全层，形成化脓性胆囊炎，胆囊壁明显增厚和胆囊肿大，并有脓液渗出。更严重者，可致壁坏死、穿孔，胆汁流入腹腔，形成膈下脓肿和胆汁性腹膜炎。

急性胆囊炎的临床症状因病情轻重可有不同，轻者可有右上腹疼痛、低热及消化不良。重症者则有右上腹绞痛、寒战、高热、恶心、呕吐，个别病例可有腹膜刺激症状。

2.超声诊断

（1）胆囊肿大，尤以横径增大明显，横径≥3.5cm，胆囊边缘轮廓模糊。

（2）胆囊壁弥漫增厚＞4mm，毛糙，呈"双边影"。

（3）胆囊无回声区内可出现稀疏或密集的细小或粗大斑点状、云絮状回声，后方无声影，为炎性物质所致。

（4）由结石阻塞引起的急性胆囊炎，可在胆囊颈部见到结石强回声及声影。

（5）胆囊穿孔时可见胆囊壁连续中断，胆囊有所缩小，胆囊周围有不规则无回声区。

（6）超声墨菲征阳性：探头探触胆囊区时有明显触痛。

3.鉴别诊断

急性胆囊炎引起的胆囊壁增厚应与急性肝炎、肝硬化、低蛋白血症、心力衰竭、肾病等引起的胆囊壁增厚或呈"双边影"进行鉴别，后者这些疾病均有相应的临床表现及实验室检查异常结果，可与之鉴别。

胆囊腔内胆汁淤积的细小光点群也可与胆囊内炎性沉积物相鉴别。前者多见于长期禁食、胆道梗阻的患者，胆囊区无疼痛病史，超声墨菲征阴性可予以鉴别。

4.超声的临床价值

超声可清晰地显示胆囊的大小、壁的炎性增厚、胆囊腔内积脓及有无并发症发生，对急性胆囊炎的诊断准确性高，且迅速方便，为临床治疗方案提供了可靠依据，在治疗中还可进行随访观察。

（三）慢性胆囊炎

1.病理与临床表现

慢性胆囊炎可由急性炎症反复发作迁延而来，常伴有结石存在，胆囊壁因纤维组织增生和炎症细胞浸润而增厚，肌肉纤维萎缩，使胆囊收缩功能减退。大部分病例胆囊有增大，少数病例胆囊缩小、变硬，囊腔变窄。

慢性胆囊炎临床表现多不典型，可有腹胀、厌油等消化不良症状。

2.超声诊断

（1）轻型慢性胆囊炎，胆囊大小可正常，仅胆囊壁稍增厚（＞4mm）。

（2）慢性胆囊炎胆囊多肿大，囊壁呈均匀性增厚的强回声。若与周围粘连，边缘轮廓模糊不清。

（3）胆囊无回声区内可出现中等或较弱的沉积性团块回声，随体位改变而缓慢移动和变形，后方无声影。

(4)慢性胆囊炎后期胆囊可萎缩,胆囊缩小,囊腔变窄,壁增厚,回声强,边界模糊不清。如合并有结石,可以出现囊壁—结石—声影"三合征"(WES征)。

(5)胆囊收缩功能减弱或丧失。

3.鉴别诊断

(1)慢性胆囊炎囊壁增厚应与厚壁型胆囊癌相鉴别。后者增厚的胆囊壁厚薄不均,内壁线多不规则。

(2)胆囊萎缩形成的强光团及WES征时应与肠气回声相鉴别。后者随肠蠕动可变化,且声影浑浊。

4.超声的临床价值

典型的慢性胆囊炎具有特征性的超声表现,但需要注意鉴别胆囊肿瘤性病变;询问病史和实验室检查有助于作出正确诊断。

(四)胆囊腺瘤

1.病理与临床表现

胆囊腺瘤是最常见的胆囊良性肿瘤,发生于腺上皮,病理上分为单纯性和乳头状腺瘤。体积较小。

一般无临床症状,若迅速增大,可有恶变倾向。

2.超声诊断

(1)腺瘤呈乳头状或圆球状高回声或中等回声结节,自胆囊壁向腔内突起。

(2)后方无声影不随体位改变而移动。

(3)多数大小为10~15mm,基底较宽,偶见有蒂,多为单发。

(4)好发于胆囊颈部或底部。

(5)CDFI:肿瘤内有时可见星点状彩色血流显示。

(6)超声造影:肿瘤内可见造影剂进入。

3.鉴别诊断

体积较小的胆囊腺瘤要与息肉和局限性的胆囊腺肌症进行鉴别。体积较大的胆囊腺瘤要与胆囊癌进行鉴别。

4.超声的临床价值

胆囊腺瘤具有恶变的风险,一旦超声确诊,应建议患者手术治疗。

(五)胆囊癌

1.病理与临床表现

胆囊癌以腺癌最常见,鳞癌少见,腺癌约占80%,病理上可分为浸润型和乳头型两种,大多数为浸润型,早期胆囊壁呈局限性浸润,晚期胆囊壁呈弥散性浸润增厚。乳头癌较少见,癌肿突入腔内,可单发或多发,到后期癌肿充满整个胆囊腔,胆囊癌晚期常可转移到肝脏和肝门部、胆囊周围的淋巴结。胆囊癌患者常合并有胆囊结石与胆囊慢性炎症。

临床上早期无特殊症状,晚期可出现腹痛、消瘦、食欲缺乏、黄疸,右上腹包块和腹水。

2.超声诊断

根据癌肿生长类型及进展程度不同,声像图可分为5型。

(1)小结节型:癌肿呈乳头状结节突入腔内,表面不平整,基底部较宽,直径小于2.5cm,好发于胆囊颈部。CDFI:肿瘤内或基底部可见星点状彩色动脉血流信号。此型为胆囊癌的早期表现。

（2）蕈伞状型:胆囊癌呈弱回声或中等回声,形似蕈伞状肿块,突入胆囊腔内,基底宽,可单发,也可多发,融合成不规则团块。

（3）厚壁型:胆囊壁受肿瘤浸润,呈局限性或弥散性不均匀增厚,以颈部或体部更显著。内壁线不规则,胆囊腔狭窄、变形。

（4）混合型:此型较多见,其声像图表现为蕈伞状型加厚壁型的表现。

（5）实块型:正常胆囊无回声区消失,整个胆囊为一实性肿块取代,边缘不规则,轮廓欠清晰,内部回声强弱不均,大部分肿块内伴有结石强光团及声影。如肿瘤浸润肝,胆囊与肝无明显分界,并可见到肝实质内浸润病灶,如转移到肝门及胆囊周围淋巴结时,可形成多个低回声结节。实块型为胆囊癌晚期表现。

CDFI常显示胆囊癌肿内有丰富的彩色血流信号,呈高速低阻的动脉频谱,RI多小于0.40。

超声造影胆囊癌动脉期可见造影剂填充,呈高增强（高于肝）,静脉期低增强（低于肝）。

3.鉴别诊断

（1）小结节型及蕈伞状型胆囊癌应与胆囊息肉、胆囊腺瘤相鉴别,后者一般体积较小,常小于1.5cm,且基底部较窄。

（2）厚壁型胆囊癌应与慢性胆囊炎及胆囊腺肌增生病相鉴别,慢性胆囊炎胆囊壁均匀增厚,回声较强,内膜较光整,可与之鉴别。胆囊腺肌增生病增厚的胆囊壁内可见罗—阿窦的小类圆形无回声区及伴有"彗星尾征"的小强光斑回声。

（3）胆囊癌实块型应与胆囊淤积稠厚的胆汁、脓液或血凝块、泥沙样沉积物相鉴别,后者胆囊轮廓是清晰的,壁的连续性未遭破坏。肝脏及胆囊周围淋巴结无转移。超声造影可提供明确的鉴别诊断信息,并可判断是否侵犯肝脏及侵犯程度。

4.超声的临床价值

超声检查根据胆囊内肿瘤的大小、形态、基底宽窄、有无高速低阻的动脉血流信号,对胆囊良、恶性肿瘤的鉴别诊断有很重要的作用,对恶性肿瘤根据声像图可做出早、晚期的判断,有助于临床治疗方案的选择。

二、胆管结石

（一）肝内胆管结石

1.病理与临床表现

肝内胆管结石在我国发病率较高,多为胆色素混合结石,常多发,形态不整,大小不等。好发部位是左、右肝管汇合部和左肝管。其病理变化主要是肝胆管的梗阻、炎症和不同程度的肝实质损害,肝胆管炎是最基本的病理改变。

肝内胆管结石好发于中、青年,一般无明显症状,有时感觉上腹部不适、腹部胀满等消化不良症状。急性发作时表现为寒战、高热、全身感染等,病程晚期有轻度黄疸。

2.超声表现

（1）沿肝内胆管走行分布的强回声,形态稳定,呈条索状、斑片状的强回声后方伴声影,形态不规则(图 6-5-1)。

(2)结石常多发、堆积。

(3)结石远端的肝内胆管多有不同程度的扩张,与伴行门静脉形成"平行管征"。

(4)可伴有相应肝段、肝叶的萎缩,导致肝脏形态不规则。

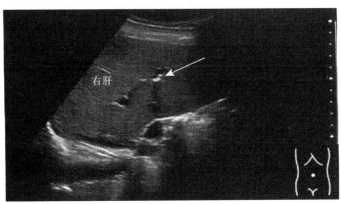

图 6-5-1　肝内胆管结石(箭头)声像图

3.鉴别诊断

(1)与肝内钙化灶相鉴别:钙化灶常见于肝周边区域或肝静脉旁,不与肝门静脉伴行,不伴远端肝内胆管扩张。但发生于胆管壁或其周围肝实质的钙化灶则较难与肝内胆管结石相鉴别。

(2)与肝内胆管积气相鉴别:肝内胆管积气表现为沿肝内胆管分布的高回声,后伴"彗星尾征",位置随体位改变向上方移动,胆管扩张不明显,多有胆道手术史。

(3)与肝圆韧带横断面相鉴别:肝圆韧带表现为肝左叶的高回声,后常伴声影,纵切面则与门静脉左支矢状部延续,并向腹壁方向延伸出肝。

4.超声的临床价值

超声检查通过肝脏作为透声窗,能清晰显示肝内胆管结石,并通过观察其与门静脉的关系、结石以上的胆管扩张情况等,一般可明确诊断。

(二)肝外胆管结石

1.病理与临床表现

肝外胆管结石在我国发病率较高,约占胆石症的 85%,以原发性胆总管结石多见,其在肝外胆管内形成或来源于肝内胆管结石。其特点为胆管梗阻和感染,胆管壁充血、水肿、增生和纤维化,导致管壁增厚。

肝外胆管结石多见于壮年和老年,多有长期反复发作的胆系感染等病史。临床表现与结石阻塞的部位、梗阻程度和感染轻重有关。典型症状是间歇发作的上腹痛、恶寒、黄疸、恶心、呕吐等。急性发作时表现为腹痛、高热、寒战及黄疸。重症病例全身情况恶化,甚至危及生命。

2.超声表现

(1)肝外胆管内可见强回声(图 6-5-2),后方伴声影,胆总管下段结石由于位置较深且受肠道及气体影响,往往表现为稍高回声甚至等回声,后方有弱声影。

(2)结石与胆管壁界限清晰,部分结石可在胆管内移动。

(3)结石梗阻部位以上胆管及肝内胆管扩张,有时可见胆管内胆泥回声。

（4）根据梗阻部位或程度不同，胆囊体积可增大、缩小或在正常范围，胆囊内可有胆泥回声。

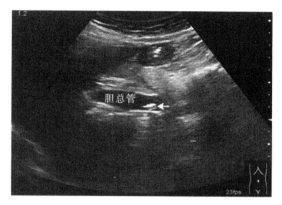

图 6-5-2　胆总管结石（箭头）声像图

3.鉴别诊断

鉴别肝内或肝外梗阻的关键在于肝内胆管是否扩张，一般认为结石性胆道疾病患者的肝内胆管扩张程度轻，肿瘤性胆道疾患则扩张较明显。除鉴别肝内、外梗阻外，尚需确定梗阻部位，如胆总管全段均扩张，病变多在壶腹部及胰头部，此时一定要探测胰腺。

（1）壶腹部占位性病变胆管壁无明显分界，后无声影。

（2）可运用彩色多普勒对扩张胆管及血管进行鉴别。

（3）肝外胆管内径个体差异较大，故在轻度扩张时应结合其症状、有无黄疸及其他检查情况来下结论，可行脂肪餐试验或静脉注射缩胆囊素鉴别。

4.超声的临床价值

受胃肠内气体的干扰，常规超声诊断肝外胆管结石，尤其是胆总管下段结石，较胆囊结石、肝内胆管结石困难。采用胸膝位、探头加压扫查、脂肪餐试验，配合检查前胃肠道准备等方法，可提高肝外胆管结石的检出率。

三、胆道蛔虫病

1.病理与临床表现

蛔虫一般寄生在小肠中，常导致肠道病变。另外，由于蛔虫有钻孔的特性，蛔虫逆行，经奥迪括约肌钻入胆道，以肝外胆管多见，也可钻入肝内胆管，个别钻入胆囊。其引起的主要病变是化脓性胆管炎、胆道出血、败血症等。

本病多发生在学龄儿童，常有排蛔虫甚至呕吐蛔虫的病史。患者突然发病，剑突下偏右侧阵发性"钻顶样"剧烈疼痛，向右肩放射。恶心、呕吐，可发生寒战、高热等胆道感染症状。查体：剑突下偏右侧深压痛，无反跳痛，无腹肌紧张。疼痛剧烈而体征轻微是本病的特点。

2.超声表现

（1）蛔虫所在的胆管呈不同程度的扩张。

（2）扩张的胆管内有数毫米宽的双线状平行高回声带（图 6-5-3），虫体内呈无回声，前端圆钝，边界清晰、光滑，中间的无回声是蛔虫的假体腔。活体蛔虫在胆管内蠕动是确诊的特异性表现。蛔虫死后，其间的无回声带逐渐变得模糊甚至消失。

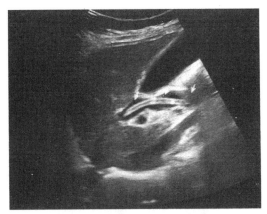

图 6-5-3　胆道蛔虫(箭头)声像图

(3)胆囊蛔虫病,在胆囊内呈双线平行高回声带,多为弧线或卷曲状。

3.鉴别诊断

胆道蛔虫病需与穿行于门静脉和胆总管之间的肝固有动脉、胆囊管、胆管内引流管或内支架等相鉴别。结合临床特点及典型声像表现诊断不难。

4.超声的临床价值

二维超声可通过扩张的胆管清晰地显示蛔虫特征性的声像图——"平行双线状"的高回声带,实时超声探测可见活体在胆管内蠕动,具有诊断意义。检查方便,准确率高。

四、胆管癌

1.病理与临床表现

胆管癌好发于肝门部左、右肝管汇合处、胆囊管与肝总管汇合处以及壶腹部,以腺癌多见。腺癌分乳头状腺癌与黏液腺癌。胆管因癌细胞的浸润而变硬、增厚,或呈乳头状突入管腔,导致胆管腔狭窄或堵塞。

胆管癌的临床表现与肿块的部位及病程长短有密切关系。主要表现为阻塞性黄疸合并进行性加重,可有上腹痛、发热、乏力、体重减轻等症状。

2.超声表现

(1)胆管内乳头状或结节样低至高回声,与胆管壁分界不清晰(图 6-5-4),CDFI 部分癌肿内可显示血流信号。

(2)梗阻部位以上胆管扩张,根据梗阻位置不同,胆囊可增大或萎缩。

(3)肝门部胆管细胞癌癌肿多显示不清,但肝门部回声紊乱,左、右叶肝内胆管于肝门部被截断。

(4)相邻门静脉受压变窄,受侵犯时门静脉管壁显示不清。

(5)肝门区、胰头周围可见肿大淋巴结回声,肝内转移时可见转移灶。

3.鉴别诊断

(1)引起胆管扩张的非肿瘤性病变,如低回声结石或胆泥,鉴别时注意观察病变与胆管壁是否分界清晰,超声造影有助于鉴别诊断。

(2)原发性肝癌侵犯胆管引起癌栓,由于存在原发癌灶,鉴别并不困难。

（3）胰头癌压迫胆总管下段时,可引起远端胆管扩张,由上段向下追踪胆总管,可发现胆总管下段逐渐狭窄、闭塞。

（4）壶腹部癌与胆管下段癌不易鉴别,需借助十二指肠镜、超声内镜等协助诊断。

4.超声的临床价值

二维超声能显示胆管走行、有无扩张或狭窄,准确判断胆管内肿块的形态、大小、回声等,对于胆道梗阻性病变的诊断、鉴别诊断以及梗阻部位的确定均具有重要的临床价值。超声引导下经皮肝穿刺、逆行胰胆管造影、胆道造影有助于诊断胆管癌。

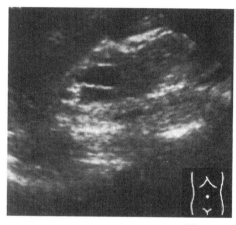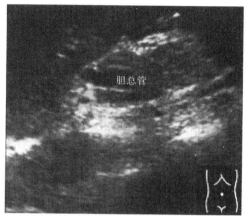

图 6-5-4　胆管癌声像图

（安艳荣）

第六节　胰腺疾病

一、急性胰腺炎

（一）病理与临床表现

急性胰腺炎是一种常见急腹症,病理分为急性水肿型(轻型)胰腺炎和急性出血坏死型(重型)胰腺炎两种。轻型主要变化为胰腺局限或弥散性水肿,肿大变硬,表面充血,包膜张力增高。重型者变化为高度充血水肿,呈深红、紫黑色。镜下见胰组织结构破坏,有大片出血坏死灶、大量炎细胞浸润。晚期坏死胰腺组织可合并感染,形成胰腺脓肿。两型间无根本差异,仅代表不同的病理阶段。

急性胰腺炎多数为突然发病,表现为剧烈的上腹痛,并多向肩背部放射,同时伴有恶心、呕吐、发热、黄疸等,实验室检查血清、尿液或腹腔穿刺液胰腺淀粉酶含量增加。

（二）超声表现

（1）胰腺体积弥散性肿大,以胰头、胰尾部明显,也可局部明显肿大。

（2）轻型者胰腺形态只是略显饱满,重型者胰腺形态变化显著,形态不规则,甚至呈球形,胰腺与周围组织分界不清。

（3）肿大的胰腺回声明显减低,后方回声增强。急性水肿型胰腺实质回声尚均一,出血坏死型内部回声不均,呈混合高回声,可有液化无回声及钙化强回声。

（4）慢性胰腺炎急性发作时,胰腺呈不规则肿大,回声不均匀增强。

（5）胰管内径轻度扩张或正常,存在胰液外漏时胰管扩张可减轻。

（6）胰腺周围、小网膜囊及各间膜腔积液。

（7）胰腺周围出现假性囊肿。

（8）胰腺内脓肿形成时胰腺结构不清晰,胰腺内呈不均匀混合回声。

（9）下腔静脉、肠系膜上静脉及脾静脉受压,管腔变形。

（10）彩色多普勒超声更难显示胰腺内血流,出血坏死区及脓肿形成区血流信号完全消失。

（11）超声造影:①水肿型强化均匀,包膜完整,边界清晰;②出血坏死型强化不均匀,坏死区不增强,胰腺形态失常,边界不清,包膜不完整,胰周可见假性囊肿形成的不规则的不强化区。

（三）鉴别诊断

急性胰腺炎需与胰腺癌相鉴别。局限性增大的急性胰腺炎与胰腺癌声像图均可表现为低回声,但前者胰腺形态饱满、肿胀,边缘规则,探头按压上腹部疼痛明显,动态观察其大小、回声,短期内可有变化;后者边缘不规则,向外突起或向周围浸润。有时两者鉴别困难,需结合临床资料及实验室检查和病理才能鉴别。

（四）超声的临床价值

急性胰腺炎急性期超声检查可明确诊断,评估胰腺肿胀程度,发现并发症,为临床选择治疗方案提供可靠信息,但易受急性胰腺炎后麻痹性肠梗阻胃肠胀气的影响,部分患者检查受限。

二、慢性胰腺炎

（一）病理与临床表现

慢性胰腺炎是由于各种因素造成的胰腺组织和功能的持续性损害。胰腺出现不同程度的腺泡和胰岛组织萎缩,胰管变形,胰腺实质纤维化、钙化及假性囊肿形成,导致不同程度的胰腺内、外分泌功能障碍,临床上主要表现为腹痛、腹泻或脂肪泻,消瘦及营养不良等胰腺功能不全的症候。

（二）超声表现

（1）胰腺体积正常或不同程度萎缩。

（2）胰腺实质局灶性或弥散性回声增粗、增强,并可见钙化灶。

（3）胰腺形态不规则,边缘不整齐。

（4）胰腺导管不同程度扩张,呈串珠状。

（5）胰腺导管内结石,可单发或多发。

（6）胰周可见假性囊肿形成。

（7）可合并门静脉和(或)脾静脉栓塞。

（8）胆囊或胆管内可见结石,胆结石和胆管炎与慢性胰腺炎共存或互为因果。

（三）鉴别诊断

（1）慢性胰腺炎与正常老年胰腺鉴别:后者回声均匀性增强,体积小,但并无胰腺钙化和胰管结石等。

(2)慢性胰腺炎与胰腺癌鉴别:慢性胰腺炎局限性肿块和胰腺癌肿块声像图很相似,但癌性肿块致局部形态明显失常,内为低回声,边界不清晰,胰管扩张均匀,管壁光滑,可见截断征象,肿块内无胰管回声,肿块周围可见淋巴结转移。慢性胰腺炎肿块多为高回声,急性发作为低回声,胰管扩张不均匀,呈串珠状,无胰管中断征象,肿块周围无淋巴结转移。

(四)超声的临床价值

超声可直接显示胰腺,根据胰腺内钙化和胰管内结石等典型声像图确诊本病,但诊断准确性小于 CT 和 MRI,对于多数不典型的患者,需结合病史和临床检验结果。

三、胰腺癌

(一)病理与临床表现

胰腺癌是胰腺最常见的恶性肿瘤,分为胰腺导管腺癌和腺泡细胞癌,以前者最常见,起源于导管上皮。胰腺癌可发生在胰腺的任何部位,但胰头癌发病率最高。

胰腺癌临床表现的严重程度主要与癌肿发生的部位、病程长短以及肿瘤生长速度有关。早期症状常不典型,后续可出现的典型症状有黄疸、腹痛、腰背痛、发热、进行性乏力、消瘦、体重减轻等。胰头癌由于较易出现梗阻症状,常能较早发现,而胰体、尾部癌的症状较胰头癌更隐匿。胰腺癌的转移途径主要是直接浸润,另外由于胰腺癌的淋巴及血供丰富,也常发生淋巴转移,其次为血行转移和沿神经鞘蔓延。

(二)超声表现

1.二维超声

(1)直接征象。

1)大小和形态:胰腺癌较小时多无形态学改变,典型表现为胰腺局限性肿大,呈结节状、团块状、分叶状或不规则状,轮廓及边界不清,呈蟹足样向周围浸润生长;弥漫性胰腺癌表现为胰腺弥漫性增大,形态失常。

2)回声:癌肿内部多数呈低回声,也可表现为高回声和混合回声(图 6-6-1A),其内部回声和癌肿的大小有关,癌肿较小时多呈低回声,后方回声无明显变化;癌肿较大时可有多种回声表现,后方回声衰减;当癌肿内出现液化时或黏液腺癌,后方回声可增强。

3)胰管改变:胰头癌常压迫或浸润主胰管,癌肿处胰管被截断或堵塞,近段胰管呈均匀性或串珠样扩张、迂曲(图 6-6-1B);癌肿也可沿胰管浸润、蔓延,引起胰管闭塞而不显示。

(2)间接征象。

1)胆道系统扩张:胰头癌压迫或侵犯胆总管,引起梗阻部位以上的胆道系统扩张,由于胆道梗阻后胆道系统扩张的出现要早于黄疸,因此有助于胰头癌的早期诊断。

2)胰腺周围脏器或血管受压:肿块较大时,可使周围脏器受压、移位。如胰头癌可引起下腔静脉移位、变形,胰体、胰尾癌可使左肾、胃、脾脏受压移位,其周围肠系膜上动脉和脾静脉受压移位、变形。

3)胰周脏器浸润、转移及淋巴结转移:胰腺癌可直接侵犯周围脏器,主要有十二指肠、胃后壁、脾、胆总管等;也较易出现淋巴系统转移,表现为淋巴结肿大,呈多发圆形或椭圆形低回声。

胰腺癌还可经血行转移,转移到肝者,在肝内出现高回声或低回声肿块(图6-6-2)。

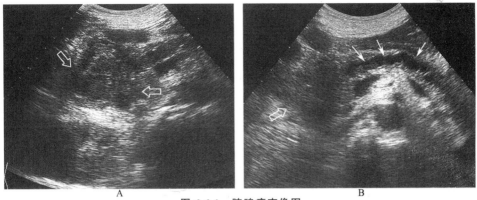

图6-6-1　胰腺癌声像图

注　A.胰头部癌肿(空箭头),形态不规则,边界不清,内部呈低回声;B.癌肿(空箭头)引起的主胰管扩张(箭头)。

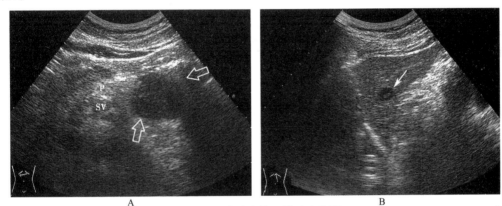

图6-6-2　胰腺癌伴肝转移声像图

注　A.胰体部低回声肿块(空箭头);B.肝左叶转移灶(箭头)。SV:脾静脉;P:胰腺。

4)腹腔积液:胰腺癌晚期部分患者可出现腹腔积液。

2.彩色多普勒血流成像

多数胰腺癌癌肿本身缺乏血供,表现为癌肿内无明显血流信号,如果肿瘤压迫周围血管,可显示绕行的环状血流。

3.超声造影

典型胰腺癌超声造影增强模式为动脉期肿块内低增强或肿块周边不均匀增强,内部有不规则的无增强区,造影开始增强时间晚于胰腺实质,而开始减退时间早于胰腺实质,呈"晚进快出"特点。

(三)鉴别诊断

1.胰岛素瘤

胰岛素瘤多发生于胰腺体、尾部,肿块体积较小,边缘多规则,一般不引起胰管或胆道的扩张。胰岛素瘤呈均匀的低回声或弱回声,并有低血糖症状;无功能性胰腺神经内分泌肿瘤常表现为高、低混合的不均质回声,也可因瘤体内出血、囊性变而出现无回声区,超声引导下经皮细针穿刺活检或内镜超声检查可以确诊。

2.慢性胰腺炎

胰腺癌应与慢性胰腺炎中的局限性炎性肿块相鉴别,二者声像图表现相似,前者边界不整,周围有浸润现象,胰腺其他部分正常,没有急性胰腺炎病史以及慢性胰腺炎反复发作史。超声造影可提供有价值的鉴别信息。

3.壶腹周围癌

壶腹周围癌在病灶较小时即可出现胆管扩张、黄疸等胆道梗阻症状,肿瘤发生在管腔内,血供较丰富,胰腺肿大不明显,以上特点可予以鉴别。

4.胰腺囊腺瘤和囊腺癌

胰腺囊腺瘤和囊腺癌病程进展缓慢,大多发生于胰腺体、尾部,声像图上多呈囊实性回声,实性部分内可见高回声乳头样结构,或呈蜂窝状改变,囊壁不规则增厚,后方回声增强,一般不引起胰管或胆道扩张及转移征象。超声引导下经皮细针穿刺细胞学或组织学检查、CT 和血管造影检查可明确诊断。

5.其他引起梗阻性黄疸的疾病

其他引起梗阻性黄疸的疾病还有胆总管结石等,鉴别诊断要点见表 6-6-1。

表 6-6-1　常见的梗阻性黄疸鉴别诊断

鉴别要点	胆总管结石	胰头癌	壶腹周围癌
发病率	多见	不少见	少见
病程	长	短	短
黄疸	时轻时重	进行性加重	时轻时重
胆囊肿大	常可肿大	常可肿大	常可肿大
胰头肿大	无	有	无
主胰管扩张	少见	多见	多见
胆总管扩张	轻或中度多见	进行性加重多见	进行性加重多见
胰周血管受压推移现象	无	常见	有
邻近器官及淋巴结转移	无	出现早,可见	出现晚,可见

(四)超声的临床价值

胰腺癌的早期症状常缺乏特异性,就诊时多已属于晚期,超声对胰腺癌的早期诊断常有困难,此期应结合其他影像学检查,取长补短,以提高胰腺癌的诊断率。

(安艳荣)

第七节　脾脏疾病

一、先天性脾异常

(一)病理与临床表现

先天性脾异常与胚胎发育或先天性脾血管发育异常有关,较为少见。副脾是指存在于正常脾之外的与脾结构相似、功能相同的组织,国内文献报道其发生率为 $10\%\sim35\%$,发生位置频率依次为脾门、脾血管、胰尾腹膜后、沿胃大弯的大网膜、小肠结肠系膜、直肠子宫陷凹(Douglas 腔)、女性的左侧阔韧带和男性的左侧睾丸附近。

多无明显临床症状。

(二)超声表现

1.副脾

脾门或胰尾部单个或多个结节,界线清楚,有不完整包膜细光带回声。部分较大的副脾内可见有血管回声与脾相连。

2.异位脾

(1)罕见,脾区探不到脾脏回声。

(2)腹部其他部位探测与脾形态、轮廓、回声相同的肿块。彩色多普勒可通过显示肿块内血流确定脾门部位。

3.先天性脾缺如

脾区和腹部其他部位探测,均未显示脾图像。

4.先天性脾反位

与肝反位或其他内脏反位同时存在。在右季肋区显示脾声像图。

(三)鉴别诊断

副脾和异位脾除了常见部位之外,也可因外伤和手术种植于肠系膜、大网膜及盆腔甚至肾上腺区等,应注意与其他占位性病变相互鉴别。

(四)超声的临床价值

超声对于先天性脾异常具有较高的检出率,且简便、准确。

二、弥漫性脾大

(一)病理与临床表现

脾大的病因很多,常见病因如下。①感染性疾病和急性、亚急性感染性疾病,如传染性肝炎、细菌性心内膜炎、败血症、传染性单核细胞增多症、伤寒等;慢性感染,如慢性肝炎、粟粒性结核等。②淤血性疾病,如肝硬化继发门静脉高压、门静脉血栓形成、Budd-Chiari 综合征、脾静脉阻塞综合征和慢性心力衰竭。③血液病,如红细胞、淋巴细胞生成异常性疾病和骨髓增生性疾病。④先天性代谢性疾病,如戈谢病、糖原沉着病等。⑤自身免疫性疾病,如系统性红斑狼疮、结节性动脉周围炎等。⑥寄生虫性疾病,如疟疾、血吸虫病等。

弥漫性脾大常为全身性疾病的一部分,临床上主要表现为引起脾大疾病的相应症状以及由脾大压迫周围器官所致的左上腹部不适、食欲缺乏、腹胀和疼痛等。

(二)超声表现

1.超声对脾大指标的确定

(1)成年人:成年男性脾厚径＞4cm,成年女性脾厚径＞3.8cm;脾长径＞12cm,脾下缘超过肋缘线。弥漫性脾大的超声声像图见图 6-7-1。

（2）婴幼儿和儿童：脾长径超过正常相同年龄组上限值，或脾/左肾长径比值＞1.25。

2.超声对脾大程度的确定

（1）轻度脾大：仅表现为超声径线测值超过正常标准，脾形态无明显改变，仰卧位、平静呼吸时不超过肋缘线，深吸气时可达到肋缘下 2～3cm。

（2）中度脾大：脾各径线显著增加，脾失去正常形态，仰卧位、平静呼吸时在肋缘下可探到脾下缘，深吸气时超过 3cm，但未超过脐水平，脾静脉稍增宽。

（3）重度脾大：脾的体积进一步增大，明显失去正常形态，对邻近器官如肾产生压迫性移位、变形或伴有横膈明显抬高，脾前缘可超过左锁骨中线，甚至抵达腹正中线，脾下缘可超过脐水平线以至抵达盆腔，脾静脉明显增宽。

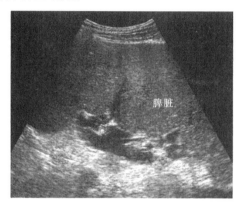

图 6-7-1　弥漫性脾大声像图

（三）鉴别诊断

1.与左肝巨大肿瘤鉴别

肿瘤可占据左季肋区，使脾发生移位，易与脾大相混淆，通过该肿块的回声与正常的脾可以鉴别。

2.与脾下垂和游走脾鉴别

脾下垂常合并其他内脏下垂，且多数脾下垂患者脾体积正常，这些都有助于鉴别。游走脾多位于左侧盆腹腔，其回声与脾相似，努力寻找脾门血管和脾切迹有助于鉴别。

（四）超声的临床价值

超声检查已成为影像学检查脾大的首选方法，有助于迅速诊断弥漫性脾大及其程度，与左上腹部其他肿物相鉴别。正常人脾的大小存在较大的差异，需要医师结合临床资料全面评估来决定。CDFI 对于门静脉高压和脾静脉阻塞综合征等血液循环所致的脾大，还可提供血流动力学和病理生理学的诊断信息。

三、脾肿瘤

（一）病理与临床表现

脾肿瘤比较罕见，有原发性（良性、恶性）和转移性两类。原发性良性脾肿瘤以血管瘤相对常见。原发性恶性肿瘤多为淋巴肉瘤。脾转移性肿瘤多来自消化道、胰腺、肺、乳房、卵巢等处。

脾脏良、恶性肿瘤早期多无症状，脾大或肿物较大时可致左上腹不适、隐痛等。恶性肿瘤晚期可出现全身乏力、倦怠、体重减轻、发热、贫血等恶病质症状。

(二)超声表现

1.脾血管瘤

(1)可单发，也可多发，二维超声图像显示脾内出现圆形或椭圆形的病变，通常边界清晰、规整，多为高回声型，也可呈低回声或混合回声，当瘤体内出现纤维化等改变时，其内回声分布稍欠均匀。

(2)彩色多普勒探测病变内外可见点状血流。

2.脾淋巴瘤

(1)非霍奇金淋巴瘤和霍奇金淋巴瘤患者可伴有弥漫性脾大，脾内局限性病变，多由非霍奇金淋巴瘤引起，结节一般呈圆形或椭圆形，边界较清晰，按照病变大小可分为：小结节型，直径＜1cm；大结节型，直径1～3cm；大块型，直径＞3cm。

(2)彩色多普勒检查可见瘤体及周边显示彩色血流，并可测及高速高阻动脉血流频谱，超声造影表现为"快进快退"。

3.脾转移性肿瘤

(1)脾转移性肿瘤的声像图表现与原发肿瘤病理组织结构有关，多为低回声，部分呈高回声及混合回声，内部回声分布不均，边界清晰，少数可出现周围晕环，病变常多发，病灶增大，可相互融合成团块状。

(2)彩色多普勒多不能显示瘤体内的彩色血流，个别可在周边显示高阻动脉血流，超声造影与淋巴瘤相似。

(三)鉴别诊断

脾肿瘤需与脾梗死、脾血肿、脾脓肿、脾结核等局灶性病变相鉴别。超声造影和增强CT有助于鉴别诊断。鉴别诊断有困难时，超声引导下细针组织学活检常能明确诊断。

(四)超声的临床价值

超声检查能早期发现脾肿瘤，对脾囊实性病变的鉴别具有很高的准确性，对肿瘤的定性诊断存在着一定的困难。CDFI虽能反映脾肿瘤的血供情况，但对脾肿瘤的定性诊断也同样存在局限性。

四、脾外伤

(一)病理与临床表现

在腹部闭合性损伤中，脾破裂居于首位。可分为自发性和外伤性两种，自发性脾破裂多见于血友病、白血病性巨脾患者；外伤性脾破裂为常见腹部损伤之一。根据损伤的范围和程度，脾破裂可分为3种类型：真性脾破裂、脾实质破裂与包膜破裂，可引起不同程度的出血，即脾周围血肿或游离性腹腔内出血,大量时可导致失血性休克。中央型脾破裂,脾包膜完整,破裂发生在脾实质内,易形成小血肿或较大血肿,导致脾在短期内不同程度的增大;包膜下脾破裂,脾包膜完整,血液积聚在包膜下,引起包膜下血肿。

脾破裂的临床表现与破裂类型、失血量和速度有关。患者可出现不同程度的腹痛、左肩胛牵涉痛、左上腹压痛和腹肌紧张、贫血貌、心率加快、移动性浊音阳性,甚至休克等症状,脾破裂需要及时诊断和抢救,危重患者短时间内可因失血过多而死亡。

(二)超声表现

1.中央型脾破裂

脾轮廓有不同程度的增大,包膜光滑、完整,实质回声不均匀,可见片状或团块状回声增强或强弱不均回声(图 6-7-2A),代表新鲜出血或血肿。

2.包膜下脾破裂

脾有不同程度的增大,包膜完整,包膜下血肿部位可见局限性无回声区(图 6-7-2B),多数呈梭形或不规则形,其内可见细小点状回声,血肿通常位于脾的膈面或外侧,当血肿较大或内部压力较高时,脾实质可受压出现凹状压痕。

3.真性脾破裂

脾包膜的连续性中断,常可见脾实质出现裂口与裂隙,甚至大部分断裂,局部回声模糊,脾周围出现低回声或无回声的周围积液征象(图 6-7-2C),适当加压扫查可见积液宽度发生改变,这是脾周围血肿的表现,为真性脾破裂的重要间接征象。腹膜腔游离积液及活动性出血征象,系真性脾破裂的又一重要的继发性征象,急性脾破裂应当动态观察出血量变化,若在最初几小时内出血量明显增多,提示活动性出血。

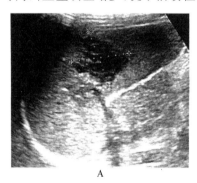 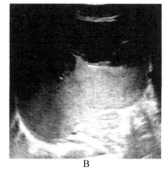 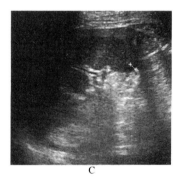

A   B   C

图 6-7-2　脾破裂声像图

注　A.中央型脾破裂;B.包膜下脾破裂;C.真性脾破裂(测量标志所示为脾周积液)。

(三)鉴别诊断

1.与脾囊肿性疾病鉴别

脾囊肿表现为实质内出现圆形或椭圆形无回声区,边缘清晰,后方回声增强,结合有无外伤病史和其他临床资料,认真进行图像分析,不难进行鉴别。

2.与脾先天性畸形鉴别

脾分叶畸形可见深陷的脾切迹表现为自脾表面向内延伸的裂缝状回声带,脾呈分叶状,内部回声正常,需结合有无外伤病史和其他临床资料加以鉴别。

3.与少量腹水鉴别

脾破裂有相应部位的外伤史,短期内连续观察有量的变化,脾破裂出血的无回声区内有点状弱回声。

(四)超声的临床价值

常规超声检查有助于脾外伤的诊断并确定其类型,然而超声诊断急性脾破裂的敏感性和准确性有较大的局限性,难以判断急性损伤的类型,漏诊率较高,不及增强 CT 和超声造影,但是,超声特别有助于急性脾破裂合并腹膜腔出血的迅速诊断和果断处理。

(安艳荣)

第八节　胃肠道疾病

一、胃息肉

(一)病理与临床表现

广义的胃息肉是指黏膜层隆起于胃腔内的一大类病变,包括腺息肉、增生性息肉、腺瘤、间质源性的肿瘤及错构瘤等。患者多无明显临床症状,常在体检时通过内镜检查或者超声检查后发现,属于癌前病变,一般需要在内镜下切除。其中检出率较高的是腺息肉和增生性息肉。腺息肉又被称为腺瘤性息肉,由深部泌酸腺体增生、扩张形成,好发于胃底部,更多见于女性,胃幽门螺杆菌感染检查结果往往为阴性;增生性息肉好发于胃窦部,更多见于男性,胃幽门螺杆菌感染检查结果常为阳性。

(二)超声表现

胃息肉来源于胃黏膜层,为局限性病变,超声检查可见胃黏膜层的局限性隆起的低回声病变(图 6-8-1),直径多<1cm,多呈卵圆形,基底部窄或者无蒂。

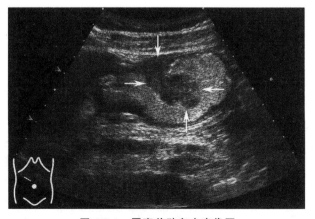

图 6-8-1　胃窦前壁息肉声像图

注　箭头示分叶状低回声肿块。

胃腺息肉 40％位于胃底,多为单发,形态规则;胃增生性息肉多见于胃窦,一般为多发,也可单发。

(三)鉴别诊断

胃息肉需要与早期胃癌、胃错构瘤及其他胃隆起性病变进行鉴别。超声观察到病变位于黏膜层,确诊依赖活检结果。双重超声造影可提高病变与周围结构的对比,将病变的边界显示更清楚。

(四)超声的临床价值

在空腹状态下,胃息肉通常无法通过超声检查发现。口服腔内超声成像剂后,超声可以发现大多数的胃息肉,并可观察息肉形态、与胃壁层次的关系,提供鉴别诊断相关的重要信息,但是其病理性质还是需要通过胃镜下活检确定。

二、胃癌

(一)病理与临床表现

胃癌是源自胃黏膜上皮细胞的恶性肿瘤,约占胃恶性肿瘤的 95％。早期无明显症状,当形成溃疡或梗阻时才出现明显症状。临床表现为无节律性上腹痛、恶心、呕吐、消瘦、黑便、乏力、食欲减退等;晚期胃癌可触及腹部肿块,出现腹腔积液、淋巴结转移、恶病质等。胃癌的组织学分类有腺癌、黏液腺癌、印戒细胞癌、低分化癌、未分化癌。根据肿瘤的浸润深度,可以将胃癌分为早期胃癌和进展期胃癌。

1.早期胃癌

癌组织限于黏膜层和黏膜下层,无论有否淋巴结转移,都称为早期胃癌。其大体分型简化为 3 型:隆起型、平坦型、凹陷型。

2.进展期胃癌

癌组织浸润达肌层或浆膜层称为进展期胃癌,也称为中、晚期胃癌,一般把癌组织浸润肌层称为中期胃癌,超出肌层称为晚期胃癌。大体分为结节蕈伞型、盘状蕈伞型、局部溃疡型、浸润溃疡型、局部浸润型、弥漫浸润型等。

(二)超声表现

1.二维超声

在未服用超声成像剂时,胃癌致胃壁增厚,二维超声可呈"假肾征"或"靶环征",充盈胃腔后,肿瘤的轮廓显示更清楚。

(1)早期胃癌:胃壁局限性低回声隆起或增厚,病变形态不一,边界不清,一般起始于黏膜层。当侵犯黏膜下层时,局部回声可出现中断现象。病变黏膜面也可呈小火山口样征象。依据早期胃癌的大体分型,超声也可分为隆起型、平坦型和凹陷型。

(2)进展期胃癌:胃壁异常增厚、隆起,形态不规则,内部回声较低、不均匀。胃壁层次破坏,病变通常侵犯肌层或浆膜层,胃壁结构紊乱或中断。侵犯浆膜时,浆膜面的回声线不完整。通常胃壁隆起的范围大于 5.0cm,厚度大于 1.5cm,黏膜面可以凹凸不平(图 6-8-2)。

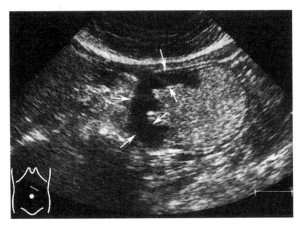

图 6-8-2　胃体小弯浸润型胃癌

注　箭头示胃壁不均匀增厚,呈低回声,病变表面凹凸不平。

2.彩色多普勒血流成像

增厚的胃壁内显示彩色血流信号较丰富。

3.胃双重超声造影

对于常规超声检查无法发现的小胃癌病灶,双重超声造影有利于观察肿瘤病灶与周围胃壁的灌注差异,更好地衬托肿瘤的轮廓,更清楚地显示其浸润范围(图 6-8-3)。胃周结构在双重造影时也能够得到更好的显示。

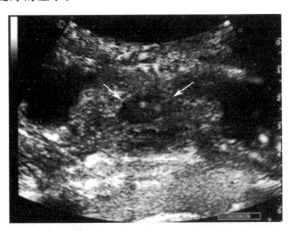

图 6-8-3　胃癌双重超声造影

注　显示肿瘤血流灌注,肿瘤中央溃疡呈"火山口样"改变(箭头)。

4.胃癌转移征象

(1)淋巴结转移:显示胃旁或周围出现单个、多个或融合的肿大淋巴结。

(2)直接扩散:病灶蔓延浸润到肝、胰腺、网膜和腹壁,声像图显示胃壁浆膜回声线中断,病灶与邻近器官分界模糊、粘连,伴局部出现边界不清的肿块等。

(3)远处转移:可经门静脉转移到肝脏,也可转移至肺、骨、脑等处。肝转移常呈多发性,典型声像图呈高回声或低回声,周边伴细薄晕环。

(4)种植性转移:声像图显示腹膜结节、卵巢肿物、腹腔积液等。

（三）鉴别诊断

早期胃癌超声检查应特别注意黏膜层的不匀称性增厚,通常要与胃炎症性病变和活动性胃溃疡引起的胃壁水肿、增厚相鉴别。

进展期胃癌有时需要与胃溃疡进行鉴别。胃溃疡时黏膜受损并累及黏膜肌层,其黏膜面凹陷部位形态尚规整,边缘对称,与胃癌引起的溃疡相比,其面积较小,胃壁的增厚不明显。对溃疡凹陷深大、形态不规则、周围胃壁僵硬、隆起高低不对称、周围胃壁层次破坏明显的病例,需要高度怀疑恶性病变,应建议患者尽早行胃镜下活检。另外,肿块型胃癌须与息肉、胃间质瘤等相鉴别。

（四）超声的临床价值

典型胃癌由于胃壁增厚伴破坏后层次不清,超声诊断不难,且可判断肿瘤的浸润深度、有无转移病灶等。但部分非典型表现的溃疡型胃癌易与活动性溃疡混淆;肿块型胃癌有时不易与息肉、胃间质瘤等相鉴别,最终确诊需要依赖胃镜活检。

三、肠梗阻

（一）病理与临床表现

肠梗阻主要指肠管内容物的下行发生了急性通过障碍,病因常见有肿瘤、炎症或术后粘连、肠套叠等,此类病因造成的肠梗阻称为机械性肠梗阻;麻痹性肠梗阻常由手术麻醉等引起。

以腹部阵发性绞痛、腹胀、呕吐、肠鸣音亢进为主,严重者可发生水、电解质紊乱和休克,完全性梗阻时患者无排便、排气。

（二）超声表现

(1)肠管扩张的范围取决于梗阻部位的高低,扩张的肠管内积液及肠内容物常表现为无回声暗区,其内可见点、条状强回声。

(2)肠壁黏膜皱襞水肿、增厚,部分呈"鱼背骨刺状"排列(图 6-8-4)。

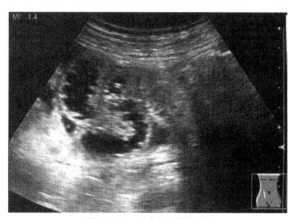

图 6-8-4　肠梗阻声像图

注　肠管扩张,肠壁黏膜水肿、增厚,肠壁和环状襞重度增厚,临近有积液(星号)。

(3)机械性肠梗阻时可见肠蠕动明显增强,肠内容物随蠕动来回漂移。

（4）肠道肿瘤引起肠梗阻,此时可发现实质性低回声包块,呈"靶环征"或"假肾征"。

（三）鉴别诊断

机械性肠梗阻有典型超声表现,诊断不难,重要的是寻找梗阻病因。对于肿瘤导致的肠梗阻,大部分患者通过超声检查能找到肿块,初步判断肿瘤的部位。肠梗阻扫查时根据肠管体表投影可初步判断梗阻部位。肠管高度积气,超声检查无法显示扩张的肠管和积液时需进行放射性检查。

（四）超声的临床价值

肠梗阻是指肠内容物通过障碍,是一种常见急腹症,发病急、进展快。肠梗阻临床可表现为腹痛、呕吐、腹胀等,患者痛苦较大,若缺乏有效的治疗,可导致穿孔、休克等,甚至死亡。及时明确诊断肠梗阻部位、病因,对于早期提供治疗方案有重大意义。影像学检查是目前诊断肠梗阻的常用方法,比较常见的有腹部 X 线片、腹部 CT 等。近年来研究发现,超声在诊断肠梗阻中发挥了重要的作用,具有无创、可重复操作、简便的特点。

（安艳荣）

第七章　泌尿系统超声检查

第一节　解剖概要

一、肾及其血管

肾属于后腹膜实质性脏器,位于腰部脊柱两侧,左肾略高于右肾 1~2cm,左肾的前方有胃、脾、胰尾及结肠脾曲,右肾的前方有右肝、十二指肠及结肠肝曲。肾的外形似蚕豆,肾门位于肾中部内侧,是肾动脉、肾静脉、输尿管、神经及淋巴管的出入之处。肾门内肾静脉在前,肾动脉居中,输尿管在后,三者合称为肾蒂。肾门向肾内延续为肾窦,肾窦内含有肾动脉、肾静脉以及肾小盏、肾大盏、肾盂和脂肪组织等。肾盂在肾窦内向肾实质展开,形成 2~3 个大盏和 8~12 个小盏,正常成人肾盂容量为 5~10mL。肾实质由皮质及髓质组成,皮质位于外层,厚度为 0.8~1.0cm,髓质位于内层,由 10~12 个肾锥体组成。皮质伸入髓质的部分称为肾柱,肾锥体的尖端与肾小盏的相接处称为肾乳头。肾的被膜分为 3 层,由内向外依次为纤维囊、脂肪囊与肾筋膜。在发育过程中,肾可出现畸形或位置与数量的异常,包括马蹄肾、多囊肾、双肾盂及双输尿管、单肾、低位肾。

肾动脉起源于腹主动脉,在肠系膜上动脉分支下方的两侧,分出右肾动脉和左肾动脉。左肾动脉则行经左肾静脉、胰体尾部后方进入左肾门;右肾动脉走行于下腔静脉、胰腺头部和肾静脉之后进入右肾门。双侧肾动脉到达肾门附近处分为前后两支,前支较粗,后支较细。前支在分为 4~5 支段动脉后进入前部的肾实质,后支进入后部的肾实质。根据其分布的区域,可将肾实质分为上段、上前段、下前段、下段和后段,除后段血液由后支供应外,其余各段血液均由前支供应。由前支和后支肾动脉分出大叶间动脉进入肾柱,达到髓质与皮质交界处时,大叶间动脉呈弓状转弯,称为弓状动脉。弓状动脉呈直角向肾皮质分出小叶间动脉,再从小叶间动脉分出入球小动脉进入肾小球。

不经肾门直接入肾实质的动脉称为迷走肾动脉或副肾动脉,多起源于腹主动脉或肾上腺动脉,其发生率为 20%。

二、输尿管

输尿管是一对由肌性黏膜组成的管道状结构,管径平均 0.5~1.0cm。全长分为上、中、下

3 段,又称为腹部、盆部及壁内部。输尿管腹部起自肾盂下端,沿腰大肌前面斜行向外下走行,男性的输尿管经过睾丸血管的后方,而女性输尿管则与卵巢血管交叉,通常于血管的后方走行,输尿管进入骨盆时,经过髂外动脉的前方。

输尿管盆部较腹部短,沿盆腔侧壁向下后外方走行,男性在输精管后外方与之交叉,女性从子宫动脉后下方绕过,至膀胱底穿入膀胱壁内。

输尿管壁间部位于膀胱壁内,长约 1.5cm。当膀胱充盈时,壁内部的管腔闭合,有阻止尿液反流至输尿管的作用,如输尿管内部过短或肌组织发育不良,则可能发生尿液反流。儿童该部输尿管较短,易发生反流现象,但随着生长发育,大部分儿童反流现象会消失。

在解剖因素的影响下,输尿管有 3 个狭窄:第一狭窄在肾盂输尿管连接部;第二狭窄在输尿管跨越髂血管处;第三狭窄在输尿管膀胱连接部,狭窄处内径 0.2～0.3cm。

三、膀胱

膀胱是储存尿液的器官,其形状、大小、位置及壁的厚度随尿液充盈的程度而异。正常成年人的膀胱容量平均为 350～500mL。膀胱分尖、体、底、颈 4 部分,膀胱尖部朝向前上方,膀胱底部朝向后下方,尖部与底部之间为膀胱体部,膀胱颈部位于膀胱的最下方。男性膀胱位于直肠、精囊和输尿管的前方,女性膀胱位于子宫的前下方和阴道上部的前方。

膀胱是一个肌性的囊状结构,内壁覆有黏膜,正常排空时壁厚约 3mm,充盈时壁厚约 1mm。膀胱底部内面有一个三角形区域,位于两侧输尿管开口及尿道内口之间,此处位置固定,厚度不会改变,称为膀胱三角区,是肿瘤、结核和炎症的好发部位。

正常人在每次排尿后,膀胱内并非完全空虚,一般还有少量尿液残留,称为残留尿。正常成人的残留尿量约 10mL(图 7-1-1)。

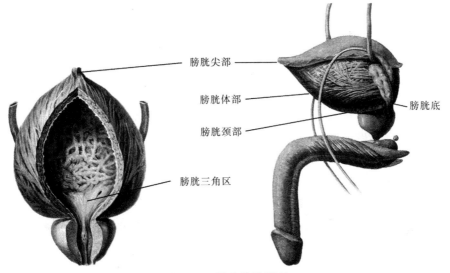

膀胱尖部
膀胱体部
膀胱颈部
膀胱底
膀胱三角区

图 7-1-1　膀胱的解剖图

（安艳荣）

255

第二节 超声检查技术

一、患者准备

肾超声检查一般不需要做特殊的准备,若同时检查输尿管和膀胱,可让受检者在检查前60 分钟饮水 500mL,并保持膀胱适度充盈,以使肾盂、肾盏显示更加清晰。

经腹壁探测前列腺需充盈膀胱,但应避免过度充盈。经直肠探测前列腺需做探头清洁、消毒,是否充盈膀胱根据检查需要而定。经会阴探测前列腺一般无须特殊准备。

二、体位

肾、输尿管和膀胱超声探测的常用体位为仰卧位、侧卧位,由于肾的位置靠后,故探测时还可采取俯卧位。经腹壁探测前列腺最常采用仰卧位,也可根据检查需要采用侧卧位或截石位。

三、仪器

(一)肾、输尿管和膀胱的超声探测

探头类型首选凸阵,成人常用的探头频率为 3.0～3.5MHz,儿童常用的探头频率为5.0MHz,其优点是视野广阔,容易获得整个肾的切面图像。

(二)前列腺的超声探测

(1)经腹壁探测:探头首选凸阵探头,成年人常用的探头频率为 3.5MHz,儿童常用的探头频率为 5.0MHz。

(2)经会阴探测:首选小凸阵或扇形超声探头,成年人常用的探头频率为 3.5MHz,儿童常用的探头频率为 5.0MHz。

(3)经直肠探测:选用双平面直肠探头或端射式直肠探头,探头频率为 4.0～9.0MHz。

双平面腔内探头为两种单平面扫描方式的组合,按正交扫描方向设计,获得纵向及横向的切面图像。端射式探头将晶片安装在探头顶端,其扫描视野较大,便于从多角度扫描脏器,但获取的纵切面图像不如线阵纵向扫描清晰,且横向扫描获取的是斜冠状切面,较难获取真正的横切面图像。

(三)微探头导管超声

随着超声医学影像技术的发展,超声新技术已广泛应用于泌尿系诊断的多个领域,经腹体表超声通过使用二维、彩色频谱多普勒、彩色能量多普勒、谐波等超声技术能够清晰显示肾、膀胱这些体积较大的泌尿系脏器,并对其病变做出诊断和鉴别诊断,而对于输尿管、尿道、肾盂等这些体积较小、位置较深的泌尿系脏器及特殊部位,则可以通过腔内探测的方式进行超声检查。将微型导管化的探头插入尿道、输尿管或肾盂,能够近距离地探测病变,发现尿路早期的微小病变。

微探头导管超声由微探头和导管两大部分组成。微探头可分为机械旋转式和多晶片电子相控阵扫描式两种。机械旋转式探头多为单晶片探头,通过机械马达驱动旋转产生实时二维声像图,而多晶片电子相控阵探头不但可以显示灰阶实时图像,还能显示彩色血流图像。导管部分的外径在 3.5~8F,长度 95~200cm。

微探头导管超声的探测方法包括导丝引导和直接插入两种。对于尿道、膀胱可以采用直接插入法,将导管直接从尿道外口插入,进行探测,而肾盂、输尿管的探测可借助膀胱镜用导丝导引插入或直接插入。探头插入后对尿路进行逐层横断面扫描。

四、检查方法

(一)肾的超声检查方法

(1)仰卧位冠状切面扫查:此体位较常用,扫查右肾以肝为声窗,扫查左肾以脾为声窗,透声好,声像图清晰,同时还能清晰地显示肾内血流情况;但当腹部胃肠气体干扰时,此切面观察肾上极欠满意。

(2)侧卧位经侧腰部扫查:左侧卧位时检查右肾,右侧卧位时检查左肾。侧卧位检查可使肠管移向对侧,有利于肠道气体较多的患者肾的显示,扫查时也可利用肝或脾作为声窗,对肾进行冠状切面及横切面的扫查。

(3)俯卧位经背部扫查:嘱受检者俯卧位并暴露两侧腰背部,对肾进行纵切面及横切面的扫查。这个途径受肋骨影响少,易获得整个肾的声像图,但对于背肌发达的受检者,声衰减明显,图像不够清晰。

(二)输尿管的超声检查方法

(1)侧卧位经侧腰部探测:探头在侧腰部沿着肾盂、肾盂输尿管连接部探测到输尿管腹段。

(2)俯卧位经背部探测:探头沿着肾盂、肾盂输尿管连接部探测到髂峰以上的腹段输尿管。

(3)仰卧位经腹壁探测:探头置于下腹部,先找到髂动脉,在髂动脉的前方寻找扩张的输尿管,再沿着输尿管长轴向下探测至盆腔段输尿管及膀胱壁内段输尿管或先找到膀胱输尿管出口处,再沿输尿管走行向上探测。

(三)膀胱的超声检查方法

(1)经腹壁扫查:患者仰卧位,探头置于耻骨联合上方,做多切面的扫查。

(2)经直肠扫查:检查前排清粪便,检查时患者取膝胸位、截石位或左侧卧位。检查时在探头表面涂以少量耦合剂,然后外裹一个消毒隔离套,外涂以耦合剂,插入肛门即可检查。经直肠探测,主要观察膀胱三角区。

(四)前列腺的超声检查方法

(1)经腹壁探测:经腹壁探测最常采用仰卧位,也可根据检查需要采用侧卧位或截石位。探头放置于耻骨上,利用充盈膀胱作为声窗,对前列腺做多切面的扫查。

(2)经直肠探测:方法同经直肠探测膀胱,该方法可清晰地显示前列腺形态、大小及内部结构,径线测量准确,是前列腺探测的最佳探测径路。检查前应常规行肛指检查,在了解直肠、肛门有无异常的同时可事先了解前列腺的情况,以便有重点地进行之后的超声探测。前列腺检查无论使用哪种类型的探头,都必须系统、全面地探测,以免漏诊。扫查范围包括整个前列腺及周围静脉丛、精囊、膀胱底部及邻近组织结构。做横断面扫查时可自下往上或自上往下进行扫查,做纵断面扫查时可先显示尿道轴向结构,然后做顺时针或逆时针旋转,做旁正中切面系列扫查。

(3)经会阴部探测:患者取膝胸位或左侧卧位。局部涂以耦合剂,在会阴部或肛门前缘加压扫查,探测前列腺。

(安艳荣)

第三节　正常超声表现

一、肾

(一)肾包膜

光滑、清晰,呈高回声,在肾包膜外有肾周筋膜及其内外脂肪的存在,肾下极脂肪层往往较厚,呼吸时肾周脂肪层与肾同步活动,与肝或脾相对运动。

(二)肾实质回声

(1)肾髓质回声(肾锥体回声):呈卵圆形或锥形,放射状排列在肾窦回声周围,回声低于肾皮质,略高于胆汁回声。

(2)肾皮质回声:包绕在肾髓质的外层,并有一部分伸入肾锥体之间,称为肾柱。肾皮质回声略高于肾髓质,但略低于肝、脾回声。肾皮质厚度为 0.8～1.0cm。

(三)肾窦回声

肾窦内各种结构的回声综合,它包括肾盂、肾盏、血管、脂肪等组织的回声。肾窦回声位于肾中央,通常是一片椭圆形的高回声区,其回声强度高于胰腺回声,边界毛糙、不整齐,当大量饮水、膀胱过度充盈、应用利尿药或解痉药时,可出现肾窦回声分离,但通常小于 1.0cm,排尿后此种现象可消失。一般肾窦回声的宽度占肾的 1/3～1/2。

(四)肾血管彩色多普勒

彩色多普勒诊断仪可清晰显示。一般情况下,正常人的彩色肾血管树,自主肾动脉、段动脉、叶间动脉、弓状动脉直至小叶间动脉及各段伴行静脉,利用能量多普勒显像均能显示。彩色血流分布直到肾皮质,呈充满型。肾动脉主干内径 0.5～0.6cm,走行迂曲,在同一切面上很难显示肾动脉全程。肾静脉位于肾动脉的前外侧,内径较宽,0.8～1.2cm,较容易显示其全程。用脉冲多普勒可测量各段肾动脉的血流频谱。

二、输尿管

正常输尿管一般处于闭合状态,超声不容易显示。对瘦弱体形或肾外肾盂者,可显示肾盂输尿管连接部至输尿管腹段。膀胱适度充盈后检查,并以膀胱作为透声窗,可显示输尿管膀胱壁段。声像图所见两侧输尿管下段均呈较强的、纤细的管状结构,其内径一般不超过 5mm,管壁清晰、光滑,内为细条状无回声区,有时可见输尿管膀胱壁段蠕动,膀胱三角区两侧输尿管开口处有尿液喷入膀胱内的征象。

三、膀胱

适度充盈的膀胱,内部为均匀的无回声区,膀胱壁为完整、光滑的回声带。经腹壁探测时,膀胱壁各层隐约显示,但不够清晰;在耻骨上方做膀胱横切面探测时,膀胱呈圆形或椭圆形,在小骨盆腔内呈四方形(图7-3-1)。纵切面探测膀胱呈钝三角形。排尿后膀胱腔内无回声区几乎消失。

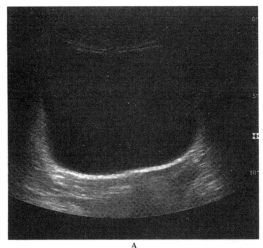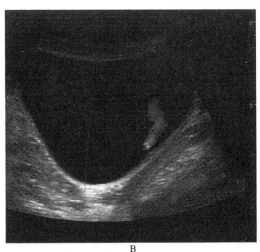

图7-3-1 正常膀胱声像图

注 A.腹部膀胱横切面声像图;B.腹部膀胱纵切面声像图。

膀胱分左右侧壁、前后壁、膀胱顶部、膀胱颈部及三角区。膀胱充盈时,膀胱左右侧壁及前后壁容易分辨,但无明显的界限;膀胱最上端的部分与脐韧带相连接,称为膀胱顶部。膀胱颈部位于膀胱的底部;膀胱三角区位于膀胱颈部与膀胱后壁之间,三角区的底部位于上方,尖端朝下,两侧输尿管口位于三角区底部两端。

四、前列腺

无论何种途径扫查,前列腺横切面均呈栗子状,包膜完整、光滑,呈带状高回声,内部回声呈低回声,分布均匀,纵切面呈椭圆形或慈姑形,尖端向后下方,正中矢状面可见稍凹入的尿道内口,尿道多显示不清,与尿道内口相连。前列腺后方两侧可见对称的长条状低回声,此为精囊。

(安艳荣)

第四节 肾脏疾病

一、多囊肾

(一)病理与临床表现

多囊肾是胚胎发育过程中,由于肾小管与集合管之间的连接发生障碍,导致尿液生成后自肾小管排出受阻,形成无数个大小不等的尿液潴留性囊肿,分为常染色体隐性遗传性多囊肾和常染色体显性遗传性多囊肾两类,两者的表现形式和预后截然不同。前者又称婴儿型多囊肾,后者又称成人型多囊肾。

婴儿型多囊肾囊肿较小,但出现临床症状多较早,且病情进展迅速,预后差,多在短期内死亡。其主要表现为与肾衰竭和肝衰竭有关的临床症状。成人型多囊肾临床较为常见,且发展缓慢,早期可无明显症状。其主要临床表现有腰腹部胀痛、间歇性血尿、蛋白尿、腹部肿块、贫血、高血压和肾功能不全。随着病情的发展,肾功能衰退逐渐加重,后期可进展为尿毒症。

(二)超声表现

双肾外形增大,表面凹凸不平。肾内充满大小悬殊的囊状无回声区,难以计数的囊肿互相挤压,以致失去圆滑的轮廓,部分囊肿壁增厚,可能伴钙化强回声斑。无数小囊肿构成的声学界面回声和囊肿的后方增强效应,使囊肿间组织回声增强,难以显示正常肾实质回声(图7-4-1)。可能有肾盂积水,但与囊腔不易区别。

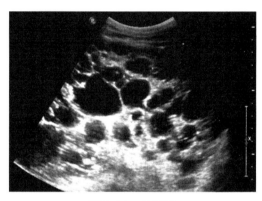

图7-4-1　多囊肾

注　双肾外形增大,表面凹凸不平,肾内充满大小不等的囊状无回声区。

(三)鉴别诊断

1.多发性肾囊肿

肾囊肿数目虽多,但多可计数,而且囊肿间可见到正常肾实质回声(图7-4-2)。

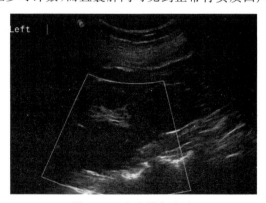

图7-4-2　多发性肾囊肿

注　肾囊肿数目虽多,但囊肿间可见正常肾实质回声。

2.巨大肾盂积水

多为单侧,无回声区间分隔不完全,互相连通,最大腔在中央(图 7-4-3)。

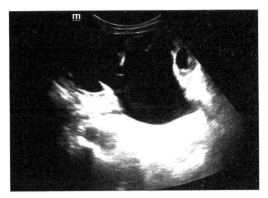

图 7-4-3 巨大肾盂积水

注 多为单侧,无回声区间分隔不完全,互相连通。

3.肾囊性发育异常

肾脏外形多数缩小,常为单侧或单肾局部多囊性病变。无家族史。

(四)超声的临床价值

超声诊断多囊肾的准确率可高达 95%～100%。若二维超声鉴别诊断有困难时,可用超声多普勒检测囊性病变内有无血流信号,超声造影观察病变内有无造影剂增强回声,可弥补二维超声的不足,对诊断有很大的帮助。若囊肿数量多、较大,且囊肿压迫肾实质而导致肾功能严重受损时,可在超声引导下经皮肾囊肿穿刺,进行囊肿抽吸减压或注入硬化剂等药物治疗,以减轻压迫,缓解病情。

二、肾结石

(一)病理与临床表现

泌尿系统结石是泌尿系的常见病,结石可发生在肾、膀胱、输尿管和尿道的任何部位。但以肾结石与输尿管结石最为常见。肾结石的临床症状主要表现为腰痛、血尿及尿中沙石排出,结石梗阻时可引起肾积水。肾结石的化学成分多样,主要为草酸钙及磷酸钙,结石的大小也差别较大。

(二)超声表现

肾结石的典型声像图表现是肾内强回声,其后方伴声影。小结石及一些结构疏松的结石后方可无声影或有较淡的声影。根据结石的大小、成分及形态的不同,强回声可以呈点状、团状或带状。小结石常呈点状强回声;中等大小的结石或结构疏松的结石常呈团状强回声;大结石或质地坚硬的结石常呈带状强回声。如果结石引起梗阻,会出现肾盏或肾盂积水的声像图改变。

(三)鉴别诊断

超声诊断肾结石需与以下肾内强回声病变的声像图鉴别诊断。

1.肾窦内灶性纤维化或管壁回声增强

肾窦内点状或短线状强回声,改变探头的探测角度后可转变成长线状或等号状。

2.肾内钙化灶

肾皮质或肾包膜下,呈不规则斑片状强回声,后方伴声影或"彗星尾征"。

3.海绵肾

先天性髓质囊性疾病,肾内强回声位于肾锥体的乳头部,呈放射状排列,可见扩张的小管。

4.肾钙质沉积症

早期表现为肾锥体周边强回声,随着钙质沉淀的增多,整个锥体都表现为强回声。

(四)超声的临床价值

超声能检出 X 线和 CT 不能检出的透光结石,X 线对 0.3cm 的小结石一般不能检出,而超声可以检出。超声还能对肾结石进行术中定位,有助于手术取石的顺利进行。

尽管超声能显示 X 线无法显影的结石,超声对肾结石的探测也有局限性。由于仪器分辨力的限制,位于肾窦内的小结石容易被肾窦回声掩盖,故探测时需多切面扫查,并调节仪器的增益和聚焦深度。此外,单发性鹿角形结石或体积较大的单发性形态不规则的结石,超声可能显示为多枚结石,不如 X 线平片直观。

三、肾癌

(一)病理与临床表现

肾癌病理上又称为肾细胞癌,是成人肾恶性肿瘤中最多见的一种,占肾恶性肿瘤的 85% 左右。肾癌的肿瘤组织一般分布比较均匀,但随着肿瘤的生长,也会出现出血、坏死等变化。肾癌的转移途径多由血液循环转移至肺、肝、脑及骨骼等器官,肿瘤也会转移到肾门淋巴结及腹膜后淋巴结。肿瘤向周围生长会直接侵犯肾盂、肾盏、肾周筋膜及肾外脏器。

肾癌症状表现主要包括血尿、腹部包块和疼痛。血尿是肾癌最常见的临床症状之一,是由肿瘤侵犯肾盂或肾盏黏膜而引起。40%～60% 的患者会发生不同程度的血尿,如果血块凝结堵塞输尿管可引起肾绞痛。体形瘦长的患者较易被触及腹块,腹块位于上腹部肋弓下,一般可随呼吸运动而上下移动,如果固定不动,提示肿瘤可能侵犯肾周围的脏器结构。肾癌引起的疼痛除血块堵塞输尿管引起的绞痛外,多为钝痛,是由肿瘤生长牵拉肾被膜或是肿瘤侵犯周围脏器或腰大肌造成的。此外,肾癌还有发热、高血压、血钙增高、红细胞沉降率增快等临床表现。如果肿瘤发生转移,还会引起相应的症状,如肿瘤发生肝转移,会造成肝功能异常,肿瘤癌栓阻塞肾静脉或下腔静脉引起精索静脉血液回流障碍,造成精索静脉曲张。

肾癌的分期主要有 Robson 分期法和 TNM 分期法。Robson 分期法:①Ⅰ期,肿瘤位于肾包膜内;②Ⅱ期,肿瘤侵入肾周围脂肪,但仍局限于肾周围筋膜内;③Ⅲ期,分为Ⅲa、Ⅲb 和Ⅲc期,Ⅲa 期肿瘤侵犯肾静脉或下腔静脉,Ⅲb 期区域性淋巴结受累,Ⅲc 期同时累及肾静脉、下腔静脉、淋巴结;④Ⅳ期,分为Ⅳa 和Ⅳb 期,Ⅳa 期肿瘤侵犯除肾上腺外的邻近器官,Ⅳb 期肿瘤远处转移。TNM 分期法是国际抗癌联盟提出的根据肿瘤大小、淋巴结受累数目和有无转移并结合手术及病理学检查来确定的肿瘤分期方法。

（二）超声表现

肾癌的二维超声表现为肾内实质性占位性病灶,呈圆形或椭圆形,少数肿块也可呈不规则形。较小肿块多呈高回声,而较大肿块多呈低回声,其内部回声可均匀,也可不均匀或出现多个等回声结节。回声不均匀的肾癌,常因肿瘤内出血或液化所致,多见于5cm以上的肾癌。

肾癌的彩色血流图表现多样,肿瘤内部彩色血流信号可以丰富,也可以稀少,甚至没有血流信号,还有一些肿瘤表现为周边血流信号丰富的抱球形彩色血流信号。

肿瘤侵犯周围结构时可表现为肾包膜连续性中断,肾活动度受限;肾癌向内侵犯肾盂、肾盏可造成肾盂积水;肿瘤血行转移时,肾静脉与下腔静脉会出现低回声栓子,肾门或腹主动脉旁出现低回声肿块则可能为肾癌淋巴结转移。

（安艳荣）

第五节　输尿管疾病

一、输尿管结石

（一）病理与临床表现

输尿管结石是一种较常见的输尿管疾病,90%以上起源于肾脏。输尿管结石最常见于中青年男性,男与女发病率约为4:1。临床上常见结石停留或嵌顿在肾盂、输尿管交界处,输尿管跨越髂血管处和膀胱壁内部,即输尿管的3个生理狭窄部。其中结石见于输尿管下1/3段者最为常见。输尿管结石多为单侧性。结石直径多为0.4~1.0cm,较小的结石多随输尿管蠕动而自然排出。输尿管结石可引起尿路梗阻,导致肾和输尿管扩张、积水。输尿管结石的位置愈高,引起肾积水的程度愈重,同时也加重了肾功能的损害程度。

输尿管结石嵌顿,刺激管壁痉挛收缩,可出现肾绞痛的症状,呈剧烈的放射性痛,伴有血尿、恶心、呕吐等症状。并发尿路感染时,可引起尿频、尿急和尿痛等症状。输尿管严重梗阻,并发重度肾积水时,可于腰腹部触及肿块。

（二）超声表现

在声像图上,首先显示肾轮廓不同程度增大,同时可见肾窦分离扩张(图7-5-1A),内为透声较好的无回声区(肾积水)。在此基础上,沿扩张的输尿管向下移行扫查,在输尿管中断的位置可见强回声团与管壁分界清楚,后伴明显声影(图7-5-1B)。

（三）鉴别诊断

输尿管结石的声像图表现很有特征性。声像图显示患侧肾脏不同程度积水,肾盂、输尿管扩张,在输尿管扩张中断的位置显示伴有声影的强回声团,结合患者有肾绞痛和血尿等,即可诊断为输尿管结石。

未能见到典型结石时,应注意与以下几种疾病鉴别。

1.与肠道内容物鉴别

沿扩张的输尿管向下移行扫查过程中,若输尿管弯曲或操作技术不佳,容易偏离输尿管走行方向,将输尿管周围肠管内容物高回声误诊为输尿管结石。对此,实时观察可发现肠管内容物随肠管蠕动而时隐时现,有时可见其内有气体高回声移动,后伴声影;再次移行扫查时,上述肠管内高回声的位置可发生变化。而输尿管结石除具有较明显的轮廓外,再次扫查仍可在原位显示结石回声。

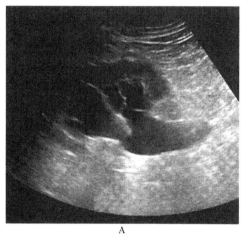
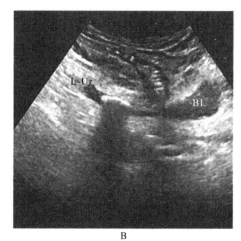

图 7-5-1　输尿管结石声像图

注　A.肾窦分离扩张;B.输尿管结石。BL:膀胱;L-Ur:左输尿管。

2.与输尿管肿瘤鉴别

乳头状肿瘤在输尿管无回声区的衬托下,也可呈现高回声。仔细观察可见输尿管局部管腔呈不规则中断,肿瘤表面不光滑,且与管壁无分界,有僵硬感。此外,肿瘤的回声强度也较结石为低。浸润性肿瘤则以管壁不规则增厚为主,较容易与结石鉴别。

3.与输尿管纤维化鉴别

局灶性输尿管纤维化合并输尿管狭窄者,管壁回声较高,若观察不仔细,易误诊为结石。前者近端管腔明显扩张,远端逐渐变细,纤维化并管腔狭窄者呈"等号样"改变,且无明显声影。结合患者无阵发性肾绞痛,且无血尿,一般不难鉴别诊断。

4.与膀胱结石鉴别

下移至输尿管口并突入膀胱腔的结石与膀胱结石声像图表现相似。对此,改变体位实时观察,若结石无向重力方向移动,则为输尿管口结石,反之为膀胱结石。

(四)超声的临床价值

输尿管结石临床较多见。超声检查不仅可以清楚地显示输尿管内结石,而且对于了解输尿管结石梗阻所致肾积水的程度,估测肾功能的受损情况有重要作用。同时超声检查还可以发现与输尿管结石并存的其他泌尿系统疾病。

但应指出,许多不利因素可影响输尿管结石的超声检出率和诊断准确率。如患者肥胖、胃肠道胀气较重和膀胱充盈不佳等。因此,对于临床上有典型输尿管结石的症状,而超声检查未发现异常者,也不能排除输尿管结石的诊断。

二、输尿管肿瘤

(一)病理与临床表现

输尿管良性肿瘤临床少见,其中多为输尿管息肉或乳头状腺瘤。息肉为良性间质性肿瘤,有蒂固定,悬于输尿管内。因管腔限制,息肉只能沿管腔生长,可以长达5cm以上。乳头状腺瘤更少见,生长方式类似息肉,容易恶变。

输尿管癌原发性者少见,主要为移行细胞癌。男性多于女性(3:1)。肿瘤多发生于输尿管中下段(70%~75%),呈乳头状或非乳头状。

转移性输尿管癌可来自其他部位癌肿血行或淋巴转移,如黑色素瘤、胃肠道肿瘤、肺癌、乳腺癌等,也可为附近肿瘤直接侵袭,如膀胱、子宫颈、前列腺、肾脏等邻近部位的癌肿。

血尿、尿路梗阻症状是输尿管肿瘤最突出的临床表现。

(二)超声表现

输尿管肿瘤的发现多因发现严重肾积水,沿扩张输尿管向下追踪扫查时发现输尿管管腔逐渐变窄或中断的位置可见输尿管管腔内或管壁软组织团块,局部管壁变厚,与软组织团块无分界(图7-5-2)。肾盂和输尿管扩张是输尿管肿瘤的间接征象,输尿管管腔内或管壁实性肿块则是直接征象,扩张的输尿管不仅是寻找病变的向导,而且为显示病变提供了极好的界面。在发现肿块的同时还应注意观察肿瘤与周围组织和脏器的界线是否清晰,周边有无淋巴结肿大。

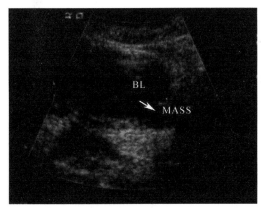

图 7-5-2　输尿管癌

注　输尿管近膀胱入口处可见一低回声光团,边界欠清,内回声不均。BL:膀胱;MASS:肿块。

(三)鉴别诊断

1.输尿管炎性肉芽肿

本病是输尿管炎性增殖性病变,声像图表现为输尿管壁局限性增厚,内腔不均,黏膜粗糙,很难与输尿管肿瘤相鉴别。有反复尿路感染病史支持本病的诊断,但不能作为与肿瘤相鉴别的依据。

2.输尿管结石和输尿管内血凝块

透声好的结石,无声影,酷似软组织团块,但其与输尿管壁有明确的分界,输尿管壁回声正常。血凝块的声像图特征为输尿管腔内充填均匀性等回声或高回声团,呈柱状,输尿管壁正常。多数病例合并有膀胱内血凝块。

(四)超声的临床价值

输尿管肿瘤虽然发病率较低,但其超声表现有特征性,超声能够对输尿管肿瘤进行定性及定位,并对肿瘤周围组织结构的情况进行判断,对输尿管肿瘤的临床诊断有很大的帮助。然而,由于肠道气体的干扰以及输尿管较深的位置,会影响超声对输尿管肿瘤的显示。微探头导管超声具有近距离精细探测的优势,能够发现上尿路早期的微小肿瘤。

三、输尿管囊肿

(一)病理与临床表现

输尿管囊肿是一种先天性输尿管末端发育异常疾病。输尿管囊肿是由于胚胎期输尿管与生殖窦间的一层隔膜吸收不全或持续存在,导致输尿管口狭窄、尿液引流不畅而形成囊肿。囊肿通过一窄小的出口与膀胱相连通,但无膀胱内尿液输尿管反流。囊肿出口有明显狭窄者,囊肿轮廓较大,其近段输尿管扩张和并发肾积水的程度也较重。后天性因素所致输尿管囊肿罕见,如输尿管口周围炎症、水肿、黏膜膨胀,造成输尿管口狭窄,并呈不同程度的梗阻,在尿液的作用下形成囊肿。

早期患者输尿管囊肿较小时临床上多无明显症状,继发感染或因囊肿出口部狭窄较重,导致输尿管扩张和肾积水时,出现尿路感染及尿路梗阻的症状,如尿频、尿急、尿痛及排尿困难等。

(二)超声表现

输尿管囊肿超声表现为膀胱三角区显示圆形或类圆形无回声区,壁纤薄、光滑,其内透声良好。囊肿可以单侧发病,也可以双侧发病,大小也有差异,较大的囊肿可在4cm以上,较小的囊肿可小于1cm。实时观察,可见此无回声区有逐渐增大而后又迅速缩小的变化。纵断面图上,可显示囊肿与扩张的输尿管盆段相通。

(三)鉴别诊断

1.与输尿管憩室鉴别

与输尿管囊肿的声像图表现有明显区别。输尿管憩室多发生在输尿管与膀胱交界处,其最突出的特点为囊性肿物不突入膀胱腔,而位于膀胱外输尿管的一侧。

2.与膀胱肿瘤鉴别

膀胱肿瘤是发生在膀胱三角区的肿瘤,表面不光滑或呈"菜花样",肿瘤内部呈低回声。实时观察肿瘤无周期性增大和缩小的声像图改变。此外,彩色多普勒可于肿瘤基底部和内部显示彩色血流信号,一般不难与输尿管囊肿相鉴别。

(四)超声的临床价值

输尿管囊肿属先天性疾病,临床较为少见。由于本病无特征性临床表现,多数因反复尿路感染或尿路梗阻症状而就诊,因有膀胱内尿液作为对比,声像图上较容易显示输尿管囊肿,并可做出较准确的超声诊断。应用超声诊断先天性输尿管囊肿敏感性很高,而且简便、实用,具有重要的诊断价值。

四、输尿管狭窄

(一)病理与临床表现

输尿管狭窄可由多种疾病引起,多数为先天性肾盂、输尿管连接部狭窄,其次为输尿管、膀胱交界处狭窄,也可因膀胱、神经系统、下尿路梗阻和盆腔内脏器术后等因素引起。先天性输尿管狭窄的病理改变多见于狭窄段肌层肥厚、发育不良和纤维组织增生。

早期或轻度狭窄时常无症状,严重时可有腰痛、血尿等,临床触诊可于侧腰部触及肿大的肾。继发感染时出现发热和膀胱刺激症状等。

(二)超声表现

输尿管狭窄按病变发生部位如下。

1.肾盂—输尿管连接部狭窄

超声可见集合系统扩张为无回声区,可呈"手套状",扩张的肾盂下端呈"漏斗状"为其特征性表现。输尿管上、中、下段均无扩张。

2.输尿管盆段狭窄

多为双侧输尿管受累,可同时发病,也可先后发病,超声表现为盆腔段输尿管逐渐变窄,肾盂及输尿管上、中段扩张。

3.输尿管下段狭窄

输尿管膀胱壁间段狭窄表现为肾盂及全程输尿管均扩张,至膀胱壁间段逐渐变窄,可呈典型的"鸟嘴状"改变。

(三)鉴别诊断

输尿管狭窄需与输尿管结石或肿瘤引起的输尿管积水相鉴别,后两者是由相关疾病造成的输尿管梗阻,声像图上有结石或肿瘤的改变,而输尿管狭窄则没有这种改变,此外,输尿管逐渐变窄的特点是后两种疾病声像图上一般没有的。

(四)超声的临床价值

超声能够清晰、准确地观察到肾、输尿管的形态,通过对直接征象和间接征象的诊断,可明确病因,为临床治疗提供客观的依据。尽管有时声像图显示输尿管狭窄不如静脉和逆行上尿路造影更为直观,尤其对输尿管狭窄范围的显示较为不易,但是超声可以很敏感地检出肾盂积水,并根据输尿管扩张与狭窄的声像图表现,提示输尿管狭窄的位置与狭窄的程度,从而为临床诊治本病提供较为可靠的依据。

(安艳荣)

第六节　膀胱疾病

一、膀胱结石

(一)病理与临床表现

膀胱结石多由尿路梗阻继发形成,梗阻病因如前列腺增生、尿道狭窄、膀胱憩室等疾病继发形成;也可由肾或输尿管结石排入膀胱所致,膀胱结石临床表现为尿痛、尿急、尿频、血尿、排尿困难等症状。男性膀胱结石发病率远高于女性。

(二)超声表现

膀胱结石超声表现为膀胱内多发或单发的弧形强回声,后方伴声影,转动身体时,结石会随体位改变而向重力方向移动或滚动。

（三）鉴别诊断

（1）膀胱内凝血块:膀胱内凝血块呈片状或无特定形态的强回声,后方无声影,变换体位时形态会改变,而膀胱结石除了泥沙样结石,形态不会发生改变。

（2）膀胱内肿瘤钙化灶。

（四）超声的临床价值

同肾结石一样,超声能显示 X 线平片和 CT 不能显示的透光性结石,并能检出 0.5cm 或更小的小结石,是对放射诊断的一个补充。

二、膀胱憩室

（一）病理与临床表现

膀胱憩室多为膀胱颈或后尿道梗阻引起,是一种膀胱壁局部向外膨出的疾病,先天性膀胱憩室较为少见,体积较小的膀胱憩室可无临床症状,体积较大的膀胱憩室则会引起排尿不畅或膀胱排空后因憩室内尿液流入膀胱引起再次排尿的现象。

（二）超声表现

膀胱憩室超声表现为膀胱壁周围囊状无回声区,通常发生在膀胱后壁及两侧壁,囊状无回声区与膀胱之间有憩室口相通。憩室口的大小不一,通常为 0.5～2.0cm,憩室有大也有小,大的憩室比膀胱还大。憩室内有时可探及结石或肿瘤回声。

（三）鉴别诊断

1.卵巢囊肿

位于卵巢或盆腔内,也可表现为膀胱周围的无回声区,但不和膀胱相通,且排尿后大小也不会发生改变。

2.脐尿管囊肿

由胚胎发育时期脐尿管没有完全闭锁而形成,病变位于膀胱顶部、脐与膀胱之间,呈椭圆形无回声区,边界清楚,不与膀胱相通。

（四）超声的临床价值

临床上膀胱镜检查只能看到憩室口,对憩室内情况难以显示,除非憩室口极大。超声检出膀胱憩室较容易,并可了解憩室内有无结石、肿瘤的存在。

三、膀胱憩室

（一）病理与临床表现

膀胱憩室是指膀胱逼尿肌薄弱或缺失引起膀胱黏膜向外疝出而形成的囊状物,可分为先天性与后天性。先天性膀胱憩室好发于膀胱底或输尿管口处,通常与膀胱输尿管反流有关;后天性膀胱憩室多与膀胱出口梗阻有关。膀胱憩室可无特殊症状,若伴有感染,可出现尿频、尿痛、尿急及排尿困难等症状。

（二）超声表现

膀胱侧方、后方或顶部等部位见膨出的圆形或椭圆形无回声区,与膀胱相通,排尿后无回声缩小(图7-6-1)。当憩室伴结石时,在无回声内出现强回声,后方伴声影。

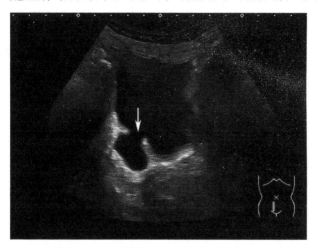

图 7-6-1　膀胱憩室超声图像(箭头)

(三)鉴别诊断

1.盆腔囊肿

膀胱憩室需要与盆腔囊肿相鉴别,通过寻找憩室口以及排尿后无回声是否缩小或消失是二者鉴别的要点。膀胱憩室通过憩室口与膀胱相通,排尿后体积缩小;而盆腔囊肿囊壁完整,不与膀胱相通,排尿后体积无改变。

2.输尿管膨出

超声检查能明确膀胱憩室的位置、数目、形态、大小及憩室口的大小,评估憩室的排空功能,明确憩室是否伴有结石等合并症,并可帮助明确膀胱出口梗阻的病因。

四、膀胱肿瘤

(一)病理与临床表现

膀胱癌是指发生于膀胱黏膜上皮的恶性肿瘤,可发生在膀胱的任何位置,其中膀胱侧壁最常见,膀胱后壁次之。分化好的膀胱癌多呈乳头状,有蒂;分化差的膀胱癌呈扁平状突起,基底宽并向深部浸润。血尿是膀胱癌最常见的临床表现,80%～90%的患者是以间歇性、无痛性全程肉眼血尿为首发症状。此外,早期膀胱癌尤其是位于膀胱三角区的肿瘤会刺激膀胱黏膜,出现尿频、尿急、排尿困难及夜尿增多等下尿路症状。

(二)超声表现

膀胱癌的声像图特征为膀胱内出现"乳头状"或"菜花样"肿瘤,内部呈低回声或中等偏低回声,部分肿瘤表面可见强回声钙化灶,肿瘤基底部出现点状或"短棒状"彩色血流信号(图7-6-2)。超声造影表现为自肿瘤基底部或与肿块相连的膀胱壁向肿瘤内快速灌注,肿瘤呈整体高增强,对比剂消退较慢。

超声依据肿瘤侵犯膀胱壁的深度进行分期:T_1 期膀胱壁肌层低回声连续完整;T_2 期膀胱肌层连续性中断;T_3 期膀胱壁全层回声连续中断;T_4 膀胱壁回声连续中断,且肿块与膀胱壁以外脏器(如前列腺、精囊、子宫等)有粘连而分界不清。

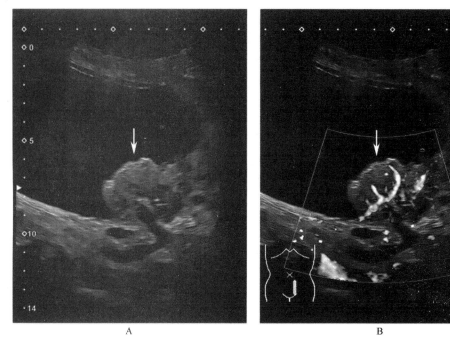

图 7-6-2　膀胱癌超声图像

注　A.灰阶超声(箭头);B.能量多普勒超声(箭头)。

(三)鉴别诊断

1.膀胱结石

膀胱肿瘤要与膀胱结石相鉴别,前者超声显示膀胱内肿瘤钙化灶。

2.膀胱内凝血块

膀胱内凝血块超声表现为膀胱内低或中等偏低回声肿块,与膀胱肿瘤回声类似,通常须鉴别。低回声肿块是否随体位改变而移动是其鉴别关键点,低回声随体位改变而移动的为膀胱内凝血块,而不随体位改变而移动的是膀胱肿瘤。此外,各自的声像图特征也是二者鉴别点,如膀胱肿瘤回声致密,表面可见钙化,基底部可见血流信号,而凝血块回声结构疏松,内无血流信号。

尿液是膀胱超声检查的天然对比剂,呈等回声或中等偏低回声的肿瘤在无回声的膀胱内很易被检出,尤其是位于侧壁和后壁的肿瘤。此外,超声的谐波成像及超声造影能明显提高膀胱前壁肿瘤的检出率,而经直肠腔内超声及经阴道腔内超声能显著提高膀胱三角区肿瘤的检出率。超声能清晰地显示膀胱壁各层结构,通过观察肿瘤病灶侵犯膀胱的深度进行肿瘤的 T 分期。

(安艳荣)

第七节　前列腺疾病

一、前列腺增生

(一)病理与临床表现

良性前列腺增生又称前列腺肥大,是老年男性的常见疾病之一,病因与性激素平衡失调有关,病理表现为腺体组织与平滑肌组织及纤维组织的增生,形成增生结节,增生的腺体压迫尿道,使尿道阻力增加。

前列腺增生的症状可以分为两类:一类是因前列腺增生阻塞尿路产生的梗阻性症状,如尿频、排尿无力、尿流变细、排尿缓慢、尿潴留等;另一类是因尿路梗阻引起的并发症,如肾积水、尿毒症等。

(二)超声表现

1.前列腺增大

增生的前列腺体积增大,尤以前列腺前后径增大最为重要。临床上多用前列腺重量来确定是否存在良性前列腺增生,由于前列腺的比重为 1.00～1.05,故前列腺重量基本等于其体积。

2.前列腺形态变圆,饱满,向膀胱突出

前列腺增生显著者腺体呈球形增大,可向膀胱凸出。在前列腺各部位增生程度不一致时,腺体可呈不对称改变。

3.前列腺内出现增生结节

前列腺内回声不均,可呈结节样改变,增生结节多呈等回声或高回声。尿道受增生结节压迫而走行扭曲。

4.前列腺内外腺比例失调

前列腺增生主要是内腺增大,外腺受压变薄,内外腺比例在2.5∶1以上。

5.前列腺内、外腺之间出现结石

增生的前列腺内、外腺之间常出现点状或斑状强回声,可呈弧形排列,后方伴声影,也可表现为散在的点状强回声,后方不伴声影。前列腺结石多和良性前列腺增生同时发生,通常没有症状及较大危害,但靠近尿道的结石如果较大,会对后尿道产生压迫。

6.彩色血流图表现为内腺血流信号增多

前列腺增生是良性病变,与正常腺体组织比较,增生组织的供血增加,因此,内腺可以见到较丰富的血流信号,在增生结节周围可见血流信号环绕。

7.出现膀胱小梁小房、膀胱结石、肾积水等并发症

前列腺增生引起的尿路梗阻会引起残余尿量增多、尿潴留。可引起膀胱壁增厚,小梁、小房形成,膀胱结石及肾积水等并发症。

(三)鉴别诊断

1.前列腺增生与前列腺癌的鉴别

前列腺增生的发病部位主要位于内腺(移行区),前列腺增生结节呈圆形或类圆形、规则,多呈中等回声,前列腺癌的发病部位主要位于外腺(周缘区),多呈不规则低回声,对早期前列腺癌及前列腺增生合并前列腺癌,鉴别较困难,可行超声引导下穿刺活检。

2.前列腺增生与膀胱颈部肿瘤的鉴别

关键要注意观察前列腺内部结构以及膀胱壁是否遭到破坏,必要时经直肠探测能更清晰地显示病变。

3.前列腺增生与慢性前列腺炎的鉴别

慢性前列腺炎的前列腺大小正常或稍大,内部回声不均匀,包膜可增厚,结合临床症状或

直肠指检及前列腺液化验可与前列腺增生相鉴别。

(四)超声的临床价值

前列腺体积对临床诊断与治疗有较大的帮助,为了准确测量前列腺各径线,如果经腹超声无法清晰地显示前列腺,应进一步采用经直肠超声探测。

二、前列腺炎

(一)病理与临床表现

前列腺炎是指前列腺特异性和非特异感染所致的急、慢性炎症,前列腺炎可以发生在各个年龄段,多见于中青年男子。前列腺炎可分急性细菌性前列腺炎、慢性细菌性前列腺炎、慢性非细菌性前列腺炎及无症状性慢性前列腺炎。由于精囊和前列腺彼此相邻,故前列腺炎常合并有精囊炎。前列腺炎的病因有由尿道炎引起的上行性感染;尿道内留置导尿管引起的医源性感染;邻近器官的炎症,如直肠、结肠、下尿路的感染通过淋巴管引起前列腺炎。此外,性行为频繁、盆腔充血等均可诱发前列腺炎。

急性前列腺炎可有恶寒、发热、乏力等全身症状;局部症状是会阴区胀痛或耻骨上区域有重压感,若有脓肿形成,疼痛剧烈;尿道症状为排尿时有烧灼感、尿急、尿频,可伴有排尿终末血尿或尿道脓性分泌物。炎症迁延不愈则形成慢性前列腺炎,最终导致纤维组织增生,前列腺缩小。慢性前列腺炎其临床表现多较轻微。前列腺液化验及细菌培养对诊断前列腺炎有较大的价值。

(二)超声表现

1.二维超声

一般情况下,无论是急性前列腺炎还是慢性前列腺炎,声像图特征都不明显,只有部分患者出现声像图改变,如前列腺内片状低回声区,尿道周围低回声晕环,前列腺周围静脉丛扩张等。

急性前列腺炎并发前列腺脓肿时,超声表现为前列腺体积增大,内腺或内、外腺同时出现低回声病灶,形态多不规则,内部可见液性回声,透声性一般。

慢性前列腺炎的声像图主要表现为前列腺外腺回声不均匀,可见片状低回声,形态不规则,边界不清晰。若累及范围较大,呈现大片低回声区,应避免将正常回声视为强回声病灶。

2.彩色多普勒

急性前列腺炎或慢性前列腺炎急性发作时,部分患者的前列腺病灶会出现血流信号增加,脉冲多普勒会显示高速低阻的血流频谱。前列腺脓肿彩色多普勒显示病灶周边可有较丰富的血流信号,病灶内部坏死液性区则无血流信号。

(三)鉴别诊断

前列腺脓肿未液化时表现为形态不规则的低回声区,边界不清晰,彩色多普勒超声显示低回声区血流较丰富,声像图与前列腺癌相似,此时需要结合患者病史、临床表现、实验室检查及直肠指检作出鉴别诊断。

(四)超声的临床价值

超声检查简便、直观,经直肠前列腺检查较经腹壁、经会阴检查能够更清晰地显示前列腺回声改变。二维超声结合彩色多普勒超声能够诊断典型的前列腺急、慢性炎症,有助于前列炎治疗疗效的评估。部分前列腺炎症超声检查无明显改变,其诊断还须结合临床表现、实验室检查综合判断。

三、前列腺癌

(一)病理与临床表现

前列腺癌在我国发病率较低,在欧美国家发病率高,在美国其为最常见的男性癌,占新诊断癌中的 21%,在我国的发病率占各种癌的 1.2%~2.0%,多见于 40 岁以上的中老年人。随着人口老龄化、生活方式的改变和诊疗技术的提高,我国前列腺癌的发病有增加的趋势。前列腺癌 95% 以上为腺癌,其余为移行细胞癌、鳞癌和肉瘤。它常起源于前列腺外腺区,从其腺泡和导管发生,癌变组织破坏了正常腺体向四周直线放射样排列的结构。

病理分级采用 Gleason 分级。1 级:高分化腺癌,界线清晰,均一、密集排列,无浸润倾向,呈均质透明胞质,罕见核分裂象。2 级:高分化腺癌,腺体大小不一,腺管内见肿瘤细胞堆积。3 级:中分化腺癌,可存在单个细胞浸润。4 级:低分化腺癌,腺腔的部分少,间质浸润。5 级:低分化癌,无腺样结构。

临床上,早期前列腺癌临床症状多与前列腺增生相似,均可出现排尿困难等症状,血尿的发生率高于前列腺增生。一般将前列腺癌分为 3 型:①潜伏型,无明显临床表现,仅在组织病理学检查时发现,无转移表现;②隐蔽型,肿瘤小,无明显局部癌症导致的临床症状,但可能发现体内转移灶,如骨转移;③临床型,症状、体征较明显,常见症状有下尿路梗阻、膀胱刺激症状,晚期出现尿潴留、输尿管梗阻、氮质血症、贫血、厌食,骨痛是有些转移者常见的主诉。

(二)超声表现

1.二维超声

(1)前列腺周围区病灶是前列腺癌的最主要特征。前列腺癌内部回声极不均匀,强弱不等的光团及低回声区分布在外腺区或广泛分布,并可有后方回声衰减,可使内腺受压变形(图 7-7-1)。

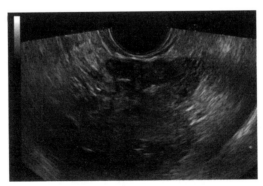

图 7-7-1　前列腺癌二维声像图

注　前列腺体积增大、形态异常,内部回声弥漫性减低,内可见多个低回声光团,腺体表面凹凸不平,表面呈结节状。

(2)前列腺癌多伴有前列腺体积增大、形态异常,非对称性增大是其相对特征性表现。局部包膜凹凸不平,表面呈结节状。

（3）前列腺边缘不规则，肿块侵犯并破坏包膜，使其凸出包膜中断，周邻组织受侵犯，在精囊、膀胱颈部、直肠、睾丸等组织内形成肿块图像。

（4）肿块造成尿路梗阻后可出现肾盂积水、膀胱壁小梁形成，甚至尿潴留、假性憩室。

（5）前列腺周围淋巴结肿大，腹股沟、腹膜后淋巴结肿大，还可出现骨骼、肝脏等转移性肿块。

2.多普勒超声

（1）彩色多普勒：肿瘤内血流信号可以分为弥漫型、局限型和周围型。肿瘤内弥漫型血流信号最常见，可以出现在低回声病灶和肿块不明显的病灶内。局限型血流表现为病灶内的点状血流或前列腺内的非对称性血流，周围型血流是仅出现在病灶外周的血流。

（2）频谱多普勒：RI 和 PI 鉴别前列腺良、恶性病变的意义不大。

（三）鉴别诊断

前列腺癌、前列腺增生、慢性前列腺炎的鉴别诊断见表 7-7-1。

表 7-7-1　前列腺疾病鉴别诊断

鉴别要点	前列腺增生	慢性前列腺炎	前列腺癌
部位	100%限于内腺	多数在外腺	外腺起源居多数
形态	圆形或类圆形	形态尚正常	形态异常
大小	弥漫性增大	正常或稍大	非对称性增大
包膜	包膜厚，连续尚光滑	边缘不光滑，粗糙	隆突不规则甚至中断
内部回声	均匀增高	均匀或不均匀增高	局限性减低或增高
内腺	增大似圆形	多正常	可有受限表现
外腺	变薄	增厚	局限性增大
腺体周围侵犯	无	无	有
周围淋巴结大	无	少见	常见

（四）超声的临床价值

经直肠超声检查已被用于前列腺癌的普查，但要结合前列腺特异性抗原 PSA 测定。但当遇到临床上高度怀疑前列腺癌时，即使直肠超声检查提示"正常"者，还应进一步做直肠超声引导下前列腺活检术。

（钱若涵）

第八章 妇科超声检查

第一节 解剖概要

女性生殖器官分为外生殖器和内生殖器。外生殖器指生殖器官的外露部分,即外阴,包括阴阜、大小阴唇、阴蒂和阴道前庭。阴道前庭前方为阴蒂、尿道外口,后方有阴道口、处女膜、阴唇系带。女性内生殖器指生殖器内藏部分,包括阴道、子宫、输卵管及卵巢,后两者常被称为子宫附件。

一、阴道

阴道位于骨盆下部的中央,为前后略扁的肌性管道,后方贴近直肠,上端包绕子宫颈。子宫颈与阴道连接的圆形隐窝为阴道穹隆,分为前、后、左、右4个部分,后穹隆最深,与盆腔最低的直肠子宫陷凹相邻。

二、子宫

子宫位于盆腔中央,为有腔的肌性器官,前为膀胱,后为直肠,下端接阴道,两侧是输卵管和卵巢。成年女性的子宫呈倒置的梨形,子宫上部较宽,为子宫体,子宫体顶部为子宫底,子宫体下方较窄、呈圆柱状的为子宫颈。子宫腔呈上宽下窄的三角形,通过宫底两侧子宫角与输卵管相通。宫体与宫颈的比例青春期前为1:2,生育年龄为2:1,绝经后为1:1。

子宫体壁外层为浆膜层(脏腹膜),中间层为肌层,内层为子宫内膜。从青春期开始受卵巢激素的影响,子宫内膜表面2/3有周期性变化,为功能层;靠近子宫肌层的1/3内膜无周期性变化,为基底层。子宫肌层由平滑肌组织及少量弹力纤维所组成,肌束排列交错。子宫浆膜层为覆盖子宫体前、后及底部的腹膜,子宫前面近子宫峡部处的腹膜向前返折覆盖膀胱,形成膀胱子宫陷凹。腹膜沿子宫后壁向下至子宫颈后方及阴道后穹隆,再折向直肠,形成直肠子宫陷凹。子宫颈主要由结缔组织和少量平滑肌纤维、血管及弹力纤维组成。宫颈管周围黏膜内腺体分泌的黏液受性激素的影响也有周期性变化。

三、输卵管

输卵管为一对细长而弯曲的肌性管道,内侧与子宫角相连、相通,外端游离,全长8~

14cm,由内向外可分为间质部、峡部、壶腹部及伞部。

四、卵巢

卵巢位于子宫两侧、输卵管的后下方,由外侧骨盆漏斗韧带(卵巢悬韧带)和内侧的卵巢固有韧带固定。卵巢表面由生发上皮覆盖,卵巢组织分为皮质和髓质。皮质在外层,其中有大小不等的各级发育卵泡及致密结缔组织;髓质在卵巢的中心,由疏松结缔组织及丰富的血管、神经、淋巴管及平滑肌纤维组成。青春期前,卵巢表面光滑;青春期开始排卵,其表面逐渐凹凸不平;生育期女性的卵巢大小约 40mm×30mm×10mm;绝经后卵巢萎缩,变小、变硬。

五、生殖器官的血管

(一)动脉

子宫动脉为髂内动脉前干的分支,在腹膜后向下、向前走行,距宫颈内口水平约 2cm 处横跨输尿管达子宫侧缘。其上支沿宫旁迂曲上行,称为子宫体支,其进入肌层后第一级分支为弓形动脉,环绕子宫分布,走行于子宫肌层外 1/3;弓形动脉再分级发出放射动脉、基底动脉和螺旋动脉,分别供应内侧肌层、内膜基底层和功能层。子宫体支远端供应子宫底、输卵管及卵巢。子宫动脉下支分布于宫颈及阴道上部。卵巢动脉自腹主动脉分出,在腹膜后下行,向内横行进入卵巢,末梢与子宫动脉上行的卵巢支相吻合。

(二)静脉

盆腔静脉均与同名动脉伴行,但在数量上较动脉多,并在相应器官及其周围形成静脉丛,且互相吻合。盆部静脉血最终汇入左、右髂总静脉。

(钱若涵)

第二节　超声检查技术

二维及彩色多普勒超声成像技术的发展,使超声检查成为妇科疾病不可替代的首选影像检查;高分辨率的经阴道超声又在很大程度上提高了超声检查对妇科疾病的诊断能力。超声诊断的准确性与合理选择检查方法有很大关系。

一、经腹超声检查法

经腹超声扫查范围广泛,切面及角度灵活,能够完整显示盆腔器官全貌,是最常用的妇科超声检查方法之一。适用于所有要求盆腔超声检查的妇女。

其局限性包括易受腹壁厚度、膀胱充盈程度及肠道胀气等因素影响。

(一)检查前的准备

受检者需饮水 500~1 000mL,使膀胱充盈。膀胱充盈以中度为适宜(即充盈膀胱达子宫底部或宫底上方 1~2cm 处)。

（二）检查体位

受检者常规取平卧位。

（三）仪器

选用凸阵探头,探头中心频率多为 3.5MHz。对于较瘦患者或儿童患者,也可应用高频的腔内探头或线阵探头直接置于腹壁进行扫查。

（四）检查方法

(1)暴露下腹部,涂抹适量耦合剂,探头直接置于腹壁皮肤进行扫查。

(2)首先进行子宫矢状切面扫查,于子宫矢状切面上测量子宫长径、前后径及内膜厚度。

(3)将探头旋转 90°进行横切面扫查,测量子宫横径;观察子宫及两侧附件情况,并测量卵巢大小。注意卵巢位置变化较大,卵巢最大切面多在盆腔斜切面上获得。

(4)扫查过程中根据病灶或感兴趣区域灵活移动探头,改变扫查方向与角度,以获得病灶及感兴趣区域的最佳图像。

（五）检查技巧

(1)强调膀胱充盈要适度。膀胱过度充盈时,盆腔正常器官被向后推移,不在最佳观察区域内,且可使子宫受压变形;同时患者因膀胱过度充盈而非常不适。膀胱充盈不佳时,无法推开肠管,导致盆腔脏器因肠气干扰不能清楚显示。

(2)扫查范围要大,以避免漏诊位置较高的病变。

(3)观察肿物与周围脏器关系时,应充分利用探头加压、移动连续扫查、嘱患者改变体位等手法进行观察,以了解肿物与周围脏器间的活动情况。

二、经阴道超声检查法

经阴道超声检查(TVUS)是将超声探头置入阴道内进行超声检查,也是目前最常用的妇科超声检查方法之一。由于经阴道探头频率高,与盆腔器官更接近,图像分辨率佳,能更好地显示子宫、卵巢及盆腔肿块的结构特征及血流情况,且不受肠腔气体干扰和腹壁声衰减的影响,适用于能进行经阴道检查的所有患者,特别是对后位子宫、宫腔内病变(如内膜病变、黏膜下肌瘤、妊娠物残留等)、异位妊娠、辅助生育技术监测卵泡以及对老年患者、肥胖患者等,TVUS 均明显优于经腹超声检查;此外,TVUS 引导下穿刺也是目前介入性超声最常用的方法。

其局限性包括经阴道探头频率高,穿透力有限,聚焦深度＜10cm,对较大盆腔肿块或位置较高的卵巢难以显示,需结合经腹超声检查观察。

对无性生活者及阴道畸形、阴道炎症、老年性阴道明显萎缩患者,以及月经期女性,不应进行 TVUS。

（一）检查前的准备

受检者检查前需排空膀胱。

检查者备好阴道探头及避孕套。对阴道出血患者,确因诊断需要必须进行 TVUS 时,检查者应准备好消毒避孕套。

(二)检查体位

受检者常规取膀胱截石位。必要时用枕头垫高臀部或嘱受检者将手置于臀部下以抬高臀部。

(三)仪器

选择经阴道腔内探头,探头中心频率多为 7.5MHz。

(四)检查方法

(1)阴道探头顶端涂适量耦合剂,套上一次性乳胶避孕套,并检查避孕套与探头间无气泡存在。

(2)操作者右手持探头,左手轻轻分开阴唇,将探头缓慢置入阴道内,探头顶端抵达阴道穹隆部。子宫后位时探头置于后穹隆,前位时置于前穹隆。

(3)扫查时利用旋转、倾斜、抽送等基本手法对盆腔内结构进行矢状切面、横切面及斜切面扫查。于子宫矢状切面上测量子宫长径、前后径及子宫内膜厚度;将探头旋转90°,于横切面测量子宫横径。

(4)然后将探头移向子宫左侧或右侧,扫查左、右附件区,观察双侧卵巢及周围附件区情况。卵巢位置变化较大,应转动探头多切面寻找,并于卵巢最大切面上测量卵巢大小。

(5)扫查过程中根据病灶或感兴趣区域灵活移动探头,改变扫查方向与角度,进行多切面扫查,以获得病灶及感兴趣区域的最佳图像。同时要注意直肠子宫陷凹及附件区有无积液。

(五)检查技巧

(1)探头置入阴道后,可以参照膀胱位置进行定位,通过子宫与膀胱的位置关系判断子宫为前位、中位或后位。

(2)检查过程中,可采用推拉、移动探头的方式推开肠管,并可利用探头推动或加压观察肿物的软硬度,与周围组织结构间的相互移动性等。

(3)病灶或脏器位置较高时,可用左手在腹壁加压,使病灶更接近阴道探头。

(六)注意事项

(1)月经期一般应避免进行 TVUS,如确因诊断需要,必须对子宫出血或月经期妇女进行经阴道超声检查时,应注意无菌操作。

(2)阴道探头应定期消毒。

三、经直肠超声检查法

经直肠超声检查法是指将腔内探头置于直肠内进行超声检查的方法。主要用于男性前列腺疾病诊断。妇科方面用于经腹超声检查图像显示不清,但又不能进行经阴道检查的患者,如处女膜未破、阴道畸形或老年性阴道萎缩等。

(一)检查前的准备

检查前受检者需排空大小便。一般采用检查前晚服用泻药的方法(如服用酚酞 2 片),检查当天早上空腹,必要时还可于检查前加用 2 支开塞露。

（二）检查体位

受检者取左侧卧位,左腿伸直、右腿屈曲。有时也可采用膀胱截石位。

（三）仪器

采用经直肠探头,多数仪器经直肠探头与经阴道探头为同一探头。探头频率与经阴道探头一致。

（四）检查方法

探头套好乳胶避孕套后,应在避孕套上加适量耦合剂作为润滑剂,以方便将探头置入直肠内。扫查方法和观察顺序与经阴道扫查相似。

（钱若涵）

第三节　正常超声表现

一、子宫

（一）位置

根据宫腔线与宫颈管线所形成夹角的不同,而将子宫分为 3 种位置(图 8-3-1):前位子宫(宫腔线与宫颈管线的夹角小于 180°)、中位子宫(宫腔线与宫颈管线的夹角等于 180°)、后位子宫(宫腔线与宫颈管线的夹角大于 180°)。

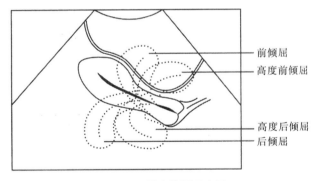

前倾屈
高度前倾屈
高度后倾屈
后倾屈

图 8-3-1　子宫位置示意图

（二）纵切子宫

纵切子宫呈"梨形"或"茄形",上方为宫底部,下方为宫颈内口及宫颈。子宫边界清楚,表面光滑,宫体呈均匀中等回声,中央为条状增强内膜回声。横切时为椭圆形,越近宫底越似三角形,越近宫颈越似圆形,且断面越小,中央也可见内膜稍高回声。

（三）彩色多普勒

在宫体与宫颈交界水平两侧可显示子宫动、静脉的血流信号,子宫动脉血流频谱的特征为收缩期高速血流,舒张期"驼峰样"正向血流频谱,子宫肌层可显示散在条状血流信号,与宫腔线垂直,为放射状动脉。

二、子宫内膜

回声及厚度随月经周期的变化而变化。

（一）卵泡早期

内膜呈线状,中等回声区厚度仅 4～5mm。

（二）卵泡晚期

前、后壁的内膜呈两条弱回声区,1 条宫腔线及内膜与前后壁肌层的 2 条交界线呈高回声区,故总体呈"三线两区征",厚度为 7～11mm(图 8-3-2)。

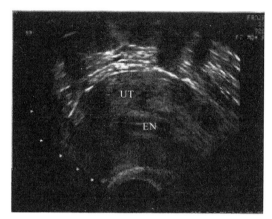

图 8-3-2　排卵期子宫内膜"三线两区征"声像图

注　UT:子宫;EN:内膜。

（三）排卵期

三线两区更加清晰,平均厚度为 12.4mm。

（四）黄体早期

内膜光点增加,回声增高,三线变模糊,但还可区分,中线尚清晰,厚度为 11～13mm,无明显增加。

（五）黄体晚期

内膜呈梭状高回声区,三线消失,厚度无增加或略变薄。

三、卵巢

(1)正常卵巢一般在双侧宫角外侧下方或上方可探及,位于髂血管的内侧,呈扁椭圆形,中央髓质回声略高,周围皮质回声略低,内见大小不等、边界清晰的圆形无回声区,为卵泡声像(图 8-3-3)。卵泡声像随月经周期的变化而变化。月经期至卵泡期卵泡呈圆形无回声,壁薄、光滑,张力好,成熟卵泡直径在 20mm 左右,并向卵巢外突出(图 8-3-4)。排卵后卵泡消失,转变为黄体,后者因囊内出血而表现为不均质低回声,其声像和大小变化较大。

(2)彩色多普勒下卵巢动脉可在卵巢外侧、髂动脉内侧探及,呈"短条状"或"星点状",一般在膀胱充盈的情况下较难显示。子宫动脉的卵巢支可在卵巢内侧及宫角之间探及,呈"短条状"或"繁星点状",较卵巢动脉易于显示,往下追踪可显示子宫动脉上行支。

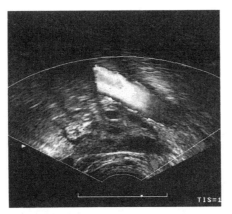

图 8-3-3 正常卵巢声像图

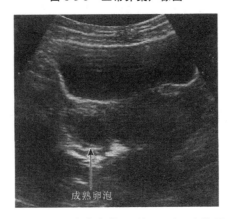

图 8-3-4 排卵期卵巢"三线两区征"声像图

注 右侧卵巢内正常成熟卵泡声像图。

四、输卵管

正常情况下输卵管不易显示。但若患者盆腔内有大量积液,在液体的衬托下,则可见到双侧输卵管细长迂曲。

（钱若涵）

第四节 子宫和宫颈病变

一、子宫内膜良性病变

（一）子宫内膜息肉

1.病理与临床表现

子宫内膜息肉是子宫内膜局部过度生长所致的无蒂或有蒂的瘤样病变。常见病因有雌激素水平过高、炎症、肥胖及药物等。息肉由子宫内膜腺体、间质及血管组成。质软,可变形,单个或多个,大小不等,带蒂息肉可脱出至宫颈口外。主要症状是月经量多,经期长,白带增多。

2.超声表现

(1)二维超声:子宫内膜不均质增厚;宫腔内见增强回声,呈"水滴状",单发者常与正常内膜界限清晰;多发者可见增厚的内膜,回声不均,呈不规则团簇状高回声,与正常内膜界限模糊。子宫内膜基底层与肌层分界清晰(图8-4-1)。

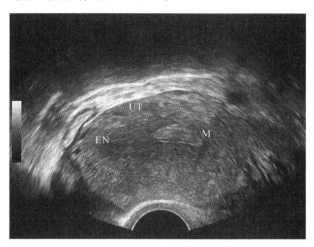

图 8-4-1　子宫内膜息肉声像图

注　UT:子宫;M:子宫内膜息肉;EN:子宫内膜。

(2)多普勒超声:可在息肉蒂部或基底部显示点状或短条状血流信号,血流阻力指数(RI)大于 0.40,静脉频谱亦可见。

3.鉴别诊断

(1)与黏膜下子宫肌瘤的鉴别要点:①肌瘤多呈圆形,而息肉为"水滴状";②肌瘤多边界清晰,有声衰减;③肌瘤呈低回声,而息肉多为增强回声;④黏膜下肌瘤可致内膜基底线变形或中断。

(2)子宫内膜增生症:双侧内膜对称性增厚,回声增强或呈囊实性,宫腔线清晰、居中。

4.临床价值

经阴道检查可以清晰地观察内膜的结构,对子宫内膜息肉的检出率较高。三维超声成像及超声造影有助于提高可信度及确诊率。确诊需靠宫腔镜或刮宫病理诊断。

(二)子宫内膜增生

1.病理与临床表现

子宫内膜增生是由于子宫内膜受雌激素持续作用而无孕激素拮抗时发生的增生性改变。多见于青春期和更年期。子宫内膜呈灰白色或淡黄色,表面平坦或呈息肉状凸起,可伴有水肿,有时可见扩张的腺体形成的囊腔。按子宫内膜增生的程度分为单纯型、复杂型和不典型增生。2014 年世界卫生组织(WHO)女性生殖系统肿瘤学将此病分为不伴有不典型增生及不典型增生两类。前者包括单纯型和复杂型,发生内膜癌的风险很低;后者有细胞和组织异型性,癌变风险高,属癌前病变。常见症状为不规则子宫出血及月经周期紊乱。

2.超声表现

(1)二维超声。

1)子宫内膜增厚:绝经前女性子宫内膜厚度≥1.2cm,围绝经期及绝经后期子宫内膜厚度>0.5cm。

2)子宫内膜回声:可表现为高回声或伴多个小或无回声区,伴均质或不均质斑块状回声。

3)内膜基底层回声:内膜基底层与子宫肌层分界清晰,可见低回声带。

4)多数伴有单侧或双侧卵巢增大或卵巢内潴留囊肿。

(2)多普勒超声:内膜偶见星点状血流信号或条状血流信号,动脉频谱 RI 在 0.50 左右。

3.鉴别诊断

子宫内膜息肉病灶呈"团状"或"水滴状",内膜形态不对称或宫腔线偏移。内膜增生呈不均匀、斑块状回声时,与内膜多发息肉鉴别困难。

4.超声的临床价值

经阴道超声可以观察子宫内膜的厚度及其回声特征,三维或四维超声、宫腔造影及 MRI 等影像学检查可提高诊断率,但确诊需病理活检。

二、子宫内膜癌

1.病理与临床表现

大多数影响体内雌激素水平的因素均可影响子宫内膜癌的发病率。子宫内膜癌可分为两个主要类型:Ⅰ型为雌激素依赖型,肿瘤经过子宫内膜增生过长的发展过程,也称子宫内膜腺癌。Ⅱ型为非雌激素依赖型,肿瘤不经过子宫内膜增生过长的过程,常见于年龄较大的妇女。

绝大多数患者表现为异常子宫出血,绝经妇女表现为绝经后出血,育龄妇女表现为月经量过多。子宫内膜腺癌可伴有肥胖、高血压、糖尿病。约 40% 的浆液性腺癌伴有阴道排液。

2.超声表现

(1)早期子宫内膜癌患者的子宫大小、形态多无明显变化,部分患者表现为局灶性内膜增厚,可伴不规则低回声区(图 8-4-2)。

(2)随着癌肿的增大,子宫可轻度增大,但外形正常,子宫腔内为不规则的高、中、弱回声或粗糙的点状、线状构成增高回声团块。

(3)病变侵入肌层后,子宫明显增大,宫内可见不规则肿块,内部回声不均,肿块周围无包膜,不能区分子宫体及子宫腔回声。

(4)子宫受到广泛浸润破坏者,体积显著增大,外形不规则,子宫内回声杂乱,可见不规则低回声及无回声区。

(5)当癌组织阻塞子宫颈时,子宫腔内可见无回声区,可伴点状回声。

(6)晚期子宫内膜癌除上述表现外,子宫一侧或双侧可见肿块,并伴腹水,甚至有远处转移病灶的相应表现。

（7）多普勒超声：彩色多普勒显示在肿块周边及内部可见高流速多向性紊乱的彩色血流信号，脉冲多普勒显示低阻力动脉型血流频谱，RI<0.4。

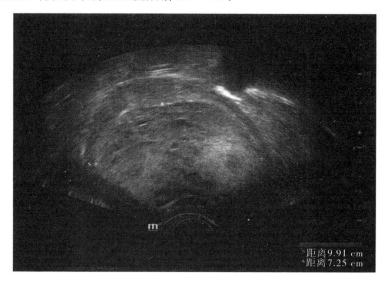

图 8-4-2　子宫内膜癌

注　子宫明显增大，子宫腔内可见约 9.9cm×7.3cm 的不规则团块，内部回声不均，团块与子宫分界不清。

3.鉴别诊断

（1）子宫内膜增生症：子宫内膜增生症是内膜腺体和基质的异常增殖，常伴有功能性子宫出血，多发生于年龄较轻或绝经期妇女。二维超声表现为内膜均匀性增厚（厚约 1.2cm），呈梭形或椭圆形团块状高回声，间有点状低回声或无回声，增厚的内膜与肌层界线清晰。彩色多普勒显示血流信号稀疏，RI>0.6。

（2）子宫肌瘤变性：二维超声表现为肌瘤失去漩涡状结构特点，假包膜不明显；子宫内膜癌超声表现为内膜破坏消失，子宫腔内低回声肿物、宫腔内积液等。同时，要根据彩色多普勒显示肿块周边及内部低阻动脉血流等特点，结合老年患病，绝经后子宫出血，阴道排液等临床表现进行综合分析。最终确诊需靠诊断性刮宫病理检查。

4.超声的临床价值

超声检查作为一种无创性检查，尤其是经阴道超声检查，可更清楚地显示子宫形态、大小及内膜等，有助于发现子宫内膜的微小病变，从而提高诊断的准确率。

三、子宫腺肌病

1.病理与临床表现

具有活性的子宫内膜组织出现在子宫腔以外部位时称为子宫内膜异位症。当子宫内膜侵入子宫肌层时，称为子宫腺肌病。多发生于 30～50 岁经产妇。子宫内膜在肌层中局限性生长时，形成结节或团块，但无假包膜存在，与周围肌层无明显界限，称为子宫腺肌瘤。子宫内膜异位到子宫肌层，以后壁居多，随着月经周期肌组织内可见弥漫性小出血灶，肌纤维发生反应性增生，子宫出现轻度或中度均匀性增大。多数相当于妊娠 8～10 周大小，很少超过 12 周大小。

继发性痛经,进行性加重。经量增多,经期延长,妇科检查可扪及子宫球形增大、质硬,有压痛,经期压痛尤为明显。约有30%的患者可无症状。

2.超声表现

(1)子宫均匀性增大,多呈球形,前后径增大更为明显。

(2)子宫肌层回声不均匀,肌层回声光点增粗、增强、增多。

(3)病变局限于子宫前壁或后壁肌层,以后壁多见,宫腔内膜线前移,后壁肌层增厚,回声不均,呈"栅栏样"衰减(图8-4-3)。

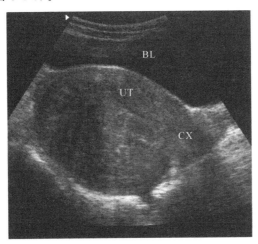

图8-4-3 子宫腺肌症声像图

注 BL:膀胱;UT:子宫;CX:宫颈。

(4)子宫腺肌瘤则表现为子宫不均匀增大,病灶区呈高回声或低回声,边界不清。

(5)彩色多普勒显示子宫肌壁血流丰富,呈弥漫状或放射状,RI>0.50,瘤体周边无彩色血流环绕。

3.鉴别诊断

子宫腺肌瘤需与肌壁间子宫肌瘤相鉴别,详见子宫肌瘤部分。

4.超声的临床价值

超声检查能够显示子宫肌壁内的改变,是最简便、最常用的有效辅助检查方法。病变较轻者,诊断仍有困难,进行性痛经的表现有助于该病的诊断。另外,子宫腺肌瘤和子宫肌瘤的治疗方式不同,子宫肌瘤可采取超声引导下原位消融或与肌层组织分离剔除的手术治疗方式,但腺肌瘤很难与周围子宫肌层组织分离。因此,术前明确诊断可为临床治疗方案的制订提供有价值的参考。

四、子宫颈癌

1.病理与临床表现

子宫颈癌是最常见的妇科恶性肿瘤之一,其发病率有明显的地域差异,在发展中国家其发病率仍居妇女恶性肿瘤第一位,而在欧美等发达国家中其发病率远低于乳腺癌。

早婚、性生活过早、性生活紊乱、多产等是宫颈癌的高危因素,也与患者经济状况及环境等因素有一定关系。研究发现,人乳头状病毒(HPV)感染与宫颈癌发病有密切关系,HPV感染也成为宫颈癌的主要危险因素。

病理学上,宫颈上皮内瘤变(CIN)是一组与宫颈浸润癌密切相关的癌前病变的统称,包括宫颈不典型增生及宫颈原位癌,反映了宫颈癌发生中连续发展的过程,即宫颈不典型增生(轻→中→重)→原位癌→早期浸润癌→浸润癌的一系列病理变化。

宫颈癌好发部位在宫颈管单层柱状上皮与宫颈外口鳞状上皮间的移行区域。宫颈浸润癌中约90%为鳞状细胞癌,约5%为腺癌,约5%为混合癌。

大体病理上,宫颈浸润癌可分为4种类型:外生型、内生型、溃疡型及宫颈管型,前3种类型常向阴道内生长,阴道窥器检查时容易观察到病灶。后一种类型病灶发生于宫颈管内,多为腺癌,可向上累及宫体。

临床表现上,宫颈癌早期常无症状。宫颈浸润癌的主要症状包括:①接触性出血;②阴道排液,早期为稀薄水样液,晚期合并感染时可见脓性恶臭白带;③肿瘤侵犯周围器官时可出现尿道刺激症状、大便异常、肾盂积水等。妇科检查时可见宫颈肥大、质硬及宫颈口处肿物。

子宫颈细胞学检查,特别是薄层液基细胞学(TCT)检查是早期宫颈癌诊断的必要手段。

子宫颈癌的分期如下。

0期:即原位癌(CIS),肿瘤仅局限于宫颈上皮内。

Ⅰ期:病变局限于子宫颈部位。依肿瘤侵犯程度分Ⅰa与Ⅰb两期。

Ⅱ期:病变超出宫颈,但未达盆壁。阴道浸润未达阴道下1/3。

Ⅲ期:病变浸润达盆壁,阴道浸润达阴道下1/3。

Ⅳ期:病变浸润已超出真骨盆或已浸润膀胱、直肠(Ⅳa),甚至发生远处转移(Ⅳb)。

2.超声表现

首先需指出,声像图上并不能显示宫颈不典型增生与宫颈原位癌,而且宫颈浸润癌早期因病灶较小,宫颈大小、形态、宫颈管梭形结构等仍可无异常表现;随着肿瘤增大,宫颈形态学改变较明显时,超声检查特别是经阴道超声检查有助于宫颈浸润癌及病变范围与宫旁浸润情况的判断。宫颈浸润癌的超声表现包括以下几点。

(1)宫颈增大,宫颈管回声线中断。

(2)宫颈区域可见实性肿物,外生型肿瘤表现为宫颈外口处呈不均质低回声的实性肿物;内生型肿瘤则表现为宫颈肌层内不规则低回声区,与周围组织分界不清,有时可见蟹足状表现;宫颈腺癌时可见宫颈管回声弥散性增强(较宫颈肌层回声强),呈实体性结构。

(3)侵犯周围组织的表现:宫颈癌侵犯阴道时,阴道与宫颈分界不清,阴道缩短;侵犯宫体时,子宫下段内膜和肌层与宫颈界限不清;侵犯膀胱时,可致膀胱后壁回声连续性中断或可见肿物向膀胱内突起,与宫颈分界不清;肿物压迫输尿管时,可致肾输尿管积水;宫旁转移时则表现为子宫颈两侧混合回声包块。

需要注意的是对向阴道内生长的宫颈浸润癌,经阴道超声检查时可能出现接触性出血,应注意尽量小心操作,动作轻柔,避免接触性出血,特别是较多量的出血。

(4)CDFI:宫颈肿块内见丰富血流信号,呈散在点、条状或不规则状;可见低阻型动脉频谱,RI可<0.40。

3.鉴别诊断

目前,临床有很好的辅助检查手段来诊断子宫颈癌,即子宫颈细胞学检查(TCT),因此,宫颈癌的诊断并不困难。超声上需要与宫颈浸润癌鉴别的主要是宫颈炎性改变,如慢性宫颈炎、宫颈肥大等,慢性宫颈炎可表现为宫颈增大、变硬,但无肿物的局灶性表现,可助鉴别。慢性宫颈炎与早期宫颈癌的鉴别仍主要依靠宫颈细胞学检查。

4.超声的临床价值

(1)超声检查尤其是经阴道超声检查对了解宫颈癌病灶的浸润范围及盆腔内转移情况有很大临床价值,如了解宫腔内、膀胱、直肠受侵及宫旁受侵等情况,为临床分期及治疗提供帮助。

(2)对宫颈管型宫颈癌,经阴道超声结合彩色多普勒超声检查(CDFI)可对宫颈管病变做出较早期诊断,有较大的临床价值。

(3)宫颈癌放射治疗(放疗)期间,采用超声进行随诊观察,评价宫颈癌病灶大小的变化及血流改变等有很大临床价值。

CT、磁共振(MRI)及正子放射断层摄影(PET)检查对了解子宫颈癌周围脏器浸润情况也有帮助。

(钱若涵)

第五节　卵巢和输卵管疾病

一、多囊卵巢

多囊卵巢是多囊卵巢综合征的卵巢形态学改变,是育龄女性常见的内分泌紊乱性疾病,发病年龄多在 20～40 岁。

1.病理与临床表现

本病与下丘脑—垂体功能失调、卵巢酶系统功能缺陷、肾上腺皮质功能紊乱和卵巢内局部调控机制异常有密切关系。2/3 以上的患者双侧卵巢对称性增大,为正常的 2～3 倍。临床中约 25% 的正常妇女卵巢可表现为多囊卵巢改变,因此须结合病史及激素水平检测。少数患者双侧卵巢增大不明显或卵巢仅一侧增大。外形无明显变化,表面光滑、饱满,颜色呈白珍珠样,不见白体萎缩痕迹。增厚的卵巢表面下面是一些小的、充满透明液体的小囊肿,壁薄,触之较硬。

多发生于生育期,育龄妇女发病率为 5%～10%,主要表现为月经稀发或量过少、继发闭经、肥胖、不孕、多毛。

2.超声表现

(1)子宫较小,内膜较薄,与正常月经周期的内膜改变不相符。

(2)双侧卵巢对称性增大,面积>11cm^2,在一个卵巢切面上可显示≥12 个卵泡,每个卵泡直径 2～9mm。

(3)卵巢包膜增厚,髓质面积增大,皮质回声增强,卵泡被挤向周边,呈"车轮样"的改变(图 8-5-1)。

（4）多普勒超声：在卵巢髓质内常可见到一条贯穿卵巢的纵行彩流信号，可记录到中等阻力卵巢动脉血流频谱，与正常卵泡期卵巢血流相比，血流显示率较高，血流阻力较低。

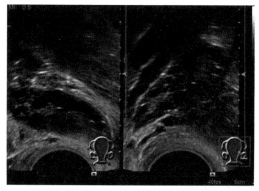

图 8-5-1　多囊卵巢

注　双侧卵巢同一切面可见十余个小卵泡，呈"车轮样"改变。

3.鉴别诊断

（1）慢性盆腔炎形成输卵管卵巢囊肿可表现为多房性囊性包块，应注意避免与多囊卵巢相混淆。前者体积较大，间隔纤细，有盆腔炎病史，肿物与周围组织粘连，较固定。

（2）卵巢门细胞瘤（卵巢支持—间质细胞瘤）：因分泌过多雄激素，当血睾酮＞300ng/L时，临床表现类似多囊卵巢综合征，但卵巢门细胞瘤多为单侧实性肿物，且具有独特的病理形态。

4.超声的临床价值

超声检查不能直接诊断多囊卵巢综合征，只能提示卵巢呈多囊样的形态学改变，需结合临床症状和内分泌检查结果诊断。

二、卵巢子宫内膜异位囊肿

卵巢是子宫内膜异位症好发部位，多见于生育期妇女，以 30～40 岁最为常见。

1.病理与临床表现

其发生与经血逆流入盆腔、体腔上皮生化、脉管播散及自身免疫功能障碍有关。双侧发病者较多见，早期病灶表面呈红色或紫蓝色，可多发。陈旧病灶因异位的子宫内膜含周期性出血而形成有紫褐色陈旧性血性黏稠液体的囊肿，称为子宫内膜异位囊肿，因囊内所含液体的颜色似巧克力，故又称为"巧克力囊肿"，常与子宫、子宫阔韧带、盆腔壁发生组织粘连。

渐进性痛经、月经不调、不孕、性交痛、下腹坠痛。少数患者可出现月经失调，也可导致不孕。

2.超声表现

（1）单侧多见，切面形态规则，呈圆形或椭圆形，随病程长短，囊内特点：囊内透声性差，其内可见细密光点填充（图 8-5-2）。

（2）包膜较厚，内壁光滑或尚光滑，据文献报道，20％的内膜囊肿囊壁上可见一个或数个囊壁结节突向囊腔。

（3）囊肿较大时可发生裂隙或破裂，导致液体渗出或流入盆腔内，致使卵巢与邻近脏器粘连,此时囊肿变形甚至消失。

(4)多普勒超声:巧克力囊肿壁上可见少许血流信号,囊内无血流信号。若囊肿内有分隔,则有两种情况:①囊肿内多个巧克力囊肿形成的囊肿间的间隔,其隔上可有条状或分枝状血流信号;②单个巧克力囊肿内由于组织机化、纤维素沉积所形成的不全分隔时,其隔上无血流信号。

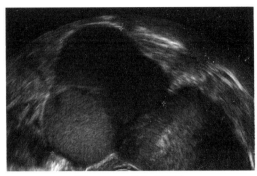

图 8-5-2 巧克力囊肿

注 右侧卵巢内可见多个囊性无回声区,边界清晰,壁较厚,透声性差,可见细密光点充填。

3.鉴别诊断

(1)成熟性畸胎瘤:肿物包膜完整,壁厚、光滑,内部回声多样,结构复杂。

(2)卵巢纤维瘤:形态规则的圆形、卵圆形或分叶状的实质性或囊实混合性低回声区,后方回声伴轻度衰减。

(3)黏液性囊腺瘤:圆形液性无回声区内有细弱光点,壁厚、边界清,后方回声增强。较大时呈多房,并有间隔光带。

4.超声的临床价值

经阴道超声的应用,有助于盆底内小的子宫内膜异位病灶的检出,检出率可达85%以上。卵巢巧克力囊肿的声像变化多样,可与其他附件肿块如卵巢囊腺瘤、畸胎瘤及炎性肿物等有相似表现,仍有一定的误诊率。

三、恶性卵巢肿瘤

(一)卵巢囊腺癌

1.病理与临床表现

包括浆液性囊腺癌和黏液性囊腺癌。前者在卵巢恶性肿瘤中最常见,占40%,双侧较多,实质性与囊性混合存在。多为多房,囊腔内充满乳头,囊液浑浊。后者占卵巢恶性肿瘤的10%,单侧多见,体积较大,形态不规则,实质性与囊性混合存在,囊液浑浊或血性。

早期患者无明显临床症状。

2.超声表现

(1)二者在声像图上难以区分,均表现为囊实性肿块,形态不规则,囊壁厚薄不均,分隔粗细不一,伴有出血时可见不均匀低回声。晚期可出现腹水。

(2)彩色多普勒显示囊壁、分隔、实性区有丰富血流信号。

3.鉴别诊断

与其他卵巢原发肿瘤鉴别困难。

4.超声的临床价值

声像图上难以准确区分黏液性囊腺癌和浆液性囊腺癌,需要通过病理确诊,当肿块血流信号较丰富时,要警惕囊腺癌的可能。

(二)卵巢转移癌

1.病理与临床表现

身体任何部位的恶性肿瘤均可转移至卵巢,常见的原发部位为胃、肠,约占70%,乳腺约占20%,其他生殖道及泌尿道约占10%。常见的卵巢转移癌为Krukenberg瘤,为含明显印戒细胞成分的黏液性腺癌,大多来自胃肠道。卵巢转移癌,一般保持卵巢原形,呈肾形或长圆形,表面光滑或结节状,切面为实质性,半透明胶质样。

患者常有腹痛、腹胀等胃肠道症状或体重下降等现象。但多数患者原发灶症状不明显,而是以发现卵巢转移瘤来就诊。

2.超声表现

(1)双侧卵巢均可见实性包块(图8-5-3),表面光滑,与周围组织无粘连。表面常见结节状突起,内部以实性为主,内有出血、坏死时,可见不规则液性暗区。

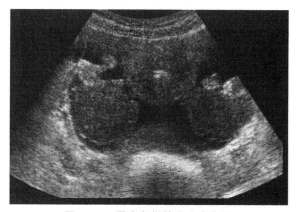

图 8-5-3　胃癌卵巢转移癌声像图

(2)彩色多普勒实性部分可见树枝状丰富血流信号。

3.鉴别诊断

卵巢转移癌需与卵巢原发恶性肿瘤相鉴别,卵巢原发恶性肿瘤多为单侧发生,肿瘤内血流信号呈无规律分布。

4.超声的临床价值

超声发现卵巢实性肿瘤时,需注意患者有无消化系统症状,同时扫查其他脏器,若双侧卵巢受累,可首先考虑卵巢转移癌。

(三)内胚窦瘤

1.病理与临床表现

内胚窦瘤为卵巢生殖细胞恶性肿瘤,具有胚体外卵黄囊分化特点,又称为卵黄囊瘤,血清甲胎蛋白(AFP)升高。好发于18～20岁年轻女性,恶性程度高,60%为单侧。肿瘤一般较大,生长迅速,切面上大部分为实性,质地较软,常伴有出血、坏死和囊性变。早期即可发生转移,预后差。

患者出现腹胀、腹痛,发热,甚至可触及腹部包块。

2.超声表现

(1)表现为实性为主的巨大的混合性肿块,形态不规则,边界清晰,内部回声不均,常见多个大小不等的囊性区。

(2)彩色多普勒显示血管分布紊乱,血流信号丰富,阻力指数低。

3.鉴别诊断

内胚窦瘤需与颗粒细胞瘤相鉴别,较困难。

4.超声的临床价值

典型的内胚窦瘤具有实性肿块、内见多发小囊腔结构的声像图特征,再结合患者年龄及AFP升高的辅助检查,可对典型内胚窦瘤作出诊断。

(四)颗粒细胞瘤

1.病理与临床表现

颗粒细胞瘤为卵巢性索—间质肿瘤的主要类型,又称为功能性卵巢肿瘤,分泌雌激素。好发于育龄期,青春期和绝经后也有发生。单侧多见,多为实性,质地较软。

肿瘤可分泌雌激素,患者常有高雌激素水平的临床表现,如性早熟、月经不调、绝经后阴道流血等。

2.超声表现

(1)附件区见实性肿块,体积不大,边界清晰,内回声不均匀,有时可见多发小囊性区。常合并子宫增大,内膜厚。

(2)彩色多普勒显示血管扩张,肌层血流信号增多。

3.鉴别诊断

颗粒细胞瘤需与其他卵巢实性肿瘤相鉴别,较困难。

4.超声的临床价值

根据肿物回声特点及血液供应状态,可提示恶性肿瘤的诊断。

四、输卵管疾病

输卵管疾病最常见的是输卵管急、慢性炎症,包括急性输卵管脓肿和慢性输卵管积水、输卵管梗阻,输卵管癌罕见。

(一)输卵管炎症

1.病理与临床表现

输卵管是盆腔炎性疾病最常累及的部位。炎症急性期输卵管、卵巢充血、肿胀,输卵管增粗、弯曲,管腔内有脓性物渗出,出现下腹痛伴发热、寒战等症状;久治不愈时,转为慢性输卵管积水,输卵管肿大、增粗、伞端粘连、闭锁,浆液性渗出液积聚,全身症状不明显,仅下腹部坠胀、腰骶部酸痛;慢性盆腔炎症还可致输卵管堵塞,是输卵管性不孕症的原因。

2.超声表现

炎症造成输卵管发生形态学改变时才有超声声像的改变。炎症早期或慢性期仅有粘连时,一般无异常超声声像表现。超声造影通过显示输卵管管腔形态,可以辅助判断输卵管有无梗阻。

(1)输卵管卵巢脓肿:表现为宫旁弯曲管道状囊性肿块,囊壁稍厚,囊内为不均质低回声或云雾状回声。合并卵巢脓肿时,卵巢内可见圆形或椭圆形云雾状回声,边缘可见较模糊的卵巢结构。两者常粘连形成混合性肿块,难以区分(图 8-5-4)。CDFI 显示混合性肿块间隔有少许条状血流信号,可探及中到高阻力血流频谱。

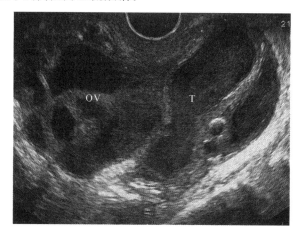

图 8-5-4 输卵管、卵巢积脓声像图

注 OV:卵巢;T:输卵管。

(2)输卵管积水:表现为子宫旁弯曲管道状的囊性肿块,壁薄,边界清,内为无回声区及稀疏点状回声,肿块一侧常见卵巢声像。CDFI 偶可显示肿块囊壁点状血流信号。

(3)输卵管梗阻:子宫输卵管超声造影显示双侧输卵管显影异常,梗阻侧输卵管自梗阻部位以远不显影,伞部阻塞者输卵管远端呈囊状扩张(图 8-5-5),伞端无对比剂溢出,同侧卵巢周围无对比剂弥散。

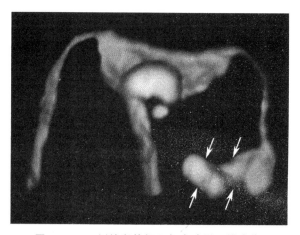

图 8-5-5 一侧输卵管梗阻超声造影三维成像

注 箭头示输卵管远端呈囊状扩张。

3.鉴别诊断

输卵管、卵巢脓肿需与附件恶性肿瘤相鉴别,鉴别要点为病史和双合诊检查,若有盆腔急腹症表现,可短期抗感染治疗后再复查。输卵管积水应与卵巢囊腺瘤相鉴别,前者包块形状不规则,囊腔有管道状结构,分隔极少的血流信号,穿刺活检是确诊的首选方法。

(二)原发性输卵管癌

1.病理与临床表现

原发性输卵管癌发病率低,多见于绝经后女性。输卵管局部呈结节状增粗,管腔扩大,内含血性液体及灰白色、乳头状或菜花状赘生物。早期无特异症状和体征,易被忽略。病情进展时可出现输卵管癌"三联症",即阴道排液、腹痛、盆腔肿块。

2.超声表现

(1)二维超声:子宫旁见不规则形肿物,无包膜,内为不均质混合性低回声(图 8-5-6);常伴宫腔积液。合并输卵管内出血时,与输卵管炎性积水鉴别困难。

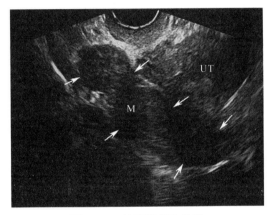

图 8-5-6　输卵管癌声像图

注　UT:子宫;M:输卵管癌;箭头示病灶边界。

(2)多普勒超声:肿块囊壁或实质部分见条状血流信号,与卵巢恶性肿瘤相似,可探及低阻力型动脉血流频谱。

3.鉴别诊断

阴道排液是输卵管癌较特异的表现,可辅助鉴别卵巢恶性肿瘤。与输卵管、卵巢脓肿在超声声像上相似,可结合急性炎症病史和妇科双合诊鉴别,必要时可进行穿刺活检。

(钱若涵)

第六节　盆腔炎性疾病

盆腔炎是妇科常见疾病,为女性内生殖器及其周围的结缔组织、盆腔腹膜所发生的炎症,主要病因为女性生殖器的自然防御功能减低,病原体侵入而引起。

一、临床与病理

(一)病理与临床表现

引起盆腔炎的细菌主要为链球菌、葡萄球菌、大肠埃希菌、淋球菌及厌氧菌等。盆腔炎按病情可分为急性和慢性两种。急性盆腔炎多由子宫腔手术感染、邻近器官炎症蔓延感染或经期卫生不良等引起,慢性盆腔炎则常为急性盆腔炎迁延不愈所致。

急性盆腔炎为病灶的充血、水肿,炎症渗出聚集,导致周围组织粘连,形成脓肿,主要包括急性输卵管炎、输卵管积脓、输卵管卵巢脓肿、急性盆腔腹膜炎等。慢性盆腔炎病情较长,病灶周围粘连,使局部渗出液流动、吸收障碍,液体聚集,形成积水、积液,主要包括慢性输卵管炎、输卵管积水、慢性输卵管卵巢炎及输卵管卵巢囊肿。

(二)临床表现

1.急性期

症状表现与病情轻重、病变范围及致病菌等有关。多表现为发热及下腹部疼痛,此外可伴有恶心、呕吐、腹泻及尿频、尿急、尿痛等膀胱刺激征。妇科检查可见子宫颈充血、明显举痛,子宫体增大,位置固定,子宫旁组织增厚或有炎性包块形成,压痛明显。

2.慢性期

全身症状不明显,可有下腹坠胀、疼痛、腰骶部酸痛,常在劳累、性交后及月经前后加剧。妇科检查发现子宫活动受限或粘连固定,附件区可扪及条索状增粗的输卵管或输卵管积水形成的囊性肿物。当免疫力差时,慢性附件炎可有急性或亚急性发作,出现急性期症状。

二、超声表现

盆腔炎性肿块早期阶段,在超声显像图上一般无特殊表现或可见子宫边界模糊征以及子宫内部回声强度减低,附件部呈实质不均质性肿块,光点、光带分布杂乱,当有输卵管积脓和输卵管卵巢脓肿形成时则有如下超声显像图显示。①在附件处可探测到大小不等的增厚、迂曲的连续管状结构。②内部呈无回声区,或有少许细弱光点,有时可见由脓液碎屑形成的液平分层征。③管状长形肿块的边缘可见增厚,不规则或模糊,常为炎性反应的表现。④盆腔内可因腹膜炎所致的液性无回声区,呈椭圆形无回声区。⑤子宫等邻近器官可因受压或粘连发生变形与移位。

超声显像检查有助于确定脓肿范围的大小、是否完全形成液化,可为临床医生提供切开引流或手术的依据。

慢性盆腔炎在超声显像中可见输卵管积水、炎性囊肿和肠腔与网膜粘连等混合性肿块的声像图,输卵管积水是由于其内膜皱襞的互相粘连,常呈单房性或多房性,积水内容为澄清的液体,囊壁较薄,呈曲颈瓶状,有触痛,活动受限。结核性盆腔炎易形成包裹性积液,有多个不规则的无回声液性暗区,间隔较厚,腔内见点状回声区,周围肠曲蠕动缓慢。

慢性输卵管积水在超声显像图中可见以下几方面表现:①双侧附件部出现纺锤形肿块的声像图;②肿块边缘较清楚,呈薄壁状;③内部呈明显的无回声液性暗区,也可由于其内膜皱襞的互相粘连,形成间隔状回声或呈多发性;④与周围粘连严重的附件肿块则表现为混合性囊性肿块的声像图,周边回声增强呈不规则状。

子宫腔积液或子宫肌质炎时,在超声显像图上可见子宫增大,宫腔内出现无回声液性区或者肌层内有不均质的光点回声。

三、鉴别诊断

急性盆腔炎的肿块主要应与宫外孕破裂、子宫内膜异位症相鉴别。宫外孕破裂时,常表现有急腹症,在声像图显示中可见除附件部肿块回声外,还有子宫轻度增大,宫腔中心部有蜕膜反应所形成的光团回声。卵巢子宫内膜异位症则肿块大小可随月经周期而有变化,且疼痛与月经周期有关。慢性盆腔炎所致的输卵管积水和输卵管卵巢囊肿应与囊性的卵巢新生物、子宫内膜异位症或慢性破裂的异位妊娠、功能性卵巢囊肿等相鉴别,而且功能性卵巢囊肿往往与慢性盆腔炎同时存在。正常充液的肠袢也可被误认为盆腔积液,根据各自声像图特征和临床表现常可作出鉴别诊断。后腹腔肿块与炎性肿块的鉴别诊断往往有困难,直肠内水囊充液检查以及细针穿刺细胞学活检,具有十分重要的临床诊断价值。

四、超声的临床价值

超声显像对盆腔炎性病变的诊断,虽无明显的特征性声像图,但结合患者病史的询问和体征,超声显像检查可估计炎症的范围,了解有无脓肿的形成。尤其是在超声引导下经阴道后穹隆或腹壁穿刺更为准确,对临床鉴别诊断和治疗用药均有重要意义。同时,对治疗效果的观察评价也是一项有重要意义的检查方法。

(钱若涵)

第七节　妇科超声造影

一、经非血管途径超声造影

子宫输卵管超声造影(HyCoSy)是将造影剂经置入宫腔的导管注入子宫腔和输卵管内,显示子宫腔和输卵管腔的形态、位置,发现宫腔和输卵管内病变、畸形以及评估输卵管通畅性的一种检查方法。

(一)适应证

(1)不孕症中男方精液正常,女方疑有输卵管阻塞。

(2)不孕症中人工授精前输卵管通畅性评估。

(3)输卵管绝育术、再通术、成形术后或其他非手术治疗后的效果评估。

(4)下腹部手术史,怀疑有输卵管卵巢周围粘连或输卵管不全闭锁者。

(5)输卵管妊娠保守治疗后的通畅性评估。

(6)经阴道超声无法清晰显示宫腔病变,如子宫肌瘤、息肉和粘连等。

(7)对碘过敏的患者。

(二)禁忌证

(1)内、外生殖器官的急、慢性炎症,滴虫性或念珠菌性阴道炎。

(2)宫颈重度糜烂或分泌物较多者。

（3）盆腔活动性结核。

（4）宫颈或宫腔内疑有恶性病变者。

（5）超声造影剂过敏史。

（三）检查前准备

（1）患者的准备（筛选）。

1）月经干净后 3～7 天，检查前 3 天禁性生活。

2）常规妇科检查，白带悬液检查，阴道洁净度检查。

3）无全身性或心、肺、血管等重要器官疾病（排除高血压、甲状腺功能亢进症）。

（2）了解病史和既往检查结果。

（3）检查告知和签署知情同意书。

（4）置管前肌内注射阿托品 0.5mg。

（5）宫腔置管：患者取膀胱截石位，常规消毒铺巾，窥阴器暴露宫颈外口，将专用的输卵管造影导管或 12 号 Foley 双腔导管经宫颈口送入宫腔内，气囊内注入生理盐水 1.5～2.0mL 将导管固定于宫颈内口上方。

（6）造影剂配制与给药途径：以注射用六氟化硫微泡为例，将造影剂配制成微泡混悬液。造影前抽取 2.5～5.0mL 混悬液，与生理盐水混合配制成 20～40mL 子宫输卵管超声造影剂进行造影；宫腔造影时，造影剂可采用生理盐水。给药途径采用经宫腔置管内注入宫腔。

（四）检查方法

子宫输卵管超声造影有经腹和经阴道超声造影两种检查方式，经腹部超声造影需充盈膀胱，易受肠道气体干扰，影响输卵管显影效果，建议尽量采用经阴道方式检查。经阴道 CEUS 有二维成像、三维成像两种，三维超声造影对于观察子宫输卵管走行形态异常优于二维超声造影。

1.检查仪器

彩色多普勒超声诊断仪，具有低机械指数 CEUS 特异性成像技术，配备经阴道二维超声造影探头或经阴道三维容积超声造影探头。

2.超声造影剂

可用于子宫输卵管超声造影的造影剂种类较多，微泡型造影剂多用于输卵管通畅度检验；生理盐水等多用于宫腔造影检查。造影剂用量以获得清晰和满意的子宫输卵管造影图像即可，必要时可重复行造影检查，但需待盆腔内微泡清除后实施。

3.造影前准备

（1）经阴道常规超声检查：经阴道探头外罩消毒保护套，置入阴道内，常规超声扫查子宫、附件区及子宫直肠窝情况。观察子宫附件、盆腔有无病变以及盆腔有无积液等。

（2）宫腔置管水囊调节与观察部位设置：调节水囊大小占宫腔容积的 1/3～1/2。子宫横切面，观察并记录子宫角和双侧卵巢空间位置；调整仪器超声扫查角度至最大，三维超声检查还需调节容积角度至最大。探头切面置于感兴趣区域，观察靶目标位于图像中部或三维容积框内。

4.超声造影检查步骤

(1)经阴道二维超声造影(2D-HyCoSy)。

1)进入仪器设置的二维输卵管造影条件,子宫横切面显示两侧宫角处,启动造影模式键进入造影模式,调节总增益键,使盆壁、子宫浆膜层或膀胱壁背景回声刚刚接近消失。

2)经导管匀速推注子宫输卵管超声造影剂,每侧 5～10mL,分别追踪扫查造影剂经宫腔至一侧输卵管内,从间质部向伞端的流动轨迹。

3)观察造影剂包绕卵巢情况、盆腔内造影剂弥散均匀度、子宫肌层和宫旁静脉丛有无逆流。

4)记录注入造影剂压力大小、注入造影剂量、有无造影剂反流以及注入造影剂时患者的疼痛程度等。

5)全部造影数据存储于仪器硬盘,以备后期通畅度评估分析。

(2)经阴道三维超声造影(3D-HyCoSy)。

1)进入仪器设置的三维输卵管造影条件,显示子宫横切面,启动 3D 模式键,进行 3D 预扫查,当确定感兴趣区(子宫和双侧卵巢)位于三维扫查容积框内时,启动造影模式键进入造影模式。调节总增益键,使盆壁、子宫浆膜层或膀胱壁背景回声刚刚接近消失。

2)经阴道实时三维造影时,按压 4D 键,激活 4D 键后迅速调节重建框至最大。启动仪器自动存储的同时向宫腔内持续、匀速推注造影剂,并旋转 X 轴键,从冠状面观察造影过程。造影结束,按压动态存储键,将自动记录的动态造影数据存储于仪器硬盘内。

3)经阴道静态三维造影时,按压 3D 键,激活 3D 扫描的同时持续、匀速向宫腔内推注造影剂,3D 扫描完成后按压存储键,将 3D 造影数据存储于仪器硬盘内。静态 3D 造影需连续采集 3～5 个数据集。

4)三维造影完成后,随即在造影状态下二维超声观察造影剂在双侧卵巢周围包绕情况和盆腔内造影剂弥散的范围与均匀度。

5)记录注入造影剂压力大小、注入造影剂量、有无造影剂反流以及注入造影剂时患者的疼痛程度等。

6)全部造影数据存储于仪器硬盘,造影结束后,调出容积图像回放、旋转、剪切、分析评估输卵管通畅度。静态三维分析时,调出的造影图像需先调节重建框至最大,重建三维造影图像并观察分析;实时三维动态图像直接回放观察分析。

5.检查注意事项

(1)二维超声造影分别观察双侧输卵管,当造影剂从一侧输卵管伞端溢出后,应迅速转至另一侧输卵管影像观察,以免溢出的造影剂充满整个盆腔而影响另一侧输卵管观察。

(2)实时三维超声造影伞端未见造影剂溢出或输卵管显影不理想时,后续应采用静态三维和二维超声造影补充观察,避免输卵管通畅度评估的假阳性或因图像质量不佳造成漏诊、误诊。亦可采用阴性造影剂生理盐水补充观察其通畅度或进行宫腔病变筛查。

(3)双侧卵巢包绕和(或)盆腔弥散情况应尽量在实时三维造影后即刻观察,因在二维造影后,探头摆动使淤滞的造影剂在盆腔内或两侧卵巢间相互弥散,造成假阴性结果。注意实时三维逐帧回放观察伞端造影剂溢出后盆腔内流向,避免通畅侧输卵管溢出的造影剂弥散至对侧不通畅侧输卵管相对应的卵巢和盆腔周围,形成环状包绕和均匀弥散的假像。

(4)推注造影剂速度和压力应适度,过快推注造成宫腔内压力骤升或过冷的液体注入宫腔,刺激子宫引起子宫痉挛,易造成输卵管不通的假象。输卵管不通时,不要强行加压推注,以免引起输卵管损伤。

(5)检查结束后,患者应留观 10~20 分钟,待疼痛缓解或消失,或观察无造影剂过敏反应后离开。

(6)造影后常规需口服抗生素 2~3 天,并禁止性生活 1~2 周。

(五)观察内容

(1)子宫腔显影相:观察宫腔形态有无畸形以及宫腔内有无充盈缺损或明显凹凸不平等。

(2)输卵管显影相:输卵管是否通畅;输卵管管径有无局部纤细或膨大或不光整;输卵管走行有无明显扭曲、盘曲、成角、僵硬等。

(3)盆腔弥散相:卵巢周围造影剂包绕是否完整,盆腔内造影剂溢出的范围以及分布是否均匀,有无分隔光带。

(4)观察子宫肌层和宫旁静脉丛有无逆流。

(5)记录造影剂注入量、反流量、注入压力大小、患者疼痛度等。

(六)子宫输卵管超声造影诊断内容

1.输卵管通畅度评估

(1)输卵管通畅:超声造影显示输卵管呈连续条带状高增强,走行自然、柔顺,管径粗细均匀、光滑;伞端见大量造影剂溢出,卵巢周围见环状强回声带,子宫周围及盆腔内造影剂微气泡弥散均匀,盆腔液体量增加。注入造影剂时无阻力,无反流,患者无明显不适。

(2)输卵管阻塞:超声造影显示宫腔充盈饱满或宫角圆钝。输卵管全程不显影或中远端部分不显影或远端膨大,伞端未见造影剂溢出,卵巢周围无环状强回声带,子宫周围及盆腔内未见造影剂回声,注入造影剂时阻力较大,造影剂反流量多,患者有明显不适或下腹痛感。

2.宫腔、盆腔病变诊断

(1)子宫畸形:子宫畸形诊断参照美国生殖学会分类法和诊断标准。HyCoSy 中常见的子宫畸形有单角子宫、弓形子宫和纵隔子宫等。

1)单角子宫三维造影示宫腔略小,呈"管状",或仅见一条输卵管与其相通。

2)弓状子宫三维造影示宫底部宫腔轻微凹陷,两侧宫角连线与凹陷最低点深度为 5~10mm;二维超声显示宫底部肌壁呈弧形内凹。

3)纵隔子宫三维造影示宫底部宫腔凹陷,两侧宫角连线与凹陷最低点深度>10mm,二维超声显示宫底部肌壁无凹陷或轻微凹陷。

(2)子宫内膜息肉、黏膜下肌瘤:子宫内膜息肉、黏膜下肌瘤超声造影显示宫腔呈局限性充盈缺损、凹陷或凸起,生理盐水宫腔造影显示宫腔内膜面等回声或低回声团块,大小不等,可多发。

(3)宫腔粘连:超声造影显示宫腔内膜面不光滑,呈局限性充盈缺损,范围视粘连程度不等。生理盐水宫腔造影膨宫后,显示宫腔内可见条、带状或网状高回声带或宫腔局部内壁黏着,不能膨胀。

(4)盆腔粘连者,在超声造影盆腔内液体增多后,盆腔积液内显示多个条、带状回声带。

(5)剖宫产术后瘢痕憩室:超声造影后,纵横切面显示瘢痕处造影剂充填呈短棒状、三角形或楔形增强回声由宫腔向子宫肌层侧凸出,生理盐水造影瘢痕处表现为与微泡造影剂形态相似的子宫前壁下段肌壁内无回声凹陷。

(七)局限性

(1)经阴道二维超声造影(2D-HyCoSy)。

1)二维超声造影不能同时显示双侧输卵管,且难以在单一平面显示一侧输卵管全程,需分段观察。对走行形态明显异常的输卵管显示困难。

2)对操作者经验依赖性强。

(2)经阴道三维超声造影(3D-HyCoSy)。

1)检查仪器设备要求较高,需配备 CEUS 功能的腔内容积探头。

2)为获得高质量造影图像,造影数据采集和图像处理技术需专门培训。

3)为避免输卵管通畅度检验的假阳性,建议在输卵管近端或远端未显影时,采用静态三维、二维超声造影等多种模式补充检查。

(3)造影剂显示宫腔局限性充盈缺损、凹陷或凸起等存在造影剂充盈伪像,影响宫腔病变观察,建议结合生理盐水造影检查。

(4)目前 HyCoSy 主要用于输卵管通畅度检验,无论二维还是三维超声造影均不能对输卵管功能状态进行全面、准确的判断。

(5)部分患者宫旁静脉丛和肌层造影剂逆流明显,静脉显影遮掩或与输卵管影像重叠,影响对输卵管走行形态的观察。此时,评估通畅度时,应注意卵巢和盆腔内是否有造影剂回声。

(6)当水囊位于宫颈内口上方时,由于水囊遮掩,对于剖宫产术后瘢痕处病变观察受到一定影响,若将水囊下移至宫颈水平,瘢痕憩室显示较佳。

(八)HyCoSy 报告内容

1.常规超声

经阴道常规超声子宫、附件检查,如有病变,则对相应的病变进行记录描述。子宫、两侧卵巢空间定位描述,如子宫是前位、后位、平位或前倾前屈、后倾后屈位;有无左旋或右旋等。如卵巢邻近或远离子宫、位于子宫后方或前方、位于子宫下段附近或宫底附近等。

2.超声造影

宫腔形态有无异常、有无宫腔内病变。输卵管管径的粗细、僵硬程度或空间走行形态有无异常;两侧伞端有无造影剂溢出以及溢出的量多少。双侧卵巢、子宫周围造影剂包绕的连续性,盆腔造影剂分布均匀程度,是否对称。子宫肌壁、宫旁静脉丛有无造影剂逆流。

报告推注造影剂量、反流量、患者疼痛度。

3.常规超声及 HyCoSy 提示

(1)子宫附件、盆腔超声提示。

(2)输卵管通畅度评估。

1)通畅(左、右或双侧)。

2)阻塞(左、右或双侧、近端或远端)。

(3)有无子宫肌层或宫旁静脉丛造影剂逆流。

二、经血管途径造影

(一)适应证

(1)在常规超声基础上,更多地了解子宫肌瘤、腺肌病及宫腔占位病变(内膜息肉、黏膜下肌瘤、胚胎组织物残留等)超声诊断信息,提高诊断及鉴别诊断能力。

(2)子宫恶性肿瘤:提高超声检查的敏感性和特异性,帮助了解肿瘤浸润范围、程度和周围脏器侵犯情况。

(3)妊娠相关疾病:如异位妊娠、胎盘植入、滋养细胞疾病等,通过异常血流的检测,提高诊断价值,指导临床治疗和疗效观察。

(4)盆腔内肿块:帮助判断组织来源,确定物理性质(囊性、实性),鉴别良、恶性。

(5)盆腔炎性病变的诊断和疗效观察。

(6)超声介入中应用:引导穿刺活检,指导局部消融治疗及疗效评估。

(二)检查前准备

(1)经腹部超声造影时,应适度充盈膀胱。

(2)经阴道超声造影无须特殊准备。

(三)检查方法

根据检查需要,选择经腹部或经阴道探头,腹部探头频率为 2.5～4.0MHz,阴道探头频率为 5.0～9.0MHz。

1.造影前常规超声检查

采用经腹部及经阴道(必要时经直肠)方式联合检查,了解子宫及附件区域一般情况。

2.超声造影检查

(1)造影剂及造影条件设置:造影剂的制备及注射参考造影剂说明书。造影剂经外周静脉团注,推荐剂量经腹部检查为 1.2～2.4mL,经阴道检查的推荐剂量为 2.0～4.8mL。造影条件的设置要求图像能够达到最优化,并获得充分的组织抑制,保持足够的深度穿透力,调节 MI 为 0.04～0.08,聚焦点置于病灶底部水平,增益调节以二维灰阶背景回声刚刚消失、膀胱后壁界面隐约可见为准。

(2)造影检查步骤。

1)将切面固定于目标区域,先切换到造影成像模式,调节超声造影成像条件。

2)注射造影剂并开始计时,当造影剂微泡到达目标时,缓慢扇形扫查整个病灶,观察造影剂灌注情况。

3)连续存储超声造影 120 秒内的图像,如有必要,也可连续存储 3～5 分钟之内的图像。

4)若对病变区进行时间—强度曲线定量分析,应固定探头于感兴趣区,并全程记录灌注过程。

3.检查注意事项

(1)扫查方式的选择:根据目标病灶的大小及位置,选择扫查方式。肿块足够大,经腹部扫查能够清晰显示的,可采用经腹部超声造影;当肿块较小或位于子宫后方位置较深的,或需观察肿块内乳头状结节等局部结构时,建议采用经阴道超声造影方式。

(2)目标区域的选择:实性肿块选择常规超声检查血流丰富的部分,囊实性肿块选择病灶的实性部分为目标区域。除病灶外,同时显示部分子宫或卵巢组织作为参照。如不能同时显示病灶及参照组织,建议采取二次注射。二次注射先观察病灶区造影剂灌注时间、消退时间及灌注模式,而后观察子宫或卵巢组织造影剂灌注情况。

(3)注射造影剂时针头直径应大于20G,以免注射时因机械冲击发生微泡破裂,影响造影效果。

(4)对于需要采取二次注射的患者,间隔时间至少为10分钟,以保证循环中的微泡已清除。

(四)观察内容

关于子宫和附件肿块超声造影评价方法及指标,目前尚无统一标准,参照文献报道及多中心的研究结果,本指南建议采用定性的观察方法进行分析,鉴别肿块良、恶性时,可同时进行时间—强度曲线定量分析作为补充。

1.时相划分

分为增强早期和增强晚期。增强早期指子宫动脉开始灌注至子宫肌层完全灌注,逐渐增强达峰值的过程;增强晚期指自子宫肌层峰值强度开始消退至造影前水平的过程。

2.观察指标

观察并记录病灶增强时间、增强水平和造影剂分布形态特征。开始增强时间为从注入造影剂至观察目标内出现增强的时间,并以子宫肌层为参照,分为早增强、同步增强及迟增强。增强水平以子宫肌层为参照,分为高、等、低及无增强,当病灶增强水平不一致时,以最高增强部分为准。造影剂分布主要分为均匀和不均匀。

3.时间—强度曲线

定量分析记录病灶内造影剂从出现(开始)增强、强度达到高峰、开始消退以及持续增强的整个过程,并分析开始增强时间、达峰时间、峰值强度、半廓清时间、曲线下面积等参数。

(五)临床应用

1.子宫

(1)正常子宫的超声造影表现:子宫供血主要来源于子宫动脉及其分支。子宫动脉主干呈双侧分布,在宫颈内口水平依次分出上行支和下行支等动脉血管。上行支沿子宫侧缘上行,达子宫底高度,进入肌层后依次发出第1级分支(弓状动脉,营养肌层外1/3)、第2级分支(放射状动脉,营养肌层中1/3)、第3级分支(螺旋动脉,营养肌层内1/3与内膜)。下行支主要向宫颈供血。各级子宫动脉呈环抱状分布,至中线处汇合。

实时超声造影可清晰显示子宫内动脉的循环灌注特征。注射造影剂后10~20秒,子宫动脉主干及其分支首先灌注呈高增强,随之子宫肌层增强,增强顺序为浆膜层→肌层(外→内)→内膜层,宫颈与宫体同步或稍晚于宫体增强。造影剂分布均匀,肌层强度稍高于内膜层。消退顺序与之相反,即子宫内膜先消退,子宫肌层及宫颈随后同步消退。

（2）子宫肌瘤与腺肌病。

1）子宫肌瘤：造影结果因子宫肌瘤类型、部位、患者年龄、有无变性等不同而存在较大差异。肌壁间肌瘤有假包膜时，包膜首先增强呈包绕的环状，随后造影剂进入瘤体内部，表现为均匀性等增强或高增强。小的肌瘤包膜增强不明显，瘤体呈均匀性增强。消退时顺序相反，瘤体内部造影剂消退较正常肌层快，表现为相对低回声，而假包膜消退相对较慢呈稍高回声，可较好地勾画出瘤体边界，清晰显示肌瘤数目、大小和位置。有蒂的黏膜下肌瘤，蒂部血管首先增强，并伸入宫腔，再显示由其分支血管包绕肌瘤周边并进入瘤内，瘤体呈均匀性增强。无蒂的黏膜下肌瘤则表现为基底部出现枝状或丛状滋养血管的增强，并迅速向宫腔内膜侧的瘤体充盈。浆膜下肌瘤或子宫阔韧带肌瘤，增强早期先显示与宫体相连的瘤蒂血管，再发出分支环绕并伸入瘤体，增强时间与子宫肌层基本一致，表现为同步灌注，增强强度可高于或等于肌层，体积大的多呈低增强。

肌瘤玻璃样变性及囊性变时，变性区域无造影剂灌注，其余部分仍有肌瘤典型的灌注及消退特点。肉瘤样变时，可见多条滋养血管呈不规则分支状同时灌注，瘤体内造影剂分布明显不均匀，并见大片充盈缺损区，消退时无明显包膜感，病灶区与肌层分界不清。

2）腺肌病：子宫腺肌病根据病变分布的范围，分为弥漫性和局限性两种。超声造影时肌层病变区灌注表现为多样化，开始灌注时间可较正常子宫提前、同步或延后，整个病变区呈非均匀性、多灶性增强，与周围正常肌层分界模糊；消退时，病变区和周围肌层几乎同时消退。子宫腺肌病不形成假包膜，整个造影过程均未见明显的周边环状增强，与子宫肌瘤明显不同，可为两者的鉴别诊断提供依据。

（3）子宫内膜息肉：内膜息肉由肌层内子宫动脉分支发出的细条状滋养血管供血，内膜组织则通过螺旋动脉供血，供血途径的不同决定了内膜息肉超声造影的表现。超声造影时，内膜息肉开始增强时间等于或稍晚于子宫肌层，早于子宫内膜，呈整体快速增强，增强强度与子宫肌层基本一致，高于子宫内膜增强水平。继发囊性变时，增强早期可见不均匀增强，并见蜂窝状无灌注区。

（4）子宫内膜癌：早期常规超声检查多无异常，或仅有内膜增厚，超声造影多无灌注异常。随着癌肿浸润进展，中、晚期内膜癌超声造影显示明显的灌注异常。增强早期，病变的内膜组织显示快速高增强，开始增强时间、达峰时间明显早于周围正常肌层。消退时，癌肿区域造影剂减退快，呈相对低增强，与周围正常肌层分界相对清晰。造影剂的强度分布变化，勾画出病变范围及侵入肌壁的深度与范围，对临床治疗和分期有一定指导意义。

（5）子宫颈癌：子宫颈癌的超声造影表现取决于病程发展的不同阶段。超声造影对于宫颈癌的诊断具有较高的准确率，Ⅱ期以上癌肿在增强早期呈现为早于宫体的快速不均匀性高增强，迅速达到高峰，形成环状及团状高增强造影表现，与子宫体形成明显界限；增强晚期造影剂消退快于子宫体，呈低增强。即使对于Ⅰb期宫颈无明显形态变化的患者，超声造影仍可提示局部血流灌注异常。对于浸润范围的判断，超声造影同样有较高的准确率，子宫体与宫颈癌病变区造影时形成的分界，有助于识别宫颈癌的病变范围及浸润程度，为宫颈癌的不同临床分期提供影像学依据。在宫颈癌小的局限性浸润的评价方面，超声造影存在低估的情况。低分化肿瘤恶性程度高，生长速度快，病灶内有大量迂曲、不规则的滋养血管和分裂旺盛的血管内皮细胞,使得血管显影区域增加,微气泡反射回声增强,造影时低分化宫颈癌峰值强度较高、中分化者高。

(6)妊娠相关病变。

1)胎盘粘连与植入:正常胎盘在超声造影中的灌注顺序为:子宫浆膜层→子宫基蜕膜血管→胎盘基底部→母体侧胎盘小叶,并迅速充盈融合,清楚勾画出胎盘形态与大小。尽管近年来学者们对超声造影在孕鼠胎盘安全性方面进行了研究,但造影剂是否能通过胎盘屏障进入胎儿体内循环仍不明确,是否会影响胎儿尚不清楚,因此指南中暂不推荐在正常产科中应用,仅对于胎儿有致命性畸形或宫内无法存活并疑有胎盘病变需终止妊娠的患者行超声造影检查,或用于诊断产后胎盘植入。

超声造影显示胎盘组织灌注,可定位残留胎盘位置、大小、与子宫肌壁的界限,判断植入的部位与程度。残留病灶可以呈高增强,提示血供丰富;可以呈无增强,提示病灶为乏血供或有机化。超声造影对剖宫产切口处胎盘植入亦有较高的敏感性和准确性,能清楚地显示胎盘植入的部位、与子宫切口周边肌层的关系以及相邻浆膜层的厚度,判断植入的程度。这类病例几乎都需要子宫动脉栓塞后行清宫术,超声造影为临床治疗与判断预后提供了重要信息。

2)宫内血块:宫腔内血凝块在二维超声上可显示为杂乱回声,也可显示为均匀或不均匀的中高回声,很难明确是否为单纯的血凝块,但因其内无血流灌注,故超声造影表现为病灶区始终无造影剂灌注,与周围宫壁组织边界清晰。

3)妊娠滋养细胞肿瘤:包括侵蚀性葡萄胎和绒癌等。二维超声表现典型时,呈不规则蜂窝状回声;不典型时,表现为子宫肌层回声不均匀或不均质中低回声团。CDFI显示病灶区血流丰富或呈"湖泊样"血流信号。超声造影表现为离心式灌注,即由病灶区域一点或多点早期快速高增强,强度高于周围肌层,并向周边快速灌注,或呈肌层内杂乱血管多点、多中心向周边快速灌注,并持续增强,消退较晚。CDFI显示血流缺乏的区域,超声造影表现为无增强或低增强。有研究认为,超声造影还可显示肌层异型血管的侵犯范围、深度及穿孔的先兆表现,对临床选择手术治疗有重要指导意义。超声造影对滋养细胞肿瘤化疗后病灶的监测同样有意义,治疗有效时,侵蚀灶灌注减少,继而在后期灌注缺失,为临床评价化疗疗效与转归从灌注水平提供了影像学依据。

2.卵巢

(1)正常卵巢超声造影表现:卵巢为女性的性腺器官,育龄期女性卵巢产生卵泡,在激素作用下,卵泡生长、发育、成熟、排出、黄体形成。由于各级生长卵泡的存在,卵巢皮质通常呈"多囊状"结构。卵巢受卵巢动脉和子宫动脉卵巢支双重供血,分别于卵巢前缘和卵巢门向内部发出分支供血。超声造影时,造影剂注射后16~20秒,卵巢中央髓质部分开始增强,继而向周围皮质部分增强。整体增强后卵巢皮质部分多呈"多囊状"无增强区,壁环状增强,具有一定特征。后期造影剂逐渐消退,髓质部分仍呈持续性高增强,皮质部分强度明显减弱。绝经期卵巢增强强度弱,皮质呈现稀疏低增强,"多囊状"结构不明显。

(2)卵巢非赘生性囊肿:包括滤泡囊肿、黄体囊肿、内膜囊肿等,常规超声检查声像图典型,多不需超声造影进一步检查。部分囊肿由于囊内感染、出血等病理生理变化,可表现为囊内有乳头状结节或呈混合性、类实质样改变,超声造影则清晰显示单纯性囊肿的结构特征,囊壁及囊内分隔均匀增强,囊壁光滑,厚薄一致,内部类实性区域无造影剂灌注。有报道认为,无造影剂灌注表示类实性区域缺乏血管活性,附壁的乳头状凸起亦可解释为与无定型物质的沉积有关。

(3)卵巢良性肿瘤。

1)浆液性、黏液性囊腺瘤:肿块包膜最先灌注,囊壁呈环状、半环状均匀性增强,囊壁的内外缘勾画得较二维超声更为清晰、光整,厚薄一致,并呈持续性增强,囊内无造影剂灌注。包块内有分隔时,分隔呈现与囊壁同步或缓慢的增强,分隔完整,强度或高或低,厚薄均匀。囊壁有乳头状凸起或小结节时,呈现与囊壁及分隔基本同步、强度接近的增强模式。

超声造影显示乳头状结构有增强,可视为特殊的肿瘤内分支,肿瘤末梢血管灌注和肿瘤生长的标志,但不能据此鉴别肿瘤的良、恶性。

2)成熟性畸胎瘤:囊壁灌注呈缓慢、不连续、节段性增强,内壁略毛糙,囊内脂肪组织、毛发等所形成的强回声及类实性中等回声区均无增强。另外,成熟型畸胎瘤伴甲状腺成分或神经胶质成分时,内部实质区可见造影剂暗淡充盈,充盈晚于子宫肌层,消退早于子宫肌层。

3)卵巢良性实性肿瘤:包括卵巢纤维瘤、卵泡膜细胞瘤等,超声造影显示瘤体内造影剂呈中低强度的均匀性增强,开始增强时间晚于子宫肌层,多呈周围向中央的向心性增强,消退则早于子宫肌层,并见包膜呈环状、半环状增强。瘤体内一般不出现异常的粗大血管。部分瘤体内部可见无造影剂灌注区。

时间—强度曲线定量分析:始增时间与宫体接近或晚于宫体,曲线上升支缓慢,峰值强度多低于子宫肌层,消退后呈持续低增强。

(4)卵巢恶性肿瘤:常规超声多呈实性或囊实混合性。实性肿瘤形态不规则,边缘不整齐,内部回声不均匀,后方常有衰减;囊实性肿瘤的内部液性区域不规则,壁厚薄不均,分隔粗细不一,囊内可见不规则结节状、团块状实性组织。与其他恶性肿瘤一样,卵巢恶性肿瘤内部新生血管数量明显增多,分布不规则,分支紊乱,血管结构不完善,基底膜不完整,缺乏平滑肌层,存在大量动静脉瘘。这些新生血管的异常改变构成了不同于良性肿瘤的微循环特征,为超声造影评价肿瘤的灌注模式提供了病理学依据。

1)囊实性恶性肿瘤:增强早期,瘤体囊壁、分隔及实性部分呈快速高增强。开始增强时间早于宫体,峰值强度高,完全消退较晚,呈持续性增强。

2)实性恶性肿瘤:瘤体快速高增强,开始增强时间早,消退较晚,并呈持续性增强;瘤体内可见粗大血管进入,血管数量多,形态扭曲、不规则,走向紊乱,造影剂多以瘤体内粗大血管为中心向周围灌注扩散,呈不均匀性增强;瘤体包膜不清,有坏死液化时,瘤体内可见不规则无灌注区。

时间—强度曲线定量分析:开始增强时间早,达峰时间短,峰值强度高,完全消退时间长,时间—强度曲线下面积大。其中,峰值强度和曲线下面积具有更高的诊断准确性,可作为较好的鉴别参数。时间—强度曲线的分析是客观的,重复性好,可以缩小观察者之间的差别。

3)卵巢转移癌:超声造影表现具有多样性,但基本具备卵巢恶性肿瘤的增强特征。来源于胃肠道的卵巢转移癌常有如下表现:注入造影剂后,肿瘤内部较大的供血动脉首先增强,而后向周边分支扩散,肿瘤灌注血管呈"树枝状"。伴盆壁转移时,癌肿浸润部位和增厚腹膜呈现恶性肿瘤的同样灌注特点。

（5）卵巢及卵巢肿瘤蒂扭转：完全扭转时，病灶区始终未见造影剂灌注；部分扭转时，病灶区实性部分或整个病灶可见造影剂灌注延迟，早期表现为不均匀性高增强，晚期呈低增强。超声造影实时显示扭转蒂的微循环状况，可帮助判断扭转的形成及扭转程度，为临床治疗方式的选择提供依据。

3.盆腔炎症

盆腔炎症的不同阶段，超声检查呈现不同的表现。急性输卵管炎的声像图多无明显改变，或仅见输卵管增粗，盆腔少量积液，缺乏特异性，超声造影也多无异常表现。当病灶区充血、水肿，大量浆液纤维渗出、积聚，与周围组织粘连，形成炎性肿块、盆腔脓肿或输卵管积水、积脓时，超声检查表现为边界不清、内部回声杂乱的混合性包块，声像图上常难以与其他附件包块鉴别。超声造影时，盆腔脓肿增强早期脓肿囊壁及分隔呈现厚环状、粗条状高增强，脓液部分无造影剂灌注，呈蜂窝样无增强区，增强后期包块增强水平逐渐下降，包块内仍呈多房状无增强区，颇有特征，有助于与其他性质的包块相鉴别，也为指导临床治疗、引导穿刺引流和疗效评估提供了影像学依据。

盆腔结核常规超声检查可见盆腔内包块广泛粘连，病灶边界不清，超声造影多能显示包块内环形增强，形态似肠管断面，增强部位多为输卵管壁，因其内包含大量结核性肉芽肿而增强。炎性输卵管积水同样显示纺锤形、腊肠样或扭曲的管状无增强区，并显示增强的管壁回声。

4.输卵管病变

有关输卵管病变的静脉超声造影临床研究和报道较少。输卵管妊娠时，二维超声可见一侧附件区孕囊样结构或强回声团，超声造影呈厚环状均匀增强，有一定特征。周围形成不规则混合回声包块时，包块内多无造影剂灌注，提示血块包绕。

5.介入诊疗中的应用

超声造影引导下进行穿刺活检，能准确确定穿刺取材的部位，保证取材的满意度。穿刺时，将造影增强区域确定为靶点，在该区域取材，取得有活性组织的比例明显提高，从而提高妇科肿瘤的诊断准确性，同时减少穿刺次数，减少了术后并发症。

子宫肌瘤、腺肌病局部消融治疗中，超声造影能够实时显示病变区的微循环状况，在术前、术中及术后发挥重要作用。术前，超声造影可清晰显示肌瘤的部位、大小以及与子宫内膜的关系，指导制订消融治疗方案；术中及术后，可准确识别已处于无血供状态的变性坏死组织，指导对残留区域的再次消融，治疗后随访有助于观察病灶的缩小和转归。

（六）局限性

超声造影显示子宫、卵巢及肿瘤组织血流灌注特征，为疾病的诊断和鉴别提供重要信息，增加医生的诊断信心和诊断准确率。但依据目前的临床研究结果，还不能肯定超声造影在多数妇科病变中具有特异性征象，常规超声仍是首选的检查方法，超声造影可作为进一步检查的手段。在卵巢良、恶性肿瘤鉴别方面，超声造影呈现出明显不同的增强模式，当囊性肿块存在乳头状凸起时，超声造影会增加假阳性结果，故认为不能作为鉴别良性和交界性/恶性的诊断标准。有关输卵管病变的静脉超声造影临床研究和报道较少，还需大样本多中心研究进一步证实。由于安全性未知,超声造影检查不推荐在正常产科中应用。超声造影的应用不能脱离二维超声和彩色多普勒检查,不能脱离临床症状与体征,综合分析将会提高超声对妇科疾病的诊断准确性。

（七）报告内容及要求

1.常规超声描述

病灶的位置、大小、形态、边界、内部回声、血流情况及频谱多普勒形态和测量值等。

2.造影部分

(1)造影所采用的扫查途径:经腹部、经阴道超声扫查。

(2)造影剂注射方式(团注或滴注)、次数及使用剂量。

(3)目标病灶的造影表现:主要包括病灶有无增强、增强时间、强度水平、造影剂分布特征及随时间推移的变化情况。

(4)超声造影诊断提示。

（钱若涵）

第九章　产科超声检查

第一节　早期妊娠

妊娠 13 周以前为早期妊娠,主要包括孕妇卵泡发育、排卵、受精卵形成、着床、胎儿各器官系统基本建成。

一、早期妊娠的超声诊断要点

(一)子宫变化

子宫增大,子宫动脉及其分支血流速度增加和阻力指数下降。

(二)蜕膜内征

蜕膜内征(IDS)是由于囊胚的着床、滋养叶增生与子宫内膜蜕膜化等因素形成,超声检查可于增大的子宫内发现内膜不对称增厚,且回声增强,在较厚的一侧内膜中能发现一很小的局灶性强回声或孕囊。

(三)孕囊

孕囊(GS)是超声首先发现的妊娠标志,经腹壁超声一般在停经后 5～6 周可发现孕囊,而经阴道超声最早在末次月经的 4 周后 2 天就能观察到孕囊。孕囊内部结构包括羊膜囊、羊膜腔、胚胎、卵黄囊及胚外体腔。早期孕囊的重要特征是双环征,表现为内侧强回声环及外侧低回声环(图 9-1-1)。当孕囊内径达 1.0cm 左右时,可显示原始卵黄囊—胚盘—早期羊膜囊组成的复合体,超声表现为附于孕囊内部、直径约数毫米的双泡结构,即"双泡征"(通常仅存在 2～3 天)。

(四)卵黄囊

卵黄囊属于胚胎组织复合体的一部分,位于胚外体腔,并通过卵黄管与胎儿相连。表现为孕囊内壁薄、圆形或类圆形囊性结构,直径为 2.0～5.6mm,平均 5mm。通常情况下卵黄囊的生长贯穿于整个正常妊娠的早期,5～6 周时经阴道超声可发现,10 周左右开始消失,12 周后完全消失。检出卵黄囊是宫内妊娠的标志,见心管搏动回声是胚胎存活的标志(图 9-1-2)。正常妊娠的孕囊达 20mm 时,应有卵黄囊显示,如孕囊大于 20mm 而无卵黄囊,可能为受精卵枯萎,属于难免流产。文献报道,卵黄囊直径大于 10mm 时,与部分性葡萄胎有关。

(五)羊膜囊

羊膜囊是孕囊内的一个结构,内部为羊膜腔,胎儿位于其中。其外侧为胚外体腔,又称绒毛膜腔,卵黄囊位于胚外体腔(图9-1-3)。羊膜囊逐渐增大,与绒毛膜融合,胚外体腔消失,这一过程延续到妊娠14周。

(六)胚胎、胎儿

6周后于孕囊内可见一分不出任何结构的致密光团,即胚芽回声。通常认为孕囊直径超过20mm,而囊内仍未见到胚芽,提示妊娠预后不佳。胚芽径线在2mm时常能见到原始心管的搏动,随着胚胎增长,声像图上的胚胎初具人形(图9-1-4),至妊娠11~12周时胚胎的一些结构基本可辨。

妊娠8~12周,胎儿腹壁的脐带附着处可见少量肠管样结构位于腹腔外,为生理性腹壁缺损,称为生理性中肠疝。

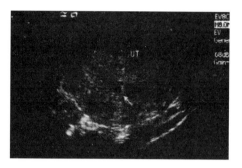

图9-1-1　妊娠5周出现孕囊"双环征"

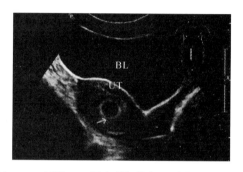

图9-1-2　妊娠5~6周出现卵黄囊,可确定为宫内妊娠

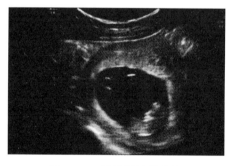

图9-1-3　卵黄囊及羊膜囊

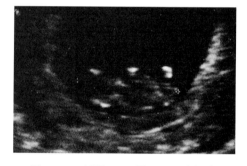

图9-1-4　妊娠7~8周可见胚胎轮廓

(七)胎心

经腹部超声检查,于妊娠6周末在胎芽内见到有节律跳动的回声点,为原始心管搏动(图9-1-5)。7~8周后均可见到明显胎心搏动。在早期胚胎阶段,正常胚胎的心率逐渐增加,妊娠5周时心率为(110±8)次/分,到妊娠9周时增加到(170±6)次/分,然后逐渐降低到妊娠13周时的(159±3)次/分。胚胎心率<100次/分与妊娠早期胚胎病死率增加呈正相关。胎心搏动与胎动是常用的胚胎或胎儿存活的判断依据。

(八)胎盘

妊娠6周时,叶状绒毛膜与底蜕膜已形成了原始胎盘。经腹超声检查,妊娠7周后于孕囊一侧壁呈密集点状高回声区,此为以后形成胎盘的部位,妊娠8~9周时孕囊一侧壁局部增厚,呈半月形中等均匀点状回声区,妊娠10~12周超声就能看到较明显的胎盘,呈均匀的回声较强的新月形结构(图9-1-6)。

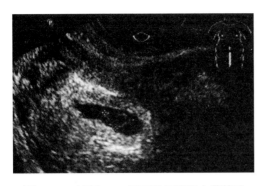

图 9-1-5　妊娠 6～7 周可见胚芽及心管搏动

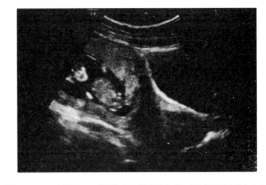

图 9-1-6　妊娠 12 周胎盘,前壁胎盘,下缘近宫颈内口

(九)宫腔积血("双蜕膜征""双环征")

着床过程中可能发生少量出血或黏液贮积,致使子宫包蜕膜与壁蜕膜分离。声像图上,通常在原始胎盘的对侧,孕囊外可出现一狭长的三角形或半环形暗区(图 9-1-7),如果出血时间较久,陈旧性血液可呈现低回声,即"双环征"。在无妊娠时一般的宫内局部积血与炎性渗出,特别是宫外孕时子宫内膜的蜕膜反应,在声像图中子宫内均可出现近圆形的无回声区,与孕囊很相似,称为"假孕囊"。

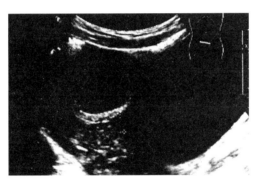

图 9-1-7　宫腔积血,孕囊外半月形暗区

二、早期妊娠的超声检查方法

主要通过子宫系列纵切面、横切面观察孕囊、卵黄囊、胚胎/胎儿数目、胎心搏动、头臀长(CRL)、绒毛膜囊数、羊膜囊数、孕妇子宫形态及肌层、宫腔,在宫底部横切面上探头稍向左侧、右侧偏斜,观察双附件,确定孕周,是否存在子宫畸形、子宫附件肿瘤及进行良、恶性鉴别;绒毛膜性判定,胎盘位置确定,早孕期严重结构畸形的筛查,颈部透明层(NT)测量。

妊娠早期超声对孕龄的估测主要有以下两种。①孕囊的平均内径估测孕龄。测量方法:选择孕囊的内侧壁作为测量点,测量孕囊纵径、横径及前后径,公式计算:孕囊平均内径=(纵径+横径+前后径)÷3,孕龄(周)=[孕囊平均内径(cm)+2.543]/0.702。简易估测法:孕龄(周)=孕囊最大内径(cm)+3。②CRL 简易估算法(7～12 周),孕龄(周)=CRL(cm)+6.5(图 9-1-8)。测量时应注意的问题:卵黄囊不包括在测量范围,测量 CRL 不包括胎儿下肢,应找到胎儿最大长度,以免低估孕龄,取 3 次测值的平均数作为测值。

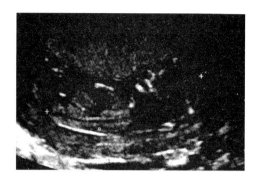

图 9-1-8　CRL 测量方法

三、胎儿染色体异常的早期妊娠超声筛查

(一)颈项透明层(NT)的测量

胎儿颈部淋巴管与颈静脉窦在 10～14 周开始相通,在淋巴系统尚未健全之前,出现短暂的回流障碍,少量淋巴液积聚在颈淋巴囊或淋巴管内,形成暂时的颈部透明带(颈后部皮下积液),反映在声像图上为颈后皮下组织内的无回声带。胎儿 NT 变化与孕周密切相关,14 周后发育完善的淋巴系统迅速将积聚在颈部的淋巴液引流至颈内静脉,颈项透明层随之迅速消失。因此,NT 检测限制在妊娠 11～13^{+6} 周,胎儿头臀长 45～84mm 时进行。NT 增厚的原因可能为淋巴系统发育延迟或发育异常,与唐氏(21-三体)综合征、特纳综合征等染色体异常,即遗传综合征有关,并与自然流产、多种胎儿畸形相关。到妊娠中期,透明层通常会消退,但亦有少部分演变为颈部水肿或水囊瘤。

NT 的测量方法(图 9-1-9):胎儿于自然姿势,面部朝向探头,获取正中矢状断面,显示胎儿颈项部皮下向背部延伸的带状无回声层,即为 NT。将图像局部放大,只包括胎儿头部,即上胸部,适当调低补偿功能,清晰显示皮肤及皮下组织,以减少误差。测量颈后皮肤内缘至筋膜外缘的最宽距离即 NT,只能用"+"型测量键,并测量 3 次,取最大值。

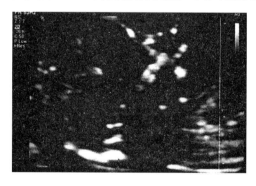

图 9-1-9　NT 的测量方法

(二)鼻骨的超声观察与测量

胎儿鼻骨缺失与 21-三体综合征及其他染色体异常有很高的相关性。此外,13-三体综合征、全前脑无裂畸形及三倍体也会有鼻骨缺失或发育不良。

测量方法:检查鼻骨的显示断面与 NT 相同,胎儿鼻骨呈水平走向,探头声束垂直鼻骨与胎儿面部中轴线约呈 45°。测量鼻骨底部到顶部的长度,妊娠早期胎儿鼻骨正常值:$11\sim11^{+6}$ 周,平均 2.3mm(1.5~3.2mm),$12\sim12^{+6}$ 周,平均 2.6mm(1.4~4.2mm),13~14 周,平均 2.9mm(2.1~3.8mm)。

(钱若涵)

第二节　异常妊娠超声表现

一、流产

流产是指妊娠不足 28 周、胎儿体重不足 1 000g 而终止者,发生在妊娠 12 周前称为早期流产,发生在妊娠 12 周后称为晚期流产。

(一)病理与临床表现

临床上分为先兆流产、难免流产、不全流产、完全流产、稽留流产。导致自然流产的病因很多,包括子宫畸形、染色体异常、孕妇内分泌失调(黄体功能不足、严重甲状腺疾病和糖尿病)、免疫因素、宫颈功能不全、母体传染性疾病、服用抗癌类药物、酗酒、外伤等,但 68% 的自然流产病因不明。

流产的主要临床症状:有停经史,妊娠试验阳性,阴道流血,腰背部酸痛,腹部阵发性疼痛。早期流产先出现阴道流血,而后出现腹痛。晚期流产先出现腹痛,后出现阴道流血。

大多数早期流产物由蜕膜和不成熟绒毛/胎盘组织混合,少数可同时见到胚胎/胎儿组织。晚期流产物可见胎儿及胎盘组织。

(二)超声表现

(1)先兆流产:子宫、孕囊、囊内胚芽或胎儿大小与停经孕周相符,有胎心搏动,宫颈内口紧闭。部分先兆流产患者可表现为孕囊一侧局限性新月形无回声区或云雾样低回声区。

(2)难免流产:宫颈内口已开,孕囊可部分下移至宫颈内口或宫颈管,孕囊变形,呈"葫芦状"。胚胎停育后流产症状迟早会发生,属于难免流产。胚胎停育超声表现为孕囊变形,囊壁欠平滑;经腹部超声检查孕囊平均内径为 20mm 或以上,或经阴道超声检查孕囊平均内径为 8mm 或以上时,未显示卵黄囊;经腹部超声检查孕囊平均内径为 25mm 或以上时,未显示胚芽;经阴道扫查显示孕囊平均内径为 16mm 或以上时,未显示胎心搏动;胚芽长≥5mm 时,未显示胎心搏动。

(3)不全流产:部分妊娠物排出宫腔,宫腔内见不规则斑状、团状回声,CDFI 检查无明显血流信号,但相邻子宫肌层内可见局灶性血流信号。

(4)完全流产:妊娠物已全部排出,子宫内膜呈线状,宫腔内可有少许积血声像,无斑状或团块状回声。

(5)稽留流产:胚胎或胎儿已死亡,无胎心搏动;孕囊存在者,孕囊皱缩、变形,囊壁回声减弱、变薄,内壁毛糙;孕囊消失者,宫腔内回声杂乱,不能分辨孕囊和胚胎结构,呈团块状实质性回声和低或无回声区杂乱分布。CDFI 检查团块状实性回声区及无回声区周边可见较丰富血流信号。宫颈内口未开,子宫较停经孕周小。

(三)鉴别诊断

(1)双胎妊娠:先兆流产伴宫内积血时需与双胎妊娠相鉴别。双绒毛膜双胎妊娠可见 2 个孕囊声像,呈强回声环,形态规则,每个孕囊内均可见卵黄囊、胚芽。先兆流产时,宫腔内的积血多呈新月形分布,强回声壁不明显,无回声区内无卵黄囊及胚芽。

(2)宫颈妊娠:难免流产孕囊下移至宫颈时应与宫颈妊娠相鉴别。宫颈妊娠时,宫颈膨大,与宫体比例近 1∶1,甚至大于宫体,宫腔内膜增厚并蜕膜化,宫颈内口闭合,宫颈孕囊内可见胚芽和胎心搏动。

(3)异位妊娠:异位妊娠宫腔内积血可表现为假孕囊,需与胚胎停育的空孕囊相鉴别,特别是异位妊娠包块较小,经腹超声易将假孕囊误诊为胚胎停育。假孕囊周边为子宫内膜,无"双环征",形态与宫腔一致。

(4)葡萄胎:稽留流产需与葡萄胎相鉴别,葡萄胎时子宫大于停经月份,质地软,呈蜂窝状回声,CDFI 检查血流信号不明显。

(四)超声的临床价值

超声医师可以通过孕囊、卵黄囊、胚芽、胎心搏动以及宫颈内口情况,结合停经史判断胚胎是否存活,如果超声检查不能确定胚胎存活,可结合血 HCG 检查。对超声诊断难免流产及稽留流产的,临床可以及时处理,避免盲目安胎,以致造成不全流产大出血,甚至宫内感染等。

二、异位妊娠

(一)概述

受精卵在子宫腔以外着床发育,称为异位妊娠。

病理与临床表现:与异位妊娠有关的原因主要有盆腔炎症、输卵管结核、子宫内膜异位、输卵管手术、盆腔手术、宫内节育器、性激素与避孕药、血吸虫病、辅助生育技术、受精卵游走、输卵管发育异常、吸烟、多次流产史等。本病 95%～98% 发生在输卵管,其中 80% 发生在输卵管壶腹部,有时也可发生在腹腔、卵巢、宫颈等部位。

1.输卵管妊娠

主要临床表现有停经史、腹痛、阴道流血、晕厥等;未破裂的输卵管妊娠无明显腹痛;流产型有腹痛,但不剧烈;破裂型腹痛较剧烈,伴贫血;陈旧性输卵管妊娠不规则阴道流血时间较长,曾有剧烈腹痛,后呈持续性隐痛。体征:腹部压痛或反跳痛、一侧髂窝压痛、宫颈举痛(包括阴道超声检查时)、宫体增大、柔软。后穹隆穿刺可抽出不凝血。

输卵管间质部妊娠是特殊、少见的输卵管妊娠,输卵管间质部肌层较厚,妊娠可维持至 14～16 周才发生破裂。临床表现多为妊娠 14～16 周时突发性腹痛,伴有脸色苍白、手脚冰冷、大汗淋漓等休克症状。

2.腹腔妊娠

患者常呈贫血貌,有早期妊娠时突然腹部剧痛或伴有少量阴道流血病史。如存活至足月,检查时可较清楚地扪及胎儿肢体,却难以扪清子宫轮廓,胎心清晰。

3.宫颈妊娠

多见于经产妇,有停经史及早孕反应,阴道流血,起初为血性分泌物或少量出血,继而出现大量阴道出血。出血多自妊娠5周开始,在妊娠7~10周出血常为大量出血。妇科三合诊检查宫颈明显增大。

4.卵巢妊娠

较罕见,与输卵管异位妊娠表现相似,同样有停经、腹痛、阴道出血、腹腔内出血、腹部压痛、反跳痛、后穹隆触痛等,临床上很难区分,但卵巢妊娠症状、体征出现较早。

异位妊娠时子宫内膜对异位妊娠产生的激素有反应,腺体呈分泌亢进、蜕膜样变和局灶阿—斯反应。异位妊娠手术切除送检标本有绒毛、胚胎/胎儿组织或新鲜种植部位,卵巢孕囊壁上必须有卵巢组织,输卵管完整。

(二)输卵管妊娠

1.超声表现

输卵管妊娠的共同声像图表现为子宫稍增大,子宫内膜明显增厚,但宫内无孕囊结构,有时可见宫腔内积液或积血,形成假孕囊声像图。根据输卵管妊娠症状的轻重、结局分为4种类型。

(1)未破裂型:附件区可见一类孕囊环状高回声结构,壁厚,回声强,中央呈无回声,似甜面圈,故称为"甜面圈征"(Donut征)。在类孕囊周围可记录到类滋养层周围血流频谱。停经6周以上,经阴道超声扫查常可以观察到卵黄囊、胚胎和原始心管搏动。此期盆腔和腹腔多无积液声像。

(2)流产型:附件区可观察到边界不清、形态不规则混合回声包块,包块内有时可以辨认类孕囊结构,盆腔内可见积液,量较少。

(3)破裂型:附件区可见较大、形态不规则混合回声包块,无明显边界,内部回声紊乱,难以辨认孕囊结构,盆、腹腔内大量游离液体,内有大量细密点状回声或云雾样回声。

(4)陈旧型:附件区可见实质性不均匀中、高回声包块,边界清楚,包块内不能辨认孕囊结构,可有少量盆腔积液。CDFI显示包块内血流信号不丰富。

输卵管间质部妊娠是一种较特殊的输卵管妊娠,与宫腔距离近,需要与宫角妊娠区分。超声表现为子宫内膜增厚,宫腔内无孕囊,宫底一侧向外突出一包块,内见孕囊结构,囊内可见胚芽或胎儿,孕囊周围有薄层肌组织围绕,但子宫内膜线在角部呈闭合状,子宫内膜与包块无连续关系。

2.鉴别诊断

(1)难免流产:难免流产时宫腔内孕囊变形,强回声环变薄,回声减低,与输卵管妊娠宫腔积血形成的假孕囊相似,但难免流产的孕囊内有时可见变形的卵黄囊(直径多>7mm)及胚芽,双侧附件区无包块表现。

(2)黄体破裂:多发生在月经周期后期,一般无停经史,突发腹痛。超声表现子宫未见明显增大,子宫内膜无明显增厚,患侧卵巢增大,可见不规则混合回声包块,盆、腹腔可见积液。血与尿 HCG 阴性。

(3)宫角妊娠:孕囊位于一侧宫角,孕囊与宫腔相连,子宫内膜在宫角部呈喇叭状,孕囊与内膜相连续。宫角妊娠有两种转归,如果大部分绒毛种植于宫腔内膜,妊娠过程中随着孕囊的增大,孕囊突入宫腔,成为正常妊娠,临床表现无特殊;若绒毛种植面正位于输卵管开口处,孕囊向输卵管间质部方向生长,则可发展成为输卵管间质部妊娠。

3.超声的临床价值

超声检查是辅助诊断输卵管妊娠的主要手段。经阴道超声检查较经腹检查能较早检出附件区包块,进而早期治疗,避免出现腹腔内大出血等危急情况。超声检查还能描述输卵管妊娠包块大小及盆腔出血多少,帮助临床医生决定治疗方案及手术方式。

(三)腹腔妊娠

1.超声表现

宫腔内无孕囊或妊娠中、晚期宫颈纵切面难以显示宫颈与增大宫体肌壁组成的倒喇叭口声像。早期腹腔妊娠较难定位,因为孕囊可以异位到腹腔内任何部位。较大孕周的腹腔妊娠,孕囊或羊膜囊周围无光滑而较厚的低回声子宫肌壁包绕,胎儿与孕妇腹壁贴近。若胎儿死亡,胎体边界不清晰;由于羊水量不足,胎盘多处粘连及部分被肠管覆盖,胎盘呈边界不清的不均质性回声包块。

2.鉴别诊断

(1)早期腹腔妊娠与输卵管妊娠不易鉴别:位于盆腔以外,如脾、肾之间,肝、肾之间的腹腔妊娠较易与输卵管妊娠鉴别。

(2)残角子宫妊娠:较大孕周的残角子宫妊娠由于孕囊周边的低回声肌层十分薄,难以与腹腔妊娠时孕囊周边的腹膜、大网膜包裹鉴别,易误诊为腹腔妊娠。但残角子宫妊娠包块经多切面扫查能够显示其与子宫相连的某些特征,腹腔妊娠包块不与子宫相连。

3.超声的临床价值

腹腔妊娠胎死腹腔时可引起继发感染、脓肿等并发症。超声检查是诊断腹腔妊娠的可靠方法,一经诊断,需及时剖宫取胎。

(四)宫颈妊娠

1.超声表现

子宫体内无孕囊。宫颈增大,宫颈和宫体呈“葫芦样”改变,孕囊着床在宫颈管内。CDFI显示宫颈肌层血管扩张,血流异常丰富。宫颈内口关闭。早早孕时期,宫颈可无明显增大而缺乏“葫芦样”特征。

2.鉴别诊断

宫颈妊娠容易与难免流产孕囊脱落至宫颈管内相混淆。难免流产时宫腔内孕囊变形、下移,胚胎无胎心搏动,宫颈大小正常,宫颈内口张开,宫颈肌层无低阻的滋养血流信号。

3.超声的临床价值

临床早期诊断宫颈妊娠比较困难,容易误诊为难免流产,盲目刮宫易发生大出血。超声是诊断宫颈妊娠十分重要的辅助诊断方法,其准确率达 80% 以上。

（五）卵巢妊娠

1.超声表现

超声诊断卵巢妊娠主要通过显示孕囊与卵巢的关系来诊断。卵巢妊娠未破裂时,超声扫查可见一侧卵巢增大,形态不规则,其内可见一小的环状强回声,卵巢周围无肿块。破裂后形成杂乱回声包块,与输卵管妊娠破裂难以鉴别。

2.鉴别诊断

输卵管妊娠:未破裂型输卵管异位妊娠包块位于卵巢旁。卵巢妊娠破裂后与输卵管妊娠破裂难以鉴别,但输卵管妊娠破裂后经阴道超声可显示正常卵巢,卵巢妊娠破裂者则不能显示正常卵巢图像。

3.超声的临床价值

卵巢妊娠未破裂时可以注射甲氨蝶呤保守治疗,破裂后一般需手术治疗。超声检查为临床治疗方案的选择提供依据。

三、子宫畸形合并妊娠

（一）病理与临床表现

子宫畸形合并妊娠,子宫畸形可以是双子宫、双角子宫、纵隔子宫、残角子宫等。

（1）双子宫合并妊娠:由于双子宫时一侧子宫仅接受同一侧子宫动脉的血液供应,血供相对不足,故在妊娠早期蜕膜反应不良,流产率增高;同时在妊娠中期及晚期,可导致胎盘功能不全,胎儿生长受限发生率增高。严重时子宫胎盘缺血缺氧,妊娠高血压综合征发病率较正常妊娠高1倍。

（2）双角子宫合并妊娠:双角子宫可分为完全双角子宫、部分双角子宫及弓形子宫。完全双角子宫宫底完全不融合,宫角分离起始于宫颈内口处,与双子宫不同的是只有一个宫颈;部分双角子宫宫角分离距宫颈内口距离不一,子宫底部横断面如马鞍形,未分离的子宫体部仅为一个宫腔;弓形子宫是程度最轻微的双角子宫,仅宫底向子宫内腔突出,宫底凹陷,形如弓形。不同类型的双角子宫合并妊娠临床表现不一样。双角子宫流产率较高,可达26%～61%。

（3）纵隔子宫合并妊娠:多无明显临床症状。但纵隔子宫也会导致不孕及流产。

（4）残角子宫合并妊娠:妊娠早期无特殊表现。妊娠中期残角子宫破裂时其临床表现与异位妊娠类似,出现突发下腹剧痛,伴脸色苍白、手脚冰冷、大汗淋漓等休克症状。

（二）超声表现

（1）双子宫合并妊娠:盆腔内可见双宫体、双宫颈。一侧宫体相对增大,该侧宫腔内可见孕囊、胚芽/胎儿及胎心搏动等妊娠特征。另一侧宫体相对较小,宫腔内无孕囊,但内膜增厚。

（2）双角子宫合并妊娠:类型不同的双角子宫,合并妊娠的超声表现不一样。完全双角子宫合并妊娠时与双子宫合并妊娠超声表现相似,只是前者仅见一个宫颈。部分双角子宫孕囊可见于一侧宫角,也可见于未分离的宫腔内。弓形子宫妊娠与正常子宫妊娠相似,只是宫底内凹,形如弓形。

（3）纵隔子宫合并妊娠:宫底明显增宽,并见一带状低回声将宫腔分成左右两个,完全纵隔子宫低回声纵隔可从宫底延伸至宫颈内口甚至外口;不完全纵隔子宫低回声纵隔自宫底至宫颈内口以上的某个部位,左右侧宫腔内膜在宫颈内口上方融合。合并妊娠时,两侧宫腔不等大,孕囊位于一侧宫腔内,另一侧宫腔内膜增厚。

（4）残角子宫妊娠:子宫内膜较厚,宫腔内未见孕囊,仅显示一侧宫角,对侧可见一明显突出的包块回声,内有孕囊结构,胚胎存活时可见胚胎及胎心搏动,孕囊周边有肌层环绕。

(三)鉴别诊断

（1）子宫浆膜下肌瘤合并妊娠:子宫浆膜下肌瘤与宫体相连,呈圆形肿块,肿块常为低回声,CDFI 显示肿块周边可见环状血流信号,宫腔内可清楚地显示孕囊。

（2）腹腔妊娠:通过宫颈矢状切面后,向上追踪宫体,宫腔内不能显示孕囊,与残角子宫妊娠相似。但腹腔妊娠胚胎/胎儿周围无光滑而较厚的低回声子宫肌壁包绕,包块与子宫不相连,妊娠中、晚期胎儿与孕妇腹壁贴近,且腹腔妊娠包块与子宫无相连。

(四)超声的临床价值

超声提示诊断子宫畸形合并妊娠后,临床通过加强监测,可防止流产、早产及其他并发症的发生,且对清宫的处理及分娩方式的选择也有利。由于残角子宫肌层发育不良,常于妊娠中期破裂,引起大出血,危及患者生命,准确的超声判断有助于及时手术治疗。

四、盆腔肿物合并妊娠

(一)病理与临床表现

盆腔肿物可以是子宫肌瘤或附件包块等。子宫肌瘤合并妊娠,由于雌激素水平增高,会加速肌瘤生长,可发生红色变,出现剧烈腹痛伴恶心、呕吐、发热、白细胞计数升高,较大肌壁间肌瘤由于机械性阻碍或宫腔畸形,容易发生流产,较大的浆膜下肌瘤易发生蒂扭转,子宫颈部肌瘤较大时阻碍产道引起难产。附件肿物合并妊娠,附件肿物可以是妊娠前就已发生的肿物,或者是促孕激素所致的卵巢肿物,可无明显临床表现,但易发生蒂扭转,较非妊娠期高 3～5 倍,发生蒂扭转时,孕妇出现中下腹部绞痛,呈持续性或阵发性加重。这些附件肿物可以是肿瘤或囊肿等。

(二)超声表现

（1）子宫肌瘤合并妊娠:子宫轮廓可不规则,病变部位可见实质性肿物,一般回声较低,呈类圆形,边界清晰,CDFI 可探及少许血流信号。随着妊娠的进展,子宫增大,子宫壁伸展,肌瘤位置也随之发生变化。少数子宫肌瘤发生软化、红色变性等,有相应的超声表现。

（2）附件肿物合并妊娠:附件肿物,如畸胎瘤、巧克力囊肿、卵巢恶性/交界性肿瘤、输卵管积水等声像表现见妇科相关章节。合并蒂扭转时,患侧正常卵巢消失,出现异常回声包块,包块常较大,CDFI 显示包块内血流信号稀少或无明显血流信号。

(三)鉴别诊断

子宫肌瘤合并妊娠应与子宫收缩波鉴别。妊娠中、晚期常有子宫局部收缩,似肌瘤,动态观察可鉴别,子宫收缩波在数分钟后形态明显变化或完全消失。

(四)超声的临床价值

子宫肌瘤对妊娠的影响视肌瘤的大小和部位而异,超声可判断肌瘤的部位、大小、回声改变等,这对临床处理非常重要。

妊娠早期超声检查应对附件区详细观察,及时发现并诊断附件肿物,万一患者出现妊娠期急腹症时临床医师可以及时诊断并处理,如果蒂扭转处理不恰当,将严重影响孕妇及胎儿的安全,甚至导致死亡。

五、多胎妊娠

多胎妊娠是指一次妊娠同时有 2 个或 2 个以上胎儿的妊娠。人类的多胎妊娠中以双胎多见,三胎少见,四胎或四胎以上罕见。双胎妊娠可以是由 2 个独立的卵子或单个卵子受精而形成。约 2/3 的双胎是双卵双胎,约 1/3 是单卵双胎。所有双卵双胎均是由 2 个胚泡种植而成,形成双绒毛膜囊双羊膜囊双胎妊娠。单卵双胎是在从卵裂到原条出现这一阶段,尚具有全能分化潜能的细胞群,每份都发育成一个完整胚胎的结果。根据 2 个全能细胞群分离时间的早晚不同,单卵双胎的绒毛膜、羊膜数目也不同,从而形成双绒毛膜囊双羊膜囊双胎、单绒毛膜囊双羊膜囊双胎、单绒毛膜囊单羊膜囊双胎。

(一)双胎类型的确定

1.早孕期双胎类型确定

(1)绒毛膜囊的计数:绒毛膜囊数等于孕囊数目。

于第 6～10 孕周,超声计数孕囊数目很准确,此时期通过超声显示孕囊数目可预测绒毛膜囊数。第 6 孕周以前,超声可能会少计数孕囊数目,这种情况大约出现在 15% 的病例中。

(2)羊膜囊的计数。

1)双绒毛膜囊双胎妊娠的羊膜计数:由于羊膜分化晚于绒毛膜,双绒毛膜囊一定有双羊膜囊。孕囊和胚芽的数目为 1∶1,因此,如果 2 个孕囊各自有单个胚芽或胎心搏动,则可诊断为双绒毛膜囊双羊膜囊双胎妊娠。

2)单绒毛膜囊双胎妊娠的羊膜囊计数:单绒毛膜囊双胎妊娠,可以是双羊膜囊,也可以是单羊膜囊。如果超声显示 1 个孕囊内含有 2 个胚芽,则可能为单绒毛膜囊双羊膜囊或单绒毛膜囊单羊膜囊双胎妊娠。通过显示清楚羊膜囊数目或卵黄囊数目来确定羊膜囊数目。

2.中、晚期妊娠绒毛膜囊、羊膜囊的确定

(1)胎儿生殖器:双胎性别不同是由于源于 2 个不同的卵子受精,总是双绒毛膜囊双羊膜囊双胎妊娠,如果胎儿性别相同或外生殖器不能确定,则不能通过这个标准评估绒毛膜囊个数。

(2)胎盘数目:如果超声显示 2 个独立的胎盘,则可确定为双绒毛膜囊双胎妊娠。但当 2 个胚泡植入地相互靠近,两胎盘边缘融合在一起时,则难以凭超声显示胎盘数目来区分单绒毛膜囊双胎和双绒毛膜囊双胎。

(3)双胎之间分隔膜:双绒毛膜囊双胎妊娠,两胎之间的分隔膜通常较厚,一般>1mm,或者显示为 3～4 层;单羊膜囊双胎妊娠,两者之间的分隔膜较薄,或者只能显示两层。但是继发于羊水过少的贴附胎儿则难显示两者之间的分隔膜。

(4)双胎峰:在胎盘绒合的双绒毛膜囊双胎妊娠中,一个呈三角形与胎盘实质回声相等的滋养层组织,从胎盘表面突向间隔膜内。超声横切面呈三角形,较宽的一面与绒毛膜表面相连接,尖部指向两胎分隔膜之间。这一特征也是中、晚期妊娠区分双胎类型的一种有效方法。

(二)双胎及多胎妊娠的生长发育

1.双胎及多胎妊娠早期的生长特点

在多胎妊娠早期,头臀长(CRL)的生长和单胎妊娠相似。精确估计孕龄的办法是对所有胚胎的 CRL 进行平均,通过平均 CRL 估计孕龄。妊娠早期胚胎的生长主要受到遗传因素的影响。子宫内的种植位置也起到很重要的作用。正常情况下,在妊娠早期 CRL 之间存在的差异较小,但是如妊娠早期 CRL 存在明显的差别,提示可能异常,如与预计的孕周相差 5 周以上,极可能存在生长不协调,Weissman 等发现较小的那个胎儿均存在较大的先天畸形可能性。

2.双胎及多胎妊娠中、晚期的生长特点

迄今认为,在妊娠 27～30 周双胎的生长率与单胎相似,在以后的妊娠中,双胎增加体重较单胎慢。

3.双胎体重生长的不协调

双胎之间生长不协调的定义为体重相差 20% 以上,据报道可发生在 23% 的双胎妊娠。生长不协调的原因很多:①双卵双胎中可能存在潜在的不同遗传因子,但通常不会引起明显的生长不协调;②无论是单卵双胎还是双卵双胎,结构畸形,非整倍体染色体畸形,可能仅影响双胎之一,导致严重的生长不协调;③胎盘的不平衡,双胎之一由不良胎盘支持,可能会阻碍该胎儿的生长;④在单绒毛膜囊双胎,2 个胎儿共享一个胎盘,两胎儿通过胎盘产生不平衡的血管短路,引起严重的生长不协调,结果产生双胎输血综合征。相对体重基本相等的双胎而言,生长不协调双胎的发病率和病死率明显增高。

(三)双胎妊娠与胎儿畸形

双胎及多胎妊娠时,胎儿先天性畸形的发生率较单胎妊娠高。两胎儿可能均有畸形,所发生的畸形可以相同,也可以完全不同;可以出现一胎儿完全正常,而另一胎儿却有严重的畸形,即使是单卵双胎妊娠也不例外。双胎妊娠胎儿畸形除了存在一些与单胎妊娠相同的畸形外,还存在一些与双胎有关的特殊畸形。

1.联体双胎

(1)病理与临床表现:联体双胎是罕见的畸形,发生率为 1/50 000 到 1/100 000。联体双胎只发生在单绒毛膜囊单羊膜囊(即单卵)双胎妊娠中。联体双体可分为相等联胎(对称性联胎)和不相等联胎(不对称性联胎),后者两胎大小不一,排列不一,小的一胎又称为寄生胎。

对称性联胎有多种类型,常根据两胎相连融合的解剖部位来命名,其命名一般在相连融合的解剖部位后加上"联胎"即为某种联胎畸形。如头部联胎指头与头相连,胸部联胎指胸与胸相连,腹部联胎指腹与腹相连等。此类联胎一般为前后相连的联胎,相连融合的范围一般较局限,仅为身体的某一部分相连。如果为侧侧相连融合的联胎,相连融合的范围一般较广泛,常从头或臀开始向下或向上出现身体侧侧广泛融合,且常融合至胸部,这种大范围、多部位的联胎习惯上用未融合的解剖结构来命名,如双头畸形,指胸、腹部广泛相连而头部未相连,有两个完整的头。

(2)超声表现:联体双胎的类型不同,超声表现也不同。其超声特征有:①两胎胎体的某一部位相连在一起,不能分开,相连处皮肤相互延续;②胎儿在宫内的相对位置无改变,总是处于同一相对位置,胎动时也不会发生改变;③两胎头总是在同一水平,出现胎动后也不会发生胎头相对位置的明显改变;④仅有 1 条脐带,但脐带内的血管数增多,有 3 条以上血管;⑤早孕期检查时,如果胚胎脊柱显示分叉时,应高度怀疑联体双胎的可能,应在稍大孕周进行复查以确诊;⑥大多数联体双胎在腹侧融合,面部表现为面对面,颈部则各自向后仰伸。最常见的类型为胸部联胎、脐部联胎、胸腹联胎;⑦双头联胎时,常为侧侧融合,其融合范围广泛,可在颈以下完全融合在一起;⑧寄生胎为不对称性联体双胎,表现为两胎大小不一,排列不一,一个胎儿各器官可正常发育,而另一个较小的寄生胎则未能发育成形,声像图上有时类似一肿物样图像。

(3)鉴别诊断:主要与口腔畸胎瘤、骶尾部畸胎瘤等相鉴别。

(4)超声的临床价值:大多数联体双胎会早产,40％左右为死胎,35％左右在出生后 24 小时内死亡。存活者根据联体的具体部位不同及是否合并其他畸形,其预后不同。胎儿产后生存能力取决于联体的器官及该器官的融合程度以及是否能进行外科分离手术。

2.无心畸胎序列征

(1)病理与临床表现:无心畸胎序列征又称动脉反向灌注综合征,发生率在所有妊娠中约为 1/35 000,在单卵双胎中约为 1％。无心畸胎对双胎均是一种致死性的严重畸形。

无心畸胎序列征只发生在单卵双胎妊娠中。一胎发育正常,一胎为无心畸形或仅有心脏痕迹或为无功能的心脏。发育正常的胎儿称为泵血儿,泵血儿不仅要负责其自身的血液循环,而且要负责无心畸胎的血液供应,因此,无心畸胎又是受血儿。泵血儿与受血儿之间的血管交通非常复杂,但两者之间至少必须具备动脉—动脉及静脉—静脉两大血管交通才能完成上述循环过程。由于无心畸胎血液供应来源于泵血儿脐动脉血液(静脉血),首先通过髂内动脉供应无心畸胎的下部身体,使下部身体发育相对较好,而上部身体由于严重缺血、缺氧而出现各种不同的严重畸形。泵血儿由于高心排血量,常会导致心力衰竭、羊水过多及胎儿水肿。

(2)超声表现:①双胎中一胎形态、结构发育正常,另一胎出现严重畸形,以上部身体严重畸形为主,可有下部身体,如双下肢等结构;②无心畸胎体内常无心脏及心脏搏动,如果无心畸胎存在心脏残腔或心脏遗迹,可有微弱的搏动;③上部身体严重畸形,可表现为无头、无双上肢、胸腔发育极差;④部分无心畸胎上部身体结构难辨,仅表现为一不规则实质性团块组织回声,内部无内脏器官结构;⑤无心畸胎常有广泛的皮下水肿声像改变,在上部身体常有明显的水囊瘤;⑥频谱及彩色多普勒血流显像可显示无心畸胎脐动脉及脐静脉内血流方向与正常胎儿者相反,无心畸胎脐动脉血流从胎盘流向胎儿髂内动脉达胎儿全身,脐静脉血流从胎儿脐部流向胎盘,正好与正常胎儿脐动脉、静脉血流方向相反。

(3)鉴别诊断:双胎之一死亡:在妊娠较早时期检查,无心畸胎二维声图像与双胎之一死亡类似,彩色多普勒较容易鉴别两者,双胎之一死胎中无血流信号显示,无心畸胎可检查血流信号。另动态追踪观察,也可以鉴别两者,无心畸胎会继续生长、增大。

(4)超声的临床价值:无心畸胎的病死率为 100％,结构正常的泵血儿病死率可达 50％,后者死亡的主要原因是早产及充血性心力衰竭。本病为散发性,家族遗传倾向尚未见报道。

泵血儿出现充血性心力衰竭常提示预后不良。无心畸胎与泵血儿之间的体重比可作为泵血儿预后好坏的指标。有学者报道,该体重比＞70％的泵血儿早产、羊水过多、心力衰竭的发生率明显高于体重比＜70％者。

本病的治疗方面,目前的一个显著进展是栓塞或结扎无心畸胎的脐动脉,可取得良好的效果。亦有用地高辛治疗胎儿心力衰竭,用吲哚美辛治疗羊水过多的报道。

(四)双胎输血综合征(TTTS)

1.病理与临床表现

TTTS是指2个胎儿循环之间通过胎盘的血管吻合进行血液输注,从而引起一系列病理生理变化及临床症状。TTTS在单绒毛膜囊双胎妊娠中的发生率为4%～35%,在所有双胎妊娠中发生率约为1.6%。

2.超声表现

(1)两胎儿性别相同,只有一个胎盘,在双胎胎盘的连接处,见"T"形征,两胎间分隔膜薄。

(2)两个羊膜囊体积有差异,受血儿羊水过多,最大羊水深度≥8cm,膀胱增大;供血儿羊水过少,最大羊水深度≤2cm,不见膀胱,严重时出现胎儿"贴附"在子宫壁上,贴附儿常贴于子宫前壁和侧壁。

(3)由于受血儿心排血量增加,严重时会出现胎儿水肿或有充血性心力衰竭,表现为心脏增大、胸腔积液、腹水、心包积液、三尖瓣A峰<E峰,并可出现三尖瓣反流等。

(4)胎儿各生长参数有明显不同。两胎儿间体重估计相差>20%或腹围相差>20mm。此外,有作者认为,两胎股骨长相差>5mm。双胎之间生长参数不同仅能作为参考,而不能作为诊断标准。

(5)Quintero等根据双胎输血综合征超声表现,将TTTS分为Ⅰ～Ⅴ级。

Ⅰ级:一胎羊水过多,一胎羊水过少,供血儿的膀胱仍然可以显示。

Ⅱ级:供血儿的膀胱不显示(经过60分钟后的再次复查确定),胎儿肾衰竭。

Ⅲ级:供血儿膀胱不显示,同时具有特征性多普勒频谱异常:脐动脉舒张末期血流消失或反向血流;受血儿膀胱增大,同时具有特征性多普勒频谱异常:脐静脉血流呈搏动性,静脉导管心房收缩期反流(A波反向)。

Ⅳ级:受血儿或2个胎儿均水肿。

Ⅴ级:双胎之一或2个均死亡。

3.鉴别诊断

(1)双胎之一胎羊膜早破:羊水外漏时,该胎儿羊水少,可表现为"贴附儿",在双绒毛膜囊及单绒毛膜囊双胎中均可发生,应与双胎输血综合征相鉴别。前者另一胎羊水正常,且不会出现TTTS受血儿的改变,如水肿、膀胱增大等。

(2)双胎之一胎儿生长受限(FGR):大胎儿羊水正常;TTTS大胎儿(受血儿)羊水过多。如果鉴别有困难,可通过检测胎儿心排血量对两者进行鉴别,双胎儿之一FGR大胎儿的心排血量正常,TTTS受血儿的心排血量增多。

4.超声的临床价值

双胎输血综合征的严重程度取决于吻合血管的大小、范围、部位及分流发生的时间。如果发生在妊娠12～20周,可能导致双胎之一死亡,形成纸样胎儿。如果发生在妊娠20周以后,可能发生典型的TTTS。据报道,发生在妊娠28周以前未治疗的TTTS其围生期病死率可高达90%～100%。妊娠28周后发生TTTS者,其围生儿病死率可达40%～80%。围生儿一胎宫内死亡则可造成存活儿的大脑、肾、肝等血管梗死,存活儿中 27% 有神经系统后遗症。近年随着激光治疗的开展和技术水平的不断提高,胎儿存活率也由 2004 年的 57% 上升到 2007 年的 77%。

六、胎儿生长受限

胎儿生长受限(FGR)是指妊娠 37 周后,胎儿出生体重< 2 500g 或胎儿体重小于正常值的第 10 百分位数或低于同孕龄平均体重的 2 个标准差。

(一)病理与临床表现

胎儿生长受限胎儿可分为匀称型(头部和身体成比例减小)和非匀称型(腹围缩小与头部、肢体不成比例)。匀称型生长受限是妊娠早期暴露于化学物品、发生病毒感染或非整倍体引起遗传性细胞发育异常等造成头部和身体成比例减小。非匀称型是在妊娠晚期因高血压等引起的胎盘功能下降,从而使反映肝大小的胎儿腹围减小,而大脑和头部可正常发育。

约 50% 的 FGR 病例病理学检查发现胎盘存在异常,其中最常见的胎盘异常包括胎儿血管血栓形成、慢性胎盘缺血、慢性绒毛膜炎,少见的异常包括梗死、慢性绒毛间质炎和感染性慢性绒毛炎。

临床表现为孕妇子宫大小与孕周不符,宫高低于正常宫高平均值 2 个标准差,孕妇体重增加缓慢或停滞。凡能影响以下环节均可导致 FGR,如营养物质和氧气传输至胎盘、通过胎盘或胎儿对这些物质的吸收、胎儿生长速度的调节。这些影响因素可分为母体因素、子宫因素、胎盘因素和胎儿因素。

(二)超声表现

1.FGR 的二维超声表现

(1)生长参数异常:头围(HC)、腹围(AC)、股骨长(FL)低于正常平均值的 2 个标准差(M−2SD),匀称型 FGR 的 HC/AC 比值正常;非匀称型 FGR 的 HC/AC(或 FL/AC)比值异常增加。

(2)胎儿大小与生长:当胎儿体重低于均数的 2 个标准差或低于第 10 百分位数时,可能为小于胎龄儿或 FGR,但 FGR 者多次超声评价可见生长速度降低,小于胎龄儿者可稳定生长。

(3)FGR 常合并羊水过少。当合并羊水增多时,胎儿染色体异常风险明显增高。

2.FGR 的多普勒超声表现

多普勒超声可以支持 FGR 的诊断,但不可排除 FGR 的可能。

(1)子宫动脉:在妊娠 34 周以前检查母体子宫动脉多普勒较有意义,主要表现为子宫动脉血管阻力增高,舒张早期出现明显切迹。

(2)脐动脉:正常情况下,妊娠晚期脐动脉 S/D≤3。脐动脉多普勒频谱舒张期成分减少、缺如或逆向,提示胎盘功能不良,胎盘循环阻力增高。脐动脉舒张末期血流缺如或反向者,围生儿病死率高,结局极差。

(三)鉴别诊断

小于胎龄儿:小于胎龄儿稳定生长,生长速度正常,且多普勒超声脐动脉、子宫动脉等频谱无异常改变。

（四）超声的临床价值

怀疑 FGR 者应进行脐血管穿刺染色体核型分析,每 2～3 周超声检查 1 次,以了解羊水量、胎儿生长速度及多普勒参数的变化。

七、巨大胎儿

新生儿体重达到或超过 4 000g 者为巨大胎儿。

（一）病理与临床表现

糖尿病孕妇、孕妇肥胖或身材高大的父母易导致巨大胎儿的发生。

临床表现:孕妇肥胖,孕期体重增加明显,腹部明显膨隆,子宫长度＞35.0cm。

（二）超声表现

胎儿生长指标超过正常范围,胎儿双顶径(BPD)、HC、AC、FL、体重均超过正常值上限。部分巨大胎儿 BPD(HC)不超过正常值的上限,但 AC、体重超过正常值范围的上限。此外,巨大胎儿常合并羊水过多。

（三）超声的临床价值

巨大胎儿分娩时可出现头盆比例不称,出肩困难,发生难产的概率高,肩难产可造成新生儿臂丛神经损伤、锁骨骨折、颅内出血等分娩并发症,甚至可造成新生儿死亡。母亲方面则可发生严重产道裂伤,甚至子宫破裂、尾骨骨折、尿漏等。因此,产前超声预测巨大胎儿,指导分娩方式选择,对围生期保健有重要意义。

八、子宫颈功能不全

子宫颈功能不全又称宫颈内口闭锁不全或子宫颈口松弛症,是指妊娠期宫颈过早地松弛、扩张,呈漏斗样变,剩余宫颈长度短,羊膜囊突入宫颈管内,到一定程度则发生羊膜破裂,是造成习惯性流产及早产的一个主要原因。

（一）病理与临床表现

子宫颈功能不全患者的宫颈含纤维组织、弹性纤维及平滑肌等均较少,或由于宫颈内口纤维组织断裂、峡部括约肌能力降低,使宫颈呈病理性扩张和松弛。病因大致有:①分娩损伤,产时扩张宫颈均引起子宫颈口损伤,如急产、巨大儿、子宫口未开全行臀位牵引术、产钳术等;②人工流产时扩张宫颈过快过猛;③宫颈楔形切除术后;④子宫颈发育不良。

孕妇常有明确的反复中期妊娠自然流产病史,流产时往往无下腹痛而宫颈管消失,在非妊娠期宫颈内口可顺利通过 8 号宫颈扩张器。

（二）超声表现

当怀疑子宫颈功能不全时,常采用经会阴超声检查,也可经阴道超声检查。经会阴超声检查时探头用无菌手套包裹后置于左、右侧大阴唇之间,探头纵轴与阴唇平行。探头可前、后、左、右摆动,尽可能显示宫颈及宫颈内口情况。

正常情况下,孕妇宫颈长度≥3.0cm。子宫颈功能不全表现为宫颈管长度缩短至 2.0cm 以下,宫颈内口扩张,扩张的宫颈管呈"V"形、"Y"形、"U"形或"T"形,羊膜囊突入宫颈管内。

（三）超声的临床价值

子宫颈功能不全常导致习惯性流产和早产。超声可以观察子宫内口、子宫颈管,测量宫颈长度,对诊断子宫颈功能不全有重要价值,可使临床提早注意并预防,避免不良后果发生。

九、胎死宫内

胎死宫内是指妊娠物从母体完全排出之前胎儿发生死亡,胎心停止搏动。不同国家对胎死宫内的孕周界定不一,我国死胎的定义为妊娠 20 周以后的胎儿死亡及分娩过程中的死产。

(一)病理与临床表现

胎儿严重畸形、脐带打结、胎盘早剥等可造成胎儿宫内死亡。孕妇自觉胎动消失,子宫不再增大。腹部检查:宫高与停经月份不相符,无胎动及胎心音。胎儿死亡时间长于 4 周,孕妇可感到乏力、食欲缺乏、下腹坠痛或有少量阴道出血。

(二)超声表现

胎死宫内时间较短者,胎儿形态结构无明显变化,实时二维、M 型、多普勒超声均显示胎儿无胎心搏动和胎动征象,CDFI 检测胎体、胎心均无血流信号,羊水、胎盘无明显变化。

胎死宫内时间较长者,除无胎心搏动和胎动外,可出现明显形态学异常,包括胎儿全身水肿,皮肤呈双层回声;颅骨重叠,颅内结构模糊不清;脊柱弯曲度发生改变,甚至成角;胸腹腔内结构模糊不清,可见胸腔积液或腹水;胎盘肿胀,内部回声减弱,绒毛膜板模糊不清,甚至胎盘轮廓难以分辨、成片状或团状强回声;羊水无回声区内出现大量漂浮点状回声,羊水量减少。

(三)超声的临床价值

胎死宫内超过 4 周后可能引起母体凝血功能障碍。因此,超声及时诊断,使死胎尽快排出母体,可防止胎盘组织发生退行性变,释放凝血活素进入母体循环,引起弥散性血管内凝血。

十、羊水过多与过少

(一)羊水过多

妊娠晚期羊水量超过 2 000mL 为羊水过多,分为慢性羊水过多和急性羊水过多两种。前者是指羊水量在中晚期妊娠即已超过 2 000mL,呈缓慢增多趋势;后者指羊水量在数日内急剧增加而使子宫明显膨胀。

1.病理与临床表现

任何导致胎儿尿液生成过多、吞咽受阻(消化道闭锁、神经管缺陷、颈部肿物、膈疝、多发性关节挛缩、13-三体综合征、18-三体综合征)、羊膜与绒毛膜电解质转运异常(糖尿病、感染)都可导致羊水过多。

羊水过多常出现于中期妊娠以后,伴有孕妇腹围大于孕周、腹部不适或子宫收缩等。约90%病例表现为缓慢发展过程,约 10%的病例可表现为严重急性羊水增多。急性羊水过多者,子宫迅速增大造成的机械性压迫导致孕妇出现一系列的症状,压迫膈肌导致呼吸急促,压迫盆腔血管导致外阴及下肢水肿,偶见压迫输尿管引起少尿。临床检查方法包括测量宫高及腹部触诊,出现腹部紧张、胎儿肢体触诊或胎心听诊不清,可提示羊水过多。

2.超声表现

羊膜腔内可见多处羊水较深的区域,胎儿自由漂浮、活动频繁且幅度大,胎盘变薄,AFI≥20.0cm 或最大羊水池深度>8.0cm 为羊水过多。

羊水过多时,应仔细观察胎儿有无合并畸形存在,较常见的胎儿畸形有神经管缺陷,以无脑儿、脊柱裂最多见,其次为消化道畸形,主要有食管闭锁、十二指肠闭锁等,胎盘绒毛膜血管瘤、双胎输血综合征等也常导致羊水过多。

3.超声的临床价值

超声检查包括评估羊水量及详细的胎儿解剖学结构检查,是寻找导致羊水过多原因的重要影像诊断工具,如果超声未发现胎儿畸形,临床上可根据羊水增长的速度及临床症状、孕周大小决定处理方案。

(二)羊水过少

妊娠晚期羊水量<300mL 为羊水过少。

1.病理与临床表现

导致羊水过少的原因有双肾缺如、双肾发育不全、多囊肾、双侧多发性囊性发育不良肾、尿道梗阻、严重胎儿生长受限、胎膜早破、染色体异常(通常为三倍体)等。胎盘功能不良者常有胎动减少。胎膜早破者有阴道流液。腹部检查:宫高、腹围较小。

2.超声表现

超声检查时目测羊水无回声区总体上少,图像上很少出现羊水无回声区,胎儿紧贴子宫壁,胎儿肢体明显聚拢,胎动减少,最大羊水池深度<2.0cm 或 AFI<5.0cm。

发现羊水过少时,应进行详细系统的胎儿畸形检查,尤其是胎儿泌尿系统畸形,如双肾缺如、双侧多囊肾、双侧多发性囊性发育不良肾、尿道梗阻、人体鱼序列征等。

3.超声的临床价值

超声检查是寻找导致羊水过少原因的重要影像诊断工具,重点应注意胎儿泌尿系统的解剖结构检查。对于确诊羊水过少且不伴有胎膜早破及胎儿异常的患者,超声还可以每周随诊以监测胎儿生长发育,包括羊水量、脐动脉多普勒检查及妊娠 26 周以后的生物物理评分等一系列生长指标监测。

(钱若涵)

第三节　正常胎儿超声检查

产前超声是产前诊断的基础。近年来,超声检查的准确性提高且检出时间也提前。超声不仅应用于胎儿畸形的筛查,并且应用于先兆子痫或者早产等特殊妊娠情况的检出,这些异常情况与孕妇及胎儿的围生期发病率增加密切相关。

本节主要内容是分阶段介绍从孕囊形成到 11～14 周妊娠早期筛查,妊娠中期系统的超声检查及妊娠晚期的超声检查声像图特征。通过对正常胎儿及一些异常胎儿的解剖学特征和测量指标的讨论,帮助超声工作者提高对正确结构的识别能力以及对异常结构或病变的探查能力。即便如此,某些异常情况的诊断要等到出生后或者结合其他检查才能作出判断。因此,超声工作者必须对正常的解剖图像铭记于心,方能提高对异常情况的诊断率。

随着超声诊断技术的不断提高及三维容积超声的应用,产前超声的应用前景将会更加振奋人心。正常胎儿的二维超声声像图是超声检查的金标准。

一、妊娠早期的超声检查

近年来,超声仪器的分辨率有了很大的改善,这大大促进了妇产科超声诊断技术的发展,同时一些权威机构进行的研究推动了妊娠早期超声检查的进步。

妊娠早期超声检查的目的主要有两个:一是确定孕囊的位置,是否可见及胎儿的数目;二是确定准确的孕周。妊娠11~14周的超声检查有助进一步确定孕周,并可通过对基本解剖结构的细致检查,帮助发现一些结构及基因的异常。最近,对胎儿心脏的检查也包括在这一孕期内。

(一)妊娠早期的初次超声检查

第一次产检,超声检查的目的包括以下几个方面。

(1)确定宫内妊娠,除外异位妊娠。

(2)确定胚胎的存在。

(3)确定胎儿和绒毛膜囊的个数。

(4)依据头臀长确定妊娠天数,观察头和肢体的早期发育(图9-3-1)。

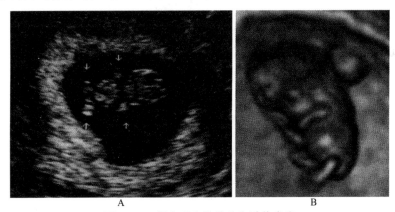

图 9-3-1　超声观察胎儿头和肢体发育

注　A.妊娠9周经阴道超声发现清晰的四肢及圆形的头部;B.对应的3D图像。

(5)排除附件或子宫疾病。

(二)妊娠11~14周超声检查

妊娠早期的理想超声检查时间窗是11^{+6}周到13^{+6}周,在超声检查时必须注意以下胎儿发育的关键标志。

(1)妊娠10.5~11周开始头颅骨化。

(2)妊娠9~11周所有胎儿都有生理性脐疝。

(3)妊娠11周前的生理性脐疝不要误诊为腹壁缺损。

(4)头臀长为 45～84mm 时测量颈部透明带厚度。

(5)胎儿鼻骨出现于头臀长＞42mm 时。

(6)正常的上颌骨长度为头臀长的 1/10。

(7)妊娠 5～8 周胎儿心脏开始发育。

(8)胎儿心腔和血管在妊娠 11～14 周连接完成。

把以上 8 点谨记于心,每次超声检查时间控制在 20～30 分钟,检查时不需要充盈膀胱,相反,充盈的膀胱会使胎儿向前上方移动,使检查更加困难。

每个超声检查者都应有自己的一套完整的检查顺序,不要漏掉任何异常征象,至于检查顺序如何则取决于胎儿的方位。

胚胎在子宫内者,种植部位、羊水量及胎盘位置也需要确定。多数情况下,胎盘的前置状态会因为孕周的增加而变化,只有 20% 的胎盘前置到妊娠后期持续存在。

连续的颅骨应被观察到。这一时期可以发现早期的脑膨出、无脑儿(图 9-3-2)等。

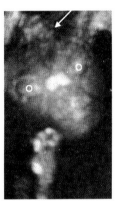

图 9-3-2　妊娠 13 周胎儿的无脑畸形

注　注意眼眶(O)上方的颅骨缺失,缺乏对脑组织的保护使大脑发育异常(箭头)。

脉络丛显示"蝴蝶征"有助于排除全前脑的诊断。脊柱的大体图像也可以被观测到。

扫查一下胎儿的体表可见 4 个肢芽,前腹壁是否完整和脐带插入处,注意生理性脐疝出现在妊娠 11 周前。因此,并肢、截肢畸形及腹裂畸形可以通过妊娠早期的超声筛查发现。

鼻骨、上颌骨和额上颌角可以在胎儿头臀长＞42mm 时观测到。当鼻骨缺失和(或)额上颌角＞90°,提示可能存在染色体异常。眼眶和耳也可以在这个孕周看见。

观察胎儿的颈部,对颈项部透明层厚度测量的诊断标准如下。

(1)孕周在 11～14 周。

(2)头臀长在 45～84mm。

(3)矢状切面。

(4)图像放大:测量精确到 0.1mm。

(5)在胎儿运动时确定羊膜。

(6)测量最大厚度。

(7)胎儿位置居中。

(8)除外脐带绕颈的影响(其发生率为5％～10％)(图9-3-3)。

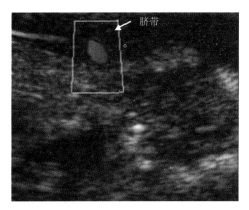

图9-3-3　彩色多普勒显示妊娠13周胎儿脐带绕颈

注　发生率为5％～10％,可影响颈项透明层厚度测量。

颈部淋巴水囊瘤在妊娠早期超声检查的发现率为1/200,关于胎儿颈项透明层厚度和颈部淋巴水囊瘤的命名存在一些争议。当NT增厚时,与染色体异常、心脏畸形及其他结构异常或综合征异常相关。

观察胎儿胸部时应注意图像的最大优化。在这一孕期,可以确定胎儿心脏的位置、对称性和连接状态。

此外,还可以观察房室瓣和半月瓣的结构,用彩色多普勒超声观察室间隔、横膈与大血管的连续性及大动脉的交叉形态。

继续向下扫查,观察胎儿胃、膀胱、脐带入口及膀胱、两侧脐动脉走行。当膀胱最大径超过6mm时,可以诊断为巨膀胱。

经过一系列对结构的观察与测值,运用软件可以预测三倍体胎儿的风险度。

胎儿发育是持续性的,因此,妊娠早期的超声检查不能代替妊娠中期及妊娠晚期的检查,但其可以提供重要的孕期指导。

二、妊娠中期的超声检查

规范妊娠中期超声检查标准必须了解妊娠中期可以看到哪些结构及各结构器官的正常超声表现。不同中心的检查时间不同,多数中心认为对于低危孕妇18～22周进行畸形筛查。许多因素如胎儿体位、孕妇体质和羊水量影响超声筛查时间。

(一)胎儿系统超声检查

1.颅脑

(1)注意颅骨的完整性。

(2)注意颅骨形态是否正常。

(3)注意脑中线结构:大脑镰、透明隔腔及大脑半球的对称性,测量双顶径和头围(丘脑切面)。

(4)测定侧脑室宽度(脑室切面)。

（5）观察颅后窝结构,包括小脑及蚓部,测量小脑横径(小脑切面)。

2.面和颈部

（1）观察眼眶、鼻骨、鼻孔、嘴唇、上颌骨和下颌骨。

（2）测量颈部皮肤厚度及除外颈前部或者后部肿物。

3.脊柱

横切面和纵切面观察。

4.胸部

（1）观察肺部。

（2）四腔心和流出道结构。

（3）横膈的完整性。

5.腹部

（1）胃泡。

（2）前腹壁的完整性和脐带入口。

（3）双肾和膀胱。

（4）测量腹围。

6.肢体

（1）四肢长骨的观察。

（2）手足的观察。

（3）测量股骨长度。

7.其他

（1）外生殖器观察。

（2）胎盘位置、分级和厚度。

（3）脐带,包含 3 根血管。

（4）羊水体积。

（5）宫颈长度。

根据上述指标,可以除外明显的畸形。如果上述条例观察受限(胎儿体位、母亲肥胖或者羊水过少的影响),应该在报告中注明并随访。如果怀疑胎儿有问题,应该请其他操作者再进行 1 次检查。

（二）颅脑

颅脑异常是先天性畸形中最严重的。尽管某些异常,如神经元迁移异常所致的无脑回畸形很难通过产前超声筛查检出,但是通过妊娠中期 18～22 周对脑和头部标准切面的检测可以除外大部分中枢神经系统的异常。

颅骨的完整性可以在妊娠 12 周通过经阴道超声检测。

在丘脑水平的正中矢状切面上可以测量双顶径和头围。

丘脑平面显示丘脑、透明隔腔和侧脑室前角,在该切面上可以测量双顶径和枕额径,据此可以得出头围或者直接测量头围。当头部形态因胎儿位置或者羊水量少而改变时(如臀位胎儿合并长头型),头围为主要参考指标。

脑室切面可以由双顶径切面探头向头侧倾斜得到,可以看到侧脑室腔和侧脑室的枕角。

侧脑室体被强回声的脉络膜充填。脑室宽度可以作为持续整个孕期的稳定指标:通常4～8mm,＞10mm 认为异常,定义为脑室扩张。脑室扩张的最早期,可见脉络丛与脑室侧壁分离,继之脑室扩张,最终可见脉络丛悬吊于脑室内侧壁上。

小脑切面由丘脑切面将探头向后下方偏斜得到,直到小脑半球和颅后窝显示,该切面可以清楚地显示位于颅后窝前方呈圆形低回声的小脑半球。小脑横切面的观测很重要:①除外开放性脊柱裂(颅后窝梗阻、柠檬头及小脑横行或香蕉征);②诊断颅后窝畸形(如 Dandy Walker 畸形);③测量颈部皮肤增厚程度,是唐氏综合征的辅助指标之一。小脑切面上可测量小脑横径,据此可以判断孕周,评价胎儿生长发育。妊娠14～24 周间小脑横径的厘米数和孕周数值相等。近年 Robinson 等研究了颅后窝隔,认为是由于 Blake's 腔的持续存在,正常第四脑室进入颅后窝池所致。

测量之前要保证切面上颅骨的连续性和标准形态。需在以下内部结构显示清楚时方可测量:①完整的大脑镰,并可观察到透明隔腔和清晰、对称的大脑半球;②正常形态的丘脑;③正常形态的脑室;④正常形态的小脑和颅后窝池。

如前所述,所有结构都可以在上述 3 个标准切面得到,但需要指出的是,正中矢状切面和冠状切面在某些情况下能更准确地观察胎儿颅内结构。如透明隔腔(内含脑脊液,位于丘脑的前方)并不易观察(肥胖的患者),但是矢状面可以清楚地显示胼胝体并除外胼胝体发育不良。胼周动脉正常情况下环绕胼胝体,而当胼胝体发育不良时,胼周动脉走向改变,往垂直方向移动。

同样的,应用经阴道探头冠状切面扫查(当胎头位置偏低时),对脑室系统的观察更加清晰。最后,主要的颅内血管可以通过多普勒超声探查,通过多普勒血流分析可以诊断宫内生长迟缓和(或)贫血的胎儿。

(三)颜面部和颈部

冠状切面和矢状切面可以观察胎儿的颜面部。超声筛查发现羊水过多或者脑中线部位畸形时,应特别注意是否有颜面部畸形。另外,一些颜面畸形胎儿和孕妇接触致畸剂有关。

当胎儿的体位合适时,大多颜面部的结构可以显示。结合多个扫查切面可以获得颜面部器官的形态特征。冠状切面和横切面扫查可以确定耳的位置、外眼距和内眼距,更重要的是鼻唇的形态。颜面部的冠状切面可以很清楚地显示鼻前部表面和上唇,对诊断唇腭裂尤其重要。唇裂比腭裂更容易诊断。近年来,三维超声(图 9-3-4)对早期诊断面部畸形、复杂畸形很有帮助,而且和出生后的畸形形态有很好的一致性。新近的一些新技术如翻转成像和反向成像技术已经开始应用。在二维超声技术方面,Sheshadri 等提出上颌前三角由两块鼻骨和硬腭组成,对腭裂的筛查很有帮助。

正中矢状切面也很重要。在这个切面上可以观察额骨、额缝和两块鼻骨的结构,并且可以测量鼻骨的长度(妊娠中期＞5mm),上颌骨和下颌骨(排除小下颌——伴有或者不伴有染色体异常)。近来,Nicolaides 等提出观测鼻前方水肿对三倍体诊断的提示作用。

对颈部的观察也很重要,可以排除脊柱和软组织的异常。胎儿颈部软组织病灶包括颈前部的甲状腺肿大或者侧后方的淋巴管水囊瘤,囊性或者实性或者复杂的包块,多普勒血流的检查有助于发现有血供(血管瘤)或者无血供的肿瘤。

颈部皮肤厚度应该常规测量,与观察颅后窝的切面相同(小脑切面)。

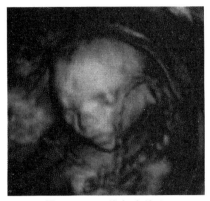

图 9-3-4　三维超声检查

注　三维超声可以提供面部更精确的图像,有助于发现细微的面部畸形,特别是已经由二维超声检查发现的复杂畸形。

(四)脊柱

胎儿脊柱通常有 3 个切面显示:矢状切面、冠状切面和横切面。母亲血清甲胎蛋白指标和神经管畸形密切相关。现代超声也可以用来诊断神经管畸形,如柠檬征或香蕉征作为妊娠中期诊断神经管畸形的间接图像比脊柱缺损的直接图像更容易观测。

旁矢状切面及冠状切面为观察脊柱的最佳切面(图 9-3-5),但在一系列的横切面中可以观察到 3 个骨化中心及完整的背部皮肤,以便发现小的缺损。在神经管畸形的高危孕妇中(同胞患病,接触致畸剂和血清甲胎蛋白水平增高)妊娠 16 周前的检查往往对较小的结构异常漏诊,因为脊柱没有完全骨化而使观察受限。加上一些其他因素(羊水过少、肥胖和胎儿体位异常)增加了假阴性率,所以妊娠 18 周后进行进一步超声检查(三维超声)及应用经阴道探头对细微畸形的检出很有帮助。

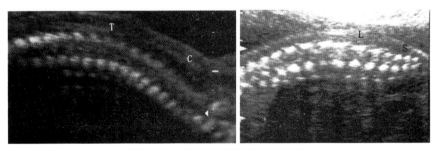

图 9-3-5　妊娠 20 周脊柱完全形成

注　正中矢状切面显示颈椎(C),胸椎(T),腰椎(L)和骶椎(S),可以一直追踪扫查看到骶骨的弯曲和尖端变细。

(五)胸部

1.胎儿胸腔

胎儿胸腔观察的主要对象是心脏,是胎儿先天畸形的好发部位。但是除了心脏需要进行系统检查外,胸腔的其他两个主要器官胎肺和胸腺也应仔细观察。

横切面图像上,腹围及胃泡切面之上的切面可以获取所需的胸腔信息。矢状切面图像可以观察横膈的完整性,得到包括心脏、横膈和胃泡在内同一切面图像。

检查时应注意以下要点。

(1)注意胸腔和肺的对称性和均质性。

(2)注意横膈的完整性,即在胸腔中不能见到腹腔器官。心轴的方位很重要,因为膈疝时腹腔脏器会推挤心轴偏移。胸腔积液和(或)心包积液也可以出现于横膈突出而不是膈疝之中。

(3)排除胸膜腔或者心包腔或者乳糜胸。

(4)注意胸腺的位置,在三血管切面前方。胸腺观察在 DiGeoge 综合征中很重要。妊娠中期胸腺的横径(mm)和腹围(cm)数值上相等(但数值单位不同)。

(5)不对称的情况下,需除外先天性肺囊腺瘤畸形。

(6)观察四腔心结构及流出道。

2.先天性心脏病

先天性心脏病是最常见的先天性畸形,在新生儿中的发生率为8.8/1 000。其中 30％合并其他器官的异常。先天性心脏病在遗传性疾病所致的死亡中占 50％。

目前已知母体和胎儿因素都可能导致先天性心脏疾病,当存在染色体异常、心脏外的畸形、非免疫性水肿及可疑的心脏畸形时有必要进行胎儿超声心动图检查。

孕妇的主要危险因素包括代谢异常如糖尿病,接触致畸剂及先天性心脏病的家族史。

但是,90％的先天性心脏病胎儿的母亲并没有上述危险因素,所以必须提高对群体筛查的准确性。

尽管检查仪器水平已有很大进步,但先天性心脏病的诊断仍具有很大的挑战性。在RADIUS 的研究中,先天性心脏畸形的检出率仅为 0％～18％。近年来,Tegnander 等研究了30 149 个低危胎儿,先天性心脏畸形的检出率为 57％。

产前诊断先天性心脏病有助于预防术前的酸血症,改善胎儿的血液循环,增加存活率,使医生和家庭准备更充分。

为提高先天性心脏病的检出率,必须系统学习妊娠中期超声对心脏检查的要求。熟练确定胎儿的方位,改善图像质量,寻找标准切面。只有这样,才能通过熟悉正常的胎儿心脏识别异常的胎儿心脏。

即便这样,正确诊断仍很困难,当怀疑胎儿心脏有问题时,需要胎儿心脏医生的协助,计划好孕妇分娩前和分娩时的监护。

3.妊娠中期的胎儿心脏检查

检查胎儿心脏有以下基本步骤。第一步需要明确胎儿方位和位置;接着需要调节图像大小和灰度以及探头扫查的方向。心脏可以自心尖、长轴/短轴至心底部进行观察。第二步也是最关键的一步,即识别胎儿的解剖学标志。

胎儿的头位或者臀位影响左右的判断。需要在机器上选择胎儿心脏条件。图像深度应该最小化,尽量避开肢体的遮挡,焦点也要恰当调节。

四腔心可以从胎儿胃上方的胸腔矢状面得到。不需要专门的技术,并且不受胎儿体位的影响。大于妊娠 18 周的胎儿中 95％以上可以得到,并且可以排除 2/3 的先天性心脏畸形。

以下情况可以出现四腔心切面而导致假阴性结果:法洛四联症、大动脉转位、右室双出口及小的室/房缺、主动脉缩窄和完全性肺静脉异位引流。因此,目前 ISUOG、AIUM 和 ACOG 推荐观察心脏流出道情况。增加流出道切面的观察,提高了先天性心脏病的诊断敏感性,根据 Bromley 和 Kirl 等报道,敏感性和特异性分别从 63％和 47％提高到 83％和 78％。

检查胎儿心脏的解剖学标志如下。

(1)右心室最靠前,位于胸骨后。

(2)左心房离脊柱最近,是胸腔中最中心的结构。

(3)左心室和主动脉位于胸腔中心,主动脉位于脊柱前方。

(4)二尖瓣位置高于三尖瓣。

(5)右心室中有调节束。

(6)主动脉指向右肩,接着后伸向脊柱。

(7)肺动脉指向左肩。

(8)左右心室流出道交叉,肺动脉比左室流出道更靠前。

(9)肺动脉分叉之后,主动脉和肺动脉几乎平行。

了解清楚以上基本点后,即需要系统性地检查胎儿心脏,包括:①胎方位;②心轴;③心室腔位置、大小和收缩性;④室间隔;⑤心房大小,卵圆孔瓣和肺静脉;⑥房室瓣和半月瓣。

心轴可以用脊柱到胸骨连线和室间隔连线的夹角来评价。正常情况下应该小于 45°。超过此标准时,应除外先天性心脏病,尤其是动脉圆锥畸形。

第一步评价心室的大小、收缩性和对称性。右心室最靠前,内充满小梁和调节束。左心室靠后,壁较光滑,呈锥形。室间隔可以分为占 2/3 的肌部和占 1/3 的膜部。

心内膜垫需要小心观察,因为当与声束平行时会出现假阳性缺损。怀疑心内膜垫缺损时,需要长轴和短轴多切面观察,并使用彩色多普勒。真正的心内膜垫缺损是可以观察到缺损部位的涡流呈现"T"征。

第二步评价心房。右心房较靠前,上、下腔静脉回流于此呈现"海鸥征"。冠状动脉窦亦可以看见,它的腔是锥形的。左心房较靠后,位于胸部的中心位置、升主动脉和降主动脉之间。两心房内可见卵圆瓣的开闭。并可见肺静脉引流于此的手指样分支。

在心室中也可以看见房室瓣,二尖瓣位于左室,具有两个瓣叶及两个乳头肌,三尖瓣更加靠近心尖,观察瓣膜的位置差异和运动有助于除外心内膜垫缺损。三尖瓣有 3 个瓣叶和 1 个乳头肌。

心内强光点(EIF)在妊娠中期胎儿中的发生率为 5％,可以作为胎儿 21-三体综合征和 13-三体综合征的软指标。心内强光点主要位于调节束,心内膜垫或者三尖瓣瓣环上。有学者报道心内强光点并不能增加心脏畸形的发生率。但是大的钙化聚集成簇,需要考虑是否存在横纹肌瘤。

主动脉自左室发出后向后、向右延伸,可见其与室间隔相延续。在矢状切面上,可以观察到其发出头部及颈部血管的分支。

肺动脉比主动脉更加靠前,它发出于右心室,指向胎儿左肩,跨过主动脉,分为左支和右支。在分支处上方,肺动脉与主动脉互相平行。矢状切面上,导管弓呈"曲棍球样"形态。

需观察半月瓣有无反流、回声强度、经过的血流量和瓣膜后血管扩张以及心室肥厚情况。多数情况下,缩窄及瓣膜后扩张出现在中孕后期及晚孕初期。

即便是最熟练的操作人员和最先进的仪器,心脏的检查仍然受到许多限制,畸形检出率尚很低。

由于缺乏专门的训练,胎儿心脏的观测受到胎儿运动、骨骼衰减遮挡及技术困难的制约。这使三维超声的价值得以凸现,Abuhammad 等研究表明它可以自动获取图像。

三维超声的容积数据来源于探头在四腔心切面的扫查,包含胎儿心脏的许多解剖学结构。采集标准化的三维容积后,解剖学特征和相互关系是恒定的,可以作为妊娠 18～23 周胎儿筛查的自动化标准。应用此自动化扫查,根据四腔心切面的标准容积数据,可以通过调节得到左心室流出道、肺动脉和三血管。提高了工作效率,减少了工作强度,推动了实验室研究和教学培训的进步。

先天性心脏畸形是胎儿最常见和新生儿病死率最高的畸形。尽管图像质量有了很大提高,但是整体检出率还不太理想。随着超声技术的进步以及对胎儿心脏标准化的系统筛查,有望提高检出率并改善胎儿预后。

(六)胎儿骨骼系统

观察胎儿骨骼系统,有许多特异的征象需要注意。不但正常的长骨很重要,其他肢体及指、趾也很重要。

常见畸形包括骨骼发育不全,关节弯曲,并肢/尾端退化综合征(主要见于妊娠糖尿病)及肢体离断。

系统性扫查:首先从颅骨开始,注意其完整性和正常的形态。颅缝可以通过三维超声观察到。而颅缝早闭可以见于颅缝融合而头型异常的胎儿。

上肢和下肢的长骨(肱骨、尺骨、桡骨及股骨、胫骨、腓骨)需要仔细观察并除外弯曲。排除羊膜带综合征所致的肢体异常和截断。

注意观察肢体的活动状态。通过胫腓骨切面旋转 90° 可以得到足的切面。妊娠中期的足长和股骨长一致(图 9-3-6、图 9-3-7)。注意足的异常偏斜角度以排除足内翻畸形。也要注意排除摇椅足。草鞋足,足趾间隔增宽表现为第一、第二趾距扩大,是 21-三体综合征的辅助指标。

还要注意并指和多指的情况,并询问有无相关的家族史。

观察上肢和手的姿势也很重要。短桡骨,握拳手及重叠指,并指和多指是许多综合征的特征表现。

胎儿的肋弓可以由三维超声的"骨骼"窗检查。必须确定 12 根肋骨都在,没有半椎体。少 1 根肋骨的情况经常单独发生,需对骨骼系统进行一个全面的扫查。

异常的成骨过程与骨形成不良、软骨形成不良或者低磷酸酯酶症相关。

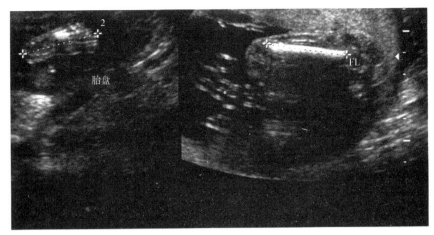

图 9-3-6　妊娠 22 周胎儿股骨长(37.4mm)和足长(36.6mm)基本相同

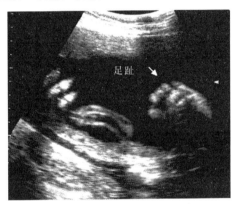

图 9-3-7　妊娠 20 周正常的胎儿脚趾

(七)腹部和盆腔

胎儿腹部和盆腔的测量包括测量腹围,观测腹部内脏器官,如胃泡、肾、膀胱及脐带入口,注意腹壁的完整性。最佳观察腹部的切面为轴位或横切位,在此切面上测量腹围。

测量的标记是:肝内粗短的脐静脉位于前方,左侧的胃泡及横切的 3 个脊柱强回声。主动脉位于后方及周围有肋骨包绕。因为腹围的测值受胎儿肝和皮下脂肪厚度的影响,所以测量腹围不仅可以估算胎龄和胎儿体重,还可以衡量生长发育异常,包括巨大儿及宫内生长受限。

妊娠 14 周以后胎儿胃泡显示为左上腹的含液性结构。通常情况下是横切位观察,其他如纵切面和矢状切面也有助于判断完整横膈下方的胃泡。横膈在纵切面上是薄而低的线状回声,分隔肝和肺。液体充填的胃泡有时因为受胎儿位置及操作者经验的影响不一定能看见。若妊娠中期的超声检查没有发现胃泡,应在几天后复查超声。若在妊娠 14 周以后多次超声检查均未发现胃泡,提示存在异常。

胃泡缺失的原因包括食管闭锁,或者胎儿因神经性疾病造成吞咽羊水困难,或者存在左侧膈疝。羊水过少也是一个原因,因为胎儿能吞咽的羊水减少。

"双泡征"为胃泡和十二指肠扩张所致,可以在妊娠中期常规超声筛查中发现。1/3 的胎儿是 21-三体综合征。注意观察胃泡和十二指肠的连续性以区分右上腹的其他囊性病变和胃重复畸形。在胎儿胃内的强光点提示存在羊膜腔内出血,多数继发于羊水穿刺,此时超声显示正常的胃泡内存在强回声。

肝是腹腔中最大的器官,占据腹腔的主要部位。肝的大小用来评价恒河猴异种免疫和宫内生长受限。胆囊位于右上腹肝尾侧。胆囊与脐静脉容易混淆,多普勒彩超可以鉴别二者。有时也可能误诊为十二指肠闭锁所致的"双泡征"。主要鉴别在于胆囊位置位于右上腹,缺乏与胃泡的连续性,而胃泡位于左上腹,可以作出判断,误诊往往因为经验不足。

脾和胰腺很难观测。在恒河猴异体自身免疫病的胎儿中脾因为边界清楚而被观察到。横切时可以观察到其位于左上腹、胃泡后方,呈新月形结构,与肝相似。

约20%的先天性畸形胎儿存在泌尿生殖系统异常,因此对胎儿泌尿生殖系统的观察很有必要。许多泌尿生殖系统的畸形,乃至一些致死性畸形可以在妊娠中期作出诊断。肾在妊娠11周开始生成尿液,而到妊娠18周胎儿肾脏已经成为羊水的主要来源。这就是为什么肾疾病通常在后半妊娠期出现,而妊娠早、中期通常不能确定肾异常。早孕后期胎儿膀胱表现为盆腔骶骨水平的液性小囊。

妊娠16周后就可以观察到膀胱,膀胱缺失可能是由于羊水的减少,需要对肾进行详细检查,于1~2周后再随诊复查。膀胱两侧可以见到脐动脉向脐部延伸。偶尔会发现巨膀胱,由于尿道梗阻所致,膀胱超过盆腔进入腹腔,挤压腹腔脏器表现为腹部巨大囊性包块。

胎儿肾可以在妊娠18~20周的妊娠中期超声检查中确定。约92%的胎儿肾可以在妊娠13周由经阴道超声检查显示。肾的上极位于第12肋骨。而肾可以通过横切和冠状切面观察。在冠状切面,肾为两颗蚕豆样结构,其内侧为髂腰肌,上方为肾上腺。

胎儿肾的超声测量,包含长径和体积,随着孕周而增加,但是与体重的比值恒定不变。对胎儿肾脏大小的统计表格有助于诊断肾病。胎儿肾上腺发达,位于肾上极,呈扁平三角形样低回声结构,在双肾萎缩时易误诊为肾。羊水中电解质成分正常有助于观察肾窝结构。彩色多普勒超声对腹主动脉分支肾动脉的观察有助于确诊双肾发育不良合并羊水极少。在横切面上,双肾显示为脊柱两侧的卵圆形稍高回声。也可通过其形状和肾盂中少量积液予以区分。应正确测量肾盂宽度。

肾盂宽度妊娠33周之前应<4mm,妊娠33周之后应<7mm。生理性的肾盂扩张是一过性的,和膀胱的充盈程度有关。但是,Adra等研究发现,轻度肾盂扩张往往是输尿管梗阻或者膀胱输尿管反流的早期征象,且在妊娠28周前发现的肾盂>8mm,需要出生后进行尿路检查,因为有2/3的胎儿出生后有泌尿系统的病变。胎儿的输尿管往往不能在孕前超声检查中发现。如果超声检查中发现了输尿管,很可能存在膀胱输尿管反流或者膀胱出口梗阻。

除了上述器官,腹腔中绝大部分是肠管。肠管的表现和孕周相关,并且可以根据位置和超声表现区分小肠和大肠。

小肠主要位于腹腔中心,表现为高于肝的稍强回声团块,在妊娠晚期可见小肠的蠕动。结肠主要位于腹腔周边,妊娠中期表现为低回声。

妊娠中期的超声检查中正常小肠往往不被注意到。可见的3种畸形主要取决于肠道的异常：①腹水；②肠管回声增强；③肠管扩张。腹水表现为环绕肠管或者部分肝的腹腔积液。单纯的腹水，并非胎儿水肿的一部分，可以独立出现，也可以与宫内感染、肠道梗阻或泌尿道梗阻等相关。肠管回声增强（即肠管回声高于邻近的髂骨）在正常胎儿中也可以见到。但是，它可以和多种病理状态相关：胎儿染色体异常、宫内感染、囊性纤维化及妊娠结果不良，包括胎儿生长受限和死亡。肠道扩张与肠道梗阻及囊性纤维化有关。

超声检查时还要注意腹壁的完整。妊娠中期超声检查时肠管已完全退回腹腔，这与妊娠早期的生理性脐疝不同。必须从横切及纵切观察腹壁的完整性。注意显示脐动脉垂直插入中下腹部的光滑曲线轮廓。彩色多普勒可以协助观察脐动脉的全程走行及膀胱周边的分支。观察正常脐带入口及周边的腹部有助于排除腹壁缺损。

许多父母急切地想知道胎儿性别。正常的解剖结构可以通过超声显示。需要注意性别相关畸形、肾畸形及盆腔囊性包块的相关性。当胎儿背朝外或者脐带挡住生殖器时，确定其性别较难。在女性胎儿中，大阴唇可以表现为两腿之间的细线。近年来，膀胱和直肠的距离也用于确定性别。妊娠中期距离＞3.3mm 及妊娠晚期＞4.7cm，多数为女孩（因为子宫位于膀胱与直肠之间）。若小于此值，则支持为男性胎儿。

三、妊娠晚期的筛查

胎儿发育是连续性的，因此妊娠晚期的超声检查也不能忽视，即便妊娠早期和妊娠中期的检查都正常。

妊娠晚期的超声检查受到很大限制。主要由于胎儿骨骼骨化造成的声影影响到内脏器官的观察。再加上胎儿通常保持脊柱在上的体位，活动受限使得检查更加困难。

妊娠晚期的超声有以下几个目的。

（1）确定胎儿的生长情况和状态，可以进行生物物理的评分和多普勒超声检查。

（2）测定羊水指数。

（3）随诊异常胎盘。

（4）确定生产时的胎方位。

（5）对妊娠中期发现的畸形进行随诊。

（6）进一步除外中枢神经系统、胃肠道、泌尿生殖系统的畸形，有的至妊娠晚期才有所表现。

（7）临产前测定宫颈的长度：妊娠 32 周左右可以进行妊娠晚期的超声检查，但是也有一定的机动性。

该时期超声检查的第一个目的在于发现胎儿生长发育异常，包括生长迟缓或者巨大儿。当生长迟缓伴有羊水减少时，通常预示胎盘功能不良。身高落后就可以怀疑生长发育迟缓和（或）羊水少。以下情况多见：孕妇年龄过大，胎儿宫内发育迟缓或宫内死亡的孕史，孕妇合并高血压、糖尿病，会增加早产和其他危险事件发生的概率。

当胎儿的体重低于标准体重的第 10 百分位数时，腹围是一个重要的指标。接着应该进行一系列的产前检查。当胎儿低于标准体重的第 5 百分数位，其发病率和病死率都会增加。

因此,彩色多普勒超声可以协助我们测量阻力指数和收缩期/舒张期比值,筛选那些子宫胎盘营养交换不良的病例。

当母亲血压不稳或者慢性高血压时,会增加妊娠并发症及影响围生期预后,这时应注意观察子宫动脉的血流情况。

即使没有阴道出血,胎盘低置、前置及帆状胎盘也需要严密的监测,因为它们随时面临着危急状况,并需决定其最佳生产方式。

当发现存在胎儿畸形时,应于2~4周后复查。未发现胎儿畸形时,也应在妊娠晚期对胎儿进行系统的超声检查。寻找微小膈疝、因中脑导水管狭窄所致的侧脑室增宽、胃肠道或者泌尿生殖系统的畸形等。

通常情况下,肠道梗阻、十二指肠闭锁或者其他肠道畸形可在妊娠25~26周后出现,而妊娠20~23周筛畸时可能基本正常。泌尿系统畸形如肾输尿管连接处狭窄所致的肾、输尿管积水通常与羊水过多相关。

测量宫颈长度对预测早产的发生意义重大。经阴道超声检查发现妊娠32周之前<25mm,32周之后<15mm作为预测早产的临界值。临产时,若宫颈<20mm,则建议实行阴道助娩,若宫颈>20mm,建议采用剖宫产。

总之,妊娠晚期的超声检查对衡量胎儿的生长发育有重要意义,可以进一步排除畸形及确定生产风险,为妊娠期超声检查重要的最后步骤。

四、结论

近年来产科超声推动了围生医学的进步。随着机器及操作者技术的进步,对畸形的早期诊断率及诊断正确率得到了很大的提高。产科超声对孕产妇及胎儿健康状态的评估、早产及先兆子痫的预测等方面起到了很大的作用。操作者首先应将正常的超声声像图铭记于心。即便得不到确切的诊断,也可以将疑似病例转诊给专业人员,以改善临床干预措施和预后。随着新的Matrix探头的研究及三维容积超声技术的标准化、自动化和普及化,这一领域将会有很大的发展潜力。

(钱若涵)

第四节 胎盘脐带异常

一、胎盘异常

(一)前置胎盘

前置胎盘可发生于0.4%~0.8%的妊娠中,是指妊娠28周后胎盘部分或全部位于子宫下段,甚至胎盘下缘达到或覆盖宫颈内口,其位置低于胎先露部。

1.病理与临床表现

前置胎盘病因未明,但已证实与孕妇年龄(>35岁)、经产数、剖宫产史有关,其他原因与吸烟、酗酒、流产史、前置胎盘史有关。

孕妇妊娠晚期常发生反复无痛性阴道出血,但也有少数完全性前置胎盘直至妊娠足月而无阴道流血,不过一旦出血,血量较多。胎儿可发生窘迫,甚至胎死宫内。因子宫下段有胎盘占据,影响胎头下降,故往往胎头高浮,常伴有胎位异常,主要是臀位。在耻骨联合上缘可听到胎盘杂音。部分前置胎盘合并胎盘植入。

2.超声表现

胎盘位置较低,附着于子宫下段或覆盖子宫内口,胎先露至膀胱后壁或至骶骨岬的距离加大。

(1)低置胎盘:胎盘最低部分附着于子宫下段,接近但未抵达宫颈内口。

(2)边缘性前置胎盘:胎盘下缘紧靠宫颈内口边缘,但未覆盖宫颈内口。

(3)部分性前置胎盘:宫颈内口为部分胎盘组织所覆盖。部分性前置胎盘只在宫颈口扩张后诊断,所以超声难以诊断部分性前置胎盘。

(4)中央性或完全性前置胎盘:宫颈内口完全被胎盘组织覆盖。横切面时,宫颈上方全部为胎盘回声。

3.鉴别诊断

(1)胎盘边缘血窦破裂:临床上可有明显阴道出血,与前置胎盘表现相似。但超声检查宫颈内口上方无胎盘覆盖,胎盘位置可正常,胎膜下可见出血所致的不均质低回声。

(2)子宫下段局限性收缩:子宫下段收缩时,肌壁增厚、隆起,回声增高,类似胎盘回声,可误诊为低位胎盘或前置胎盘,待子宫收缩缓解后复查可区别。

4.超声的临床价值

前置胎盘是妊娠晚期阴道出血的常见原因之一。严重出血不仅危及孕妇生命,而且常因此必须终止妊娠。超声检查胎盘定位是诊断前置胎盘的首选方法,安全、简便、准确、可重复,对减少围生期孕妇及胎儿的病死率有重大价值。

(二)血管前置

血管前置指胎膜血管位于胎儿先露前方,跨越宫颈内口或接近宫颈内口,是绒毛的异常发育所致。

1.病理与临床表现

血管前置的确切病因目前尚不清楚。但脐带帆状入口、副胎盘、双叶状胎盘和膜状胎盘等都可能发生绒毛异常发育,易发生前置血管。

血管前置是一种危险的妊娠情况,有学者称为"胎儿杀手",当胎先露下降时可直接压迫前置血管,导致胎儿窘迫;破膜以后,覆盖在宫颈内口的血管破裂、出血,可导致胎儿死亡。

2.超声表现

宫颈内口或内口边缘可见一条或多条胎膜血管跨过,位于先露与宫颈内口之间,形成前置血管,经阴道超声和CDFI检查更有帮助。频谱多普勒显示,跨过宫颈内口或宫颈内口边缘的血管为胎儿血管。可合并帆状胎盘或副胎盘及出血的相应表现。

3.鉴别诊断

(1)胎盘早剥:显性胎盘早剥,胎盘后血肿的血液部分从胎膜与宫壁间流向宫颈内口上方时,宫颈内口上方的无回声区要与血管前置鉴别,血管前置时无回声的血管腔形态规则,呈条状,有壁,CDFI 可探及血流信号。

(2)脐带脱垂:除在宫颈内口部位有脐带显示外,宫颈管内也有脐带血管显示,而前置的胎膜血管不会位于宫颈管内。

4.超声的临床价值

血管前置是胎儿潜在的灾难,破膜以后,覆盖在宫颈内口的血管易破裂,使胎儿迅速失血和死亡,即使不破裂,前置的血管可能在分娩过程被胎先露压迫,导致循环受阻而发生胎儿窘迫,甚至胎儿死亡。因此,产前超声诊断极其重要,对临床有重要指导作用,于妊娠 37～38 周行剖宫产,能使胎儿安全分娩。

(三)胎盘早剥

胎盘早剥是在妊娠 20 周后或分娩期胎儿娩出前,胎盘部分或全部从子宫壁分离,引起局部出血或形成血肿。

1.病理与临床表现

胎盘早剥与下列因素有关。①血管病变:重度妊娠高血压综合征、慢性高血压及慢性肾病等全身血管病变患者;胎盘底蜕膜小动脉痉挛硬化,引起远端毛细血管缺血坏死、破裂出血,导致宫壁与胎盘分离。②机械性因素:如腹部外伤、外倒转术矫正胎位、脐带过短或脐带绕颈及宫腔内压骤减等导致胎盘早剥。③子宫静脉压突然增高:当孕妇长时间处于仰卧位时,妊娠子宫压迫下腔静脉,使子宫静脉压增高,蜕膜静脉床充血,可引起部分或全部胎盘剥离。

临床上分为轻、重两型:轻型者胎盘剥离面不超过胎盘面积的 1/3,包括胎盘边缘血窦破裂出血,以阴道出血为主要临床表现,体征不明显;重型以隐性出血为主,胎盘剥离面超过胎盘面积的 1/3,同时有较大的胎盘后血肿,主要症状为突发性剧烈腹痛,可无或仅有少量阴道出血,可有贫血。腹部检查:子宫压痛、硬如板状,胎位不清,胎儿严重宫内窘迫或死亡。

胎盘早剥主要病理变化是底蜕膜出血,形成血肿,使胎盘从附着处分离。出现胎盘早剥时,有时大体标本可见层状黏附性血块,有时血块进入并破坏附近胎盘实质,陈旧性胎盘剥离的血凝块变得坚硬、干燥、纤维化,最终呈褐色。黏附性血凝块附近胎盘可以是暗红色、变薄或坚硬呈灰色。

2.超声表现

因胎盘着床部位、剥离部位、剥离面大小、出血时间等的不同,胎盘早剥有不同超声表现。

(1)胎盘剥离早期:正常胎盘应紧贴子宫壁。胎盘剥离时胎盘与子宫壁间见边缘粗糙、形态不规则的无回声区,其内可见散在斑点状回声,有时为条带状回声。随着时间的推移,胎盘后方呈不均质团块状高回声,该处胎盘胎儿面突向羊膜腔,CDFI 无明显血流信号。也可表现为胎盘异常增厚,呈不均匀高回声。凝血块突入羊膜腔,可形成羊膜腔内肿块,为重型胎盘早剥的声像。

(2)胎盘剥离后期:胎盘剥离出血不多,自行停止后,胎盘后血肿于数天后逐渐液化,内部呈无回声,与子宫壁分界清楚。血肿机化后,呈不均质高回声团,该处胎盘明显增厚,胎盘的胎儿面可向羊膜腔内膨出。

(3)胎盘边缘血窦破裂:如果胎盘边缘与子宫壁剥离,胎盘边缘胎膜与宫壁分离、隆起,胎膜下出血表现为不均质低回声,不形成胎盘后血肿。

3.鉴别诊断

(1)胎盘内血池:位于胎盘实质内,在胎盘切面内呈不规则形无回声区,内有云雾样回声流动。

(2)胎盘后方子宫肌瘤:边缘较清,形态规则,常呈圆形或类圆形,多呈不均质低回声,CDFI可见肿块内血流信号。

(3)胎盘囊肿:位于胎盘的胎儿面或母面,边缘清楚,圆形,壁薄,内部为无回声。

(4)胎盘血管瘤:多位于绒毛膜板下胎盘实质内,可突向羊膜腔,回声较均匀,边界清,CDFI可见较丰富血流信号。

(5)子宫局部收缩:若发生在胎盘附着处,可见向胎盘突出的半圆形弱回声区,可根据子宫舒张后图像恢复正常与血肿相鉴别。

4.超声的临床价值

如果剥离面较小,无明显临床症状,临床要求超声检查的概率少。剥离面较大时,出现腹痛、阴道出血等临床症状,应行超声检查,可以发现和诊断胎盘早剥,指导临床及时处理可避免出现子宫胎盘卒中、产后大出血等危重情况。但胎盘位于后壁时,诊断较困难,应结合患者病史和体征作出判断。

(四)胎盘植入

胎盘植入是指胎盘附着异常,表现为胎盘绒毛异常植入子宫肌层。

1.病理与临床表现

大部分患者有刮宫、剖宫产等宫腔操作病史。胎盘植入大多因为蜕膜基底层缺乏,蜕膜部分或完全由疏松结缔组织替代,因此,子宫瘢痕、黏膜下肌瘤、子宫下段、残角子宫等部位容易发生胎盘植入。合并前置胎盘可出现阴道出血。产后出现胎盘滞留、大出血、子宫穿孔、继发感染等。

2.超声表现

胎盘增厚,面积增大,胎盘内血池异常丰富,表现为大小不等、形态不规则的无回声区,内见流动的云雾样回声。胎盘后间隙消失或不显示,胎盘后方子宫肌层低回声带(正常厚 1.0~2.0cm)消失或明显变薄≤2.0mm。严重者胎盘附着处出现子宫局部向外生长包块。在极少数胎盘绒毛组织侵及膀胱的病例中,经腹超声可能显示与子宫相邻的膀胱浆膜层强回声带消失,表现为一个局部外突的、结节状、增厚的膀胱壁包块。CDFI 显示胎盘周围血管分布明显增多且粗而不规则。

3.鉴别诊断

胎盘植入应与胎盘内血池鉴别,胎盘血池表现为胎盘内有 1 个或数个低回声腔隙,内见缓慢流动血流,结合胎盘与子宫肌层关系综合分析可供鉴别。

4.超声的临床价值

胎盘植入可导致产后大出血、子宫穿孔、继发感染等,是产科严重并发症。对超声提示诊断者临床可以提前计划治疗方案。

(五)胎盘畸形

1.帆状胎盘

帆状胎盘是指脐带入口在胎盘边缘以外的游离胎膜内,通过羊膜与绒毛膜之间走行一段距离后再进入胎盘实质内。

(1)病理与临床表现:目前对帆状胎盘的发生机制尚不清楚,认为是子宫内膜发育不良或子宫内膜炎症,囊胚附着处营养条件或血供不好,促使胎盘找一较好的蜕膜部位,即胎盘迁徙,因而形成副胎盘、多叶胎盘、帆状胎盘等胎盘畸形。由于膜内脐血管无脐带胶质保护,易并发脐带血管破裂和栓塞。帆状胎盘分娩时由于宫缩等原因胎膜内血管破裂出血易导致围生儿死亡。帆状胎盘合并血管前置时临床表现为破膜时出血以及迅速出现胎儿宫内窘迫、围生儿死亡。

(2)超声表现:脐带入口不直接插入胎盘中央或边缘部,而直接插入胎膜,脐血管多个分支呈扇形在胎膜内行走一段距离后,再进入胎盘内。CDFI 能更好地显示这一特征。帆状胎盘可合并血管前置,应注意扫查。

(3)鉴别诊断:边缘性脐带入口:脐带入口位于距离胎盘边缘 2cm 以内的部位,脐带入口处有胎盘组织。

(4)超声的临床价值:目前已有研究发现帆状胎盘与低出生体重儿、小于胎龄儿、早产、低 Apgar 评分相关。

帆状胎盘是一种严重威胁围生儿安全的疾病,特别是合并血管前置时,一旦前置血管破裂出血,围产儿病死率极高。产前超声诊断帆状脐带入口,可让孕妇行选择性剖宫产,新生儿存活率可达 100%。

2.副胎盘

副胎盘是在离主胎盘的周边一段距离的胎膜内,有 1 个或数个胎盘小叶发育,副胎盘与主胎盘之间有胎儿来源的血管相连。

(1)病理与临床表现:副胎盘可能与胎膜绒毛不完全退化有关,边缘完全分离,形成较小的胎盘组织岛,并由胎膜的胎儿血管连接。副胎盘如未在产前得到诊断,容易造成副胎盘遗留,引起产后大出血。

(2)超声表现:二维超声显示在主胎盘之外有 1 个或几个与胎盘回声相同的副胎盘,与主胎盘之间有一定距离,间隔一般超过 2.0cm。CDFI 显示副胎盘与主胎盘之间有血管相连接,频谱多普勒提示为胎儿血管。注意是否合并血管前置。

(3)鉴别诊断:①多个胎盘,多个胎盘间无血管连接,每个叶的血管仅在进入脐带后才汇合;②多叶胎盘:是一个胎盘分成两叶或多叶,但叶与叶之间胎盘组织互相连在一起。

(4)超声的临床价值:副胎盘遗留在宫腔内,造成胎盘残留,易导致产后出血及感染。如果主、副胎盘间血管位于先露部之前形成前置血管,可引起产前出血或产时出血,导致胎儿宫内窘迫和死亡。产前超声检出副胎盘,可指导临床相关处理,避免不良后果的发生。

(六)胎盘绒毛膜血管瘤

胎盘绒毛膜血管瘤是指胎盘内绒毛血管不正常增殖而形成,是一种良性毛细血管瘤,主要由血管和结缔组织构成。

1.病理与临床表现

胎盘绒毛膜血管瘤可发生在胎盘的各个部位,临床症状与其大小及生长部位有关,多半较小,埋于胎盘组织中,无明显临床症状。如肿瘤较大(>5cm)或生长在脐带附近时,可压迫脐静脉,羊水过多。

2.超声表现

胎盘绒毛血管瘤表现为边界清晰的包块,有包膜或无包膜,可以位于胎盘的母面、子面或胎盘实质内。位于胎盘胎儿面者向羊膜腔突出。由于其内部含血管和结缔组织成分的比例不同,超声表现也不尽相同。有的呈实质性低回声,可有索条状交错分隔成网状,有的表现为很多小囊腔如蜂窝状,有的呈无回声或混合性回声。结缔组织成分多者回声稍强,如实性肿物样回声。肿物大者可合并羊水过多。CDFI可显示肿块内较丰富的血流信号。

3.鉴别诊断

(1)胎盘内血池:胎盘内1个或数个无回声腔隙内见缓慢流动液体,因流速低,血流信号难以显示。

(2)胎盘早剥:当血管瘤位于胎盘母面时,容易与胎盘早剥混淆。胎盘早剥包块内无血流信号,可有胎心异常等。

4.超声的临床价值

胎盘绒毛血管瘤常合并一系列妊娠合并症,如胎儿非免疫性水肿、心力衰竭、贫血、血小板减少症、FGR、早产、围生期死亡、羊水过多、孕妇子痫等。超声可以提示绒毛血管瘤并测量大小,监测胎儿是否出现相关并发症。

(七)单脐动脉

正常脐带中有2条脐动脉与1条脐静脉,脐带中仅有1条脐动脉者称为单脐动脉(SUA)。

1.病理与临床表现

单脐动脉的发生可能是1支脐动脉先天性未发育,在镜下只见到1支脐动脉,而无第2支脐动脉痕迹;也可能是胚胎初期存在2支脐动脉,但以后在发育过程中1支脐动脉继发性萎缩而逐渐消失,在镜下除见到1支脐动脉外,还可见到1根十分细小而萎缩的血管,管腔闭锁,甚至仅见到血管壁或弹力纤维的痕迹。

单脐动脉本身可无明显临床表现,但单脐动脉可能增加FGR、染色体异常的风险。合并胎儿畸形者,出现相应临床表现。

2.超声表现

在膀胱水平横切面上,膀胱两侧只能显示1条脐动脉,CDFI显示更清楚。在游离段脐带的横切面上,正常由2条脐动脉和1条脐静脉组成的"品"字形结构消失,而由仅含1条脐动脉和1条脐静脉组成的"吕"字形结构所取代,CDFI显示一红一蓝2个圆形结构。

3.鉴别诊断

(1)双脐动脉之一细小:膀胱横切面,CDFI检查似只见1条脐动脉,但将探头向头侧或足侧偏斜,还可见另外1条细小的脐动脉,脐带游离段横切面可见3个圆形无回声断面,其中1

个相对细小。

（2）胎儿股动脉：当胎儿下肢屈曲贴近胎儿腹壁时，膀胱横切面上有时可将胎儿股动脉误认为脐动脉，漏诊单脐动脉。追踪血管的走行方向可资鉴别。

4.超声的临床价值

单纯单脐动脉预后良好。合并畸形时，其预后视合并畸形情况而定。但到目前为止，尚未发现单脐动脉与某种特定畸形存在明确的相关性。单脐动脉可能与所有较大器官畸形有关，也可能与染色体异常有关，而且具有单脐动脉的胎儿，即使无相关畸形存在，其FGR的危险性也可能增加。超声检查发现单脐动脉后，应仔细扫查胎儿有无合并其他部位畸形。

二、脐带异常

（一）脐带缠绕与脐带打结

1.病理与临床表现

脐带缠绕最多见的一种是脐带绕颈，约占妊娠总数的25％，占脐带缠绕的90％，其次是缠绕躯干和缠绕肢体。脐带绕颈1～2周者多见，3周以上者少见。脐带绕颈的原因与脐带长度及胎动有关。脐带缠绕过紧或压迫严重，以致脐动脉血流受阻时，可因不同程度的缺氧而造成胎儿窘迫，危及胎儿生命。

脐带打结是由于脐带过长，脐带扭转成一个脐带袢，当胎儿穿过时形成了真结，是单绒毛膜双胎妊娠的并发症，打结松弛时无临床症状，拉紧后胎儿血循环受阻，可致胎死宫内。

2.超声表现

（1）脐带绕颈时在胎头及颈部纵断面上，可显示胎儿颈部后方有"U"形压迹，为脐带绕颈1周，出现"W"形压迹，为脐带绕颈2周，绕颈3周以上出现波浪形压迹（图9-4-1）。

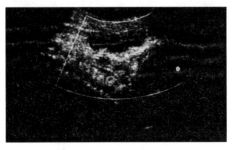

图9-4-1　脐带绕颈3周

（2）以压迹为中心对胎儿颈后方进行环形横断扫查，可显示颈部两侧脐带回声呈绞索状或等号状。

（3）彩色多普勒超声检查于胎儿颈后方压迹处显示脐带血流，横断面可见围绕胎儿颈部的环状彩色血流，即"彩环征"。频谱为脐动、静脉频谱形态。

（4）脐带缠绕肢体时，显示环绕肢体断面的脐带回声及环状彩色血流。

（5）脐带打结时，沿脐带扫查，于打结处可见脐带相互缠绕交叉，彩色多普勒超声检查显示打结处血管交叉的环状彩色血流，脐带血管交叉处变细，流速增快。

（6）当脐带缠绕过紧或压迫严重以致脐动脉血流受阻时，妊娠晚期脐动脉血流 S/D>3.0,

胎心率＞160次/分或＜120次/分,则提示胎儿可能或已经发生宫内窘迫。

3.鉴别诊断

应用二维超声探测时,可因羊水过少,脐带周围无羊水衬托而显示困难,易造成假阴性。脐带过长,漂浮于胎儿的颈部附近,或在颈肩部走行而非缠绕时,易出现假阳性。CDFI检测脐带绕颈的准确率可达96.8％,较二维超声有明显优越性。颈部短轴面"彩环征"是诊断脐带绕颈的重要征象。部分胎儿皮下脂肪较厚或胎头后仰,亦可于胎儿颈背部见切迹,为皮肤皱褶,与脐带绕颈相似,但切迹底部较尖,通常为"V"形,内无脐带结构,彩色多普勒超声检查可辨别。

4.超声的临床价值

超声检查对脐带绕颈诊断较容易,尤其是彩色多普勒超声检查,为产科处理提供依据。

(二)单脐动脉

1.病理与临床表现

正常脐带内有1条脐静脉和2条脐动脉。单脐动脉是指脐带内只有1条脐动脉,是脐带异常中最常见的一种,发生率约为0.2％,左侧脐动脉缺失较右侧多见。单脐动脉可以单发,也可合并心血管、泌尿系、消化道等部位的畸形及染色体异常,可引起早产、胎儿生长受限甚至胎儿死亡。

2.超声表现

(1)脐带长轴面仅显示2条血管结构,横断面失去正常的"品"字形,仅见两个血管腔断面,呈"吕"字形(图9-4-2)。

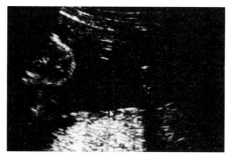

图9-4-2 单脐动脉

(2)彩色多普勒超声检查显示脐带内只有1条脐动脉和1条脐静脉。膀胱水平横断面仅显示一侧动脉,而对侧动脉缺如。

3.鉴别诊断

(1)脐带囊肿:分为真性囊肿和假性囊肿。前者囊肿壁上有1层上皮细胞,常合并胃肠道及泌尿生殖道畸形。假性囊肿无上皮覆盖,较真性囊肿更为常见,可能与脐膨出及18-三体综合征有关。声像图表现为脐带内圆形无回声区,包膜完整,内部透声良好,彩色多普勒超声检查显示其内无血流信号。

(2)脐静脉瘤:见于脐带根部及肝脐静脉,为脐静脉局限性瘤样扩张,形成球形肿块,与脐静脉相通。彩色多普勒超声检查显示内部彩色血流信号,频谱为静脉血流频谱。

(3)脐静脉血栓:罕见,预后不良,形成原因尚不明确。表现为脐带高度水肿、脐静脉充满细点状回声,脐静脉完全阻塞时,彩色多普勒超声检查脐带内脐静脉无血流信号。

4.超声的临床价值

超声检查诊断单脐动脉较容易,主要是提示检查者仔细检查胎儿各系统的解剖结构,注意有无合并胎儿畸形。

（钱若涵）

第五节　胎儿畸形

一、无脑儿

（一）病理与临床表现

无脑儿又称无脑畸形,为胎儿发育过程中神经管闭合缺陷的一种形式。神经管的头端闭合失败,导致大部分脑、颅骨和皮肤缺失。出生的婴儿无前脑和大脑,但是小脑、脑干、脊髓尚存。残余的脑组织暴露。发病率存在明显的地域差别,男女比例为1:3.7。家族史/遗传学:多因素,可变的外显率,环境因素影响。复发率2％～3％。致畸原:丙戊酸、叶酸抑制剂、糖尿病、高温、叶酸缺乏。

无脑畸形通常是一种孤立性畸形。绝大多数孤立性无脑畸形在遗传方式上是多因素的。

（1）妊娠阶段足量的叶酸摄取可以保护性对抗无脑畸形。在神经管发育期间（最后1次月经后的6周之内）如果暴露于任何影响正常叶酸代谢的物质中,将增加神经管缺陷的可能性。

（2）丙戊酸,一种抗惊厥药,当孕妇在胎儿发育早期接触该药,将增加神经管缺陷的可能。这类药物诱导的神经管缺陷通常是脊柱裂,无脑畸形的发生也会增加。

（3）母亲是胰岛素依赖型的糖尿病,胎儿神经管缺陷的发生率明显增高。妊娠期糖尿病似乎并未有明显增高的神经管缺陷的发病率。

（4）母亲高热者神经管缺陷危险性增高,所以母亲应该避免烫浴盆和其他诱导短暂性高温的因素。同样的,母亲高热也是神经管缺陷的危险因素。

（5）约90％的神经管缺陷与遗传的多因素相关。极少一部分病例是家族常染色体显性或隐性遗传。

（6）无脑畸形在一些家庭中与染色体结构异常有关。在这些病例中可以发现其他的畸形和出生缺陷。

无脑畸形分可分为以下4类。①完全性无脑畸形,颅骨缺损达枕骨大孔;②不完全无脑畸形,颅骨缺损局限于枕骨大孔以上;③颅脊柱裂畸形,为完全无脑畸形伴开放性脊柱裂畸形;④联合畸形:脊柱裂、面裂、脐膨出、眼畸形、羊膜带综合征、Cantrell五联征。

（二）超声表现

（1）颅盖骨缺如（正常时妊娠第9周时颅盖骨完全形成）。

（2）头颅形态异常。

（3）无法显示双顶径,无大脑半球。

（4）面颅到眼眶水平正常,胎儿眼眶突出如"青蛙样"。

(5)约 50％经常合并颈段或腰骶段的脊髓脊膜膨出。

(6)妊娠后期,吞咽反射缺乏,致羊水增多。

(7)需要考虑的其他问题:无颅畸形,羊膜带综合征,脑膨出,枕骨裂脑露。

二、脑积水

(一)病理与临床表现

各种原因导致脑脊液循环通路受阻,脑脊液在脑室系统内过多积聚称为脑积水。发生率约为 2/1 000。表现为头颅增大,脑室扩大,脑沟变浅,脑组织变薄。脑积水可分为脑内型、脑外型和混合型 3 种。

(二)超声表现

(1)侧脑室无回声区增大,如脑脊液循环阻塞部位较低,可以表现第三、第四脑室扩张。

(2)妊娠 24 周后侧脑室/大脑半球(LV/HW)比值＞33％。

(3)侧脑室后角增宽大于 10mm,10～15mm 为脑室轻度扩大;大于 15mm 为脑室明显扩大。

(4)轻度脑积水,双顶径和头围测值可正常;重度脑积水,上述测值均大于正常。

(5)重度脑积水时,脉络丛与脑中线的角度变大,悬垂在侧脑室中。

(6)脑积水严重时,可显示脑动脉阻力增高,甚至舒张期血流断流。

(三)鉴别诊断

(1)孔洞脑:常表现为非对称性大脑半球空洞,与侧脑室可以贯通,也可能不贯通。

(2)蛛网膜囊肿:为局限、清楚的无回声肿块或低回声,囊壁光滑,多位于脑半球表层,囊肿近脑实质部分可有脑组织受压,而囊肿表面多直接紧贴硬脑膜下,不能显示蛛网膜下腔间隙。

(3)注意与前脑无裂畸形、水脑、胼胝体缺失等引起的脑内积水相鉴别。

(4)超声诊断有困难时,MRI 可以提供鉴别诊断信息。

三、脑膨出及脑膜膨出

(一)病理与临床表现

脑膨出是指颅骨缺损伴有脑膜和脑组织从缺损处膨出,脑膜膨出则仅有脑膜而没有脑组织从颅骨缺损处膨出。从胎头额部起,沿颅顶中线至后枕部均可发生脑或脑膜膨出(约占85％),其中约 75％发生在枕部。少部分发生在偏中线的其他部位,如顶部偏中线区(约占12％)。包块可大可小,包块内容物为脑膜、脑脊液和(或)脑组织。常伴有小头、脑积水、脊柱裂,可见于羊膜带综合征、Meckei-Gruber 综合征、Walker-Warburg 综合征等。额部脑或脑膜膨出常伴有面部中线结构畸形,如眼距过远、鼻畸形等。

(二)超声表现

颅骨强回声连续性的中断,是脑或脑膜膨出的特征性表现之一。当颅骨缺损处有脑组织和脑膜膨出时,呈不均质低回声包块,当有大量脑组织膨出时,可导致小头畸形。当颅骨缺损处仅有脑膜膨出时,囊内仅含脑脊液而呈无回声区。

(三)鉴别诊断

颈部脑膜膨出应与颈部水囊瘤相鉴别,而位于额部者应注意和额、鼻部的畸胎瘤相区别。位于额部脑或脑膜膨出,常有眼距过远、面部畸形、胼胝体发育不良等。

(四)超声的临床价值

该病预后与膨出的部位、大小、膨出的脑组织多少、染色体是否异常、有无合并其他畸形等有关。脑组织膨出越多、合并其他畸形越多或染色体异常者,其预后越差。脑或脑膜膨出新生儿总病死率约 40%,存活者 80% 以上有智力和神经系统功能障碍。额部小的脑膨出,不伴有其他畸形时,其预后较其他部位的相同大小脑膨出预后好,这可能与小部分额叶皮质缺失仅引起较少的神经功能缺损有关,但额部脑膨出可导致语音障碍。

四、脊柱裂

(一)病理与临床表现

脊柱裂是后神经孔闭合失败所致,主要特征是背侧 2 个椎弓未能融合,脊膜和(或)脊髓可通过未完全闭合的脊柱疝出或向外暴露。可以发生在脊柱的任何一段,常见于腰骶部和颈部。主要类型有闭合性脊柱裂、开放性脊柱裂。

(二)超声表现

闭合性脊柱裂在产前超声检查中常难发现,少部分病例在闭合性脊柱裂处的皮下出现较大脂肪瘤时有可能被检出。较大的开放性脊柱裂(3 个或 3 个以上脊椎受累)产前超声较易发现,较小的开放性脊柱裂因病变较小,超声常难显示脊柱异常的直接声像。

1.开放性脊柱裂的脊柱特征

从胎儿背侧方向对脊柱做矢状扫查,受累脊柱位于后方的强回声线连续性中断,裂口处皮肤及其深部软组织回声连续性中断,囊状脊柱裂可见中断处膨出一囊性包块,内有脊膜、马尾神经或脊髓组织。可伴有脊柱后凸或侧凸畸形。脊柱横切面上显示位于后方的 2 个椎弓骨化中心向后开放,呈典型的“V”形或“U”形改变。脊柱冠状切面亦可显示后方的 2 个椎弓骨化中心距离增大。

2.开放性脊柱裂的脑部特征

脊柱裂常伴有一系列特征性的脑部声像异常,主要有小脑异常(小脑变小,弯曲呈“香蕉状”,小脑发育不良甚至小脑缺如)、颅后窝池消失、“柠檬头征”(横切胎头时出现前额隆起,双侧颞骨塌陷,形似柠檬)、脑室扩大等。

3.开放性脊柱裂合并其他畸形

包括足内翻、足外翻、膝反屈、先天性髋关节脱位、脑积水、肾畸形、羊水过多等。

(三)鉴别诊断

半椎体:可伴脊柱侧凸畸形,颅后窝池存在,皮肤连续性完好,脊柱横切面和冠状切面可见椎体的一侧存在,另一侧缺如,无囊性包块膨出。

(四)超声的临床价值

病变平面越低,病变内仅含脑积液而无神经组织,其预后越好。约 25% 胎儿死产。早期外科手术可以使许多脊柱裂新生儿存活,但存活者常有严重功能障碍,主要有双下肢瘫痪、大小便失禁等。如果不手术,17%的患儿可存活至 10 多岁。智力发育迟缓与脑积水有关。

五、全前脑

(一)病理与临床表现

全前脑又称前脑无裂畸形,为前脑未完全分开成左、右两叶,而导致一系列脑畸形和由此而引起的一系列面部畸形,如眼距过近、独眼畸形、单鼻孔畸形、喙鼻畸形、正中唇腭裂、小口、无人中等。本病常与染色体畸形,如 13-三体综合征、18-三体综合征、18 号染色体短臂缺失等有关。

全前脑有以下 3 种类型。

1.无叶全前脑

最严重,大脑半球完全融合,未分开,大脑镰及半球裂隙缺失,仅单个原始脑室,丘脑融合。

2.半叶全前脑

此为一种中间类型,介于无叶全前脑和叶状全前脑之间。大脑半球及侧脑室仅在后侧分开,前方仍相连,仍为单一侧脑室,丘脑常融合或不完全融合。

3.叶状全前脑

大脑镰部分发育,大脑半球的前后裂隙发育尚好,丘脑和第三脑室正常,无透明隔和胼胝体。颜面多无明显异常,可有眼距过近。

(二)超声表现

无叶全前脑可表现为单一原始脑室、丘脑融合、大脑半球间裂缺如、脑中线结构消失、透明隔腔与第三脑室消失、胼胝体消失、脑组织变薄及一系列面部畸形,如喙鼻、眼距过近或独眼、正中唇腭裂等。

半叶全前脑主要表现为前部为单一脑室腔且明显增大,后部可分开为 2 个脑室,丘脑融合、枕后叶部分形成、第四脑室或颅后窝池增大,面部畸形可能较轻,眼眶及眼距可正常,扁平鼻;也可合并有严重面部畸形,如猴头畸形、单鼻孔等。

叶状全前脑由于脑内结构及面部结构异常不明显,胎儿期很难被检出。透明隔腔消失时应想到本病可能,可伴有胼胝体发育不全,冠状切面上侧脑室前角可在中线处相互连通。

(三)鉴别诊断

1.脑积水

脑中线存在,特别是近颅顶部横切面可较清楚地显示,双侧侧脑室分开,丘脑未融合,可有第三脑室扩大。

2.积水性无脑畸形

颅腔内广大范围均为无回声区,几乎呈一囊性胎头,不能显示大脑半球和大脑镰,更不能显示任何大脑皮质回声,在颅腔下部近枕部可见小脑、中脑组织,似小岛样的低回声结构突向囊腔内,与无叶全前脑极易混淆。但无叶全前脑可显示大脑皮质、丘脑融合,同时可检出相应的面部畸形。

3.视隔发育不良

颅内表现与叶状全前脑相似,但视隔发育不良伴视神经发育不全。

（四）超声的临床价值

无叶全前脑和半叶全前脑常为致死性，出生后不久即夭折。而叶状全前脑可存活，但常伴有脑发育迟缓，智力低下。

六、Dandy-Walker 畸形

（一）病理与临床表现

Dandy-Walker 畸形以小脑蚓部缺失、第四脑室和颅后窝池扩张为特征，约 1/3 伴脑积水。目前，对 Dandy-Walker 畸形分类尚不统一，一般可将其分为以下 3 型。

1.典型 Dandy-Walker 畸形

以小脑蚓部完全缺失为特征，此型较少。

2.Dandy-Walker 变异型

以小脑下蚓部发育不全为特征，可伴有或不伴有颅后窝池增大。

3.单纯颅后窝池增大

小脑蚓部完整，第四脑室正常，小脑幕上结构无异常。

（二）超声表现

1.典型 Dandy-Walker 畸形

两侧小脑半球分开，中间无联系，蚓部完全缺如。颅后窝池明显增大，第四脑室增大，两者相互连通。

2.Dandy-Walker 变异型

两侧小脑半球之间在颅后窝偏上方可见小脑上蚓部，声束平面略下移时可见下蚓部缺失，两小脑半球分开。颅后窝池增大，可伴有第四脑室扩张，两者相互连通。

3.单纯颅后窝池增大

超声检查仅为一增大的颅后窝池（＞10mm），而小脑、小脑蚓部、第四脑室及小脑幕上结构无异常发现。

（三）鉴别诊断

颅后窝池蛛网膜囊肿：有包膜，呈类圆形，位置可正中或偏离中线，小脑可受压移位，但蚓部发育良好。

（四）超声的临床价值

典型 Dandy-Walker 畸形产后病死率高（约 20％），存活者常在 1 岁内出现脑积水或其他神经系统症状，40％～70％的患者出现智力和神经系统功能发育障碍。Dandy-Walker 畸形越典型，预后不良的可能性越大。Dandy-Walker 畸形变异型的预后差异较大，可以是新生儿正常发育，也可以是死亡，不伴染色体异常和其他结构畸形，其预后大多数是良好的。单纯颅后窝池增大除外染色体异常和其他结构畸形后，可能是颅后窝池的一种正常变异。

七、房室间隔缺损

房室间隔缺损是指心内膜垫发育不良造成的房室孔分隔不全，包括孤立的房间隔缺损与孤立的室间隔缺损,也称为心内膜垫缺损。

(一)病理与临床表现

本病是胚胎发育期因腹及背侧心内膜垫融合不全,原发孔房间隔发育停顿或吸收过多引起。

心内膜垫缺损分为3种类型:部分型、完全型及过渡型。部分型是指原发孔房间隔缺损,房室瓣形成裂隙,二尖瓣叶和三尖瓣隔瓣均直接附着在室间隔上,瓣下没有室间隔缺损。完全型是指原发孔房间隔缺损合并心内膜垫部室间隔缺损。房室瓣叶完全呈左、右断裂,形成共同房室瓣。

(二)超声表现

四腔心切面对诊断该病具有重要价值,只要显示该切面,该病能很容易被发现。二维超声主要表现为房间隔原发孔及心内膜垫部室间隔回声中断,很少出现假阳性。短轴切面可显示瓣膜融合情况。彩超还可以显示瓣膜腱索的有无及其附着部位,可进一步对其进行分型。应注意观察有无合并肺动脉瓣及右室流出道狭窄或闭锁等征象,还应重点观察房、室水平分流情况。

(三)超声的临床价值

出生后1～2周,新生儿便会出现较明显的心脏症状,除非合并肺动脉瓣狭窄,否则容易早期出现肺动脉高压及心力衰竭,临床可见患儿发绀。宜于出生后3～6个月进行早期手术治疗。手术病死率为5%～13%。

八、单心室

单心室是指1个心室腔同时接受左、右心房的血液,它可通过2个房室瓣口,也可通过单个房室瓣口。

(一)病理与临床表现

单心室是因原始心管的心室段发育异常,原始心管右心室窦部或左心室窦部或肌部室间隔发育不全均变为单心室。

胎儿体循环及肺循环的血液在单心室混合,如合并主动脉瓣狭窄、主动脉缩窄或主动脉弓离断者,体循环阻力增加,心内动、静脉血混合增大,出生后发绀和缺氧严重。不合并肺动脉瓣狭窄者,肺血流量增多,出生后不久易早期出现心室肥厚、扩张和心力衰竭。

(二)超声表现

多切面连续扫查,室间隔缺如或仅见少量残余结构,心室分为单一主心腔及发育不良的残余心腔。根据主腔结构、形态、残余心腔的位置及大动脉之间的关系可对单心室进一步进行分型。仔细探查肺动脉瓣及主动脉瓣有无狭窄,分辨存在几组房室瓣及房室瓣是否存在下移畸形及闭锁等畸形。存在肺动脉瓣狭窄时,肺动脉主干发育差。

CDFI显示单心室主腔同时接纳双侧心房血液,如合并肺动脉瓣狭窄时,可见肺动脉瓣上五彩湍流。

(三)超声的临床价值

单心室是否合并主动脉和肺动脉瓣或瓣下狭窄对预后及能否手术及手术方式非常关键:

如无合并肺动脉狭窄者,易发生严重肺动脉高压而出现心力衰竭;如合并有肺动脉狭窄则对病情有利,少数可存活到青年时期。单心室出生 1 年内病死率高达 55% 以上,故一旦确诊,应建议终止妊娠。两组半月瓣口和两组房室瓣口之间的相互关系对于心内血流方向起决定作用,如心内动脉血流和静脉血流互相平行,只需补一个平板样人造室间隔将两道血流隔开。如两股血流不完全平行,而是发生轻度扭曲,则须在心室内用稍呈螺旋状的人造室间隔加以修补。如两股血流互相交叉,就不能用人造室间隔进行矫治。

九、法洛四联症

法洛四联症(TOF)是指同时合并主动脉骑跨于左、右心室之上,主动脉瓣下室间隔缺损,右室漏斗部狭窄或伴肺动脉瓣狭窄,右室壁肥厚这 4 种心脏畸形的疾病。

(一)病理与临床表现

法洛四联症是因胎儿圆锥动脉干发育异常所致,由于圆锥动脉干发育异常,导致圆锥动脉干正常扭转运动不充分,主动脉未能与左室相沟通而骑跨于室间隔之上和左、右室均相通,圆锥动脉干分隔不均,肺动脉内径小于主动脉,还导致圆锥间隔未能与膜部室间隔及肌部室间隔共同闭合室间孔,而残留主动脉瓣下室间隔缺损,右室壁的肥厚是由于右室漏斗部狭窄所致。

漏斗部狭窄对外科手术影响很大,可分为 3 型:Ⅰ型为漏斗部近端狭窄,狭窄较局限,有较大的第三心室,肺动脉瓣环发育好;Ⅱ型为漏斗部弥散性狭窄,肺动脉瓣环也小,第三心室不明显;Ⅲ型漏斗部发育不全或不发育,肺动脉瓣口可闭锁形成假性共同动脉干。

如仅合并肺动脉狭窄,室间隔缺损巨大,使得左、右心室收缩压非常接近,肺动脉狭窄使右室压力升高并导致心内右向左分流,供应头部、上部躯干及上肢的动脉血氧饱和度降低。右心室负荷过重,可导致右心扩大。心内分流一般以右向左为主,肺动脉狭窄较轻,可能出现双向分流甚至左向右分流。由于右室流出道狭窄,经动脉导管进入降主动脉血流减少。

(二)超声表现

左室长轴切面可显示主动脉增宽,前壁右移,与室间隔连续性中断,骑跨于室间隔之上。在此切面可测量主动脉骑跨程度,骑跨率小于 70%。

大动脉短轴切面可显示主动脉内径增宽,右室增大,右室壁增厚,右室流出道及肺动脉主干和左、右肺动脉狭窄,肺动脉瓣口狭窄等。还可清晰显示室间隔缺损的大小及部位。

左室短轴切面显示右室增大,右室壁增厚,左室腔变小。

心尖四腔切面显示右房、右室增大,右室壁增厚,左室腔变小。

心尖五腔切面显示主动脉骑跨于室间隔之上,CDFI 显示左、右室向主动脉分流,呈"Y"形。

(三)超声的临床价值

法洛四联症出生后 1 年内病死率高达 80%,该病即便手术也常因肺动脉发育差及左心室发育不良而死亡。

十、大动脉转位

大动脉转位(TGA)是指大动脉与心室连接反常,主动脉与解剖右室相连,肺动脉与解剖左室相连。可分为完全型大动脉转位和矫正型大动脉转位。完全型大动脉转位是指心房与心室连接正常,而大动脉连接异常;矫正型大动脉转位是指心房与心室连接反位,大动脉连接异常。

(一)病理与临床表现

完全型大动脉转位也属于圆锥动脉干发育畸形,由于大动脉下的圆锥未能进行正常的吸收和扭转,主动脉瓣和肺动脉瓣都未和左心室及二尖瓣完全连接而成。

完全型大动脉转位的血液路径完全反常,主动脉接受体静脉血液,肺动脉接受肺静脉血液,完全靠心内并存的分流,出生后婴儿发生发绀。矫正型大动脉转位血流动力学基本正常,出生后不会出现发绀。

(二)超声表现

超声心动图能准确诊断胎儿大动脉转位畸形。连续追踪心房、心室、大动脉位置及心房与心室的连接关系,大动脉与心室的连接关系是诊断该病的关键所在。

左室长轴切面:显示左室与肺动脉相连,右室壁增厚,右室增大,可准确判断是否存在肺动脉瓣或瓣下狭窄。

大动脉短轴切面:显示主动脉发自右室,右室壁增厚,右室增大,主动脉瓣及瓣下是否狭窄。

房室瓣短轴切面:根据瓣膜数量可判断房室瓣为二尖瓣或三尖瓣,据此可为判断心室连接提供重要信息。

心尖四腔切面:显示各心腔的比例,右室壁的厚度,并可根据心室内结构判断左室位置,右室壁肌小梁较多,内壁不光滑,心尖部有调节束,与三尖瓣相连。左室壁肌小梁较少,内壁光滑,心尖部无调节束结构,与二尖瓣相连。

心尖五腔切面:显示心室与大动脉连接异常。

(三)超声的临床价值

Kirklin 等认为,大动脉转位患儿 55% 可存活 1 个月,15% 可存活 6 个月,仅 10% 能超过 1 岁。如伴有房间隔缺损,预后较好。如伴有 1 个有效的室间隔缺损,早期存活率高,存活达 1 个月者有 91%,达 5 个月者有 43%,1 岁者为 32%。

十一、心脏位置异常

胎儿心脏位置分为胸内位和胸外位。其中,胸内心脏根据心尖指向,可分为左位、右位和中间位,分别称为左位心、右位心及中位心。胸外心脏可位于体腔外或腹腔,位于体腔外者,出生后夭折发生率高,位于腹腔者会产生不同的临床症状。

(一)病理与临床表现

病因尚不完全明了。正常心脏位置应主体在左侧胸腔,心尖指向左前下方。如果心尖指向左前下方,左心房、左心室在前面,右心房、右心室在后面,也是不正常的,多伴有完全性内脏转位或不同程度的内脏异位,此时称为左旋心。

右位心一般可分为 3 种类型:镜像右位心、右旋心和未定型。

　　镜像右位心：心脏在胸腔的右侧，其心房、心室和大血管的位置宛如正常心脏的镜中像，又称为镜像右位心。常伴有内脏转位，但也可不伴有内脏转位。

　　右旋心：心脏位于右胸，但心尖虽指向右侧，但各心腔间的关系未形成镜像倒转，为心脏移位并旋转所致，又称为假性右位心。常合并有纠正型大血管转位、肺动脉瓣狭窄和心室或心房间隔缺损。

　　心脏无其他先天性畸形的单纯右位心不引起明显的病理生理变化，也不引起症状，但右位心常和较严重的先天性心血管畸形同时存在。

（二）超声表现

　　胎儿心脏位置异常判断较成年人难，关键在于准确判断胎儿内脏位置，结合心尖指向，不难对心脏位置异常进行诊断。

（三）超声的临床价值

　　如不伴有致命性畸形，仅仅为心脏位置异常，也无明显血流动力学变化，对患儿生命无明显影响。如合并其他心脏畸形，则成活率有所不同。

（钱若涵）

第十章　浅表器官超声

第一节　眼部

超声检查在眼部疾病诊断中应用广泛。从最初单纯应用 A 型超声进行疾病的诊断,到应用 B 型超声观察眼内结构的改变以及目前使用彩色多普勒血流成像观察眼部的血供情况等,超声检查在眼部的应用取得了突飞猛进的发展。目前,眼部超声检查在国内已经相当普及,不仅可以用来对眼部病变的形态特点进行观察,提供明确的诊断依据,为进一步的治疗提供帮助。此外,应用超声检查还可对正常和异常的眼球结构、血流特征进行分析,探讨疾病的发病机制,为相关疾病的诊断和治疗提供依据。

一、解剖概要

眼为人体的视觉器官,分为眼球、视路和眼附属器 3 部分。眼球和视路共同完成视觉功能,眼附属器则起保护和运动等辅助作用。眼球近于球形,其前后径为 24mm,垂直径为 23mm,水平径为 23.5mm,位于眼眶内。眼球分为眼球壁和眼内容两个部分。眼球壁包括 3 层膜:外层为纤维膜,中层为色素膜,内层为视网膜。眼内容物包括房水、晶状体和玻璃体。

(一)眼球壁

1.纤维膜

角膜和巩膜组成眼球外膜,主要由纤维结缔组织构成,故总称为纤维膜。

2.色素膜

色素膜又称葡萄膜,是位于巩膜和视网膜之间富含色素的血管性结构,分为虹膜、睫状体和脉络膜 3 部分。色素膜内血供丰富,主要生理功能是营养眼球。

(1)虹膜:为色素膜的最前部分,为一圆盘状膜,由睫状体前部伸展到晶状体前面,中央有一圆孔,称为瞳孔。

(2)睫状体:位于视网膜与锯齿缘之间,前与虹膜根部相连,向后移行于脉络膜,切面为三角形,顶端向后指向锯齿缘,基底指向虹膜,环绕晶状体赤道部。

(3)脉络膜:由视网膜锯齿缘开始,直到视神经孔,覆盖眼球后部。厚度约 0.25mm,为色素丰富的血管性结构。

3.视网膜

前界为锯齿缘,后界为视乳头周围,外为脉络膜,内为玻璃体。后极部可见一直径 1.5mm

边界清晰的淡红色圆盘状结构,称为视盘(视乳头),为视网膜神经纤维汇集穿过巩膜筛板的部位。在视盘颞侧 3mm 处可见直径约 2mm 的浅漏斗状小凹陷,称为黄斑,其中有一小凹为中央凹,为视网膜视觉最敏锐的部位。

(二)眼内容

1.晶状体

由晶状体囊和纤维组成,形似双凸镜的透明体,借晶状体悬韧带与睫状体相连,固定在虹膜后、玻璃体前,富有弹性。晶状体直径 9～10mm,厚度 4～5mm,前后两面相接处为晶状体赤道部。

2.玻璃体

玻璃体为充满眼球后 4/5 空腔内的透明无色胶体,其 99% 为水分,充满在晶状体后,玻璃体内没有血管和神经,在其外层有少量游走细胞。玻璃体组织由玻璃体界膜、玻璃体皮质、中央玻璃体、中央管及玻璃体细胞构成。

3.房水

房水是眼内透明液体,充满眼前房和后房。房水由睫状突无色素上皮细胞分泌产生,主要功能是维持眼内压,营养角膜、晶状体和玻璃体,保护眼结构的完整性和光学透明性。

(三)眼部血管解剖

1.动脉系统

(1)眼动脉(OA):是颈内动脉的第一分支。它通过视神经管与视神经相伴行进入眼眶。其在眶内的行程可以分为 3 部分。第一部分在眶外下方向前走行到视神经,然后在眶中部穿越视神经到其鼻上方(第二部分);约 85% 的病例,眼动脉在视神经的上方越过;其余在视神经的下方越过。在视神经鼻侧(第三部分)眼动脉分出其末支。

(2)视网膜中央动脉(CRA):由眼动脉的第二部分分出,于球后约 12mm 处进入视神经,然后在视神经实质中向前行走,直到眼球为止。在视神经内,视网膜中央动脉和视网膜中央静脉相伴行。

(3)睫状后长动脉(PCAl)和睫状后短动脉(PCAs):包括 6～8 条短动脉和 2 条长动脉,均在视神经附近从后进入眼内,为脉络膜(睫状后短动脉)以及虹膜和睫状体(睫状后长动脉)提供血供。

2.静脉系统

(1)眼静脉(OV):共 2 支,即眼上静脉(SOV)和眼下静脉。其中,眼上静脉是引流眼球及其附属器的主要血管,直接向后引流至海绵窦。眼下静脉在进入海绵窦之前,发出分支汇入眼上静脉,另一支汇入翼状丛。部分血液也向前经内眦静脉入面静脉引流。

(2)涡静脉(VV):为引流脉络膜、睫状体和虹膜的主要血管。脉络膜后部的静脉向前集合,赤道前的脉络膜静脉则向后集合,在赤道部附近形成 4～5 支涡静脉。

(3)视网膜中央静脉(CRV):其走行在视神经内,与视网膜中央动脉走行完全相同。经眼上静脉或直接回流到海绵窦。

二、超声检查技术

1.患者准备

检查前应通过与患者的密切交流消除其紧张、恐惧心理,配合医生的检查,如平稳呼吸、减少瞬目等。通过询问病史、阅读病历了解患者的基本病情。

2.体位

一般为仰卧位检查,特殊情况下可以采用坐位检查。

3.仪器

一般使用高频线阵探头、仪器内置的小器官条件即可,但需降低发射功率,尽量缩短多普勒检查的时间。

4.检查方法

(1)二维超声检查方法:首先将仪器的增益调整至最高,以免将细小的病变遗漏,一般依照如下顺序进行扫查。①横切扫描:将探头置于6点角膜巩膜缘,得到上方眼球后极部的图像,向下(穹隆部)移动探头,依次得到眼球后极部、赤道部、周边部的图像。应用相同的方法分别对眼球的下方、鼻侧、颞侧进行检查。②纵切扫描:如果应用横切扫描有异常发现,或者有不能详尽观察的盲区,可以进行纵切扫描。旋转探头90°(与横切扫描相垂直),同样自角膜巩膜缘向穹隆部移动探头,观察病变的情况。③轴位扫描:将探头置于眼球中央,得到自角膜顶点至视神经的眼球图像为轴位图,可以明确病变与视神经、黄斑之间的关系。

(2)彩色多普勒成像的检查方法:主要介绍眶内血管的检查方法。做眼球的轴位切面,在视神经的两侧找寻类似英文字母"S"形的粗大血管即眼动脉。视神经的低回声区内可以发现红—蓝相间的血流信号,即视网膜中央动脉和视网膜中央静脉。在视神经的两侧可以发现单一颜色的条带状血流信号,此为睫状后短动脉。

三、正常超声表现

1.眼的结构

眼球呈类圆形,有回声和无回声相间组成。角膜呈弧形带状回声,如果探头对角膜加压,可见角膜形态发生改变,即角膜顶点的回声局限变平。前房为半球形无回声区。虹膜显示为对称的带状回声,中央区回声局限缺如为瞳孔区。晶状体的全部均可清晰显示,呈类椭圆形中强回声。玻璃体表现为无回声区,与眼球壁回声之间界限清晰。球壁回声为类圆形带状强回声,与玻璃体回声形成明显的对比,受到仪器分辨力的影响,正常情况下超声诊断仪无法将球壁的3层结构明确分辨。

眼眶主要由中强点状回声组成,呈类英文字母"W"形,视神经表现为带状无回声区,前与视盘回声相连,向后延伸至颅内,但一般的超声诊断仪仅能显示60mm左右的眶内结构。眼球的上、下、鼻、颞侧各有1条肌肉,二维超声表现为带状回声,边缘回声较中央明显增强,与周边的眶脂肪组织可以清晰分辨。泪腺位于眼球的颞上方,呈类三角形,内为中低回声,边界清晰,无压缩性。

2.眶内的血管

眼动脉为颈内动脉的主要分支,自视神经孔进入眶内。呈英文字母"S"形,与视神经相伴,自视神经孔走形到眼前部。眼动脉在走形的过程中分出视网膜中央动脉和睫状动脉。视网膜中央动脉自球后15mm眼眶内的血管根据其解剖及走行CDFI检查一般只对眼动脉、视网膜中央动脉和睫状后短动脉进行观察和定量测量。所有的眼局部动脉血管的频谱与颈内动脉类似,均为三峰双切迹状。

四、眼部疾病

(一)玻璃体积血

玻璃体积血为眼外伤或视网膜血管性疾病所致的常见并发症。任何原因所致视网膜、色素膜血管或新生血管破裂,血液流出并积聚于玻璃体腔内均可形成玻璃体积血。

1.病理与临床表现

正常人玻璃体内本无血管,但在玻璃体纤维血管组织增生等情况下,玻璃体腔内可出现新生血管。眼外伤和眼底血管性疾病为临床上引起玻璃体积血的常见原因。眼科检查,出血较少时可见红细胞聚集于玻璃体凝胶的支架中,呈柠檬色尘状;中等量的新鲜出血可致致密的黑色条状浑浊;大量出血致眼底无红光反射,视力可下降至光感。

2.超声表现

(1)二维超声:少量的玻璃体积血表现为玻璃体内局部点状弱回声,大量的玻璃体积血可以充满整个玻璃体,分布一般与出血的位置有关,也可均匀分布在玻璃体内。点状回声不与眼球壁回声紧密相连,运动试验和后运动试验均阳性。玻璃体内积血运动一般无固定规律,为随眼球活动的随意运动。

(2)多普勒超声:由于玻璃体内的积血有轻微的流动性,但其流动的速度尚不足以引起多普勒效应,所以在玻璃体积血时病变内无异常血流信号发现。

3.鉴别诊断

参见视网膜脱离部分。

4.超声的临床价值

超声诊断对玻璃体积血的诊断与眼底镜的观察同样重要,除非临床医生能够明确只有玻璃体积血而无其他并发症的存在,否则一般均需要进行超声检查除外其他并发症,如玻璃体后脱离、视网膜脱离、脉络膜脱离等。

(二)玻璃体后脱离

玻璃体后脱离(PVD)是指基底部以后的玻璃体与视网膜相互分离。玻璃体后脱离多为老年变性引起,其发病率随年龄增加而提高,据统计,年龄50岁以上有53%发生玻璃体后脱离,超过65岁其发病率可高达65%。此外,炎症、出血、外伤等也可导致玻璃体后脱离。

1.病理与临床表现

玻璃体后脱离起病急,主要表现为飞蚊症和闪光感。客观检查可以观察到玻璃体后脱离现象。眼底镜检查表现为视盘前环形浑浊,即自视盘脱离但仍附着在后玻璃体皮质上的视盘周围胶质样物质。如果胶原组织纤细,可能无法观察到此现象,可结合其他检查方法。有时后玻璃体皮质增厚,发生玻璃体后脱离时玻璃体内可见片状浑浊物,患者可经常有眼前黑影飘动的感觉。

玻璃体后脱离时约 12% 的病例可以伴发视网膜裂孔,这也是引起玻璃体积血的原因。

2.超声表现

(1)二维超声:根据玻璃体后界膜与球壁回声之间的关系将玻璃体后脱离分为两型,即完全型玻璃体后脱离和不完全型玻璃体后脱离。①完全型玻璃体后脱离。玻璃体内连续条带状弱回声,不与后极部眼球壁回声相连,运动和后运动试验均为阳性。玻璃体后界膜脱离的运动有自己的特点,即运动是自眼球一侧向另一侧的波浪状运动。在后极部中央可观察到玻璃体后界膜回声局限增强,可表现为双条带状回声,为 Weiss 环的回声,也是诊断玻璃体后脱离的特征之一。②不完全型玻璃体后脱离。因为玻璃体后界膜与视盘、黄斑等结构之间的连接紧密,所以一部分病例检查时可以扫查到玻璃体后界膜与视盘、黄斑或其他后极部眼球壁回声相固着。运动试验和后运动试验也同样为阳性,只是运动的后界膜为在玻璃体腔内随眼球运动方向摆动而非波浪状运动。

(2)多普勒超声:不论是完全型玻璃体后脱离还是不完全型玻璃体后脱离,CDFI 检查在其上均无异常血流信号发现。这也是与其他膜状回声相鉴别之处。

单纯的玻璃体后脱离一般超声检查不易发现,检查时需要将仪器的增益值增大以免漏诊。如果同时合并玻璃体积血,由于积血沉积在玻璃体后界膜之上,后界膜的回声增强,较单纯的玻璃体后脱离更容易显示。对于完全玻璃体后脱离,其典型的运动特点和连续的条带状回声为其诊断的特点。而不完全玻璃体后脱离由于与眼球壁之间有固着关系,尤其与视盘有固着关系时,与视网膜脱离之间很难鉴别。此时 CDFI 对二者的鉴别有帮助。

3.超声的临床价值

玻璃体后脱离常发生于 60 岁以上的老年人,单纯的玻璃体后脱离一般无重要临床意义,向患者解释清楚即可。但是部分患者由于玻璃体后界膜的牵拉,可能导致视网膜破孔甚至视网膜脱离,这是行超声检查时必须注意的。如果玻璃体后脱离与玻璃体积血等同时存在,则玻璃体后界膜与后极部眼球壁之间的固着关系为扫查的重点。在诊断报告中务必明确注明,以利临床医生选择治疗方案和手术方式等。

(三)视网膜脱离

视网膜脱离是视网膜色素上皮质与神经上皮质之间的分离,而非视网膜与脉络膜之间的分离。

1.病理与临床表现

视网膜源于胚胎的原始视杯,视杯的神经外胚叶的外层发育成视网膜的色素上皮质,神经外胚叶的内层高度分化、增厚,形成视网膜神经上皮质,二者之间存在一个潜在的间隙。临床检查,视网膜脱离初发时有"飞蚊症"或眼前漂浮物,某一方向有闪光感,眼前阴影遮挡且与脱离的视网膜区域相对应。视网膜脱离累及黄斑区时可表现为显著的视力减退,眼内压多偏低。

眼底检查可见脱离的视网膜变为蓝灰色,不透明,视网膜隆起,呈波浪状,其上有暗红色的视网膜血管。

2.超声表现

(1)二维超声:局限性视网膜脱离,表现为与视盘回声相连的带状强回声。完全性视网膜脱离则表现为玻璃体内类似英文字母"V"形的条带状回声,"V"形带状回声的尖端与视盘回声相连,两端分别与周边部球壁回声相连。脱离的视网膜回声表面光滑,与球壁回声的弧度基本一致。运动试验一般为阳性,且视网膜的运动方向一般与眼球壁回声相垂直,为以脱离的视网膜为中心的垂直轻微摆动。

(2)多普勒超声:脱离的视网膜上有点状、条带状血流信号,且与视网膜中央动脉的血流信号相延续。频谱为与视网膜中央动、静脉血流频谱完全相同的动、静脉伴行的血流频谱。

3.鉴别诊断

与视网膜脱离鉴别的常见疾病有玻璃体内机化膜、玻璃体后脱离、脉络膜脱离等。鉴别主要以病变的形态、回声强度、病变与眼球的固着关系、运动情况、后运动情况以及病变内部的血流情况进行鉴别。

4.超声的临床价值

对于视网膜脱离的病例,如果患者的屈光间质清晰,可以确定视网膜脱离的性质时一般不需超声检查。如果患者的屈光间质欠清晰或不能确定继发性视网膜脱离的性质等特殊情况下,超声检查可为其诊断提供帮助。形态特征和血流特点的相互结合是准确诊断视网膜脱离的基本保证。

(四)脉络膜脱离

由于脉络膜血管内皮细胞结合疏松,仅靠少量结缔组织和单层内皮细胞的窦腔连接,在外界因素的作用下,血管外压力突然下降,导致血浆大量渗出,积聚于脉络膜上腔而发生脉络膜脱离。

1.病理与临床表现

脉络膜脱离多见于外伤性眼病或眼内手术后,也可见于巩膜炎、葡萄膜炎等炎症疾病和眼局部循环障碍性疾病。一般患者的视力下降不显著,眼底检查在周边部可发现灰褐色或棕黑色环形隆起,边缘清晰,表面的视网膜正常,无脱离。脱离的脉络膜受涡静脉的影响,可以被分割为大小、形态各不相同的多个局限性球形隆起。严重的脉络膜脱离可以越过涡静脉向眼球后极部发展,甚至到达视神经的周围。

2.超声表现

(1)二维超声:轴位切面上可以探及至少2个条带状回声,一般在眼球的周边部,与眼球赤道附近的球壁回声相连。带状回声的凸面相对,其下为无回声区。类冠状切面上可以探及多个弧形带状回声,有多个点与眼球壁回声相连,形态类似"花瓣状",即"花瓣征"阳性。横切面上,脱离的脉络膜呈双带状回声,但可能不与球壁回声相连。

(2)多普勒超声:脱离的脉络膜上有较丰富的血流信号,呈低速动脉型血流频谱,与睫状后短动脉的血流频谱特征相同。

3.超声的临床价值

由于脉络膜脱离一般继发于眼外伤或眼内手术之后,且患者一般没有显著的视力障碍,故在诊断上存在一定困难。超声检查结合其特殊的形态改变和血流特点一般可以得到准确诊断,对疾病的诊断和治疗有极大的帮助。

(五)视网膜母细胞瘤

视网膜母细胞瘤(RB)为婴幼儿常见的眼内恶性肿瘤,严重危害患儿的生命和视力。平均发病年龄单眼病例为 24 个月(7 岁以上少见),双眼病例在 10 个月左右(3 岁以上少见),有家族史者的发病年龄较单独发生的病例发病年龄早。

1.病理与临床表现

视网膜母细胞瘤可分为遗传型和非遗传型两类。约 40% 的病例为遗传型,其发病为合子前决定,即由患病的父母或基因携带者父母遗传所致,为常染色体显性遗传。约 60% 的病例为非遗传型,为视网膜母细胞突变所致,不遗传。少数病例(约 5%)有体细胞染色体畸变。

早期症状和体征是视力障碍和眼底改变。由于视力丧失,瞳孔开大,经瞳孔可见黄白色反光,称为"黑矇性猫眼"。临床以"猫眼"为视网膜母细胞瘤的早期症状。肿瘤向眼外扩展的基本途径如下:穿破角膜或巩膜后形成突出于睑裂的肿块,表面可见出血和坏死;穿破巩膜或巩膜上导管蔓延至眼眶内形成肿块,使眼球突出;沿视神经或视网膜中央动脉向眼眶内或颅内蔓延,此为最常见的扩展途径。

2.超声表现

(1)二维超声:肿瘤形状多样,可以为半球形、V 形、不规则形等;可以表现为眼球壁的广泛增厚;可以充满整个玻璃体腔;可以为单一病灶,也可以为多发病灶。肿瘤可以位于眼球的任何部位,但以后极部病变居多,边界清晰,与周围组织之间可以准确地鉴别。

肿瘤内部回声不均匀,70%~80% 的病变内可探及不规则形斑块状强回声,即"钙斑"。钙斑之后可见声影。由于肿瘤源于视网膜,受肿瘤生长的影响,极易导致视网膜脱离。如果肿瘤蔓延至眶内,可在眶内发现与球内病变相延续且内回声强度一致的病变。如果肿瘤生长过程中破坏了视网膜上的血管,可以并发玻璃体积血。

(2)多普勒超声:病变内可以发现与视网膜中央动脉、静脉相延续的血流信号,呈树枝状广泛地分布在病变内,频谱特点为与视网膜中央动脉、静脉完全一致的动脉与静脉伴行的血流频谱。

3.鉴别诊断

本病主要需与其他同样表现为"白瞳"的疾病进行鉴别,如与 Coats 病、原始永存玻璃体增生症、早产儿视网膜病变、先天性白内障、眼内炎等相鉴别。

4.超声的临床价值

视网膜母细胞瘤为婴、幼儿眼内的恶性肿瘤,直接威胁患儿的生命。由于很多疾病均可表现为"白瞳",单纯依靠裂隙灯显微镜、眼底镜检查对视网膜母细胞瘤的诊断是远远不够的。超声诊断通过对视网膜母细胞瘤形态特征和血流改变的研究,可以准确地诊断视网膜母细胞瘤。

此外,对于视网膜母细胞瘤,可以采用放射治疗、化学治疗、冷冻治疗和激光治疗等保存视功能疗法,应用超声检查可以及时了解治疗后病变的大小和形态变化、血流变化等,为观察治疗效果提供依据。

(六)脉络膜黑色素瘤

脉络膜黑色素瘤为由恶性黑色素性瘤细胞组成的肿瘤,其组织发生于脉络膜基质内的黑色素细胞。

1.病理与临床表现

临床表现与肿瘤位置和大小有密切关系。位于眼球周边部的肿瘤或体积小的肿瘤早期症状不明显;位于后极部或黄斑区的肿瘤多以视力下降、视野缺损和玻璃体内飘浮物为就诊的主要原因。典型病例眼底检查早期为结节状色素性肿物,由于生长在玻璃膜膜下,故生长速度缓慢;如果随瘤体的增大突破玻璃膜膜和视网膜的色素上皮质,则病变沿破裂处向视网膜下生长,呈典型的蕈状病变,其表面可见斑块状橘皮样色素沉着,可以引起继发浆液性视网膜脱离。

2.超声表现

(1)二维超声表现:肿瘤突破玻璃膜膜后的典型表现一般有如下特征。

病变为典型的蘑菇状,即头膨大,中央有缩窄区,基底较宽大,病变边界清晰。当肿瘤表面有完整的视网膜时,病变的边缘光滑。在声像图上近场回声强,接近球壁时减弱甚至消失。

病变内部回声不均匀,以中低回声为主。由于肿瘤边缘血管呈窦样扩张,声像图上前缘回声强,后方回声逐渐减少,接近球壁形成无回声区,即"挖空"现象。

肿瘤所在部位的脉络膜被瘤细胞浸润,形成局部脉络膜无回声区,呈盘状凹陷带,称脉络膜凹。一般在病变的基底部,约65%的患者可探及这一典型特征。

因声衰减显著,肿瘤后眼球壁及球后脂肪回声较低或缺乏回声,形成声影,用低灵敏度检查更易发现。另外,二维超声还可以显示玻璃体浑浊、继发视网膜脱离、肿瘤穿破巩膜后相邻眼眶脂肪内出现低或无回声区等继发性病变特征。

(2)多普勒超声:肿瘤的内部和肿瘤的表面均可探及丰富的血流信号。病变内可探及丰富的血流信号,呈树枝状分布在整个瘤体内,血流频谱表现为单纯动脉型血流频谱,与睫状后短动脉的血流特征相同。

3.鉴别诊断

(1)脉络膜血管瘤:血管瘤呈橘红色圆形实性病变,表面可有色素沉着。但内回声均匀,为中等强度,无脉络膜凹陷和声衰减等超声特点,荧光血管造影检查与脉络膜黑色素瘤也不相同。

(2)脉络膜转移癌:为视网膜下结节状扁平隆起,边界欠整齐。内部回声缺乏变化,比较均一,其典型的边界特点为超声诊断的特征之一。

4.超声的临床价值

对于脉络膜黑色素瘤手术摘除不是最终追求的目标,如何能够做到既治疗肿瘤又保存患者的有用视力是最高的追求。应用超声检查可以及时了解病变的性质、内部回声变化,准确测量病变的大小等,为保存视力治疗提供帮助。此外,对于病变内血流信号的观察也是了解治疗效果很好的指标。

（七）脉络膜血管瘤

脉络膜血管瘤为良性、血管性、错构性病变。大多数为海绵状血管瘤,毛细血管型血管瘤极为罕见。

1.病理与临床表现

临床上将脉络膜血管瘤分为孤立型和弥漫型两类。孤立型脉络膜血管瘤多发生在眼球后极部,边界清晰;弥漫型脉络膜血管瘤无明显界限,一般自锯齿缘延伸至眼球后极部,而且常伴发脑—颜面血管瘤病。

脉络膜血管瘤发生部位:如果病变发生在黄斑下方,早期可出现视力下降或单眼远视,为瘤体推顶视网膜前移所致。如果肿瘤发生在黄斑区以外的部位且未引起视网膜脱离,可以在相当长的时间内无明显临床症状。

继发性改变:脉络膜血管瘤内无明显细胞增生现象,提示脉络膜血管瘤无生长倾向或仅有缓慢生长的倾向。肿瘤病变区的变化以及临床症状的发展主要与肿瘤引起的继发性视网膜病变有关,如视网膜囊样变性、视网膜脱离和色素上皮增生等。继发性青光眼主要见于弥漫性血管瘤,多认为青光眼的发生与前房角组织发育异常有关,由于发病早,可导致眼球体积增大。部分病例由于合并视网膜脱离,导致晶状体—虹膜膈位置前移、虹膜根部与房角结构前粘连。

2.超声表现

(1)二维超声:根据肿瘤的形态分为孤立型和弥漫型两型,其二维超声诊断特点分述如下。①孤立型:表现为眼球后极部实性病变,形态以半球形为主,病变边界清晰,内回声均匀,回声强度呈中等程度到强回声。病变与周围组织之间界限清晰,没有显著的声衰减,无挖空征和脉络膜凹陷。部分病例可以同时伴有视网膜脱离、玻璃体积血等超声表现。②弥漫型:表现为眼球壁回声的普遍增厚,在病变的早期,如果不仔细分辨可能会漏诊或者误诊为脉络膜水肿,需要结合临床特点仔细鉴别。随着疾病的发展,可以有局限的眼球壁回声增厚,回声强度较正常脉络膜回声强,与正常脉络膜回声之间界限清晰。总体来说,病变隆起度不高,一般在5mm之内。

(2)多普勒超声:在病变的基底部和病变内均可探及十分丰富的血流信号,以基底部分布最为丰富,可以呈"血管池样"表现。频谱为低速动脉型血流频谱,与睫状后短动脉的血流频谱完全相同。但对病变表面的血流信号需要仔细分辨,可能为被覆在肿瘤表面的视网膜血管,因此,频谱可以表现为动脉—静脉伴行的血流频谱。

3.鉴别诊断

主要与其他脉络膜实性占位病变相鉴别,如脉络膜黑色素瘤、脉络膜转移癌、脉络膜骨瘤等。

4.超声的临床价值

对于脉络膜血管瘤一般均可以应用激光、冷冻、放射治疗等方法消灭肿瘤,达到改善视力的目的。因此,应用超声检查可以定量测量病变的大小,应用CDFI可以定量测量肿瘤内的血流情况,二者相互结合对疾病治疗效果的观察有很大帮助。

（八）眼眶海绵状血管瘤

海绵状血管瘤是成年时期最常见的眼眶原发性良性肿瘤。

1.病理与临床表现

海绵状血管瘤主要见于成年人,平均发病年龄接近 40 岁。主要临床表现为轴位眼球突出,无自发性疼痛。晚期可引起视力下降和眼球运动障碍。肿瘤长期压迫可致视神经萎缩、脉络膜皱褶。如肿瘤原发于眶尖,早期可视力下降;肿瘤位于眶前部时可触及有弹性的肿物,表面光滑。肿瘤由充满血液的管腔构成这样一种特殊的组织结构,间隔为纤维结缔组织。

2.超声表现

(1)二维超声:海绵状血管瘤主要位于肌锥内,呈圆形或椭圆形,边界清楚、光滑,一般不与眶内正常结构粘连,除非肿瘤原发于眶尖。肿瘤包膜完整,显示为边界清晰的占位病变,内部回声较多且分布均匀。因为肿瘤有一定的弹性,在超声检查时,用探头压迫眼球可致肿瘤体积变小。但临床确实可见肿瘤原发于眶尖,且体积较小,所以超声可能出现假阴性。

(2)多普勒超声:肿瘤内血流信号不丰富,部分病例的肿瘤内部可探及点状血流信号。

3.鉴别诊断

(1)神经鞘瘤:与海绵状血管瘤相同,均发生于肌锥内,但神经鞘瘤发病率稍低。海绵状血管瘤具有强回声特征,而神经鞘瘤是低回声肿瘤。

(2)泪腺良性多形性腺瘤:发生于眼眶外上方的泪腺区,因肿瘤质地较硬,常引起局部骨质凹陷,二维超声显示肿瘤后界向后突出,这是海绵状血管瘤所不具备的超声特征。

4.超声的临床价值

超声诊断眼眶海绵状血管瘤准确性最高可达 96％以上,检查时应注意病变的位置及其与视神经的关系,这对手术入路的选择非常重要。

(九)良性泪腺混合瘤

泪腺良性多形性腺瘤是最多见的泪腺良性肿瘤。因肿瘤内含有中胚叶间质成分和外胚叶上皮成分,且形态多样,又称为泪腺混合瘤。

1.病理与临床表现

本病多见于成年女性,表现为眼球突出和内下方移位,眶外上方可触及硬性肿物,一般无眼睑肿胀和压痛。受病变的影响可导致眼球形变,引起屈光系统改变,导致部分病例伴有视力下降。眼球向上运动受限。肿瘤大体呈圆形或椭圆形,表面常有结节,一般包膜完整。肿瘤灰白色,质脆,切面细腻。镜下肿瘤由分化的上皮细胞构成的大量管状结构及形态各异的细胞巢构成,散在透明样、黏液样、软骨样结构。

2.超声表现

(1)二维超声:病变呈圆形或类圆形和椭圆形,边界清楚,内回声较多,分布均匀,声衰减中等。此肿瘤多压迫局部骨质,二维超声显示病变后界呈明显向后突出,骨壁回声光滑,这是泪腺上皮性肿瘤的较典型特征,也是和其他泪腺区肿瘤鉴别要点之一。偶尔可见肿瘤内有液化腔。线阵探头二维图像可以将睑叶和眶叶泪腺病变完整地显示,病变形态不规则,类似椭圆形,内部回声不均匀,以中强回声为主,间有小的囊样无回声区,压缩性阴性。

(2)多普勒超声:病变内可见较丰富的血流信号,病变的周边可探及点状、条带状血流信号。脉冲多普勒频谱分析为中速动脉型血流频谱。

3.鉴别诊断

泪腺位于眼眶外上方,除了泪腺本身的肿瘤外,还可发生表皮样囊肿、炎性假瘤等。有时此位置的表皮样囊肿和多形性腺瘤有非常类似的二维超声图像,鉴别困难,必要时应参考 CT 图像。在超声上和此瘤类似的是海绵状血管瘤,后者很少发生于泪腺区。

泪腺炎性假瘤在超声上常显示为低回声性占位病变,一般容易鉴别。

(十)神经胶质瘤

视神经胶质瘤是发生于视神经胶质细胞的良性或低度恶性肿瘤。

1.病理与临床表现

多为单侧发病,病变进程缓慢,不引起血行和淋巴转移。肿瘤可发生于眶内或颅内,但多起自视神经孔附近,向眼眶内或颅内发展。儿童较成人多见,位于眼眶内的肿瘤,由于肿瘤逐渐增大,导致视力下降、眼球向正前方突出、视神经水肿或萎缩等一系列视功能损害。但一般视力下降多发生在眼球突出之前。眼底检查可见明显的视神经萎缩,是本病与其他肌锥内肿瘤相鉴别的重要特点。肿瘤较大的病例,眼底可见放射状条纹。如果肿瘤向颅内蔓延,可以引起视神经孔增大,眼底无明显改变。晚期肿瘤增大,眼球高度突出,由正前方变为向眼球的外下突出,可在眼眶的内上触及质地坚硬的肿块。

2.超声表现

(1)二维超声:视神经呈梭形增粗,内回声较弱,增粗视神经边界回声清晰。应用线阵探头可以清晰地显示增粗的视神经全貌,视神经可呈扭曲状态,有中度声衰减。视盘回声受到肿瘤的影响可以向眼球内突出,与视神经水肿也有关。

(2)多普勒超声:为血流不丰富的肿瘤,部分病例可在病变内发现异常血流信号。但需与正常的视网膜中央动脉相鉴别。

3.鉴别诊断

本病为视神经源性的肿瘤,病变的位置与视神经有关。本病主要需要与泪腺混合瘤相鉴别。

(十一)甲状腺相关性免疫眼眶病

甲状腺相关性免疫眼眶病(TRIO)又称内分泌性眼外肌肌病、Graves 病,为甲状腺功能异常引起的以眼球突出,上睑退缩、迟落,复视和眼球运动障碍为特征的一组综合征。

1.病理与临床表现

甲状腺相关性免疫眼眶病可发生于甲状腺功能亢进患者或正常人,患者有单侧或双侧眼球突出,结膜充血、水肿,上睑退缩。二维超声或 CT 常可发现眼外肌肥大,以肌腹部为主。病变最常累及下直肌和内直肌,其他肌肉也可受累。在疾病的早期,由于眼眶组织和眼外肌的水肿、炎症,眼球向各方向运动均可受限,并出现复视。在疾病的晚期,眼外肌水肿消退,但纤维化改变使之失去弹性,因而向拮抗肌方向运动受限。严重者肿大的眼外肌在眶尖肌锥部压迫视神经和血管,造成恶性突眼,视力下降。组织学检查眼外肌的间质水肿,淋巴细胞浸润。牵拉试验呈阳性,手术时可见肌肉纤维化而失去弹性。在疾病的炎症期应用类固醇皮质激素及免疫抑制药治疗有效。但肥大的眼外肌多不能恢复正常的形态及运动功能。

2.超声表现

(1)二维超声:眼外肌厚度的增加为本病的主要超声表现。通过对内直肌、外直肌、上直肌和下直肌厚度的测量,将测量结果与正常参考值相比较一般可以确诊。本病超声检查除显示眼外肌增粗外,还可显示眼上静脉增粗,急性期时可以表现为眼球筋膜囊水肿,超声检查表现为球后可见"T"形征,部分病例甚至可见视神经增粗。

(2)多普勒超声:增厚的眼外肌内未见异常血流信号。如果合并眼上静脉增粗,CDFI检查可见眼上静脉的血流信号(正常人一般在眶内无法观察到眼上静脉)。

3.超声的临床价值

TRIO是累及全眼外肌的病变。根据病变的程度、病程的长短,不同眼外肌受累的程度也不同。肌肉止端的改变与肌腹的肥大程度是一致的。在疾病的炎症期,肌腹和肌肉止端的水肿肥大程度较恢复期更为明显。超声检查可以作为评价眼外肌病变程度和疾病过程的方法之一。

(十二)异物伤

1.病理与临床表现

异物伤占眼外伤的2%～6%。异物伤中最多见的为金属异物,其中磁性异物占78%～90%。有些位于前房和晶状体内的异物可在裂隙灯下被直接发现,而另一些位于虹膜后睫状体附近的微小异物,穿孔伤口细小且已闭合,或是巩膜伤口被出血遮挡而不易被发现,即使在裂隙灯下也需要仔细辨认,使用常规定位的辅助检查也存在着一定的困难。多数病例需要借助于影像学检查及二维超声等方法寻找异物。

2.超声表现

(1)二维超声:位于眼球内的异物,不论异物的性质是金属还是非金属,都表现为眼内的最强回声。异物的形态不规则,内回声根据异物的性质不同而不同,但一般都比较均匀。异物之后可见声影。部分异物后的声波逐渐减低直至消失,称为"彗尾征"。如果眼内的异物治疗不及时,可以并发眼内炎症,二维超声检查可见异物周围均匀弱点状回声,运动度小。严重的病例可以并发视网膜脱离和脉络膜脱离。

(2)多普勒超声:异物内没有异常血流信号,但部分病例可见"快闪伪像"。

3.超声的临床价值

应用超声检查诊断球内异物,对确定异物在眼内的位置有很大帮助,如异物在玻璃体内、眼球壁上等,由于超声检查可以将眼球和异物置于一个平面上,因此可以准确地显示异物的位置。此外,应用超声检查可以对异物伴随的情况进行诊断,如是否合并玻璃体积血、玻璃体积脓、视网膜脱离、脉络膜脱离等。

(钱若涵)

第二节　涎腺

一、解剖概要

涎腺属于外分泌腺,主要包括腮腺、颌下腺及舌下腺3对大腺体,这些腺体左右对称,均有导管与口腔相连,它们所分泌的唾液,经导管排入口腔。腮腺为涎腺中最大的腺体,大多数的涎腺疾病好发于腮腺,某些疾病可同时发生于多个腺体。

腮腺位于外耳道前下方,咬肌后缘,下颌后窝内。其形状为不规则楔形,分为深叶和浅叶,浅叶是肿瘤的好发区域。腮腺前上缘向前延伸形成副腮腺,其长1.5～1.8cm,宽1.0～1.2cm。

365

腮腺导管始于腺泡腔,经润管、小叶内导管、叶间导管至主导管。主导管从腮腺浅叶前缘发出,并穿过颊肌而开口于口腔颊黏膜,其外径约3mm,长5～6cm。主导管开口的体表投影位于耳屏至鼻翼根部连线的中点上。

颌下腺位于颌下三角内,呈椭圆形,大小如鸽蛋。颌下腺导管外径约3mm,长约5cm,从颌下腺内侧面发出,开口于舌系带外侧方、舌下肉阜。颌下腺导管开口口径较大,异物容易进入。导管走形弯曲,使异物容易滞留而形成结石。

舌下腺位于口底舌下襞下方,形态如杏仁。舌下腺有5～15条小导管,从腺体上缘发出,并开口于舌下皱襞上。

二、超声检查技术

1.患者准备

涎腺超声检查前,患者不需要做准备。

2.体位

患者取仰卧位,检查腮腺时,头部偏向对侧。检查颌下腺、舌下腺时,头部后仰,充分暴露下颌区。

3.仪器

腮腺、颌下腺位置浅表,检查时多选用线阵探头,频率7.0～14.0MHz。舌下腺位置较深,特别对肥胖患者检查时,应选用低频弧形探头,频率3.0～5.0MHz。检查明显肿大的腺体,应加用低频率探头。

4.检查方法

直接接触皮肤扫查,对腮腺、颌下腺进行纵切、横切及多方位扫查。检查舌下腺时,声束朝向口底,尽可能多切面扫查。

三、正常超声表现

1.二维超声

腮腺纵切或横切时,其形态近似倒三角形。以下颌骨表面延长线为标志,把腮腺分为深叶、浅叶,浅叶边缘清晰,深叶后缘不容易完整显示。颌下腺纵切呈椭圆形,边界清晰。舌下腺形态可呈椭圆形,两侧舌下腺相连时,其形态近似马蹄形,舌下腺边界不容易完整显示。

涎腺实质为均匀高回声,略高于甲状腺的回声。涎腺的导管不易显示。副腮腺沿腺体前缘向前延伸,实质回声与腮腺一致。在腮腺周缘的淋巴结呈椭圆形或圆形低回声。

2.彩色与频谱多普勒

涎腺实质内血流信号大多为稀疏点状分布,少数显示为条状分布。动脉血流频谱呈高阻型。

3.涎腺测量方法及正常参考值

平行于耳郭纵切腮腺,并取其最大切面,测量上下径(长径)和左右径(厚径)。取腮腺最大横切面,测量前后径(宽径)。平行于下颌骨纵切颌下腺,并取最大切面,测量长径和厚径。舌下腺位置深,不容易完整地显示其长径和厚径,可在最大斜冠状面测其左右径(宽径)。

腮腺长径 5～6cm,宽径 4～5cm,厚径 1.5～2.0cm。颌下腺长径 3～4cm,厚径 1.5～2.0cm。舌下腺宽径1.5～2.5cm。

四、涎腺炎症

1.病理与临床表现

涎腺炎症,其病因主要包括细菌性、病毒性及特异性感染,根据其病程可分为急性炎症、慢性炎症及复发性炎症。炎症多见于腮腺,其次为颌下腺,舌下腺很少见。

急性腮腺炎以流行性腮腺炎多见,单侧或双侧发病,流行病学、血液检查能够帮助鉴别。急性化脓性炎症少见,多发生于成年人,年老体弱者易于发病,主要发生于腮腺及颌下腺,以单侧为主。炎症急性发作时,局部疼痛,皮肤红肿,饮食时症状加剧,口腔内导管开口充血、肿胀,严重者可见脓液排出。涎腺结核极少见。

慢性腮腺炎分为阻塞性和复发性。慢性阻塞性腮腺炎,因腺导管结石、外伤或异物的梗阻而引起的。临床表现,梗阻侧腮腺反复发生肿痛,进餐时症状尤为明显,挤压腺体导管口,分泌物为黏稠性唾液或稀脓液。慢性复发性腮腺炎,以 5 岁以下儿童多见,既往有流行性腮腺炎病史。临床表现为局部肿胀、疼痛反复发作,年龄越小,发作次数越频繁,挤压腺体时,口腔内导管口分泌物异常。

慢性腮腺炎病理表现,腺体正常结构不清,腺泡不同程度变性、萎缩,腺体内小导管节段性狭窄或扩张,管周及间质炎症细胞浸润。

2.超声表现

(1)急性炎症:细菌性炎症以单侧多见,涎腺腺体中度至重度肿大,包膜不清晰,腺体实质回声不均匀,血供丰富。腺体实质出现含有点状回声漂浮的液性区,提示脓肿形成。脓肿单发多见,边界不规则,脓腔后方见声增强效应,腔内无血流信号显示。流行性腮腺炎,多为双侧腺体发病,双侧同时发生或先后发生。

(2)慢性炎症:涎腺腺体无明显肿大,边界不光滑,腺实质回声呈弥漫性增粗、不均匀,或表现为局灶性不均匀区,边界不清晰,腺体内血流信号轻度至中度增多。慢性阻塞性炎症,可见到腺导管扩张,或可见到结石的回声。

3.鉴别诊断

(1)流行性腮腺炎:应与急性细菌性腮腺炎相鉴别,流行病学、发病特征及血液检查有助于区别。

(2)慢性炎症:应与良性淋巴上皮病相鉴别,眼干、口干、鼻干等干燥综合征的特有症状有助于两者的鉴别。局灶性炎症,易与恶性肿瘤相混淆,病史及随访观察能够帮助鉴别。

五、涎腺结石

1.病理与临床表现

涎腺结石,腮腺少见(约占 10％),大多数发生于颌下腺(约占 80％),多见于中青年人。涎腺结石单发或多发,位于扩张的腺导管内,常伴发涎腺炎症。小结石可无症状,大结石阻塞时,唾液淤滞,引起局部胀痛,进餐时症状加重,容易反复发作。

2.超声表现

涎腺结石,以颌下腺多见,结石大多数为椭圆形,单发或多发。典型的结石表现为强回声团,后方伴声影,近端腺导管扩张。

3.鉴别诊断

涎腺结石应与腺体内钙化灶区别,结石位于腺导管内,伴有导管扩张,而钙化位于腺实质内或导管壁。

六、涎腺肥大

1.病理与临床表现

涎腺肥大为一种非炎性、非免疫性、非肿瘤性的涎腺良性病变,与肥胖、糖尿病、高血压及营养代谢异常等全身性疾病有关,以中老年人多见,主要发生于腮腺,颌下腺不多见。临床表现,涎腺肿大,形态无明显改变,呈无痛性、弥漫性及对称性肿大,导管口无红肿,分泌物无异常。

病理改变,涎腺腺泡体积增大,可达正常腺泡的2~3倍,导管系统多无明显改变,腺小体间质无炎症细胞浸润,主要为脂肪细胞沉积。

2.超声表现

(1)涎腺肥大多表现为腮腺双侧、对称性肿大,偶伴有颌下腺肿大。

(2)肿大的腮腺浅叶腺体边界清楚,深叶边界不清楚,颌下腺显示完整。

(3)腺体实质回声增强,分布均匀,腺导管不容易变小。

(4)CDFI,腺体内可见少量稀疏、点状血流信号分布。

3.鉴别诊断

涎腺肥大应与涎腺慢性炎症相区别,年龄、病史、症状及体征等有助于鉴别。

七、良性淋巴上皮病

1.病理与临床表现

良性淋巴上皮病又称舍格伦综合征或干燥综合征,为自身免疫性疾病。病理主要表现,早期淋巴细胞弥漫浸润涎腺实质(腺小叶),一般不越过小叶间的结缔组织,小叶内小导管扩张,腺小叶形态无明显改变;后期腺泡萎缩,甚至消失。可累及多对腺体。少数的良性淋巴上皮病可能发展为非霍奇金淋巴瘤。

临床上多见于中老年女性,主要表现为双侧腮腺无痛性肿大,大多数病例为弥漫性肿大,少数病例为不对称局灶性肿大。触诊,腺体质地较硬,表面不平。口腔干燥明显,可伴有眼干、鼻干等症状。

2.超声表现

(1)双侧腮腺弥漫性肿大,腺体内回声不均,可见散在小低回声灶,呈"网格样"分布。

(2)少数病灶表现为结节状、团块状,边界不清晰,内部回声不均匀。

(3)CDFI,大多数受累腺体内血流信号明显增多。

(4)颌下腺及舌下腺也可同时存在相应的超声表现。

3.鉴别诊断

良性淋巴上皮病应注意与慢性腮腺炎相鉴别,病史、症状等有助于鉴别。

八、涎腺囊肿

1.病理与临床表现

涎腺囊肿好发于舌下腺,腮腺、颌下腺少见。涎腺囊肿有以下几种类型。①潴留性黏液囊肿,囊壁有导管上皮衬里。腺导管发育异常、阻塞或狭窄使局部导管扩张而形成囊肿,囊内潴留黏液。②外渗性黏液囊肿,又称假性囊肿,囊壁主要成分是纤维结缔组织或肉芽组织。腺导管破裂,黏液外漏入组织间隙而形成此类囊肿。③淋巴上皮囊肿,囊壁内有丰富的淋巴组织,其组织发生来源尚不明确。

临床主要表现为局部无痛性肿块,质软,边界清楚。囊肿伴发感染时,肿块明显触痛。舌下腺囊肿多发生于青少年,可自行破溃,也易复发。

2.超声表现

(1)涎腺囊肿形态多呈圆形,少数呈哑铃形,如舌下腺外渗性黏液囊肿,其两端分别位于舌下区和颌下区。

(2)囊壁薄而清晰,边界清楚,囊壁及后方伴有声增强效应。

(3)囊内呈无回声或含有稀疏细点状回声。

(4)伴发感染时,囊壁增厚,囊内见密集细点状或絮状回声。

3.鉴别诊断

腮腺囊肿要注意与第一鳃裂囊肿区别,后者可伴有鳃裂瘘;舌下腺囊肿要注意与口底皮样囊肿区别,后者位于口底。涎腺囊肿含有密集细点状回声时,要注意与实性肿瘤区别。

九、涎腺多形性腺瘤

1.病理与临床表现

多形性腺瘤或称混合瘤是涎腺良性肿瘤中最常见的类型,好发于腮腺,其次为颌下腺,在舌下腺中罕见。混合瘤形态多呈圆形,大的瘤体也可呈分叶状,瘤体边界清晰,为纤维组织包绕。大多数的瘤体呈实性,由腺样上皮和间充质组织构成,有的瘤体呈囊性变,也可含有软骨样组织。

临床主要表现为局部无痛性、缓慢生长的肿块,多为单发。约5%的混合瘤可发展为恶性混合瘤。

2.超声表现

(1)大多数混合瘤的形态呈圆形或椭圆形,有的瘤体呈分叶状。

(2)瘤体边界清晰,瘤体后方组织可出现回声增强。

(3)瘤内回声多样性,可呈均质或不均质低回声,有的瘤内出现液性区或钙化灶。

(4)CDFI,大多数混合瘤内部,尤其体积大的瘤体常显示较丰富的血流信号,PW检测多为低阻动脉血流频谱。

3.鉴别诊断

多形性腺瘤要注意与乳头状淋巴囊腺瘤、恶性混合瘤相鉴别。恶性混合瘤边界不清楚,瘤内回声不均匀,伴有钙化点,瘤内动脉血流频谱为高速高阻型。

十、乳头状淋巴囊腺瘤

1.病理与临床表现

在涎腺良性肿瘤中,乳头状淋巴囊腺瘤(又称 Warthin 瘤)仅次于混合瘤,好发于腮腺,也可同时见于多个涎腺中。乳头状淋巴囊腺瘤起源于涎腺内上皮和淋巴组织,可呈多发性,瘤体形态呈圆形或椭圆形,有包膜。瘤体内呈囊实性,含有大小不等的囊腔,内含黏液样液体,囊壁有乳头状结构。

临床上,以中老年男性多见,肿块多发生于腮腺后下极,为无痛性生长,病程缓慢,质软,无压痛。

2.超声表现

(1)Warthin 瘤瘤体的形态多呈圆形或椭圆形,少数呈分叶状。

(2)瘤体边界清晰,瘤体后方可伴有声增强效应。

(3)瘤内内部多呈低回声,也可见到液性区呈分隔多灶性。

(4)肿瘤可呈多发性,单个腺体或多个腺体分布。

(5)CDFI,实性瘤体内可见到较丰富血流信号,以囊性为主的瘤体血供不丰富。

3.鉴别诊断

要注意与多形性腺瘤相鉴别,乳头状淋巴囊腺瘤的特点是瘤体呈多发性、囊实性,多个涎腺分布。

十一、涎腺恶性肿瘤

1.病理与临床表现

在涎腺恶性肿瘤中,黏液表皮样癌居首位,好发于腮腺;腺样囊性癌也较多见,但好发于颌下腺。黏液表皮样癌,肿瘤多无包膜,瘤内含有大小不等的囊腔,根据病理不同改变,可分为低度、中度和高度恶性,低度恶性黏液表皮样癌不易与良性肿瘤区别。腺样囊性癌,呈实性,常有出血灶。

临床表现为肿块生长缓慢,病程后期肿块质硬、触痛、界限不清。

2.超声表现

(1)恶性肿瘤,以单发为主,形态多呈不规则,边缘不清晰。

(2)黏液表皮样癌,以不均匀低回声多见,内可含有液性区,呈囊实性,后方可出现回声增强。

(3)腺样囊性癌,内部为不均匀低回声,后方常伴声衰减。

(4)瘤体内可见到丰富血流信号,PW 检测多为高速动脉血流频谱。

(5)可伴有同侧颈内静脉上段周围淋巴结肿瘤转移征象。

3.鉴别诊断

涎腺恶性肿瘤,根据其肿块的形态、边界、回声、血供及淋巴结是否肿大,可与良性肿瘤进行鉴别,但低度恶性肿瘤容易与良性肿瘤混淆。

十二、涎腺疾病超声技术进展

X线涎腺造影、超声检查、CT、MRI和核素^{99m}Tc等检查对涎腺疾病的诊断都有一定的价值,但目前应用较多的方法是超声检查,它在囊实性病变、炎症及结石等疾病的诊断较其他影像学检查更具优势。但也有不足之处,如超声检查容易发现涎腺主导管的扩张,而对小叶间导管、末梢导管的显示则不如X线造影检查。识别深部肿瘤与周围组织(尤其是骨组织)关系的能力逊于CT、MRI。三维超声断层成像技术(TUI)能够获得涎腺肿瘤全方位的多断层图像,有助于观察病灶边缘的浸润现象。超声造影提供了涎腺肿瘤内部更为敏感的血管灌注和分布的信息。超声引导下涎腺组织细针吸取细胞学检查,操作简单,有助于明确诊断,其符合率可达90%以上。但要注意的是,涎腺肿瘤的组织活检可能导致肿瘤沿切割针道种植性播散。

(钱若涵)

第三节　乳腺

乳腺作为最大的体表具有分泌功能的器官之一,具有性激素依赖性,在一生中受性激素的周期性变化的影响,表现为发育、退化等形态学变化。大量研究发现,近年来乳腺癌已经成为妇女恶性肿瘤的第一位,严重影响女性的心身健康,乳腺恶性肿瘤的早期发现和早期治疗已经成为我国医疗卫生工作的重要任务之一。

乳腺超声检查始于20世纪50年代,1951年Wild等应用脉冲法A型超声对乳腺组织及乳腺肿物进行探测。1972年Kossoff利用灰阶超声能清楚地显示乳腺正常及其病理结构的解剖特征。20世纪70年代后期我国开始在临床上应用实时超声检查乳腺疾病。随着超声技术的不断发展,目前已成为临床上重要的常规辅助检查方法之一。

一、乳腺的解剖

(一)乳腺的解剖

正常成年女性乳房为对称性的半球形,位于前胸廓相当于第2～6肋间水平。乳腺是汗腺组织的一种类型,内达胸骨旁,外至腋前线,外上方呈角状伸向腋窝的腺体组织称为Spence腋尾区,在乳癌根治切除时该结构具有重要意义,手术时的解剖分界包括上述范围。乳房中央前方突起为乳头,其周围色素沉着区为乳晕。

1.位置与形态

乳腺位于前胸壁两侧,相当于第2～6肋骨的浅筋膜浅层与深层,内侧为胸骨缘,外侧达腋前线或至腋中线,轮廓均匀,呈圆锥形,两侧大小相似。为定位需要,通过乳头中心做垂直线和水平线,再绕乳晕外做环行线,将乳房分为5个区,即外上象限、外下象限、内下象限、内上象限及乳晕区;此外还可以按时钟法结合与乳头的距离进行定位,协助临床手术。

2.乳管

乳腺导管系统为输乳管反复分支形成的树枝状的结构。直径一般为2.0～4.5mm,随导管分支逐渐变细,分支处直径略增大,95%以上的分支导管与上一级导管主轴延长线的夹角<90°,随分支变细,则夹角增大,甚至与上一级导管主轴线呈直角相交,这些结构特点有利于乳汁的分泌和排泄。

3.乳腺叶

乳腺系从大汗腺衍生而来的复管状腺,是乳腺组织独立的结构单位,由乳管、乳腺小叶及腺泡组成。成人的乳腺有15～20个乳管系统,每1个系统组成1个乳腺叶,腺叶之间具丰富的脂肪结缔组织,称为叶间结缔组织。乳管系统由乳头皮肤开口部起始向四周辐射,同时乳头区域还有2～3个皮脂腺。每个小叶有输乳管,管径为2～3mm,输乳管以乳头为中心呈放射状排列,在乳头的基底部呈壶腹样膨大,直径5～6mm,称为输乳窦。输乳窦在乳头尖端处再行变细,最后以点状开口于乳头;继乳窦之后为较窄的短管,而后为膨大的乳管壶腹,其后为大乳管,再分支为中小乳管,最后为末端乳管而与腺泡相通。每个乳腺含有15～20个呈轮辐状排列的腺叶、腺小叶及10～100个腺泡;腺叶之间、腺叶与腺泡之间均有结缔组织间隔。腺叶间上连皮肤与浅筋膜浅层,下连浅筋膜深层的纤维束称为乳腺悬韧带,又称为库珀(Cooper)韧带,使乳腺保持一定的活动度,各腺小叶内与腺泡相通的乳管向乳头方向汇集,形成腺叶乳管,逐渐增大,形成壶腹,再分成6～8个开口于乳头表面;大乳管形成壶腹的膨大处,是导管内乳头状癌的好发部位。乳管内衬有上皮细胞,其基底层(生发层)明显增生时,可形成不同的病变,如囊性增生病和导管癌等。

(二)乳腺血管分布

分布于乳腺的动脉主要包括胸肩峰动脉、胸外侧动脉、乳腺动脉、胸廓内动脉、肋间动脉穿支等。

1.胸肩峰动脉

多起自腋动脉,行走于胸小肌后方;少部分行走于胸小肌上缘,穿锁胸筋膜或胸小肌后即分出数支肌支行于胸大、小肌之间,除供应胸大、小肌外,并分出乳腺支供应乳腺深面组织。

2.胸外侧动脉

位于胸小肌深面、胸肩峰动脉起点下方,起自腋动脉,向外下紧贴胸壁前锯肌表面,沿胸小肌下缘向下,止于胸小肌的胸壁起点附近后侧,供应胸小肌、前锯肌等胸壁肌肉和皮肤以及乳腺外侧部分。

3.乳腺动脉

起自肩胛下动脉起点上方、胸外侧动脉起点的下方,由腋动脉发出,向内、下、前方向进入乳腺的外上方,供应该区域的乳腺。

4.胸廓内动脉、肋间动脉穿支

胸廓内动脉起源于锁骨下动脉,行于肋软骨后方,壁层胸膜前,一般距胸骨缘1.0～1.5cm,其中在第1～4肋间有穿支穿肋间肌、胸大肌后支配乳腺内侧乳腺组织。肋间动脉的穿支在第 2～4 肋间较明显,其穿出点位于胸廓内动脉穿出点的外侧 2～3cm,支配乳腺胸肌及乳腺,由于其分支细小,对乳腺的血供意义不大,在乳腺癌根治术时注意结扎之,以免术后出血。乳腺内侧的血供主要来源于胸廓内动脉和肋间动脉穿支。

5.乳腺的静脉回流

为乳腺癌血行转移的最重要途径。在乳腺皮下浅筋膜浅层存在着丰富的乳腺静脉网,分为横向和纵向两种。横向的静脉网汇合向内形成胸廓内静脉穿支,伴随胸廓内动脉穿支穿胸大小肌、肋间肌注入胸廓内静脉,后者与同名动脉伴行。乳腺的纵向浅静脉向上与颈根部的浅静脉相交通,可注入颈前静脉。

腋静脉的属支包括胸肩峰静脉、胸外侧静脉、乳腺静脉、肩胛下静脉等,与同名动脉相伴行,引流乳腺上、外侧的静脉血。与肋间动脉穿支伴行的为同名静脉,引流乳腺深部的血液回流,向内注入肋间静脉,进而注入奇静脉或半奇静脉,后二者与椎静脉相交通,乳腺癌细胞可经此途径较容易地进入椎静脉系统,从而引起椎骨、颅骨以及盆骨等的转移。

(三)乳腺的淋巴结和淋巴引流

乳腺的淋巴系由皮肤和乳腺小叶间的浅、深两层淋巴管网和淋巴管丛所组成。浅层向乳头、乳晕下集中,而后再经毛细淋巴管注入深层淋巴管网。在胸前壁和外侧壁呈扇形分布,集中走向腋窝,并注入腋淋巴结。

1.乳腺内部淋巴回流

乳腺表面皮肤的淋巴引流类似机体其他部位的皮肤,由浅层和深层淋巴管网组成。浅层的毛细淋巴管网位于真皮下层,无瓣膜;乳腺组织内淋巴构成深层淋巴管网,含瓣膜,与浅层相比较,其疏松且管径较粗,在乳头和乳晕下方形成相对致密的网状结构,称为乳晕下淋巴管丛。乳腺内的淋巴管起源于小叶周围,与各级导管相伴行,与乳腺的各级导管结构不同的是淋巴管之间相互吻合成网状,并汇集成集合淋巴管,乳腺实质内的淋巴管网与乳晕下淋巴管丛相交通,集合淋巴管可能伴随深静脉汇入相应的淋巴结。

2.乳腺外部的淋巴回流

乳腺外的淋巴引流区在生理状态下主要包括两大部分,即腋淋巴结区和乳内淋巴结区,一般认为约 75% 的乳腺淋巴液流向腋淋巴结区,而约 25% 的乳腺淋巴液流向乳内淋巴结区。

3.腋淋巴结解剖学分群

(1)外侧群淋巴结:沿腋静脉内侧排列的腋淋巴结,又称腋静脉淋巴结,乳腺癌手术清扫该组淋巴结时不需打开腋鞘,可有效地避免术后上肢水肿。

(2)前群淋巴结:位于前锯肌表面、胸小肌下缘,沿胸外侧动、静脉分布,又称胸肌淋巴结。

(3)后群淋巴结:位于肩胛下动、静脉及胸背神经周围,又称为肩胛下淋巴结,在清扫该群淋巴结时注意避免损伤胸背神经及肩胛下动、静脉,结扎切断肩胛下血管的乳腺支,以避免术后出血。

(4)中央群淋巴结:位于腋窝中央的脂肪组织内,是临床体检最易发现的淋巴结群,当上肢内收放松时,可以触及该群淋巴结,本组是腋淋巴结中最大、数目最多的。

(5)尖群淋巴结:位于锁骨下肌下内方、胸小肌上缘及内侧、胸锁筋膜深面、Haslted 韧带外侧,沿腋静脉排列,其所处的位置是腋窝的顶端,因其又位于锁骨下,故又称锁骨下淋巴结,是乳腺癌根治术时必须清除的淋巴结,与锁骨上淋巴结相交通。

(6)胸肌间淋巴结位于胸大、小肌之间的血管周围的脂肪内,沿胸肩峰血管肌支分布,又称为 Rotter's 淋巴结。

根据解剖学对腋淋巴结分群在手术时淋巴结的清扫中具有指导意义,各群淋巴结之间有着丰富的淋巴干相连接,任何一群淋巴结受累及均可以汇集到尖群淋巴结,而尖群淋巴结与锁骨上淋巴结、纵隔淋巴结相交通,其淋巴液可直接注入颈内静脉或锁骨下静脉,引发锁骨上、纵隔淋巴结转移或血行播散。但该分群方法不适用病理科医师,因无法在标本上进行淋巴结定位,故解剖学分群的临床意义受到限制。

从乳腺癌的转移特征和病理学角度出发,腋窝淋巴结分群目前较为容易接受并能应用的是以胸小肌为标志三群腋淋巴结。Ⅰ组或称下群:胸小肌下缘的所有腋淋巴结。Ⅱ组或中群:胸小肌上、下缘之间的淋巴结,包括胸小肌深面和胸大小肌之间的淋巴结。Ⅲ组或称为上群:胸小肌上缘的腋淋巴结。

二、乳腺的发育

乳房的发育特别是女性一生具有较大变化,受许多因素的影响,如胚胎发育的过程,内分泌、脂肪的代谢和分布,皮肤质量和长时间重力效应等。按照女性乳房的发育过程,可以分为胚胎期、幼儿期、青春期、生育年龄期(成年期)、妊娠期、哺乳期和老年期。不同时期乳房的形态不同,这种变化是延续的、有规律的,主要受内分泌激素的调节影响。

(一)胚胎期

胚胎期是乳腺形成和发育的第一阶段,由外胚层分化形成。胚胎第6周,外胚层上出现乳腺生发线,简称乳线。乳线位于胚胎躯干前壁两侧,由外胚层细胞局部增殖、变厚,形成嵴状的乳房始基,乳房始基由4~5层移行上皮细胞构成,其深层即为富于腺管的间胚中细胞。妊娠第9周,乳线的上 1/3 和下 1/3 乳房始基开始退化,仅保留位于胸部 1/3 继续发育,首先外胚叶细胞层向其深层的中胚叶细胞下陷形成凹状结构,表皮的基底细胞也随着增生而同时下降,形成乳芽,并参与两侧乳房发育。妊娠第 3 个月,乳芽近端形成小叶芽,即乳腺腺泡的原始结构,乳芽远端发育成乳管和乳头。胎儿时期和出生后,甚至青春期前这种结构基本不发生变化。如果在胚胎期乳线上下部分未完全退化,可形成正常部位以外的乳腺组织,即副乳,副乳可以有 1 个或者是多个。如果胚胎期乳线全部退化或者一侧全部退化,则表现为先天性乳房缺失或单侧乳房缺失。

(二)幼儿期

胎儿出生后进入婴幼儿期,胎儿时期由于受母体的性腺和胎盘产生的性激素影响,乳房有一定程度的发育和生理性活动。出生时无论男女,乳房均可略隆起,并可触及 1~2cm 大的结节,挤压乳头时可见乳汁样分泌物,称为巫乳,一般在出生后 2~3 天出现,1~3 周逐渐消失,随后乳腺进入幼儿期的相对静止状态。在 10 岁左右,女孩在下丘脑部和脑垂体的激素分泌量逐渐增加,刺激卵泡发育并分泌性激素,为青春期的发育做好准备。

（三）青春期

青春期是乳腺发育最重要的时期,受性激素等影响,男女乳房发育出现明显区别。女性随着下丘脑和脑垂体促性腺激素的分泌量增加,导致卵巢内卵泡周期性发育和生长,从而引起女性体内性激素的周期性变化,在雌激素的作用下,内、外生殖器官不断发育、增大,女性第二征象也相继出现,如腋毛和阴毛出现,脂肪分布于肩、胸、臀部而形成女性体态。乳房在性激素和垂体激素的作用下,乳腺小叶细胞增生和小叶不断形成,乳腺组织不断丰满,乳头、乳晕也相继增大,且色泽逐渐加深。进入青春期大约1年,整个乳房呈盘状,一般青春期3～5年,在青春期末,也就是月经开始时,乳房的发育趋于完善,形状大多数呈半球形。此时的乳房皮下纤维、脂肪组织大量增加;乳管周围纤维组织增生,血管增多;乳管延长、扩张,并不断形成完全分支,但腺小叶尚未完全形成。男性乳腺的青春期发育开始晚于女性,发育程度也不甚规则,多数男性表现为乳房较前略突出,乳头下面可触及腺纤维组织形成的小结节,质地较硬,有轻触痛,一般在1～1.5年逐渐消失,否则可形成男性乳房肥大。

（四）生育年龄期（成年期）

成年期乳腺（又称为性成熟期乳腺）的变化特点为组织结构已经形成,但随月经周期和性激素的变化,乳腺组织也发生相应的变化,并且该期内还包括妊娠期和哺乳期。未孕女性的乳腺同样有周期性变化。

成年未孕女性月经周期中由于垂体、肾上腺和卵巢的正常生理变化,乳腺在雌激素和孕激素的作用下,乳房发育与子宫内膜一样,呈现周期性变化,可分为增生期与月经期。

增生期:对应的是月经干净至下次月经来潮之前的时期,表现为卵巢内卵泡生长、成熟、排卵和黄体的形成、萎缩。性激素的升高、达峰和降低的周期变化,引起乳腺的乳管扩张,上皮细胞肥大增生,以乳管末端为明显,乳管周围有淋巴细胞浸润、纤维增生和间质水肿。整个乳房的变化为体积较前增大,尤其至月经前期,乳房变硬,部分可有发胀感,少数可触及乳房内的小结节,并有疼痛和压痛。月经后症状消失或减轻,并逐渐恢复。

月经期:为月经来潮到月经干净的时间段。受低水平性激素影响,表现为乳腺的乳管末端和腺小叶的显著缩小,乳管收缩、上皮细胞萎缩、管周围纤维减少和淋巴细胞浸润减少。无论乳腺增生程度如何,增生期出现的乳房症状在此期内一般均可消失。

乳腺组织随月经周期变化而有增生或缩小,为本时期乳房的最大特点。

（五）妊娠期

妊娠后卵巢不再发生周期性变化,但妊娠黄体的持续存在,为孕妇体内提供大量的性激素,妊娠3个月后妇女体内的性激素和作用于乳腺的相关激素基本上由胎盘产生。一般妊娠5～6周时,乳房开始逐渐增大和明显充血,孕妇常自觉乳房发胀或刺痛,乳房表面的浅静脉明显可见。妊娠前半期乳房增大最为明显。乳管末端小叶融合成大叶,管腔扩张成腺泡,上皮细胞呈立方形,细胞内出现脂肪小滴;以后大叶扩展,腺泡逐渐扩大,其内分泌物增多,乳管周围纤维因受压而大部分消失,代之以较多毛细血管,乳管内亦由分泌物充填。腺泡增生致乳房变韧。乳头增大、着色,易勃起。乳晕着色,乳晕上的皮脂腺肥大,形成散在的小隆起,称为蒙氏结节。如果妊娠期乳腺中的乳管末端未充分发展成乳腺小叶,在哺乳期将会出现乳汁不足。

（六）哺乳期

胎儿娩出后乳腺进入哺乳期,受体内性激素减少和催乳素等分娩变化的影响,乳汁开始分泌。产后2～3天时乳腺腺叶细胞高度增生肥大,腺泡上皮排列成单行,其内充满乳汁,乳管周围纤维组织几乎消失,代之为毛细血管,腺泡和乳管普遍扩张,内储乳汁和细胞脱落物。腺小叶增生、发育。哺乳期后期,随断乳的情况变化乳腺改变各不相同。如产后不哺乳,乳管内压力渐高,乳管扩张,压迫管壁和乳腺小叶,导致乳腺结构发生退化性改变,以致乳房复原后其体积小于妊娠前的水平。若产后哺乳,则乳汁持续分泌,其分泌期长短不一,一般在分娩后 8 个月左右乳汁分泌开始逐渐减少,乳腺开始退化,此时断乳很快就停止泌乳,并且乳腺复原后体积影响不大,但也有学者发现有些人较妊娠前乳房体积增大,原因是妊娠前一些静止的腺小叶在哺乳期得以充分发育的缘故。若泌乳减少后仍坚持哺乳,则对乳腺组织消耗较大,特别是不规则哺乳的妇女,会使乳房松弛下垂,原因是乳腺基质中的纤维组织增生小叶消耗。一般而言,断乳后数月乳房的形态即可完全复原。

（七）老年退化期

女性乳房进入成年后期,其腺体内脂肪渐增多,而乳腺小叶和乳管等腺结构逐渐减少或萎缩,乳腺组织周围的纤维组织增生且较为致密,这种变化的程度与分娩的次数多少有关,分娩次数少或未分娩者变化较轻且晚。由于脂肪的沉积以及乳房皮肤的松弛,乳房逐渐下垂,并随着年龄的增加而越发明显。进入老年期,由于机体内分泌的变化,乳腺结构也相应发生变化,乳管周围的纤维增多,并可出现钙化,小乳管和血管逐渐硬化而闭塞,乳房内仅仅充满了纤维和脂肪组织。肥胖者以脂肪居多,瘦者以纤维组织居多,乳房瘦小而干瘪,腺体组织逐渐萎缩而减少,乳腺形态变形、变薄。

三、正常乳腺的超声表现

乳腺超声检查技术经过半个世纪的发展,已经发生了巨大变化,从早期低频探头发展到现在的高频探头,从需要水囊作为介质到目前直接放置乳腺表面进行检查,而且图像质量和成像速度等均明显提高,并且不断有新的技术(如三维超声、弹性超声和超声造影)应用在临床诊断中,而且超声也广泛应用在临床治疗目的中(如介入超声、术前定位等),从而在临床诊断和治疗中具有不可替代的价值。

（一）乳腺超声设备和检查要求

乳腺位于胸前壁皮下,距离表皮较浅,超声检查时不需要超声过大的穿透能力,故可以使用相对频率较高的超声波,从而提高图像的空间分辨力,相对而言,乳腺结构随时间分辨力的不同其变化不大,因此,不需要时间分辨力过高。乳腺超声检查时的要求有以下几点。

1.超声探头频率要求

在保证穿透深度所需的前提下,尽可能使用高频。目前临床常用的探头频率范围为5～17MHz,宽频探头使得近区使用更加高的频率,远区应用相对低的频率,从而保证图像近区的分辨力和远区图像的穿透力,探头宽度一般为 38～50mm。

2.深度要求

最深以显示胸大肌筋膜为准。

3.增益和 TCG 条件

通过增益和 TCG 调节,图像明暗适中,结构层次清晰显示。

4.检查时患者体位

取仰卧位或者对侧斜卧位(如果乳腺过大,倒向同侧,则身体向对侧倾斜),检查侧手臂尽量上抬、外展抱头,充分暴露乳腺及同侧腋下。

5.探头扫查方式

以乳头为中心,进行360°的钟表指针样旋转或探头自上而下、自左而右在乳腺表面的矩形范围内移动扫查全部乳腺。扫查区域应当存在重叠,并且包括乳晕和腋下。

6.彩色超声和多普勒超声

当发现病灶或可疑区域时,可以启动彩色超声观察相应区域的血流信号存在情况,彩色超声检查时应选择合适的彩色超声频率、增益和敏感性,以便能显示低速血流信号。彩色超声检测到血流信号存在时,可利用多普勒超声测量血流动力学参数,从而间接判断血流速度、血流量等信息。

7.超声新技术

(1)三维成像:三维超声是利用计算机技术对二维图像的立体重建,从而为超声医师提供具有空间关系的超声图像,并可以在计算机帮助下完成体积的测量。三维超声联合彩色(或能量)超声可观察组织内部血管的分布、走向等,同时可以提供常规二维平面不能获得的冠状面。在冠状面上,最大的特征肿块周边产生汇聚现象,类似于星芒或者太阳,国内外不同学者称为"汇聚征"或者"太阳征"。

(2)弹性成像:该技术检测的是组织的软硬度,通过测量不同组织的弹性(硬度)从而评估可能的组织成分,为鉴别良、恶性肿瘤提供不同于传统超声的信息。多数研究数据显示,恶性肿瘤的硬度较高。但是由于不同仪器的不同设定,目前弹性成像没有统一的标准,而且第一代弹性成像技术以外力作为弹性源,因而会受到操作者的主观影响。第二代弹性成像采取了内源性的加压,但是尚未形成一致的认识。

(3)造影增强成像:超声造影技术为利用微泡造影剂增加血管内超声波的非线性回波信号进行成像,在肝病的诊断和鉴别中已经广泛应用并达到临床的认可。由于超声造影剂适用的频率段相对低,在高频的乳腺超声检查中的应用价值仍在探索中。国内外文献报道,超声造影技术在乳腺良、恶性疾病的鉴别中有一定的帮助,但由于文献报道差别较大,目前仍缺乏公认的诊断标准,需要临床进一步的研究和验证。

(二)乳腺超声检查指征

1.诊断目的

(1)可扪及的乳房肿块。

(2)放射学(钼靶)发现为致密的乳房者。

(3)乳腺 X 线图像上不能确定病变是否存在者。

(4)有乳腺 X 线检查禁忌时(如妊娠、哺乳和<30 岁)的可疑病变。

2.介入治疗目的

(1)超声引导下囊肿穿刺和抽吸。

（2）实质性肿块的细针抽吸和活检手术。

（3）术前或者术中进行乳腺癌的定位引导切除。

（4）前哨淋巴结活检和瘤旁注射。

3.术后随访

（1）乳房切除术或者肿块切除术后肿胀的术后诊断和随访。

（2）乳房切除术后胸壁上结节性质的评判。

（3）术后血肿和积液的诊断、治疗及随访。

（4）假体随访（如渗漏）。

（三）乳腺检查的手法和测量

病灶的测量应该选取最大径线的切面进行，然后取与之垂直的最大切面上进行二次测量，从而获取病灶的相互垂直的3条最大径线。肿块边界清晰时按照边界测量，肿块边界模糊时，测量的范围应包括肿块的边缘部分和周边的声晕，但是声晕不一定包含肿瘤细胞，可能仅是结缔组织反应性增生，或者是纤维腺体实质组织的压缩，但是应当作为肿块的边界部分一并测量。测量时应注意在第一个最大平面上测量平行皮肤的最大径线和垂直皮肤的最大径线，另一最大平面上测量第3条径线，同样为平行皮肤测量。

（四）正常乳腺组织超声图像特征

正常乳腺的声像图由浅入深依次为以下几层。

1.皮肤

呈带状强回声，厚度2～3mm，边缘光滑、整齐。

2.浅筋膜和皮下脂肪

浅筋膜呈线状高回声，脂肪组织呈低回声，由条索状高回声分隔，边界欠清。

3.乳腺腺体

因人而异，厚薄不一，通常厚度为1.0～1.5cm，由腺叶、小叶、腺泡、导管及脂肪等组成。在老年人可萎缩至仅3mm，腺体呈中高回声，其间夹杂有低回声，排列较整齐。腺体与皮肤间有三角形的中强回声韧带，称为库珀韧带，其后方回声可衰减；深筋膜：筋膜呈线状高回声，光滑、整齐，筋膜间脂肪呈低回声；胸肌及肋骨：胸肌为梭形的均质低回声区，肋骨为弧形强回声，其后方衰减为声影。整体的乳腺超声表现有均匀和不均匀两种，均匀的乳腺在声像图上表现为连续一致的脂肪、韧带、纤维及腺体组织回声，从乳头、乳晕至周边组织腺体逐渐变薄。乳腺的不均匀可以表现为局部性或者弥散性，声像图表现为腺体不规律的增厚、回声的增强或者减弱等。

4.乳腺后方组织

主要包括胸前壁肌肉和筋膜，超声图像上表现为肌肉的低回声和筋膜的高回声；体型瘦小时可以显示肋骨回声，尤其肋骨的横断面上呈前方的弧形强回声、中间的弱回声伴后方声影；肋骨回声往往表现为规律排列以及平行肋骨扫查时呈长条状，从而可以和乳腺或前胸部占位区别。

四、乳腺增生症

乳腺增生症是指乳腺上皮和纤维组织增生，乳腺组织导管和乳小叶在结构上的退行性病变及进行性结缔组织的生长。其主要发病原因为内分泌激素失调。乳腺增生症是女性最常见的乳房疾病,其发病率占乳腺疾病的首位。近些年来该病发病率呈逐年上升的趋势,年龄也越来越低龄化。据调查,有 70%～80% 的女性都有不同程度的乳腺增生,多见于 25～45 岁的女性。乳腺增生症主要分为单纯性乳腺增生(乳痛症)、乳腺腺病、乳腺囊性增生、乳腺腺瘤样增生。

(一)病理与临床表现

乳房的不同部位单发或多发地生长一些肿块,质地柔软,边界不清,可活动,常伴有不同程度的疼痛。尤其在月经前、劳累后或是生气(中医称气郁)等情绪波动时,肿块增大,疼痛加重,而在月经后肿块明显缩小,疼痛减轻。疼痛一般是胀痛,很少有刺痛感。应该提醒的是,乳腺增生有转变为乳腺癌的可能,所以如果患乳腺增生时间较长者则应去医院检查,以便及时诊断和治疗。

(二)超声表现

1.单纯性乳腺增生(乳痛症)

超声显示腺体小叶增大、增厚,排列规律,回声光点较强但很均匀(图 10-3-1)。如果合并有癌肿块,可见到在增厚的腺体内有异常的低回声区,形状不规则,内部回声不均匀。如果肿块<0.5cm,和增生组织混杂,无明显边界,难以区分是肿瘤还是增生的结节。当腺体致密、结构紊乱时,其超声灰度反差明显,肿块容易显示。

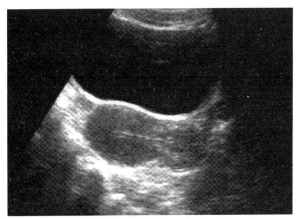

图 10-3-1 乳腺小叶增生

2.乳腺硬化性腺病

常在乳腺内有界限不清的硬结,体积较小,临床上常难以与乳腺癌相区别。超声表现为腺体致密,结构紊乱,灰度反差明显,无明显包块,易与乳腺癌鉴别。

3.乳腺囊性增生病

两侧乳房同时或先后发生多个大小不等的结节,多呈圆形,质韧,与周围组织界限不甚清楚,但与皮肤或胸大肌不粘连(图 10-3-2)。平时乳房胀痛,月经来潮前 3～4 天疼痛加剧,但月经一来潮,疼痛立即减轻。有学者认为,本病与卵巢功能失调有关。其病程长,增生结节呈间歇性发展。声像图表现:两侧乳房增大,但边界光滑、完整;腺体增厚,结构紊乱,回声分布不均,呈粗大光点及光斑;如有囊性扩张,腺体之间可见大小不等、边缘明显的无回声反射区,其后壁回声增强,为乳腺管扩张,体积以数毫米至 2cm 不等,极少数可更大,形状较规则。

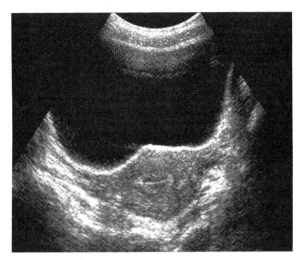

图 10-3-2　乳腺囊性增生

4.纤维腺瘤样增生

纤维腺瘤样增生是由间质、腺泡或导管周围不同程度的纤维组织增生、细胞成分较少的玻璃样变性的纤维组织所形成的瘤样肿块。声像图表现为单个或多个均匀或欠均匀的低回声实质性肿块，周边规则或不均匀，与四周较强回声的乳腺组织形成清楚的边界，无包膜，后方可伴声影，易误诊为乳腺纤维瘤。

（三）鉴别诊断

1.B 超检查

因其便捷、经济、无创、无痛等优点，成为临床上较常用的检查手段，随着超声影像的发展及高频超声的应用，大大提高了超声的分辨率，能够发现乳腺内的微小病灶，尤其对囊性和实性肿瘤的鉴别，是其他影像学难以取代的。

2.乳腺 X 线检查

乳腺 X 线检查是发现早期癌和微小癌的重要手段，但不必要在短时间内反复检查，尤其是青春期、妊娠哺乳期的乳腺对 X 线敏感，过度暴露会增加乳腺癌的发病率。一般在 30 岁之前至少应该行 1 次钼靶检查，30～40 岁每 2～3 年检查 1 次，40 岁以后 1～2 年检查 1 次。对于微钙化的检查是别的影像检查不能比拟的。

3.乳腺核磁检查

乳腺核磁检查敏感性很高，特异性中等。因其价格相对较高，检查时间长，空间相对狭小、密闭，所以目前尚未普及。其对于乳腺 X 线加超声检查阴性的微小乳腺癌、术后的复查、假体植入或注射丰胸乳腺的检查、乳头溢液、高危人群的筛查等方面有很大的优势。

五、乳腺导管扩张症

乳腺导管扩张症是由于乳晕周围的导管阻塞，引流不畅、停滞，继而乳腺导管扩张，导管周围出现无菌性炎症。本病的确切病因尚不明确，多发生于中年妇女，往往有哺乳困难史。

（一）病理与临床表现

临床表现为乳晕区曾有过急性炎症，消退后反复发作，乳晕处可扪及硬结，有粘连，反复溢液,长期存在可达数月至数年。多数伴有乳头发育不良或乳头畸形,像乳头内翻、乳头分裂、乳头扁平等,继发细菌感染,形成瘘管,很难愈合。同侧腋窝淋巴结可肿大、质软、有触痛。

（二）超声表现

(1)乳晕下导管扩张,形成低回声区,呈不规则,有时管腔内可见细弱回声,透声性差,后方回声不增强,往往轻度衰减。

(2)病灶位置表浅,常累及皮下脂肪达到皮肤。

(3)CDFI 低回声区内多见点状血流信号,检出率达 100%,血流多位于病灶的中心处。血流速峰值(PSV)在 17cm/s 左右,阻力指数(RI)<0.70。

（三）鉴别诊断

(1)本病急性发作期应与急性乳腺炎(图 10-3-3、图 10-3-4)、乳腺脓肿相鉴别。后者有红、肿、热、痛现象。炎性肿块边界欠清晰,内部回声增强,分布不均匀。脓肿形成期,边缘增厚、不光滑,回声增强,界限不清,内部为不均质回声区,其中有散在光点及分隔光带。

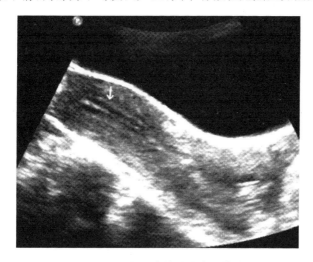

图 10-3-3　浆细胞性乳腺炎二维图

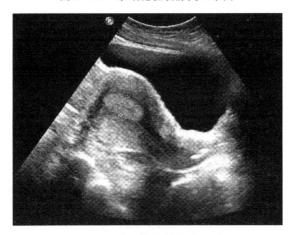

图 10-3-4　浆细胞性乳腺炎血流图

(2)本病应与乳腺癌相鉴别,后者无急性炎症史,肿块多发生于外上象限,逐渐增多并无反复发作等,据此可加以鉴别。

(3)本病应与纤维腺瘤相鉴别,后者可活动,无炎症,可发生于任何部位。

六、乳腺炎

乳腺炎是指乳腺的急性化脓性感染,是产褥期的常见病,是引起产后发热的原因之一,最常见于哺乳妇女,尤其是初产妇。哺乳期的任何时间均可发生,而哺乳的开始最为常见,产后由于金黄色葡萄球菌的感染而引起急性乳腺炎,如治疗不当或反复感染,可形成慢性化脓性乳腺炎,炎症周围结缔组织增生、增厚,形成肿块。

(一)病理与临床表现

1.初起阶段

初起常有乳头皲裂,哺乳时感觉乳头刺痛,伴有乳汁郁积不畅或结块。继而乳房局部肿胀、疼痛,结块或有或无,伴有压痛,皮色不红或微红,皮肤不热或微热。全身症状不明显,或伴有恶寒、发热、胸闷、头痛、烦躁,容易发脾气,食欲缺乏。

2.成脓阶段

患乳肿块不消或逐渐增大,局部疼痛加重,或有搏动性疼痛,甚至持续性剧烈疼痛,伴有明显的触痛,皮色红,皮肤灼热,并有壮热不退,口渴思饮,恶心厌食,同侧腋窝淋巴结肿大、压痛。至乳房红、肿、热、痛第 10 天左右,乳房肿块中央渐渐变软,按之应指,有波动感,局部漫肿发热,压痛明显,穿刺抽吸有脓液,有时脓液可从乳窍中流出,全身症状加剧。

3.溃后阶段

当急性脓肿成熟时,可自行破溃出脓,或通过手术切开排脓。若脓出通畅,则局部肿消痛减,发热、怕冷症状消失,疮口逐渐愈合。若溃后脓出不畅,肿势不消,疼痛不减,身热不退,可能形成袋脓,或脓液波及其他乳络形成传囊乳痈。亦有溃后乳汁从疮口溢出,久治不愈,形成乳漏。

(二)超声表现

(1)在炎性肿块上检查时,肿块边缘局部增厚,边界不十分清楚,但回声增强。探头挤压肿块时,局部有压痛。

(2)内部回声增强,但分布不均匀。

(3)如形成脓肿时,内部呈不均质的无回声区,但边界增厚而不光滑。

(4)慢性炎症或脓肿液化不全时,内部可呈现不均质的光点或光团。

(5)CDFI 显示:肿块周围及内部呈点状散在血流信号(图 10-3-5)。

(三)鉴别诊断

1.与乳腺癌相鉴别

除参照临床症状及体征进行鉴别外,声像图示乳腺癌为低回声衰减肿块,边界不整,常有浸润。有时两者的声像表现很相似,难以区分。

2.与乳腺囊肿相鉴别

后者边界光滑、壁薄,内部呈均匀的无回声区。

3.与乳腺导管扩张症相鉴别

后者无红、肿、痛症状,但超声显示导管扩张。

4.与乳腺结核相鉴别

后者病程长,症状轻,应结合全身结核改变来鉴别。

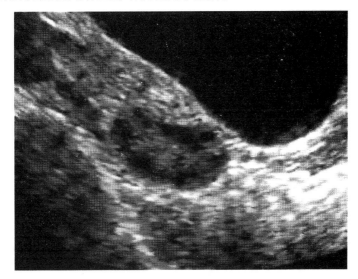

图 10-3-5 浆细胞性乳腺炎

七、乳腺纤维瘤

(一)病理与临床表现

1.病理

肿瘤常有完整的包膜,腺管成分多,呈浅红色,质地较软。纤维组织成分为主者,呈灰白色,质地较硬。随着病程延长,纤维组织成分内可含有钙化灶。

2.临床表现

在临床上乳腺纤维瘤是常见的女性良性肿瘤,占乳腺肿瘤的第三位,多见于青年及中年妇女。单发性多见,多位于乳房的外上方,扪及肿瘤边界光滑,呈圆形或椭圆形,活动度大,质地坚韧。绝经后妇女较少见,有学者认为与女性雌激素有关。

(二)超声表现

1.二维声像图

应用超声显像检查肿瘤大多数呈圆形或椭圆形,肿瘤体积在 $3cm^3$ 左右,大者可达 $10cm^3$,有囊性变时,可以出现液性暗区,后方回声略增强。边界光滑、完整,与周围组织有明显界面,可活动。肿块内部回声为密集光点,略暗,淡回声,分布均匀,形态规则。

2.彩色多普勒超声

在彩色多普勒超声显像中可见大多数纤维瘤肿块内血流少或测不到,有时仅见稀少、微弱血流,当肿块较大时,在病变周边可见条状血流,亦可见血流环绕在瘤体外缘,低流速,RI值偏低。

乳腺巨大纤维瘤,由于血供较多,彩色多普勒超声表现为内部及周边较丰富的动静脉血流,甚至形成"彩球状"。肿瘤较大,如压迫血管,会形成高速血流,血流速度增快。

3.脉冲多普勒超声

应用彩色多普勒超声显像技术可见纤维瘤内血管一般为低速低阻型,RI＜0.70。有学者认为,肿瘤血管最低血流速度与最高血流速度之比＞0.38时,纤维瘤可能性大。

也有学者认为,当肿瘤＞2cm,而收缩期峰速度低于12cm/s时,良性肿瘤的可能性更大,个别较大的纤维瘤也可出现流速较高的血流信号。

八、乳管内乳头状瘤

好发于40～50岁女性,约75％的病例发生在大乳管近乳头的膨大部分。瘤体较小,带蒂并有许多绒毛,血管丰富且壁薄、质脆,极易出血。

(一)病理与临床表现

最常见症状为乳头溢液或血性溢液,通常为白色或鲜红色,由于病灶较小,临床触诊不易扪及肿块。多因偶然中发现内衣血迹而就医。如在乳晕区内扪及质软、可被推动的肿块,轻按可从乳头排出血性溢液,则多可诊断。一般无其他症状(如疼痛),偶可因肿瘤阻塞乳管而出现疼痛,一旦积血排出,疼痛可消失并可反复。

(二)超声表现

早期病灶较小时超声图像常无改变或仅表现为乳腺组织增生改变,乳管内有液体聚集时可发现乳管扩张,一般内径在2mm左右,但一旦液体排出,超声多不能发现扩张乳管。如果发现乳管扩张,超声应仔细检查扩张乳管壁是否光滑,当有乳头状瘤存在时,可以发现扩张乳管内低回声或等回声乳头状突出,与乳管壁相连,内部回声较为均匀,血流往往难以显示。较多病灶时,常规超声检查可以在乳头附近发现低或等回声结节状结构,边境清晰,形态规则,内部回声尚均匀,后方无声影,CDFI可以在内部发现点状血流信号,可同时伴导管扩张,从而形成囊实性混合结构。探头挤压时可见乳头内液体溢出。

乳管内乳头状瘤属良性肿瘤,但6％～8％的病例可发生恶变,当出现乳头溢液(血),超声未发现改变,可选择X线钼靶乳导管造影检查,乳管镜检查对明确病变部位也有一定的帮助。

九、乳腺癌

绝大多数乳房的恶性肿瘤来源于乳腺的上皮组织(导管和小叶),极少数可来源于非上皮组织(肉瘤)。乳腺癌的发病率及病死率在世界上有较为明显的地域性差异,以西方国家发病率为高,我国近年来乳腺癌的发病率逐年升高,已经成为女性恶性肿瘤的首位,尤其大城市(北京、上海)发病率高达80/10万以上。乳腺癌常发生于50岁左右的妇女,20岁以前很少见。患者女性亲属中乳腺癌的发病率高于常人2～3倍。半数以上发生于乳腺外上象限,其次为乳腺中央区和内上象限。

(一)病理与临床表现

1.病因

乳腺癌的病因尚不能完全明了。多数学者认为,绝经前后雌激素是刺激发生乳腺癌的明显因素。临床资料统计,乳腺癌的发病年龄多在40～60岁,其中又以45～49岁(更年期)和

60～64 岁最多见。也有些学者认为,未婚、未育或未哺乳的妇女乳腺癌发病率较高,大量的文献报道,乳腺癌家族史的妇女其乳腺癌发病率高于无家族史者 15 倍之多,提示遗传因素在发病中的重要作用。其他可能因素有进食高脂饮食和肥胖、胸部多次接受 X 线透视或摄影照射、乳房良性疾病(乳房囊性增生病、纤维腺瘤、乳管内乳头状瘤等)。

2.病理及其分类

乳腺癌的病理分类可按肿瘤细胞的分化程度分为分化低的乳腺癌和分化高的乳腺癌两大类,也可以根据肿瘤的细胞成分分为多种类型。如根据组织发生和形态结构而将其分为导管癌、小叶癌和特殊型癌 3 大类型。①导管癌较多见,来源于乳腺导管系统,特别是末梢导管,包括非浸润性导管内癌及浸润性导管癌。②小叶癌较少见,又称腺泡内癌,来源尚未完全确定,有学者认为系起源于肌上皮细胞,也有学者认为发生于小叶内导管,包括非浸润性的小叶原位癌及浸润性小叶癌。③特殊型癌少见,为具有特殊形态结构的一类乳腺癌,如黏液癌、大汗腺样癌、腺样囊性癌、鳞状细胞癌及炎性癌等。

(1)分化低的乳腺癌:特点是细胞分化程度低,恶性程度高,包括以下几种。①硬癌为最多见的类型之一,约占总数的 2/3。切片见癌细胞较少,体积也较小,呈条索状和片状排列;其间纤维组织较多。临床特点是肿块较小,质地坚硬;恶性程度高,早期即有转移。②髓样癌较少见,切片见癌细胞较多,体积也较大,排列紧密,呈索、片状分布;细胞间纤维成分甚少。临床特点是肿块较大,质地较软,易发生溃疡;恶性程度高,早期常有转移。③炎性癌极为少见。切片见癌细胞呈弥散性增长,皮肤内的淋巴管和毛细血管内充满大量的癌细胞并可形成癌细胞栓子;细胞间纤维组织极少,局部有明显的水肿及大量的淋巴细胞浸润等。临床表现较为特殊,主要特点为皮肤明显水肿,色多暗红,肿瘤发展迅速而常累及整个乳房,没有明显的占位;部分患者可表现为患侧乳房皮肤干燥,弥散性鳞屑,增厚如铠甲,故也有称铠甲癌者。多见于青年妇女,恶性程度极高,转移早而且广,往往初诊时就发现有远处转移,预后极差,多在短期内死亡。④黏液癌很少见。肿块切面呈胶胨样半透明状;切片见癌细胞数不多,周围伴有多量黏液,临床特点是肿块生长缓慢,转移较晚。

(2)分化高的乳腺癌:特点是肿瘤细胞分化高,恶性程度较低。①腺癌较少见,起源于腺泡或小乳管。癌细胞排列呈腺样结构。临床特点:肿块常偏大,恶性程度中等,转移较晚。②导管癌可分为导管内癌和浸润性导管癌,起源于中、小乳管。切片可见很多极度增生的乳管样组织,管腔内充满癌细胞,中心部分癌细胞可发生坏死。肿块切面可见灰白色半固体状颗粒物质充满小管腔,可挤压出牙膏状物,犹如粉刺内容物,故又称粉刺癌。此型癌恶性程度低,转移晚。③乳头状癌(又称乳头状腺癌),往往起源于靠近乳头的大乳管。也可由乳管内乳头状瘤恶变形成。此型癌病程较长,肿块较大,有时有囊性变。恶性程度较低,转移较晚。④湿疹样癌(又称 Paget 乳头病)很少见,起源于乳头内的大乳管。癌细胞呈空泡状,在乳头、乳晕的表皮深层浸润发展。临床特点是乳头、乳晕周围皮肤瘙痒、粗糙或皮肤增厚、轻度糜烂,伴有灰黄色痂皮等。此型癌恶性程度低,淋巴转移很晚。⑤小叶癌包括小叶原位癌和小叶浸润癌。一般发生于绝经前妇女。临床上一般摸不到肿块,也无症状。标本肉眼观与一般小叶增生不易区别。镜检癌变小叶体积增大,但小叶轮廓尚保存,小管高度扩张,其中充满单一松散排列的癌细胞。癌细胞呈圆形,大小、形状较为一致,核圆形及卵圆形,核分裂象很少。基底膜完整。

小叶原位癌经过一定时间可发展为浸润性小叶癌。

3.转移途径

(1)直接浸润：直接侵入皮肤、胸肌筋膜、胸肌等周围组织。

(2)淋巴转移：为乳腺癌的主要转移途径。其中主要的途径为：①癌细胞经胸大肌外侧缘淋巴管侵入同侧腋窝淋巴结，然后累及锁骨下淋巴结以至锁骨上淋巴结；转移至锁骨上淋巴结的癌细胞，又可经胸导管(左)或右侧淋巴导管进入静脉血流导致远处转移；②癌细胞向内侧达胸骨旁淋巴结，继而达到锁骨上淋巴结，之后可经同样途径血行转移。根据文献报道，腋窝淋巴结转移率约为 60%，胸骨旁淋巴结转率为 30%～35%。另外，乳癌原发部位与转移途径也有一定的关系。一般来说，有腋窝淋巴结转移者，原发灶大多(80%)在乳房的外侧象限；有胸骨旁淋巴结转移者，原发灶则大多(70%)在乳房内侧象限。

(3)血液转移：癌细胞经血液向远处转移者多发生在晚期。有学者认为，乳腺癌的血行转移可能在早期即已发生，以微小癌灶的形式隐藏在体内，成为日后致命的隐患。癌细胞除可经淋巴途径进入静脉，也可直接侵入血液循环。最常见的远处转移依次为肺、骨、肝。在骨转移中，则依次为椎骨、骨盆和股骨。

4.临床表现

不同的病理类型其临床表现出现的早晚和表现可以不同。临床上较为多见的、较早的表现是患侧乳房出现单发的、无痛性并呈进行性生长的肿块。肿块位于外上象限最多见(占45%～50%)，其次是乳头、乳晕区(为 15%～20%)和内上象限(占 12%～15%)。触诊时肿块质地较硬，表面不光滑，边界不清楚，活动度差。患者如果无自觉症状，在无意中(如洗澡、更衣)发现占位常为就诊的因素；少数患者可有不同程度的触痛或刺痛和乳头溢液。肿块的生长速度较快时，受累的周围组织可引起乳房外形的改变。如癌组织累及连接腺体与皮肤的库珀韧带，使之收缩并失去弹性，可导致肿瘤表面皮肤凹陷；邻近乳头的癌肿因侵及乳管使之收缩，可将乳头牵向癌肿方向；乳头深部的肿瘤可因侵入乳管而使乳头内陷。癌肿较大者可使整个乳房组织收缩，肿块明显凸出。癌肿继续增长，表面皮肤可因皮内和皮下淋巴管被癌细胞堵塞而引起局部淋巴水肿，由于皮肤在毛囊处与皮下组织连接紧密，淋巴水肿部位可见毛囊处出现很多点状凹陷，形成"橘皮样"改变。

乳腺癌的淋巴转移多为同侧腋窝淋巴结肿大，最初转移淋巴结为散在、无痛、质硬、可活动，数目较少，随着病程的发展，肿大的淋巴结数目增多，互相粘连成团，与皮肤或腋窝深部组织粘连而固定。如腋窝主要淋巴管被癌细胞栓塞，可出现患侧上肢淋巴水肿。胸骨旁淋巴结位置较深，通常需要在手术中探查时才能确定有无转移。晚期，锁骨上淋巴结亦肿大、变硬。少数患者可出现对侧腋窝淋巴结转移。

炎性乳腺癌并不多见，一般发生在青年妇女，尤其是在妊娠期或哺乳期。该型乳腺癌发展迅速，病程凶险，可在短期内迅速侵及整个乳房。临床特征是患侧乳房明显增大，皮肤充血、发红、发热，犹如急性炎症。触诊扪及整个乳房肿大、发硬，无明显局限性肿块。癌细胞转移早且广，对侧乳房也常被侵及。预后极差，患者常在发病后数月内死亡。

(二)超声表现

乳腺癌的病理类型和超声图像特征有一定的关系，不同的病理类型可以有不同的超声表现,但同一种病理类型也可以表现为不同的超声图像特征。故乳腺癌的超声图像总体表现包括形状圆形、椭圆形或分叶状或不规则;纵横比<2∶1或接近于1;边界不清晰;边缘不光整,表现为小叶、成角或毛刺状;内部回声可表现为低回声、等回声或不均匀回声,占位较大时内部可出现坏死液化或导管扩张,积液时可出现无回声,也可见点状高回声或钙化强回声;后方回声多表现为不变、衰减或混合性变化;晚期由于癌细胞浸润和周围组织破坏,皮肤等也可出现相应改变,如皮肤及皮下脂肪组织层水肿、增厚、凹陷、结构扭曲;病灶引起周围正常解剖层次的结构的扭曲或连续性中断,包括病灶处皮肤、浅筋膜层等。彩色及能量多普勒超声显示恶性病灶内部及周边的血流可以明显增多,且走向杂乱无序,部分病灶有由周边穿入的特征性血流,关于阻力指数(RI)等血流动力学参数的应用多存在争议,一般认为恶性病变的RI>0.70。

此外,三维成像、影增强对比成像和弹性超声作为超声新技术已在乳腺疾病的良、恶性鉴别中发挥其相应的作用。

(钱若涵)

第十一章　肌肉骨骼系统超声检查

第一节　肌肉、肌腱、软组织

一、肌肉损伤与血肿

直接或间接暴力可使肌肉撕裂,并引起小血管破裂产生血肿,非外伤引起的血肿可发生于全身出血性疾病(如血友病),应用抗凝剂治疗时。损伤后局部出血,形成血肿,然后机化、纤维化,受损组织形成瘢痕。

(一)病理与临床表现

急性损伤出现局部肿胀和疼痛,轻者肌肉无力,重者功能运动障碍。当合并有肌肉断裂时,在断裂处出现沟状凹陷。局部检查有明显的压痛,皮下有瘀斑。发生在筋膜间室的血肿,有神经症状,如皮肤感觉异常等。

(二)超声表现

血肿的回声表现决定于损伤的部位和时间。肌肉挤压伤无血肿形成时,可只表现为肌肉厚度增加,回声减低,肌肉的纹理结构仍可正常。刚发生的新鲜血肿,用 $5.0\sim7.5\mathrm{MHz}$ 探头,呈强回声,有不规则的壁;用 $2.5\sim3.0\mathrm{MHz}$ 探头,呈无回声。$4\sim6$ 天后血块溶解则变为无回声区,边界较清晰或欠规则,一般无明显包膜,有时血肿内会出现分隔(图 11-1-1)。肌肉的局限性血肿呈圆形或卵圆形,常平行于肌束;位于肌腹之间者,血肿沿筋膜平面分离,多呈纺锤形;沿肌腹周围扩展的血肿则表现为无回声区包绕肌肉,血肿内无明显血流信号。新近发生的肌肉撕裂,可见断裂肌肉的回缩部分被血肿包围;出血伴有小的部分肌肉断裂或分离时,显示为形态不规则的低回声区或无回声区。而慢性或反复性损伤,显示为边界不清、内部回声不匀的混合性回声,有时有少量积液。时间较长的血肿机化后形成一肿块,质地较硬,表现为边界清晰的低回声区。

(三)鉴别诊断

急性肌肉血肿根据声像图的表现,结合临床病史即可确诊。机化的血肿需与肌源性肿瘤、小腿肌间静脉血栓等鉴别。

二、肌肉脓肿

肌肉脓肿属于软组织炎症的范畴,可因软组织本身各种感染、局部血肿、异物所致,也可因骨、关节感染而引起。

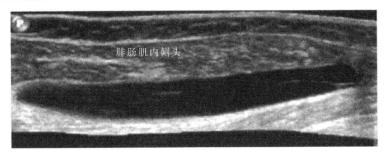

图 11-1-1　腓肠肌内侧头和比目鱼肌之间的血肿

(一)病理与临床表现

典型表现为高热、寒战,受累部位皮肤发红、肿胀、皮温升高,可有压痛,脓肿形成后有波动感。

(二)超声表现

声像图的表现取决于感染的类型和脓肿形成的阶段,一般脓肿显示为肌肉部位不规则或椭圆形的无回声、低回声或混合型回声,大多数边界不清。有异物的脓肿,则显示低或无回声内有强回声,提示异物的存在。位于肌腹筋膜间的脓肿,纵切呈纺锤形,横切呈新月形,探头加压脓肿不变形,并有压痛。若为产气菌感染,脓肿内可见气体回声,而不能显示脓肿无回声区。慢性脓肿的壁较厚,边界较清楚,加压探头多有疼痛(图 11-1-2)。

CDFI:脓肿形成早期可显示较丰富的血流信号。

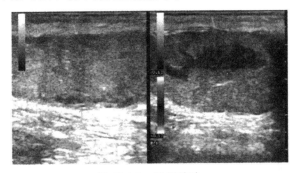

图 11-1-2　肌间脓肿

(三)鉴别诊断

肌肉脓肿需与淋巴囊肿、软组织肉瘤坏死、横纹肌溶解症、血肿等相鉴别,因肌肉脓肿超声表现有多样性,必须结合临床和穿刺加以鉴别。

三、肌疝

肌疝又称筋膜疝,是肌肉的一部分通过先天性或后天性肌外膜及筋膜缺损或潜在薄弱部位向外突出至皮下或邻近的肌间隙。多见于小腿外侧肌群,以及胫前肌。

(一)病理与临床表现

皮下出现局限性有弹性的肿块,有的只在运动时或下肢站立时出现。大多数肌疝是无症状的,有的可出现疼痛、肌肉痉挛和压痛。

(二)超声表现

肌肉经筋膜缺损处疝出时,在筋膜外皮下出现实质性肿块,一般呈半圆形,内侧与肌肉相连,无边缘,外侧可见规则或不规则边界回声,两端可探及变薄的高回声筋膜,裂口处回声中断,缺损裂隙呈低回声。无并发症时,疝出部分回声与邻近肌肉相似,纹理和结构也正常(图 11-1-3)。急性肌疝可呈高回声,慢性反复疝多呈低回声。肌疝可在某种肢体位置松弛或加压时复位并消失。因此,需动态观察肌肉疝出和复位的过程,以明确诊断。CDFI 显示肿块内部的血流信号与周边肌肉组织相似。

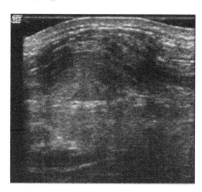

图 11-1-3　肌疝

(三)鉴别诊断

需与表浅的肿块,如脂肪瘤、皮脂腺囊肿等相鉴别。

四、横纹肌溶解症

横纹肌溶解症是指横纹肌细胞由于各种原因发生坏死、溶解、释放肌红蛋白等毒性产物入血所引起的一组临床综合征。此病可由不同的原因引起,如过度超负荷运动、肌肉创伤、代谢性疾病、感染、滥用药物及中毒等。

(一)病理与临床表现

局部肌肉疼痛、压痛和收缩无力,肢体出现局限性或弥漫性肿胀,出现肌红蛋白尿等。部分患者可发生急性肾衰竭,短暂无尿。

(二)超声表现

病灶较小者,肌肉中出现局限性、梭形、均匀、低或无回声病灶,周边回声较强,病灶周围肌肉纹理正常。病灶较大者,整个肌腹肿大,肌肉内正常纹理结构消失,回声强弱不均或回声强度普遍增高,肌腹及纤维间隔周围因渗出和水肿,则显示为网状低回声。病灶内多无血流信号,周围可见血流信号。

(三)鉴别诊断

需要与肌肉血肿及脓肿相鉴别。横纹肌溶解的特点是多处损伤且位置深,当诊断不清时,可借助穿刺和化验来鉴别。

五、骨化性肌炎

骨化性肌炎常见于运动员和经常锻炼的人,大多有外伤史,也可由感染导致,以肌细胞变性、血肿机化和结缔组织增生为特点,后期发生局限性骨化或钙化。病变除肌肉外,外骨膜、肌腱、韧带均可出现。一般为单发,亦可多发或双侧发病,但非进行性多肌肉受累。

(一)病理与临床表现

早期局部肿胀,后期关节局部症状消失,但活动受限,并可触及疼痛性肿块,质硬,无移动性。

(二)超声表现

早期(数周内)肿块呈周边不规则的低回声,内部回声不均匀;中期(1~2个月)为周边呈高回声带环绕,低回声区中央可见散在点状高回声;后期肿块完全骨化,呈不规则强回声团,后方伴或不伴有声影(图11-1-4)。部分患者可表现为低回声区内有带状或条状强回声,后方伴有声影。在早期,病灶周围可探及丰富血流信号。

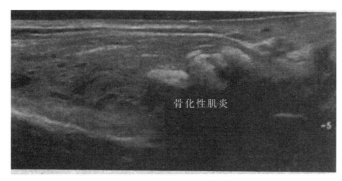

图 11-1-4　骨化性肌炎

(三)鉴别诊断

早期需与血肿、脓肿、软组织肉瘤及纤维瘤病等相鉴别。中期需与肿瘤性疾病中之新生骨或钙化相鉴别,如骨软骨瘤、骨旁型骨肉瘤等。骨肿瘤大多起自骨骼,可见骨皮质本身的改变,而骨化性肌炎起病于深层软组织,而骨骼无变化,少数能见到外骨膜呈低回声增厚,但皮质无变化。

六、先天性肌性斜颈

先天性肌性斜颈又称颈肌损伤性斜颈,是因单侧胸锁乳突肌挛缩引起头颈外观不对称畸形。

(一)病理与临床表现

一般在出生3个月内可触及胸锁乳突肌内的梭形肿物,质硬,无压痛,6个月后消失。患儿表现为头偏向患侧,下颌转向健侧,颈部活动受限,并随年龄增加,斜颈更明显。

(二)超声表现

双侧胸锁乳突肌不对称,患侧较对侧局限性增厚或均匀性增厚(图11-1-5),病变部位内部结构模糊,肌束纹理紊乱,呈不均匀高或低回声,肌外膜连续。

CDFI:早期血流较丰富,随病程延长,血流信号逐渐减少或消失。年长儿童可仅见肌肉回声增强,内部回声不均匀等改变。

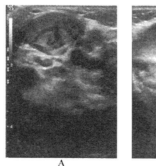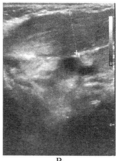

图 11-1-5　右侧胸锁乳突肌超声表现

注　A.横断面;B.纵断面。显示胸锁乳突肌明显增粗。

(三)鉴别诊断

婴幼儿需与颈部肿大淋巴结、软组织肿瘤等相鉴别,这两种病与胸锁乳突肌无关,因此并不难诊断。

七、闭合性肌腱断裂

开放性肌腱断裂常由直接损伤引起,容易诊断,而闭合性肌腱断裂多由间接暴力引起,但往往有肌腱过度使用受损的病史。

(一)病理与临床表现

开放性损伤,可见伤口及断裂的肌腱、局部出血,易于诊断,常不需要超声检查。闭合性全层撕裂损伤,常于断裂当时可闻及异常"砰"的响声,随即发生肌肉无力、运动丧失、疼痛、局部肿胀、淤血及压痛。由于肌腹回缩,断裂处可出现凹陷。

(二)超声表现

1.急性完全性断裂

肌腱横向回声完全中断,近端回缩,在断裂水平看不到腱回声,断端间渗液和血肿充填,呈低回声或无回声(图 11-1-6、图 11-1-7),关节屈伸时,肌肉局部变形,断端距离增大,探头加压有疼痛。

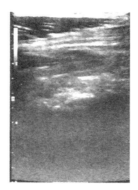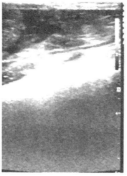

图 11-1-6　皮肤连续性完整,肌层断裂处可见积液

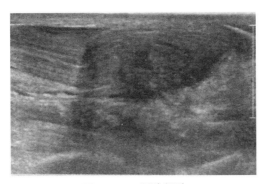

图 11-1-7　跟腱断裂

2.急性不完全断裂

表现为在肌腱间质内出现沿肌腱长轴腱纤维劈裂,不易显示回声中断,但在断裂裂隙部,可因出血或液体渗出,出现低或无回声。

3.慢性断裂

断端间显示为无纤维状结构的低回声增厚,瘢痕愈合则局部变薄,呈高或强回声。

八、脂肪瘤

脂肪瘤是最常见的良性肿瘤,可发生在任何年龄及任何有脂肪存在的部位。好发于皮下脂肪组织,其次是四肢及躯干的腰背部。

(一)病理与临床表现

一般无明显症状,表现为缓慢生长的无痛性肿块,位于体表的脂肪瘤质地软,可推动,边界清晰,无压痛,位于深部的脂肪瘤触诊较困难。

(二)超声表现

切面形态常为椭圆形或扁平形,长轴与皮肤平行,边界清晰,一般有包膜。内部回声可表现为低回声、等回声、稍强回声或混合性回声,多数内部回声可比脂肪回声高。其内回声均匀或不均匀,不均匀者可见点状或线状强回声,后方回声可增强。探头加压可见肿块变形。彩色多普勒显示肿块内多无血流信号(图 11-1-8)。

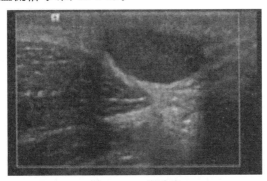

图 11-1-8　脂肪瘤

(三)鉴别诊断

软组织陈旧性血肿机化:其表现可有液性暗区,后方回声增强比脂肪瘤明显。

脂肪肉瘤:二者图像表现极相似,鉴别较困难,确诊需依靠活检。

九、脂肪肉瘤

脂肪肉瘤起源于间叶细胞,也是软组织肿瘤中较常见的一种,好发于大腿、臀部、腘窝深部和腹膜后。

(一)病理与临床表现

同脂肪瘤,也表现为无痛性肿块,邻近骨骼的脂肪肉瘤易侵犯骨骼或发生转移。

(二)超声表现

肿块可无包膜或有假包膜,部分肿块边界清晰,内部呈低回声或不规则较强回声,可见坏死、液化或钙化,后方回声可衰减,也可增强。彩色多普勒显示肿块内部及周边均可见较丰富的动、静脉血流信号。

(三)鉴别诊断

需与脂肪瘤、纤维肉瘤等相鉴别。

十、软组织转移瘤

较原发性恶性肿瘤少见,可发生于黑色素瘤、肺癌、乳腺癌、肾癌等。当肌肉内出现肿块时,应首先考虑为原发性肿瘤,其次为转移瘤。大多数转移瘤可找到原发病灶,极少数转移瘤找不到原发病灶。

(一)病理与临床表现

多因皮下或肌肉内软组织肿块而就诊。

(二)超声表现

转移病灶发生于皮下或肌肉内,边界清楚或不清楚,形态规则或呈分叶状,内部多为低回声,均匀或不均匀,后方回声衰减或增强。彩色多普勒显示肿块内有较丰富的血流信号。

(三)鉴别诊断

需要与原发性软组织肿瘤相鉴别,前者可找到原发病灶,确诊应靠活检。

十一、异物

软组织或肌内异物是急诊最常遇到的问题,为常发生在软组织或肌肉的开放性损伤,如火器射伤、物体的爆炸或爆裂、缝针误刺等,可分为金属性和非金属性,后者包括玻璃、木竹、砂石等。

(一)超声表现

新鲜伤口有出血,局部疼痛使运动受限,创面可有泥沙、木屑等异物残留。合并感染的异物局部肿胀、疼痛,或伤口经久不愈。较表浅的异物,有时可触及硬结。

(二)超声表现

一般表现为软组织或肌内出现点状、条状或团块状的高或强回声,后方伴或不伴有声影(图 11-1-9)。如木质异物通常表现为高回声,后方可伴或不伴声影;金属异物表现为强回声,伴有明显的"慧星尾征",加压皮肤或使肌肉收缩可以引起移位。当异物合并出血或脓肿时,表现为高回声周围有低回声晕。当有瘘孔形成时,可探测到与皮肤相连的不规则形窦道,多呈低回声,内端与异物相连。异物周围有炎症时,可探及较多的血流信号。

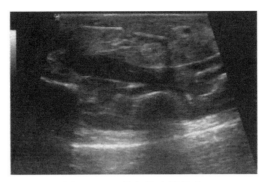

图 11-1-9　软组织木质异物

（三）鉴别诊断

需与钙化灶、静脉石、骨化性肌炎等相鉴别。

十二、骨筋膜室综合征

骨筋膜室由骨、骨间膜、肌间隔和深筋膜所围成,内含有肌肉、神经及血管。当肢体受压,骨筋膜室内组织压力升高到足以损害室内肌肉和神经的血液供应时,可发生骨筋膜室综合征。

（一）病理与临床表现

急性者受累肢体出现疼痛、肿胀、局部压痛、肢体被动牵拉痛、皮肤苍白、感觉异常、肌力减弱等。

（二）超声表现

1.急性者

显示受累肢体明显肿胀,皮肤及皮下组织增厚,筋膜室内肌肉肿胀、增厚,早期回声减低,肌束周围可见线状低回声,继之肌肉回声不均匀增强;当发生肌肉坏死时,肌纹理模糊或消失,呈云雾状或磨玻璃样。由血管损伤或骨折血肿引起者,筋膜室内可出现血肿,呈局限性低或无回声。CDFI:早期仅见静脉受压,血流消失,动脉血流信号增多,RI 指数增高,进而血流信号减少甚至消失。

2.慢性者

两侧对比扫查,显示筋膜室内肌肉回声减低或回声不均,运动后 CDFI 显示动静脉血流异常。

（三）超声表现

急性筋膜室综合征需与血栓性静脉炎、动静脉血栓等相鉴别。

（钱若涵）

第二节　软骨、关节

一、关节积液与滑膜增生

（一）病理与临床表现

各种原因引起的关节炎症病变均可引起关节腔内液体量增加,其基本病理变化主要累及两个方面。①关节滑膜的渗透性改变,各种外界刺激,如创伤、细菌、非特异炎性因子等情况下,关节滑膜及纤维囊立即出现充血、肿胀等反应,关节滑膜内毛细血管丛渗透性增加,关节腔内的液体量增加,造成关节积液。②关节内的代谢紊乱,表现为关节液内的糖和黏蛋白含量紊乱,进而关节滑膜增生,滑膜增厚。

关节积液的性质和数量取决于关节滑膜反应程度和致病原因。关节积液可以浑浊、稀薄,抽出后可以发生凝结,白细胞计数增加等。按照关节积液生化检查的结果可以将关节炎症分为4类:非炎症性,包括创伤性、出血性;结晶性,如尿酸结晶沉积后的刺激;炎性,如类风湿关节炎;感染性,如化脓性关节炎。

近端指间关节和掌指关节积液是类风湿关节炎的典型表现。出现关节积液和滑膜增生时,患者多表现为受累关节肿胀,活动受限以及伴随活动的疼痛。根据病因不同,可出现多个关节积液及其他全身症状。

(二)超声表现

关节积液的共同声像图表现为关节腔内液性无回声区增加,当积液量较少时,液体多聚集在关节隐窝。由于病因不同,关节积液内可能含有点状或絮状中等回声。在液体的衬托下,关节滑膜可见增厚,形态各异,甚至漂浮在液体内呈水草样或结节样。CDFI显示增厚滑膜上可见血流信号。

主要关节积液的超声检查方法和表现如下。

(1)肩关节积液时液体受重力影响主要分布于肱二头肌长头腱鞘、后隐窝和腋下隐窝。因此,腋下隐窝检查肩关节积液最为敏感。腋下关节囊附着于外科颈,正常肩关节外展时该隐窝内无液体,当关节出现少量积液时,腋下隐窝即分离。二头肌腱鞘与盂肱关节交通,当关节出现积液时,液体可流入二头肌腱鞘内。正常情况下,二头肌腱鞘内有少量液体,位于腱鞘远端内侧隐窝内,厚度<2mm,在液体增多时,包绕肌腱周围呈环形低回声晕,同时内侧隐窝液深增加。在冈下肌与后盂唇之间为盂肱关节后隐窝,正常冈下肌深层纤维与盂唇之间深度<2mm,液深>2mm表明关节积液。

(2)肘关节由前部或后部探查积液,将肘关节保持在45°屈曲位可使积液由滑膜囊的前部间隙移至鹰嘴隐窝,利于积液的观察。关节积液的超声表现主要为:①在骨表面和关节囊之间超过2mm的无回声液性暗区;②前脂肪垫移位(肘伸展位最易观察);③后脂肪垫移位(肘屈曲位最易观察);④积液衬出脂肪垫的形态;⑤在关节陷窝内出现有回声物,代表滑膜炎或碎片。脂肪垫的形态和移位程度与积液量相关,也取决于关节囊的扩张程度和囊内压力。

(3)髋关节积液首先出现在关节前隐窝,即关节囊股骨颈附着处。关节积液时,髋关节前面长轴切面显示关节囊与股骨颈间距离增宽,在成人尚无一致标准,一般认为>8mm或双侧对比超过2mm有意义。

(4)膝关节积液多首先出现在髌上囊内,髌上囊在股四头肌腱远端的深方与股骨之间,其远段位于髌上脂肪垫与股骨周围脂肪垫之间。常用的检查途径是膝关节屈曲30°~40°,自关节前方扫查髌上囊。正常髌上囊呈薄层低回声,于2个高回声脂肪垫之间部分最易显示,正常人可见少量积液,液深<2mm。在关节腔积液时可见髌上囊积液与关节腔相通。超声检查髌上囊时应避免过度加压,防止少量积液被推挤而造成假阴性。

(5)踝关节积液主要扫查踝关节前隐窝,患者采取仰卧或坐位,足底平放在检查台上。探头观察胫骨与距骨间的关节隐窝形态,注意不要将距骨顶部呈低回声的正常软骨误认为关节积液,而前陷窝处有 1～3mm 的积液也属正常。

超声评价关节积液并判断存在滑膜炎症增生表现后,还要注意其他的病理改变,以缩小鉴别诊断的范围。①游离体:肘关节是发现关节游离体的常见部位,仅次于膝关节。超声可明确诊断,并可帮助确定游离体的位置、数量、大小及移动性。游离体的声像图特点为局灶性强回声,与骨完全脱离并被积液包绕。动态观察是否具有移动有助于与关节囊及韧带钙化或骨化相鉴别。在周围积液少而导致诊断困难的病例,可以通过向关节腔内注入生理盐水使关节囊扩张来更好地观察游离体的位置和移动性。在实时扫查时,轻轻晃动肘关节可以帮助关节囊内液体移动至后隐窝内,以便更清楚地显示关节腔内的游离体。②骨质侵蚀:在常规的放射学检查中容易明确诊断,表现为骨表面的不规则。超声也可在受侵蚀区域内观察到关节血管翳病灶。③关节周围滑囊炎:表现为滑囊扩张,内部充满液体及多个低回声结节,即关节血管翳病灶。

(三)鉴别诊断

超声检查关节积液敏感性很高,对于少量积液应注意双侧对比才可能明确。关节囊积液可能的病因包括反应性、损伤性、炎性、感染及出血等。积液可以是单纯性的、混合性的或血性的。液性暗区内的高回声可能是由于出血、感染、痛风或关节内游离体导致。多普勒超声有时可显示关节囊的血流信号增多,但这一表现也无特异性。鉴别滑膜血管翳和积液并不困难,因积液是无回声且很容易被压瘪,而滑膜增生是实性的低回声结构,它不能完全从关节陷窝处被挤压移开。如果怀疑积液伴有感染,抽吸积液并行实验室检查仍然是明确诊断的唯一方法。如果超声未发现关节囊积液,则提示感染的可能性小。关节抽液时应在超声引导下进行,以避免损伤周围软组织。

(四)超声的临床价值

关节疾病最早出现的表现是关节积液,尤其在滑膜受累时。在滑膜出现肉眼可见的增生之前,超声就可发现关节腔积液。引起关节积液和滑膜增生的病因很多,需要注意的是,虽然超声探查滑膜炎关节积液的准确性很高,但声像图的表现对于最终确诊关节炎不具特异性,定性诊断尚需与放射学检查、临床及实验室结果相对照。当临床怀疑关节炎但传统的放射学方法无法探到关节积液时,超声检查最为有用。

此外,超声除检查关节积液外,还可明确有无并发症,如肌腱撕裂或复合感染;对病因不清者,可引导滑膜活检或关节积液抽吸;也可引导介入性治疗,如激素封闭注射;对于临床治疗的患者还能够评价治疗效果,如积液量程度或滑膜血管翳大小的变化。

二、关节软骨损伤

(一)病理与临床表现

除急性创伤性病变外,关节软骨损伤均继发于关节炎症及退行性变。在类风湿疾病,关节软骨受累总是继发于滑膜炎症,有些病例滑膜细胞与软骨直接接触,而另一些病例则通过滑膜产生的酶类物质作用在软骨细胞,引起软骨破坏。在滑膜与软骨交界区,增生滑膜向深部软骨浸润,形成早期的边缘侵蚀。增生滑膜形成血管翳,干扰关节软骨摄取营养,最终引起软骨坏死。类风湿疾病常见的受累关节依次为手、腕、膝等。临床上以女性为多,可以表现为多关节疼痛及肿胀。早期可以出现低热、乏力等全身非特异症状。

人体应力不均发生的退行性骨关节病最早累及关节软骨。关节软骨首先失去弹性，暴露软骨内的胶原纤维，在关节活动时发生磨损。磨损最大处的关节表面软骨完全消失，而磨损较小的周围部分软骨出现增殖和肥厚，在关节缘形成软骨缘，通过软骨内骨化，形成骨赘。退行性骨关节病多累及膝、髋等下肢关节。临床主要症状为关节疼痛、关节活动障碍。

（二）超声表现

以手腕部类风湿关节炎为例，该处受声窗限制，超声不易显示腕关节间的关节软骨以及指间关节软骨，但无论从掌侧或背侧均可清晰地显示掌指关节处的透明软骨。从背侧扫查时，手指向掌侧轻度屈曲（15°～20°）更有利于关节软骨的显示。掌指关节软骨的平均厚度为 0.8mm（0.4～1.4mm）。

膝关节的髁间软骨超声扫查时需嘱患者最大限度地屈曲膝关节，探头置于髌骨上缘，切面呈冠状面方向，正常髁间软骨呈均匀一致的低至无回声结构，厚度均匀一致。

关节软骨破坏时超声表现为软骨表面不规则、变薄，软骨内骨形成。严重者软骨回声消失。

（三）鉴别诊断

对于能够显示的关节软骨，声像图可清晰地显示软骨结构的缺失。需要注意，关节软骨的回声可极低，类似无回声，不要误诊为关节积液。

（四）超声的临床价值

大部分关节软骨损伤无法被超声充分显示，进一步的 MRI 检查确属必要。

三、关节周围囊肿与滑囊炎

（一）病理与临床表现

滑膜囊肿及腱鞘囊肿是手、腕、膝、踝部最常见的肿物，常贴附于肌腱、肌肉或关节囊旁。一般认为滑膜囊肿源于关节囊、腱鞘、滑囊等结构，而腱鞘囊肿源于软组织的退行性变。也有理论认为关节滑囊向外疝出增大，呈囊状突出至关节附近，此时囊肿内表面为滑膜层，因此称为滑膜囊肿。囊状疝出逐渐增大后，逐渐与关节滑囊脱离，内含液体则吸收浓缩，囊壁滑膜细胞退行性变，此时则形成腱鞘囊肿。病理上二者的主要区别在于滑膜囊肿囊壁上内衬滑膜上皮，囊腔内多为滑膜液；而腱鞘囊肿囊壁由纤维组织形成，无上皮被覆，腔内为无定形的黏稠胶状物。

滑膜囊肿及腱鞘囊肿好发在腕关节背侧、掌侧及手指关节的掌侧、膝关节周围、踝关节前面、足面，邻近肌腱和关节。囊肿大小差异很大，体积过小者，临床触诊不清，称为"隐匿型腱鞘囊肿"，仅靠超声检出。一般临床表现为局部硬韧肿物，病程可数月甚至数年，肿物体积变化不大，按压后可有轻度不适。囊肿如位于神经附近，可引起神经压迫、刺激症状。

关节附近，肌腱周围的滑囊受外伤、反复摩擦、类风湿等系统性疾病累及时，滑囊内液体聚集，滑膜增生，形成滑囊炎。有些滑囊与关节腔相通，关节腔内的炎症及积液也可波及滑囊。临床上多表现为局部软组织肿胀，出现红、肿、热、痛等炎症症状。慢性及反复摩擦引起者，症状可不典型而仅表现为局部肿物。

（二）超声表现

1.腱鞘囊肿

声像图表现与囊肿的发生时间和位置有关,新近形成的囊肿表现为囊壁光滑的无回声,内部无分隔或分隔纤细。陈旧囊肿内部回声增多,可见粗大的分隔,部分腱鞘囊肿可类似实性肿物回声。腱鞘囊肿质韧,探头加压仅部分被压缩,而滑囊积液和腱鞘积液则容易挤压变形。可疑腕背部隐匿型腱鞘囊肿时,手腕过屈位有利于超声显示。

2.腘窝囊肿

腘窝囊肿属于滑膜囊肿,为腓肠肌内侧头与半膜肌之间的滑囊积液形成,多与膝关节腔相通。成人腘窝囊肿的最常见原因是膝关节的骨关节炎,而儿童和青少年则主要为特发性青少年关节炎,一般可自愈。

无论腘窝囊肿的外形、位置及内容物如何,囊肿总有一颈部自腓肠肌内侧头与半膜肌之间突出,这是超声诊断的关键。体积较大的腘窝囊肿可发生破裂,超声表现为囊肿失去圆钝、饱满的外形,破裂处局部凹陷,探头追踪扫查常可见液体外渗至腓肠肌与比目鱼肌之间。

由于腘窝囊肿破裂,囊液外渗,导致周围组织继发炎症反应,引起小腿肿胀、疼痛,临床表现类似急性深静脉血栓形成。同时,较大腘窝囊肿压迫静脉回流又会引起深静脉血栓。因此,超声检查腘窝囊肿应常规扫查小腿深静脉。

3.滑囊炎

超声诊断主要根据其解剖位置。急性期超声表现为滑囊扩张,囊内充满积液,CDFI显示囊壁上血流信号丰富。慢性滑囊炎时滑囊内液体减少,滑囊壁增厚,超声表现类似实性肿物。

膝关节髌前及髌下滑囊位于关节前面,超声易于显示。髌前滑囊炎超声显示为髌骨与皮下组织之间扁平的低至无回声区。髌下浅囊位于胫骨近端与皮下组织之间,发生炎症时声像图显示为局部积液,边界欠清晰。正常髌下深囊内可有少量液体,只有液体量较多,局部出现临床症状时才考虑存在滑囊炎。

超声检查时探头加压引起疼痛是诊断滑囊炎的一个阳性体征,但应注意不要过度加压,以免液体被挤开造成假阴性。

（三）鉴别诊断

关节周围囊性病变或含液性病变的超声显示简单易行,但是明确诊断关键是判别病变的解剖位置与形态。腱鞘囊肿形态多饱满,位于关节附近。滑囊炎则位于特定的位置,如肌腱附近。

（四）超声的临床价值

超声检查不但可以明确诊断腱鞘囊肿与滑囊炎,还可通过超声引导下的囊液抽吸进行诊断和囊内药物注射治疗。

四、关节游离体

大多数小的关节游离体继发于其他关节疾病,如半月板的损伤、类风湿性关节炎及骨关节炎等疾病。常发生在大的滑膜性关节,尤以膝关节多见。

(一)病理与临床表现

表现为突然发生的关节绞锁、疼痛,有时可触及游离体肿物,经适当活动可解除关节绞锁,症状暂时消失,久之可产生关节积液,因活动受限,可引起肌肉萎缩。

(二)超声表现

游离体显示为局限性的强回声,呈圆形、椭圆形或不规则形,其后方可有声影,当关节内无积液时,游离体贴附在相对应的骨端表面,不易分清;当关节有积液时,显示游离体不与关节的骨结构相连,周围被液体包绕。

(三)鉴别诊断

需与半月板损伤及囊肿、滑膜性软骨瘤病等相鉴别。

五、肩关节周围炎

肩关节周围炎简称肩周炎,是以肩关节囊及其周围韧带、肌腱和滑囊等软组织慢性炎症粘连,限制肩关节活动,引起肩部疼痛、活动障碍的疾病。

(一)病理与临床表现

发病年龄大多在 50 岁以上,女性发病率略高于男性,且多见于体力劳动者。因为 50 岁左右的人易患此病,所以本病又称为五十肩。临床表现为肩部疼痛、肩关节活动受限、患肩怕冷、肩关节周围可触到明显的压痛点等。

(二)超声表现

肱二头肌长头肌腱炎,腱体肿胀,边缘模糊,腱内部出现局限性低回声或回声不均,多见于关节盂区或肱横韧带区。肱二头肌长头肌腱腱鞘滑膜炎,腱周围出现明显无回声区。肩腱钙化,腱内可见大小不等的斑点状强回声,后方声影不明显。部分病例于冈上肌腱与三角肌之间出现无回声区,肩峰至肱骨头间距增大。

(三)鉴别诊断

需与肩袖损伤、颈椎病等相鉴别。

六、痛风性关节炎

痛风是由嘌呤代谢障碍导致高尿酸血症,引起反复发作的急性关节炎、痛风石、尿酸性肾结石、痛风性肾病为特点的疾病。痛风性关节炎是由尿酸钠结晶在关节软骨、滑膜、关节囊及其周围软组织等处沉着,形成痛风石,引起慢性炎症反应。表现为邻近的肌腱、腱鞘及滑膜发炎、增厚、软骨退行性变,甚至骨质被侵蚀而缺损,日久可导致骨关节畸形。

(一)病理与临床表现

好发于中老年人,最先累及跖趾和指间关节,尤其是第一跖趾关节,反复发炎,而后累及大关节,主要表现为关节肿胀和剧痛,后自行缓解,反复发作等。

(二)超声表现

急性关节炎期,受累关节周围软组织肿胀,累及肌腱和腱鞘时,肿大肌腱周围出现回声减低区,出现关节积液。大关节受累时关节软骨变薄、缺损,邻近关节的滑囊滑膜增生,积液扩张,内可见点状高回声。

CDFI:局部血流信号增多。长期慢性炎症,骨质受侵蚀破坏时,可见骨质回声凹陷,关节腔变窄,出现痛风石,表现为低回声或高回声结节,后方多无声影。常合并肾结石。

(三)鉴别诊断

需与骨关节炎、滑膜性软骨瘤病等相鉴别。

七、脂肪瘤

(一)病理与临床表现

脂肪瘤是最常见的间胚叶肿瘤,可发生于任何年龄及任何有脂肪存在的部位。最常发生于皮下脂肪组织,其次是四肢及腰背部。典型的脂肪瘤表现为缓慢生长的无痛性肿块,位于体表的脂肪瘤质地软,可推动,边界清楚,无压痛,位于深部脂肪瘤触诊较困难,一般无压痛。

(二)超声表现

体表脂肪瘤常是椭圆形,长轴与皮肤平行。多数内部回声可比脂肪回声强,少数回声低,一般有包膜,彩色多普勒显示肿瘤内多无血流信号(图 11-2-1)。肌间脂肪瘤位置深,回声同前。若超声难以明确诊断时,尤其是彩色血流成像显示病灶内有血流时,需借助磁共振成像。

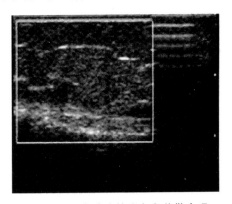

图 11-2-1　脂肪瘤的彩色多普勒表现

注　彩色多普勒显示肿瘤内无血流信号。

(三)鉴别诊断

脂肪瘤常需与软组织陈旧血肿机化相鉴别。后者有外伤史,声像图上可有液性暗区,后方回声增强,比软组织脂肪瘤明显。

八、脂肪肉瘤

(一)病理与临床表现

脂肪肉瘤在所有软组织肉瘤中居第二位,占所有恶性软组织肿瘤的 $10\%\sim18\%$。脂肪肉瘤常发生于男性($55\%\sim61\%$),好发于 $50\sim70$ 岁,儿童极少见。脂肪肉瘤通常表现为边界清楚的无痛性肿块,位于四肢深部结构内,特别是大腿。病程为几个月或几年。肿瘤可非常巨大,晚期可出现疼痛及功能障碍。

(二)超声表现

多表现为低回声,可呈分叶状,部分边界清晰,由于生长迅速,可见完整假包膜,内部回声不均,常可见坏死、液化或钙化,肿瘤后方回声可以衰减,也可以增强(图11-2-2)。彩色多普勒可显示较丰富的动静脉血流信号,以树枝状和片状多见。多普勒取样为高速、高阻血流,有时也可出现低速、低阻血流。

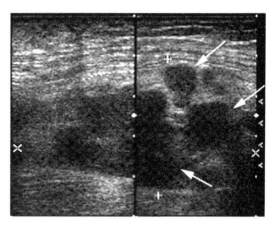

图 11-2-2 脂肪肉瘤的二维声像图

注 肿瘤呈低回声,分叶状,其内可见片状液性暗区(箭头)。

(三)鉴别诊断

脂肪肉瘤还需与纤维肉瘤、滑膜肉瘤、横纹肌肉瘤、恶性纤维组织细胞瘤等相鉴别。这些肿瘤的声像图表现均无特异性,而且图像表现十分相似,鉴别相当困难,确诊须依靠超声引导下穿刺活检。

九、纤维肉瘤

(一)病理与临床表现

临床上纤维肉瘤表现为生长缓慢的孤立性肿块,直径 3～8cm,多侵犯肌肉,可深达骨骼,肿块生长巨大时才引起症状。大腿和膝部是最常见的发病部位,其次是躯干、小腿远端和前臂。

(二)超声表现

肿瘤边界清晰,内部回声呈较均匀的低回声(图11-2-3),有时侵犯骨骼,可见骨质破坏。彩色多普勒显示肿瘤内有点状血流信号。

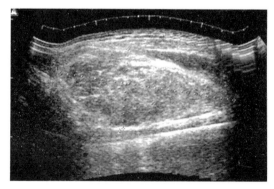

图 11-2-3 纤维肉瘤的宽景成像

注 宽景成像显示纤维肉瘤的全貌,边界较清楚。

（三）鉴别诊断

组织学、免疫组织化学和超微结构检查是诊断纤维肉瘤以及与结节性筋膜炎、黏液型纤维肉瘤、肌肉筋膜纤维瘤病和其他肉瘤相鉴别的重要手段。通过超声引导下肿瘤穿刺及进行病理组织的检查可以确诊。

十、滑膜肉瘤

（一）病理与临床表现

滑膜肉瘤在软组织恶性肿瘤中居第五位，多发生于青壮年，易发生于关节、滑囊和腱鞘等的滑膜。临床上可触及部位深在的软组织肿物，常伴有疼痛、压痛和毗邻关节的功能障碍。

（二）超声表现

肿瘤边界清楚，呈分叶状低回声，内可见散在的强回声斑，后方回声不衰减。有时侵犯骨骼，可见骨质破坏。彩色多普勒可见少量血流信号，频谱多普勒取样为高速、高阻血流信号。

（三）鉴别诊断

应与其他软组织恶性肿瘤相鉴别，通过病理学检查确诊。

十一、横纹肌肉瘤

（一）病理与临床表现

临床上，横纹肌肉瘤生长速度快，有明显的侵袭性，预后差。当肿瘤体积较大时，可引起疼痛和神经压迫症状。

（二）超声表现

横纹肌肉瘤为软组织内的椭圆形低回声，边界较清晰，包膜完整，内部回声不均匀，可见斑片状强回声及由出血、坏死和变性所致的不规则无回声区，后方回声不衰减。彩色多普勒显示肿瘤周边及内部有较丰富的血流信号。

（三）鉴别诊断

须与其他软组织恶性肿瘤相鉴别，通过病理学检查确诊。

十二、韧带样纤维瘤

（一）病理与临床表现

常发生于腹壁、大腿、上臂、肩部及臀部等部位。肿块生长缓慢，呈浸润性生长，易复发，但不发生转移，可数年不出现症状。

（二）超声表现

多数边界不清，少数边界清，内部回声均匀或不均匀，沿肌纤维方向生长的椭圆形或不规则形实性低回声，无明显包膜，与周围正常组织分界不清，肿瘤后方回声不衰减。部分肿瘤包绕肌腱或神经生长，肿瘤内可出现条状较强回声。彩色多普勒显示肿瘤周边可有较多血流信号显示。

（三）鉴别诊断

应与软组织纤维瘤等相鉴别，需依靠超声引导下穿刺行病理检查方能确诊。

十三、恶性纤维组织细胞瘤

（一）超声表现

肿瘤边界较清楚，内部呈较均匀低回声，常混有点片状强回声，后方回声不衰减。彩色多普勒显示肿瘤内血流信号较丰富，频谱多普勒取样为高阻动脉频谱。

（二）鉴别诊断

与肌肉内黏液瘤、黏液性脂肪肉瘤难鉴别，须通过病理学检查确诊。

十四、囊状淋巴管瘤

（一）病理与临床表现

多发生于头颈部及腋窝部。临床表现为锁骨上窝、颈后三角或腋窝分叶状、波动性、无痛性肿块，不与皮肤粘连。

（二）超声表现

肿瘤呈圆形或椭圆形，边界清楚，内呈以无回声为主的多房性囊性肿块。囊腔相互交通，有厚度不等的线样间隔。肿瘤并发出血、感染时，肿块呈高回声或液性暗区内有细点状回声，可随体位改变而移动或漂浮。彩色多普勒显示肿瘤周边及内部未见血流信号。

（三）鉴别诊断

应与腱鞘囊肿、血管瘤和淋巴结结核等相鉴别。

十五、血管瘤

（一）病理与临床表现

血管瘤约占良性肿瘤的 7%，位于皮下、肌肉之间或者肌肉内。血管瘤生长缓慢，边界不清，质地柔软，可有压缩性。患者多因局部疼痛、肿胀就诊。较小的血管瘤可无疼痛。

（二）超声表现

多表现为边界不清的混合回声，内部回声不均匀。扩张的血管或血窦为形态、大小不一的液性暗区，典型者呈蜂窝状回声。扩张的血管或血窦内血流缓慢，可见血栓形成及钙化，即静脉石，呈强回声，后方伴声影。肿物大者可有压缩性。彩色多普勒显示肿物内有丰富的动静脉血流。需要注意的是，当压迫肿物或者患者体位改变时，肿物的回声可以增强，可以增大，血流信号可以增多（图11-2-4）。软组织血管瘤的超声诊断特征是囊泡状无回声或者低回声，有可压缩性；彩色多普勒超声也有可压缩性。软组织血管瘤的影像诊断首选彩色多普勒超声。关于血管瘤的边界一直是临床的难题，实际上血管瘤为何术后容易复发恰恰是缘于肿瘤边界不清所致，尽管是良性肿瘤，但部分肿瘤的生长为侵袭性。有学者认为，彩色多普勒超声看到的异常血管区域明显大于二维超声所见，而超声造影的出现，使人们看到了解决问题的曙光。另外，超声引导下注入平阳霉素治疗软组织血管瘤取得了可喜疗效。

（三）鉴别诊断

应与囊状淋巴管瘤、淋巴结结核等相鉴别。

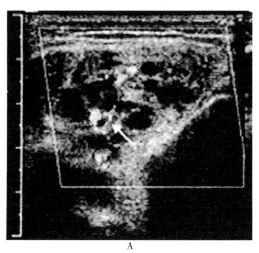
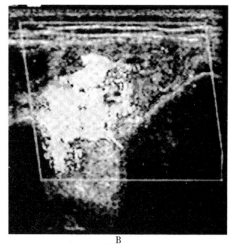

図 11-2-4　肌间血管瘤

注　加压后血流明显增多。A.正常压力下血管瘤血流;B.加压后血流明显增加。

十六、神经鞘瘤

(一)病理与临床表现

神经鞘瘤多发生于头、颈部及肢体的神经主干,其次是四肢的屈侧,尤其是靠近肘、腕和膝关节处。生长缓慢,常表现为无痛性软组织肿块,压迫神经时可引起相应的症状和体征。

(二)超声表现

外周神经鞘瘤多为低回声,常为椭圆形或梭形,边界清晰,包膜完整,后方回声增强。神经鞘瘤内无纤维结构。若能明确肿物与两端正常神经相连,即可确诊为神经源性肿瘤。彩色多普勒显示肿瘤内有少许血流信号。神经源性肿瘤超声特征是肿瘤为低回声,边界清晰,后方回声增强,一旦看到肿瘤两端有明确神经走行即可确诊(目前显示表皮神经仍较困难)。

(三)鉴别诊断

与神经纤维瘤难以鉴别,声像图很相似,确诊应依靠病理学检查。

十七、神经纤维瘤

(一)病理与临床表现

神经纤维瘤是一种生长缓慢的神经源性良性肿瘤,可单发或多发。临床表现为皮下软组织无痛性肿块,沿神经长轴分布,质地略韧,有弹性,可移动。肿瘤压迫神经时可引起相应的症状和体征。

(二)超声表现

神经纤维瘤内部呈均匀低回声,边界清楚,包膜完整,后方回声增强。高频超声可显示肿瘤与神经之间的连接。彩色多普勒可探及少量血流信号。

(三)鉴别诊断

超声诊断神经纤维瘤时应与纤维瘤、神经鞘瘤相鉴别。神经鞘瘤推移神经束,呈偏心性生长表现;神经纤维瘤包绕神经束,呈中心性生长。神经鞘瘤内常见囊变、坏死、出血,而神经纤维瘤内少见上述情况。

十八、血管球瘤

(一)病理与临床表现

血管球瘤较少见,最常见的发病部位是手指甲下组织,也可见于手掌、腕部、前臂和足部。临床表现为特征性的蓝色结节,温度的变化时常可诱发病变部位的放射性疼痛。

(二)超声表现

表现为均匀低回声或无回声结节。发生于指尖的血管球瘤表现为甲下间隙内的明显低回声或无回声。而正常甲下间隙厚度仅为 1～2mm。若肿瘤位于甲床侧方或掌指软组织中,则形态多为椭圆形或同心圆形。

十九、软组织转移瘤

(一)超声表现

转移病灶发生于皮下或肌肉内,边界清楚或不清楚,形态规则或呈分叶状,内部回声多为低回声,均匀或不均匀,后方回声衰减或增强。彩色多普勒显示多数肿瘤内部有较丰富的血流信号,频谱多普勒取样为高阻血流。

(二)鉴别诊断

应与原发性软组织肿瘤相鉴别。前者可找到原发病灶,确诊应依靠病理学检查。

(钱若涵)

参考文献

[1]王骏,陈峰,潘珩.医学影像技术学[M].北京:科学出版社,2017.

[2]曹厚德.现代医学影像技术学[M].上海:上海科学技术出版社,2016.

[3]余建明,李真林.医学影像技术学[M].4版.北京:科学出版社,2018.

[4]徐克,龚启勇,韩萍.医学影像学[M].8版.北京:人民卫生出版社,2018.

[5]王德杭,厉申儿.医学影像学[M].北京:科学出版社,2019.

[6]刘敏,陈文辉.医学影像学读片诊断图谱·腹部分册[M].北京:人民卫生出版社,2019.

[7]陈武凡,康立丽.MRI原理与技术[M].北京:科学出版社,2018.

[8]陈懿,刘洪胜.基础医学影像学[M].武汉:武汉大学出版社,2018.

[9]郑可国,王绍武.医学影像学[M].4版.北京:人民卫生出版社,2019.

[10]陈亮,马德晶,董景敏.实用临床MRI诊断图解[M].2版.北京:化学工业出版社,2019.

[11]王月香.肌骨超声诊断[M].2版.北京:科学出版社,2021.

[12]刘丽文.血管超声——从基础到临床实践[M].北京:科学出版社,2020.

[13]张缙熙.心脏超声入门[M].北京:科学出版社,2020.

[14]张缙熙.甲状腺和涎腺超声入门[M].北京:科学出版社,2020.

[15]刘红霞,梁丽萍.超声诊断学[M].北京:中国医药科技出版社,2020.

[16]夏稻子.超声诊断学教程[M].北京:科学出版社,2019.

[17]朱家安,邱逦.肌骨超声诊断学[M].北京:人民卫生出版社,2019.

[18]谢明星,田家玮.心脏超声诊断学[M].北京:人民卫生出版社,2019.

[19]龚渭冰,李颖嘉,李学应,等.超声诊断学[M].3版.北京:科学出版社,2019.

[20]何文,唐杰.血管超声诊断学[M].北京:人民卫生出版社,2019.

[21]王金锐,周翔.腹部超声诊断学[M].北京:人民卫生出版社,2019.

[22]冉素真,张晓航.中孕期胎儿超声常用切面解析[M].重庆:重庆出版社,2017.

[23]陈琴,岳林先.浅表器官超声造影诊断图谱[M].北京:人民卫生出版社,2017.

[24]陈敏华,梁萍,王金锐.中华介入超声学[M].北京:人民卫生出版社,2017.